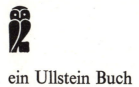

ein Ullstein Buch

ein Ullstein Buch
Nr. 2784
im Verlag Ullstein GmbH,
Frankfurt/M – Berlin – Wien
Titel der Originalausgabe:
»The Final Diagnosis«
Aus dem Amerikanischen
von Wilm W. Elwenspoek

Ungekürzte Ausgabe

Umschlagentwurf:
Hansbernd Lindemann
Alle Rechte vorbehalten
© 1960 by Verlag Ullstein GmbH,
Frankfurt/M – Berlin – Wien
Printed in Germany 1980
Gesamtherstellung:
Augsburger Druck- und
Verlagshaus GmbH
ISBN 3 548 02784 9

Juni 1980
168.–182. Tsd.

Vom selben Autor
in der Reihe der
Ullstein Bücher:

Hotel (2841)
Airport (3125)
Auf höchster Ebene (3208)
Räder (3272)

Gemeinsam mit
John Castle:
Flug in Gefahr (2926)

Arthur Hailey Letzte
Diagnose

Roman

ein Ullstein Buch

I

Am späten Vormittag eines drückend heißen Sommertages verebbte das Leben im Three Counties Hospital und verlief sich wie das Meer bei Niedrigwasser um eine vorgelagerte Insel. Außerhalb des Krankenhauses schwitzten die Einwohner von Burlington, Pennsylvania, bei einer Temperatur von dreiunddreißig Grad im Schatten und achtundsiebzig Prozent Luftfeuchtigkeit. Unten bei den Stahlwerken und beim Güterbahnhof, wo es kaum Schatten und keine Thermometer gab, wären die Ablesungen — falls sich jemand die Mühe gemacht hätte — noch höher gewesen. In dem Krankenhaus war es kühler als draußen, wenn auch nicht sehr viel. Von den Patienten und dem Stab entgingen nur die Glücklichen oder die Einflußreichen in den Räumen mit Klimaanlagen der schlimmsten Hitze.

Die Aufnahmeabteilung im Erdgeschoß besaß keine Klimaanlage, und Madge Reynolds griff nach dem fünfzehnten Papiertaschentuch an diesem Morgen in ihren Schreibtisch, tupfte ihr Gesicht ab und entschied, daß es wieder Zeit sei, ihren Platz kurz zu verlassen, um sich durch ein desodorierendes Mittel zu erfrischen. Miss Reynolds war Leiterin der Aufnahme. Sie war achtunddreißig Jahre alt, und sie verfolgte aufmerksam die Anzeigen für Mittel zur Förderung der weiblichen Hygiene. Infolgedessen hatte sie einen Horror davor, nicht vollkommen gepflegt zu sein, und bei heißem Wetter unterhielt sie einen Pendelverkehr zwischen ihrem Schreibtisch und der Damentoilette am anderen Ende des Ganges. Zuerst allerdings, entschied sie, mußte sie vier Patienten benachrichtigen, die heute noch aufgenommen werden konnten.

Vor ein paar Minuten hatte sie von den Krankenstationen die Entlassungsscheine für diesen Tag erhalten. Daraus hatte Miss Reynolds ersehen, daß heute sechsundzwanzig Patienten nach Hause geschickt wurden, statt der vierundzwanzig, mit denen sie gerechnet hatte. Zusätzlich der beiden Todesfälle, die während der Nacht eingetreten waren, ergab sich daraus, daß sie aus der langen Warteliste des Krankenhauses vier weitere Namen zur sofortigen Aufnahme heraussuchen konnte. Irgendwo in vier Wohnungen in und um Burlington würde dann ein Quartett von Patienten, die entweder hoffnungsvoll oder furchtsam auf die Benachrichtigung warteten, einpacken, was ihnen unentbehrlich erschien, und sich der Medizin anvertrauen, wie sie im Three Counties Hospital praktiziert wurde. Mit ihrem sechzehnten Papiertaschentuch in der Hand schlug Miss Reynolds jetzt einen Aktendeckel auf, griff nach dem Telefon auf ihrem Schreibtisch und begann zu wählen.

Vom Glück begünstigter als die Angestellten in der Anmeldung waren bei der Hitze jene, die in den ambulanten Kliniken auf Behandlung warteten. Dort, im entgegengesetzten Flügel im Erdgeschoß, herrschte jetzt voller Betrieb. Die Patienten dort kamen wenigstens in den Genuß der Klimaanlagen, wenn sie an der Reihe waren, eines der sechs Sprechzimmer zu betreten, die an den allgemeinen Warteraum grenzten. In den Sprechzimmern standen sechs Fachärzte mit ihren besonderen Fähigkeiten jedem frei zur Verfügung, der sich die Honorare nicht leisten konnte, die diese Spezialisten von den Patienten in ihrer Privatpraxis im Medical Arts Building in der Stadt verlangten.

Der alte Rudy Hermant, der nur noch gelegentlich als Hilfsarbeiter arbeitete, wenn seine Familie ihn dazu zwang, lehnte sich in der komfortablen Kühle gelassen zurück, während Dr. McEwan, der Hals-, Nasen- und Ohrenspezialist, nach der Ursache für Rudys steigende Taubheit forschte. Im Grunde störte die Taubheit Rudy nicht sehr. Manchmal, wenn Vorarbeiter verlangten, daß er etwas anderes tun oder schneller arbeiten solle, fand er sie vorteilhaft. Aber Rudys ältester Sohn hatte entschieden, der alte Mann solle sich die Ohren untersuchen lassen, und folglich war er hier.

Dr. McEwan knurrte gereizt, als er das Otoskop aus dem Ohr des alten Rudy zurückzog. »Es wäre leichter für mich, wenn Sie sich den Dreck vorher herausgewaschen hätten«, bemerkte er bissig.

Diese Übellaunigkeit war für McEwan ungewöhnlich. Allerdings hatte seine Frau an diesem Morgen beim Frühstück eine Auseinandersetzung über die Haushaltskosten fortgesetzt, die sie am vorhergehenden Abend begonnen hatte, und dadurch war er so verärgert, daß er seinen neuen Oldsmobile ohne die nötige Vorsicht rückwärts aus der Garage fuhr und dabei den rechten hinteren Kotflügel verschrammte.

Rudy sah verständnislos zu ihm auf. »Was meinen Sie?« fragte er.

»Ich sagte, es wäre leichter ... Ach, lassen Sie!« McEwan überlegte, ob das Leiden des alten Mannes eine Alterserscheinung oder ob es auf einen kleinen Tumor zurückzuführen sei. Es war ein interessanter Fall, und sein berufliches Interesse verdrängte bereits seine Gereiztheit.

»Ich habe nicht verstanden«, sagte der alte Mann wieder.

McEwan hob seine Stimme. »Es hat nichts zu bedeuten, lassen Sie nur.« In diesem Moment war er über die Taubheit des alten Rudy froh und schämte sich etwas über seinen eigenen Temperamentsausbruch.

In der Klinik für innere Medizin entzündete der wohlbeleibte Dr. Toynbee, ein Internist, eine neue Zigarette am Stummel der alten und sah den Patienten auf der anderen Seite seines Schreibtisches an. Während er den Fall überdachte, verspürte er ein leichtes Brennen im Magen und entschied, daß er für ein oder zwei Wochen auf chinesische Küche verzichten müsse. Doch das war in Anbetracht der zwei Diners, die ihm in dieser Woche noch bevorstanden, und des Gourmetclubs am nächsten Dienstag nicht allzu schwer zu ertragen. Während er seine Diagnose festlegte, sah er seinen Patienten an und sagte: »Sie sind zu dick, mein Lieber. Ich werde Ihnen eine Diät verordnen, und Sie müssen auch das Rauchen aufgeben.«

Etwa hundert Meter von dem Ort entfernt, wo die Spezialisten Hof hielten, eilte Miss Mildred, die Leiterin des Archivs im Three Counties Hospital, schweißüberströmt durch einen der belebten Gänge im Erdgeschoß. Doch Hitze und Unbehagen konnten sie nicht zurückhalten, und sie verfolgte ihr Wild, das sie gerade um die nächste Ecke verschwinden sah, noch schneller.
»Dr. Pearson! Dr. Pearson!«
Erst als sie ihn einholte, blieb der alte Pathologe des Krankenhauses stehen. Er schob die große Zigarre, die er rauchte, in einen Mundwinkel und fragte gereizt: »Was gibt es? Was wollen Sie denn?«
Die kleine Miss Mildred, zweiundfünfzig, altjüngferlich und selbst mit ihren höchsten Absätzen gerade nur ein Meter fünfzig, zitterte vor Dr. Pearsons Stirnrunzeln, aber Akten, Formulare, Krankengeschichten waren ihr Lebensinhalt, und sie faßte Mut. »Diese Obduktionsbefunde müssen unterschrieben werden, Dr. Pearson. Das Gesundheitsamt hat Abschriften angefordert.«
»Ein andermal. Ich bin in Eile.« Joe Pearson war in denkbar ungnädiger Laune.
Miss Mildred ließ sich nicht einschüchtern. »Bitte, Doktor. Es dauert doch nur einen Augenblick. Seit drei Tagen versuche ich, Sie zu erreichen.«
Unwillig knurrend gab Pearson nach. Er nahm den Kugelschreiber und die Formulare, die Miss Mildred ihm reichte, trat an einen Schreibtisch und kritzelte brummend Unterschriften. »Ich weiß gar nicht, was ich hier unterschreibe. Was ist denn das?«
»Der Fall Howden, Dr. Pearson.«
Pearson war immer noch ungehalten. »Howden! Howden! Ich kann doch nicht jeden Fall im Kopf haben.«
Geduldig erklärte Miss Mildred: »Das war der Arbeiter, der an den Folgen eines Sturzes von einem hohen Laufsteg starb. Sie erinnern sich bestimmt noch. Seine Firma behauptet, der Unfall sei durch einen Herzanfall verursacht worden, denn andernfalls hätten ihre Sicherheitsvorrichtungen den Sturz verhindert.«
Pearson grunzte: »Ah ja.« Während er weiter unterschrieb, fuhr Miss

Mildred mit ihrer Zusammenfassung fort; denn wenn sie etwas anfing, führte sie es auch richtig und ordnungsgemäß zu Ende. »Die Obduktion ergab jedoch, daß der Mann ein gesundes Herz hatte und auch keine anderen Symptome aufwies, die einen Unfall veranlaßt haben könnten.«
Pearson schnitt ihr das Wort ab: »Das weiß ich alles.«
»Verzeihung, Doktor, ich dachte ...«
»Es war ein Unfall. Die Firma wird der Witwe eine Pension bezahlen müssen«, knurrte Pearson dazwischen, schob seine Zigarre im Mund zurecht und kritzelte eine weitere Unterschrift, wobei er fast das Papier zerriß. Es ist beinahe noch mehr Ei als gewöhnlich auf seiner Krawatte, dachte Miss Mildred, und sie fragte sich, vor wie vielen Tagen der Pathologe sein graues, störrisches Haar zum letztenmal gebürstet haben mochte. Im Three Counties Hospital war man sich nicht einig, ob Joe Pearsons äußere Erscheinung als Witz oder als Skandal angesehen werden sollte. Seit seine Frau vor etwas über zehn Jahren gestorben war und er allein lebte, war er äußerlich immer mehr verlottert. Jetzt, mit sechsundsechzig, ließ seine Erscheinung manchmal eher an einen Landstreicher denken als an den Leiter einer Hauptabteilung des Krankenhauses. Unter dem offenstehenden Ärztemantel bemerkte Miss Mildred eine gestrickte Wollweste mit ausgefransten Knopflöchern und zwei weiteren Löchern, die wahrscheinlich von Säure gefressen worden waren. Seine graue, ungebügelte Hose fiel über ausgetretene Schuhe, die dringend hätten geputzt werden müssen.
Joe Pearson unterzeichnete das letzte Papier und schob den Stoß mit einer fast wilden Bewegung der kleinen Miss Mildred hin. »Vielleicht darf ich jetzt mit meiner wirklichen Arbeit weitermachen, wie?« Seine Zigarre wippte auf und ab und verstreute Asche, zum Teil auf ihn selbst, zum Teil auf den glänzenden Linoleumboden. Pearson war so lange im Three Counties Hospital, daß er sich Grobheiten erlauben konnte, die bei einem jüngeren Mann nie geduldet worden wären, und auch die Schilder »Nicht rauchen« zu ignorieren, die in Abständen gut sichtbar in den Krankenhausgängen hingen.
»Danke, Doktor. Danke vielmals.«
Er nickte kurz und ging weiter zur Haupthalle, um mit dem Fahrstuhl in das Souterrain zu fahren. Aber beide Fahrstühle befanden sich in den oberen Stockwerken. Mit einem unmutigen Brummen eilte er die Treppe hinunter, die zu seiner eigenen Abteilung führte.
In der chirurgischen Abteilung, drei Etagen höher, war die Atmosphäre ausgeglichener. In der gesamten Operationsabteilung wurden Temperatur und Luftfeuchtigkeit sorgfältig kontrolliert, damit die Chirurgen des Krankenhauses, die Assistenten und die Schwestern, die unter ihren grünen Operationsanzügen nur ihre Unterwäsche trugen, unbeeinträch-

tigt arbeiten konnten. Manche der Chirurgen hatten ihre ersten Operationen an diesem Morgen bereits hinter sich und schlenderten für eine Tasse Kaffee zu dem Aufenthaltsraum, ehe sie zu ihrem nächsten Fall übergingen. Aus den Operationsräumen zu beiden Seiten des Ganges, der vom übrigen Teil des Krankenhauses aseptisch abgeschlossen war, schoben Schwestern Patienten, die noch in der Narkose lagen, in eines der beiden Zimmer, wo die Patienten unter Beobachtung blieben, bis sie wieder zu sich gekommen waren und in die ihnen zugeteilten Krankenbetten gebracht werden konnten.
Zwischen Schlückchen von siedendheißem Kaffee verteidigte Lucy Grainger, eine orthopädische Chirurgin, die Anschaffung eines Volkswagens, den sie sich am Tage vorher gekauft hatte.
»Sie müssen entschuldigen, Lucy«, sagte Dr. Bartlett, »aber ich fürchte, ich bin auf dem Parkplatz versehentlich draufgetreten.«
»Macht nichts, Gil«, antwortete sie. »Aber für Sie ist die körperliche Bewegung nur gesund, wenn Sie um Ihr Ungeheuer aus Detroit herumlaufen müssen.«
Gil Bartlett, einer der allgemeinen Chirurgen des Krankenhauses, war als Besitzer eines cremefarbenen Cadillacs bekannt, den man selten anders als in fleckenlosem Glanz strahlend sah. Im Grunde war der Wagen ein Ausdruck der peinlichen Sorgfalt seines Besitzers, der unbestreitbar einer der bestangezogenen Ärzte am Three Counties Hospital war. Bartlett war auch der einzige Arzt, der sich mit einem Bart präsentierte, einen immer sauber gestutzten van Dyck, der beim Sprechen auf- und abwippte, ein Vorgang, den Lucy faszinierend zu beobachten fand. Kent O'Donnell kam zu ihnen herübergeschlendert. O'Donnell war Chef der Chirurgie und gleichzeitig Präsident des medizinischen Ausschusses des Krankenhauses. Bartlett begrüßte ihn.
»Sie habe ich gesucht, Kent. Ich halte vor den Schwestern nächste Woche einen Vortrag über Mandeloperationen bei Erwachsenen. Haben Sie ein paar Farbdias von Luftröhrenentzündungen und durch Aspiration verursachte Lungenentzündungen?«
O'Donnell überflog in Gedanken seine Sammlung von Farbfotos für Lehrzwecke. Er wußte, was Bartlett meinte. Er bezog sich auf eine der weniger bekannten Komplikationen, die manchmal nach der Ausschälung der Rachenmandeln bei Erwachsenen auftritt. Wie den meisten Chirurgen war O'Donell bekannt, daß selbst bei der größten Sorgfalt während der Operation gelegentlich ein winziges Stück der Mandel der Pinzette des Operateurs entging und von dem Patienten in die Lunge eingeatmet wurde, wo es eine Infektion verursachte. Er erinnerte sich, daß er eine Serie von Bildern der Luftröhre und der Lungen besaß, die einen derartigen Fall zeigten. Sie waren während einer Obduktion

aufgenommen worden. »Ich glaube ja«, antwortete er. »Ich werde sie heute abend heraussuchen.«

»Wenn Sie keines von der Luftröhre haben, dann geben Sie ihm eins vom Dickdarm«, riet Lucy Grainger. »Er kann es doch nicht unterscheiden.« Gelächter lief durch das Ärztezimmer.

Auch O'Donnell lächelte. Er und Lucy waren alte Freunde, und manchmal fragte er sich, ob sie nicht mehr werden könnten, wenn ihnen Zeit und Gelegenheit gegeben würden. Er hatte Lucy aus vielen Gründen gern, nicht zuletzt wegen der Art und Weise, in der sie sich in einer Umgebung behauptete, die manchmal als eine Männerwelt angesehen wird, und in der sie dennoch niemals ihre Fraulichkeit verlor.

Der Operationsanzug, den sie jetzt trug, ließ sie formlos wie alle anderen, fast anonym, erscheinen. Er wußte aber, daß sich darunter eine hübsche, schlanke Figur verbarg, die im allgemeinen dezent, elegant und modisch angezogen war.

Seine Gedanken wurden von einer Krankenschwester unterbrochen, die geklopft hatte und unbemerkt eingetreten war.

»Dr. O'Donnell. Die Familie Ihres Patienten wartet draußen.«

»Sagen Sie bitte, ich käme sofort.« Er trat in das Umkleidezimmer und begann, seinen Operationsanzug abzustreifen. Auf seinem Programm für heute stand nur eine Operation, die er bereits beendet hatte. Wenn er die Familie draußen getröstet und ihr Mut zugesprochen hatte — gerade hatte er dem Patienten erfolgreich Gallensteine entfernt —, war seine nächste Aufgabe ein Besuch beim Verwaltungsdirektor.

Ein Stockwerk über der chirurgischen Abteilung, in dem Krankenzimmer für Privatpatienten Nr. 28, hatte George Andrew Dunton die Fähigkeit verloren, Wärme oder Kälte wahrzunehmen, und stand fünfzehn Sekunden vor dem Tod. Während Dr. McMahon das Handgelenk seines Patienten hielt und darauf wartete, daß der Puls aussetzte, stellte Schwester Penfield den Ventilator am Fenster auf stark, weil durch die Anwesenheit der Angehörigen die Luft im Zimmer unbehaglich stickig geworden war. Das ist eine ordentliche Familie, dachte sie, die Frau, der erwachsene Sohn, die jüngere Tochter. Die Frau schluchzte leise vor sich hin, die Tochter weinte tonlos, wobei ihr die Tränen über die Wangen liefen, der Sohn hatte sich abgewendet, aber seine Schultern zuckten. Wenn ich einmal sterbe, dachte Elaine Penfield, hoffe ich, daß auch um mich jemand weint. Tränen sind der beste Nachruf, den es gibt.

Jetzt ließ Dr. McMahon das Handgelenk seines Patienten sinken und sah zu den anderen hinüber. Es waren keine Worte erforderlich, und methodisch notierte Schwester Penfield die Todeszeit: zehn Uhr zweiundfünfzig.

In den Krankensälen und den Zimmern der Privatpatienten an diesem Gang gehörte diese Zeit zu den stillen Stunden des Tages. Die Morgenmedikamente waren ausgegeben, die Visiten beendet, und es herrschte vorübergehend Stille, bis die Essenszeit wieder einen Höhepunkt der Betriebsamkeit brachte. Manche der Schwestern waren zur Kantine Kaffee trinken gegangen, andere, die zurückgeblieben waren, füllten ihre Krankenblätter aus. »Klagt über fortgesetzte Leibschmerzen«, hatte Schwester Wilding auf dem Krankenblatt einer Patientin notiert. Sie war im Begriff, eine weitere Bemerkung hinzuzufügen, unterbrach sich aber.

Zum zweiten Male an diesem Morgen griff Schwester Wilding, grauhaarig und mit sechsundfünfzig Jahren eine der ältesten Pflegerinnen des Krankenhauses, in ihre Schwesternuniform und zog den Brief heraus, den sie bereits zweimal gelesen hatte, seit er zusammen mit der Post ihrer Patienten auf ihren Schreibtisch gelegt worden war. Das Foto eines jungen Marineleutnants mit einem hübschen Mädchen am Arm fiel heraus, als sie ihn auseinanderfaltete, und sie betrachtete einen Augenblick lang das Bild, ehe sie den Brief noch einmal las. »Liebe Mutter«, begann er, »es wird dich sicher sehr überraschen, aber ich habe hier in San Franzisko ein Mädchen kennengelernt, und gestern haben wir geheiratet. Ich weiß, daß das für dich in mancher Weise eine große Enttäuschung bedeutet, da du immer gesagt hast, du wolltest an meiner Hochzeit teilnehmen. Aber ich bin überzeugt, du wirst es verstehen, wenn ich dir sage . . .«

Schwester Wilding ließ ihre Augen von dem Brief abschweifen und dachte an den Jungen, den sie in Erinnerung und den sie so selten gesehen hatte. Nach der Scheidung hatte sie für Adam gesorgt, bis er aufs College ging. Dann war Annapolis gefolgt, mit ein paar Wochenendbesuchen und kurzen Ferien. Danach kam die Marine. Und jetzt war er ein Mann, der einer anderen gehörte. Sie durfte nicht vergessen, nachher ein Telegramm mit vielen lieben und guten Wünschen an sie aufzugeben. Vor Jahren hatte sie immer gesagt, daß sie ihren Beruf aufgeben werde, sobald Adam auf eigenen Füßen stehen und sich selbst erhalten könne, aber sie hatte es dann doch nicht getan, und jetzt würde die Pensionierung schnell genug kommen, ohne daß sie etwas dazu tat. Sie schob Brief und Foto in die Tasche zurück und griff nach der Feder, die sie niedergelegt hatte. Dann fügte sie in sorgfältigen Buchstaben auf dem Krankenblatt hinzu: »Leichtes Erbrechen und Durchfall. Dr. Reubens benachrichtigt.«

In der Entbindungsstation im vierten Stock konnte nie vorausgesagt werden, zu welcher Stunde des Tages es ruhig sein würde. Babys, dachte

Dr. Charles Dornberger, während er sich neben zwei anderen Geburtshelfern die Hände wusch, hatten die lästige Angewohnheit, in Gruppen zu kommen. Es gab Stunden und selbst Tage, während derer alles ordentlich und ruhig verlief und Kinder ordentlich eines nach dem anderen zur Welt gebracht werden konnten. Dann brach plötzlich der Teufel los, und ein halbes Dutzend wartete darauf, gleichzeitig geboren zu werden. Einer dieser Augenblicke war jetzt gekommen.
Seine eigene Patientin, eine dralle, ewig fröhliche Negerin, stand im Begriff, ihr zehntes Kind zur Welt zu bringen. Weil sie spät in das Krankenhaus gekommen war und die Wehen schon weit fortgeschritten waren, hatte man sie von der Notaufnahme auf einem Wagen heraufgebracht. Während Dornberger noch seine Hände bürstete, konnte er einen Teil ihrer Unterhaltung draußen mit dem Medizinalpraktikanten hören, der sie in die Abteilung hinaufbegleitet hatte.
Anscheinend hatte der Praktikant den Personenaufzug unten im Erdgeschoß von anderen Fahrgästen frei gemacht, wie es in dringenden Fällen üblich war.
»Haben Sie wegen mir all die netten Leute aus dem Aufzug geschickt?« fragte sie. »So wichtig bin ich noch nie im Leben genommen worden.« Darauf hörte Dornberger, wie der Praktikant ihr beruhigend zuredete, sie solle sich nicht aufregen. »Ich mich aufregen, mein Sohn?« antwortete sie. »Aber ich bin doch ganz ruhig. Ich bin immer ganz ruhig, wenn ich ein Baby bekomme. Das ist die einzige Zeit, wo ich mal nicht spülen muß, und nicht waschen und kochen. Ich freue mich immer, hierherzukommen. Für mich ist das wie ein Urlaub.« Sie schwieg, als Schmerzen nach ihr griffen, und murmelte dann zwischen zusammengepreßten Zähnen: »Neun Kinder hab' ich schon. Das ist mein zehntes. Der älteste ist so groß wie Sie, mein Sohn. Sie können mit mir auch im nächsten Jahr rechnen. Ich verspreche Ihnen, dann komme ich wieder.« Dornberger hörte ihr Kichern verklingen, nachdem die Schwestern des Kreißsaales sie übernommen hatten, während der Praktikant an seinen Platz in der Notaufnahme zurückkehrte.
Und dann folgte Dr. Dornberger gewaschen, im Operationsanzug, steril, aber vor Hitze schwitzend, seiner Patientin in den Entbindungsraum.
In der Krankenhausküche, wo die Hitze sich weniger drückend auswirkte, weil die Leute, die dort arbeiteten, an sie gewöhnt waren, probierte Hilda Straughan, die Küchenleiterin, ein Stück Rosinenkuchen und nickte dem ersten Konditor anerkennend zu. Sie befürchtete zwar, die Kalorien aus der Kostprobe würden sich zusammen mit anderen in einer Woche auf der Waage in ihrem Badezimmer zeigen, beruhigte ihr Gewissen aber damit, daß sie sich sagte, es gehöre zu ihren Pflichten, von den Speisen der Krankenhausküche so viele wie möglich zu kosten.

Außerdem war es für Mrs. Straughan jetzt schon etwas spät, um sich noch wegen der Kalorien und ihres Körpergewichts Sorgen zu machen. Infolge zahlloser früherer Kostproben zeigte ihre Waage gegenwärtig rund zweihundert Pfund, von denen sich ein großer Teil in ihren prächtigen Brüsten befand, Zwillingsvorgebirgen, die im ganzen Krankenhaus berühmt waren und ihrem Gang die Majestät eines Flugzeugträgers, verliehen, dem zwei Schlachtschiffe als Geleit vorauslaufen.
Aber ebensosehr wie das Essen liebte Mrs. Straughan ihre Arbeit. Zufrieden sah sie sich um und überblickte ihr Reich: die schimmernden Stahlherde und Serviertische, die glänzenden Küchengeräte, die schneeweißen Schürzen der Köche und ihrer Helfer. Bei diesem Anblick wurde ihr warm ums Herz.
Es war die arbeitsreichste Zeit in der Küche. Das Mittagessen war die größte Mahlzeit des Tages, weil außer allen Patienten der gesamte Stab des Krankenhauses in der Kantine verpflegt werden mußte. In etwa zwanzig Minuten mußten die Tabletts mit den Speisen in die Krankenstationen hinaufgeschickt werden, und die anschließende Ausgabe des Essens in der Kantine dauerte zwei Stunden. Dann begannen die Köche mit der Vorbereitung des Abendsbrots, während das Hilfspersonal das Geschirr spülte und aufräumte.
Der Gedanke an das Geschirr veranlaßte Mrs. Straughan zu einem sorgenvollen Stirnrunzeln, und sie begab sich in den hinteren Teil der Küche, wo zwei große, veraltete Geschirrspülmaschinen standen. Dieser Teil ihres Reiches war weniger glänzend und modern als die anderen, und die Küchenleiterin empfand nicht zum erstenmal, daß sie glücklich wäre, wenn sie auch hier wie in der übrigen Küche eine Modernisierung durchsetzen könnte. Sie sah allerdings ein, daß nicht alles auf einmal geschehen könne, und mußte zugeben, daß sie in den zwei Jahren, die sie ihre Stellung im Three Counties Hospital innehatte, der Krankenhausverwaltung eine ganze Menge kostspieliger neuer Anlagen abgezwungen hatte. Dessen ungeachtet entschloß sie sich, während sie weiterging, um die Wärmplatten im Eßsaal zu kontrollieren, den Verwaltungsdirektor bald wieder wegen ihrer Geschirrspüler anzusprechen.

Die Küchenleiterin war nicht die einzige Person in dem Krankenhaus, die ans Essen dachte. In der Röntgenabteilung, in der zweiten Etage, war ein ambulanter Patient – Mr. James Bladwick, Vizepräsident für Verkauf bei einer der drei führenden Autovertretungen in Burlington – nach seinen eigenen Worten »hungrig wie ein Wolf«.
Das hatte seinen Grund. Auf Anweisung seines Arztes hatte Jim Bladwick seit Mitternacht gefastet und befand sich jetzt im Röntgenraum Nr. 1, bereit zu einer Durchleuchtung der Verdauungsorgane. Die Rönt-

genstrahlen sollten den Verdacht, daß in Bladwicks Eingeweiden ein Zwölffingerdarmgeschwür wuchere, bestätigen oder widerlegen. Jim Bladwick hoffte, daß der Verdacht unbegründet sei. Tatsächlich hoffte er inbrünstig, daß sich weder ein Geschwür noch etwas anderes verschworen hatte, ihn jetzt zu behindern, gerade jetzt, da sein Eifer und seine Opfer der letzten drei Jahre, seine Bereitschaft, angestrengter und länger als jeder andere im Verkaufsstab zu arbeiten, sich endlich bezahlt machten.
Gewiß hatte er Sorgen. Wer hätte keine, wenn man jeden Monat die Absatzquote einer Vertretung erfüllen mußte. Aber es durfte einfach kein Geschwür sein. Es mußte etwas anderes sein, etwas Geringfügiges, das schnell in Ordnung gebracht werden konnte. Er war nicht länger als sechs Wochen Vizepräsident für Verkauf, aber trotz des hochtrabenden Titels wußte er besser als jeder andere, daß die Erhaltung dieser Stellung von seiner unverminderten Fähigkeit zu arbeiten abhing. Und um zu arbeiten, mußte er auf der Höhe bleiben: zäh, einsatzbereit, gesund. Kein ärztliches Attest konnte eine sinkende Absatzkurve ausgleichen. Jim Bladwick hatte diesen Augenblick seit einiger Zeit hinausgeschoben. Es war vermutlich zwei Monate her, daß er Unbehagen und unbestimmbare Schmerzen in der Magengegend bemerkt und auch häufiges Aufstoßen, manchmal in den ungeeignetsten Augenblicken, wenn er mit Kunden verhandelte, beobachtet hatte. Eine Zeitlang versuchte er, sich einzureden, es handle sich um nichts Besonderes, aber schließlich hatte er ärztlichen Rat gesucht, und die jetzige morgendliche Verabredung war das Ergebnis. Er hoffte allerdings, daß sie nicht zuviel Zeit in Anspruch nehmen würde. Der Abschluß mit Fowlers für sechs Lastwagen stand kurz bevor, und er brauchte diesen Abschluß dringend. Mein Gott, was hatte er für einen Hunger!
Für Dr. Ralf Bell, den leitenden Röntgenarzt — »Dingdong« nannten ihn die meisten Kollegen am Krankenhaus — bedeutete die Untersuchung nichts anderes als eine weitere Durchleuchtung der Verdauungsorgane, die sich von hunderten anderer in nichts unterschied. Diesmal entschloß er sich aber, »ja« zu tippen und spielte damit mit sich selbst ein Spiel, wie er es manchmal tat. Dieser Patient war der Typ für ein Geschwür. Durch seine Hornbrille mit den dicken Gläsern hatte Bell seinen Patienten unauffällig beobachtet. Der sieht wie einer aus, der sich Sorgen macht, dachte Bell; offensichtlich kocht er jetzt schon. Der Röntgenarzt rückte Bladwick hinter dem Leuchtschirm in die richtige Stellung und reichte ihm ein Glas mit Bariumbrei. »Wenn ich es Ihnen sage, trinken Sie das«, erklärte er.
Als er bereit war, befahl er: »Jetzt.« Bladwick leerte das Glas. Auf dem Leuchtschirm beobachtete Bell den Weg des Bariums, wie es zuerst durch

die Speiseröhre, dann in den Magen und von dort in den Zwölffingerdarm lief. Durch den undurchlässigen Brei abgehoben, ließen die Röntgenstrahlen die Umrisse jedes Organs klar erkennen, und bei verschiedenen Stadien drückte Bell auf einen Knopf und hielt das Röntgenbild auf einem Film fest. Nun preßte er auf den Leib des Patienten, um das Barium umherzubewegen. Dann konnte er es sehen: einen Krater im Zwölffingerdarm. Klar und unverkennbar ein Geschwür. Die Wette habe ich wieder mal gewonnen, dachte er. Laut sagte er: »Das ist alles, Mr. Bladwick. Ich danke Ihnen.«
»Nun, Doc, wie lautet Ihr Urteil? Bleibe ich am Leben?«
»Sie bleiben am Leben.« Die meisten wollten wissen, was er auf dem Bildschirm sah. »Zauberspiegel an der Wand, wer ist der Gesündeste im ganzen Land?« Es war allerdings nicht seine Aufgabe, diese Auskunft zu geben. »Ihr behandelnder Arzt erhält morgen die Filme. Ich nehme an, er wird mit Ihnen sprechen.« Pech, mein Freund, dachte er, ich hoffe, Sie genießen gern viel Ruhe und eine Diät aus Milch und weichen Eiern.

Zweihundert Meter vom Hauptgebäude des Krankenhauses entfernt, in einem vernachlässigten Gebäude, das früher einmal eine Möbelfabrik gewesen war und jetzt den Schwestern als Wohnheim diente, hatte die Lernschwester Vivian Loburton Schwierigkeiten mit einem Reißverschluß, der sich nicht reißen lassen wollte.
»Verflucht und zugenäht.« Sie redete den Reißverschluß mit den Worten an, die ihr Vater gern gebrauchte, der durch Holzfällen ein ansehnliches Vermögen erworben hatte, aber darin keinen Grund sah, zu Hause anders zu reden als in den Wäldern.
Die neunzehnjährige Vivian zeigte manchmal in einem interessanten Kontrast gleichzeitig die Robustheit ihres Vaters und die angeborene neuenglische Zartheit ihrer Mutter, die auch durch das enge Zusammenleben mit den Holzfällern Oregons nicht beeinträchtigt worden war. Während der ersten drei Monate ihrer Ausbildung als Krankenschwester hatte Vivian in ihren Reaktionen auf das Krankenhaus und die Krankenpflege bereits manche Züge ihrer beiden Eltern an sich entdeckt. Gleichzeitig und in gleicher Weise war sie von Ehrfurcht ergriffen und fasziniert, abgestoßen und angewidert. Sie vermutete, daß die erste nahe Begegnung mit Krankheit und Leiden für einen Neuling immer mit einem Schock verbunden sei, aber diese Erkenntnis half nicht viel, wenn sich einem der Magen umdrehen wollte, und es erforderte die ganze Willenskraft, die man besaß, sich nicht abzuwenden und davonzulaufen.
Nach Augenblicken wie diesen fühlte sie die Notwendigkeit eines Ta-

petenwechsels, eines reinigenden Gegenmittels. Und in gewissem Umfang hatte sie das in einer alten Liebe gefunden: in der Musik. Überraschenderweise besaß Burlington für eine Stadt seiner Größe ein ausgezeichnetes Symphonieorchester, und nachdem Vivian das entdeckt hatte, war sie eine seiner Verehrerinnen geworden. Sie beobachtete, daß der Wechsel im Tempo, die Wohltat guter Musik ihr halfen, fest und ihrer selbst sicher zu werden. Sie bedauerte es, als die Konzerte durch die Sommerpause unterbrochen wurden, und in letzter Zeit hatte es Augenblicke gegeben, in denen sie das Bedürfnis nach etwas empfand, das an deren Stelle treten konnte.
Allerdings war im Augenblick keine Zeit für abschweifende, seltsame Gedanken. Die Pause zwischen dem Vormittagsunterricht und dem Dienstantritt in einem Krankensaal war kurz genug. Und jetzt dieser Reißverschluß!... Sie zerrte wieder, und plötzlich faßten die Zähne, der Reißverschluß schloß sich. Erleichtert lief sie zur Tür, blieb dann stehen, um sich über das Gesicht zu wischen. Himmel, war es heiß. Diese Anstrengung hatte sie in idiotisches Schwitzen versetzt.

So verging dieser Vormittag wie alle anderen Vormittage im ganzen Krankenhaus. In den Kliniken, den Säuglingsstationen, Laboratorien, Operationsräumen; in der Psychiatrie, der Kinderabteilung, der Hautklinik; in der Orthopädie, der Augenklinik, der Frauenklinik, der Urologie, in den Krankensälen der Fürsorge und den Pavillons der Privatpatienten; in den anderen Abteilungen — Verwaltung, Buchhaltung, Einkauf, Haushalt; in den Wartezimmern, Korridoren, Aufzügen. Durch die fünf Stockwerke, das Souterrain und den Keller des Three Counties Hospitals fluteten und ebbten die Wogen und Strömungen der Menschlichkeit und der Medizin.
Es war elf Uhr am fünfzehnten Juli.

II

Zwei Blocks vom Three Counties Hospital entfernt schlug die Uhr vom Turm der Erlöserkirche die volle Stunde, als Kent O'Donnell von der chirurgischen Abteilung zur Verwaltung hinunterging. Die Töne der Glocke, seit eh und je durch einen Fehler bei ihrem lange zurückliegenden Guß verstimmt, drangen durch ein offenes Fenster ins Treppenhaus. Automatisch verglich O'Donnell die Zeit auf seiner Armbanduhr und wich einer Gruppe von Praktikanten aus, die eilig an ihm vorbei die Treppe für Angestellte des Krankenhauses heraufdrängten. Ihre Schritte dröhnten laut auf den eisernen Stufen. Die Praktikanten verlangsamten ihr Tempo etwas, als sie den Präsidenten des medizinischen Ausschusses sahen, und grüßten mit einem respektvollen »Guten Morgen, Doktor«, als sie an ihm vorbeikamen. Im Gang auf der zweiten Etage blieb O'Donnell stehen, um eine Schwester mit einem Rollstuhl vorbeizulassen. In ihm saß ein etwa zehnjähriges Mädchen mit einem Verband über einem Auge. Neben ihr ging, schützend hinuntergebeugt, eine Frau, offensichtlich die Mutter.

Die Schwester, der er zulächelte, obwohl er sie nicht wiedererkannte, taxierte ihn verstohlen. Trotz seiner Anfang Vierzig drehten Frauen sich immer noch nach O'Donnell um. Er hatte sich die Form erhalten, dank der er in der Rugbymannschaft seines Colleges ein geschätzter Quarterback gewesen war, seine große, aufrechte Gestalt, mit kräftigen, breiten Schultern und muskulösen Armen. Selbst heute noch hatte er die Eigenart, die Schultern zu heben, wenn er sich bereit machte, eine schwierige Aufgabe anzupacken oder eine Entscheidung zu treffen, als ob er sich unwillkürlich darauf vorbereite, den Angriff eines wild entschlossenen Stürmers abzuwehren. Doch trotz seines Gewichts, vorwiegend Muskeln und Knochen mit kaum einem Pfund überflüssigen Fetts, bewegte er sich leichtfüßig, und regelmäßiger Sport — Tennis im Sommer und Skilaufen im Winter — hatten ihn gesund und elastisch erhalten.

O'Donnell galt nie als schön im adonischen Sinn, sondern besaß kräftige, faltige, unregelmäßige Gesichtszüge (seine Nase zeigte immer noch die Narbe von einer alten Fußballverletzung), die Frauen an Männern unbegreiflicherweise so häufig anziehend finden. Nur sein Haar zeigte erkennbare Spuren seiner Jahre; vor nicht langer Zeit noch pechschwarz, ergraute es jetzt schnell, als ob das Pigment plötzlich kapituliert und den Rückzug angetreten hätte.

Jetzt hörte O'Donnell hinter sich seinen Namen rufen. Er blieb stehen und sah sich um. Es war Bill Rufus, einer der älteren Chirurgen des Krankenhauses.

»Wie geht es Bill?« O'Donnell hatte Rufus gern. Er war gewissenhaft und zuverlässig, ein guter Chirurg mit einer umfangreichen Praxis. Seine Patienten vertrauten ihm wegen seiner aufrichtigen Zuverlässigkeit, die zum Ausdruck kam, wenn er sprach. Er wurde von seinen Kollegen respektiert, Praktikanten und Assistenzärzte schätzten ihn, weil sie fanden, daß Dr. Rufus eine angenehme, nicht verletzende Art besaß, vernünftige Belehrungen zu erteilen und sie dabei als seinesgleichen zu behandeln, ein Verhalten, das bei anderen Chirurgen nicht immer zu finden war.

Seine einzige Absonderlichkeit, wenn man es so nennen wollte, war die Gewohnheit, unmöglich grelle Krawatten zu tragen. O'Donnell

schauderte innerlich, als er die Schöpfung sah, mit der sein Kollege sich heute zur Schau stellte: türkisfarbene Kreise und zinnoberrote Blitze auf einem Grund in Mauve und Zitronengelb. Bill Rufus nahm eine ganze Menge Anzüglichkeiten über seine Krawatten hin. Einer der Psychiater hatte kürzlich behauptet, sie stellten einen Eiterherd eines innerlichen Gärens unter einer konservativen Oberfläche dar. Aber Rufus hatte nur gut gelaunt gelacht. Heute schien er allerdings in Sorge zu sein.
»Kent, ich möchte mit Ihnen reden«, sagte Rufus.
»Sollen wir in mein Zimmer gehen?« O'Donnell war neugierig. Rufus war nicht der Mann, der zu ihm kam, wenn es sich um etwas Unwichtiges handelte.
»Nein, wir können hier so gut reden wie irgendwo anders. Hören Sie, Kent, es handelt sich um die Befunde der Pathologie.«
Sie traten zu einem Fenster, um dem Hin und Her in dem Gang auszuweichen, und O'Donnell dachte: Das habe ich befürchtet. Zu Rufus sagte er: »Was haben Sie für Sorgen, Bill?«
»Die Berichte brauchen zu lange. Viel zu lange.«
O'Donnell kannte das Problem gut. Wie andere Chirurgen, operierte Rufus häufig Patienten mit einem Tumor. Wenn ein Tumor freigelegt war, wurde er zur Überprüfung durch den Pathologen des Hospitals, Dr. Joseph Pearson, entfernt. Der Pathologe nahm zwei Untersuchungen des Gewebes vor. Zuerst ließ er einen kleinen Teil gefrieren und untersuchte das Gewebe unter dem Mikroskop. Das geschah in einem kleinen Labor unmittelbar neben dem Operationsraum, während der Patient noch in der Narkose lag. Diese Untersuchung ergab eines von zwei möglichen Urteilen. Lautete es auf »bösartig«, bedeutete es, daß Krebs vorlag, und wies auf die Notwendigkeit einer weiteren großen Operation des Patienten hin. Das Urteil »gutartig« bedeutete eine Erlösung und besagte im allgemeinen, daß der Patient nach der Entfernung des Tumors keiner weiteren Behandlung bedurfte. Wenn die Untersuchung des Gefrierschnittes die Diagnose »bösartig« ergab, wurde die Operation sofort weitergeführt. Andererseits war das Urteil »gutartig« des Pathologen für den Chirurgen das Signal, den Operationsschnitt zu schließen und den Patienten in den Aufwachraum bringen zu lassen.
»Bei den Gefrierschnitten treten doch keine Verzögerungen auf, oder?« O'Donnell hatte noch keine Klage darüber gehört, aber er wollte Gewißheit haben.
»Nein«, antwortete Rufus, »es gäbe auch ein schönes Geschrei, wenn das der Fall wäre. Aber die Befunde über die Gesamtuntersuchung des Gewebes, die brauchen zu lange.«
»Ich verstehe.« O'Donnell versuchte Zeit zu gewinnen, um zu über-

legen. Im Geist überprüfte er das Verfahren. Nach der Untersuchung des Gefrierschnittes wurde der entfernte Tumor in das Labor der Pathologie geschickt, wo ein Laborant verschiedene Gewebeschnitte vorbereitete, wobei er gründlicher und unter günstigeren Bedingungen arbeiten konnte. Später untersuchte der Pathologe die Schnitte und gab sein endgültiges Urteil ab. Manchmal erwies sich ein Tumor, der bei dem Gefrierschnitt als gutartig oder zweifelhaft klassifiziert worden war, bei dieser späteren, genaueren Untersuchung als bösartig, und es galt nicht als ungewöhnlich, wenn der Pathologe nach seiner zweiten Untersuchung sein erstes Urteil revidierte. In diesen Fällen wurde der Patient in den Operationssaal zurückgebracht und die notwendige Operation vorgenommen. Ganz eindeutig war es aber wichtig, daß der Pathologe seinen zweiten Befund schnell abgab. O'Donnell hatte bereits erkannt, daß hierin der Kern von Rufus' Beschwerde lag.

»Wenn es nur einmal passiert wäre«, beklagte sich Rufus, »würde ich nicht davon reden. Ich weiß, daß die Pathologie sehr viel zu tun hat, und ich will auch nichts gegen Joe Pearson sagen, aber es ist eben nicht nur dieser eine Fall, Kent. Es ist dauernd so.«

»Nennen Sie mir ein spezifisches Beispiel, Bill«, forderte O'Donnell knapp. Er bezweifelte allerdings keinen Augenblick, daß Rufus seine Beschwerde durch Tatsachen belegen könnte.

»Also gut. Ich operierte in der vergangenen Woche eine Patientin, eine Mrs. Mason, mit einem Brusttumor. Ich entfernte den Tumor, und nach dem Gefrierschnitt erklärte Joe Pearson: gutartig. Später allerdings, in seinem pathologischen Befund, bezeichnete er ihn als bösartig.« Rufus hob die Schultern. »Dagegen ist nichts einzuwenden. Es ist bei der ersten Untersuchung nicht immer eindeutig zu erkennen.«

»Aber?« Jetzt, nachdem O'Donnell wußte, um was es ging, wollte er die Sache hinter sich bringen.

»Pearson brauchte für den pathologischen Befund acht Tage. Als ich den Bericht endlich erhielt, war die Patientin bereits entlassen.«

»So so.« Das ist tatsächlich böse, dachte O'Donnell. Das konnte er nicht einfach übergehen.

»Es ist nicht einfach«, fuhr Rufus ruhig fort, »eine Frau zurückzuholen und ihr zu erklären, daß man sich geirrt habe, daß sie doch Krebs habe und daß sie noch einmal operiert werden müsse.«

Nein, das war nicht einfach; O'Donnell wußte es nur zu gut. Einmal, ehe er zum Three Counties Hospital gekommen war, hatte er das gleiche erlebt. Er hoffte, daß er es nie wieder tun mußte.

»Bill, wollen Sie mich das auf meine Weise in Ordnung bringen lassen?«

O'Donnell war froh, daß es Rufus war, der ihm den Fall vortrug. Mit einem der anderen Chirurgen wäre es schwieriger gewesen.

»Gewiß, wenn etwas Definitives geschieht.« Rufus' Hartnäckigkeit war gerechtfertigt. »Verstehen Sie, es handelte sich nicht um einen vereinzelten Fall. Zufällig ist es diesmal ein sehr böser.«
Auch hier wußte O'Donnell, daß das stimmte. Das Schwierige war, daß Rufus verschiedene andere Probleme nicht kannte, die damit in Zusammenhang standen.
»Heute nachmittag noch werde ich mit Joe Pearson reden«, versprach er. »Nach der Konferenz über die Todesfälle in der Chirurgie. Sie kommen doch?«
Rufus nickte. »Gewiß, ich komme.«
»Dann sehe ich Sie dort, Bill. Danke, daß Sie mich unterrichtet haben. Ich verspreche Ihnen, daß etwas geschehen wird.«
Etwas, dachte O'Donnell, während er durch den Korridor ging. Aber was? Er dachte immer noch über dieses Problem nach, als er in die Verwaltungsabteilung kam und die Tür zu Harry Tomasellis Büro öffnete.
O'Donnell bemerkte Tomaselli erst, als ihn der Verwaltungsdirektor anrief. »Hier, Kent.« Tomaselli stand auf der anderen Seite des birkegetäfelten Raumes über einen Tisch gebeugt, statt an seinem Schreibtisch zu sitzen, an dem er den größten Teil seiner Arbeitszeit verbrachte. Vor ihm aufgerollt lagen Baupläne und Zeichnungen. O'Donnell ging über den dicken Teppich zu ihm und blickte gleichfalls auf die Pläne.
»Luftschlösser, Harry?« Er deutete auf eine der Zeichnungen. »Wissen Sie, ich bin überzeugt, daß wir für Sie da oben eine prächtige Dachwohnung einbauen können, oben auf dem Ostflügel.«
Tomaselli lächelte. »Ich werde mich gern fügen, vorausgesetzt, Sie überzeugen den Ausschuß, daß es notwendig ist.« Er nahm seine randlose Brille ab und begann die Gläser zu polieren. »Hier ist es also — das neue Jerusalem.«
O'Donnell studierte die Silhouette des Three Counties Hospitals mit den prächtigen neuen Erweiterungsbauten, die der Architekt gezeichnet hatte. Die Planung war bereits weitgehend abgeschlossen. Die Neubauten umfaßten einen ganzen Flügel und ein neues Schwesternheim. »Gibt es sonst etwas Neues?« Er wandte sich Tomaselli zu.
Der Verwaltungsdirektor hatte seine Brille wieder aufgesetzt. »Ich habe heute morgen wieder mit Orden gesprochen.« Orden Brown, Präsident des zweitgrößten Stahlwerkes in Burlington, war Vorsitzender des Krankenhausausschusses.
»Ja, und?«
»Er ist überzeugt, daß wir bis Januar mit einem Baufonds von einer halben Million Dollar rechnen können. Das bedeutet, daß wir im März mit dem Ausschachten beginnen können.«

»Und die andere halbe Million? Letzte Woche sagte mir Orden, er glaube, damit würde es bis Dezember dauern.« Selbst das, dachte O'Donnell, halte ich für übertrieben optimistisch seitens des Vorsitzenden.

»Ich weiß«, antwortete Tomaselli. »Aber er bat mich, Ihnen zu sagen, daß er seine Ansicht geändert habe. Gestern hatte er wieder eine Besprechung mit dem Bürgermeister. Sie sind überzeugt, daß sie die zweite halbe Million im nächsten Sommer zusammenbekommen und die Sammelaktion im Herbst abschließen können.«

»Das ist eine gute Nachricht.« O'Donnell entschloß sich, seine bisherigen Vorbehalte aufzugeben. Wenn Orden Brown sich in dieser Weise festlegte, schaffte er es zweifellos auch.

»Ja. Und außerdem«, fuhr Tomaselli mit gespielter Beiläufigkeit fort, »haben Orden Brown und der Bürgermeister am nächsten Mittwoch eine Besprechung mit dem Gouverneur. Es sieht aus, als ob wir schließlich doch noch den höheren Staatszuschuß bekämen.«

»Sonst noch etwas?« fragte O'Donnell mit gespielter Knappheit.

»Ich meine, Sie können damit zufrieden sein«, sagte Tomaselli.

»Mehr als zufrieden«, antwortete O'Donnell. In gewisser Weise konnte man das als den ersten Schritt zur Erfüllung einer Vision bezeichnen. Es war eine Vision, die vor dreieinhalb Jahren bei seiner Ankunft im Three Counties Hospital ihre ersten Umrisse angenommen hatte. Seltsam, wie man sich an einen Ort gewöhnt, dachte O'Donnell. Wenn ihm jemand auf der Harvard Medical School oder später, als er erster chirurgischer Assistent am Columbia Presbyterian Hospital war, vorausgesagt hätte, daß er in einem rückständigen Krankenhaus wie Three Counties Hospital landen würde, hätte er nur spöttisch gelächelt. Und als er dann zu Barts nach London ging, um seine Erfahrungen als Chirurg zu vervollständigen, tat er es in der festen Absicht, nach seiner Rückkehr in den Stab eines der Krankenhäuser mit einem großen Namen wie John Hopkins oder Massachusetts General Hospital einzutreten. Mit dem, was er vorzuweisen hatte, stand ihm die Wahl so gut wie frei. Aber ehe er Zeit fand, sich zu entscheiden, kam Orden Brown zu ihm nach New York und überredete ihn, Burlington und Three Counties Hospital zu besuchen.

Was er dort sah, entsetzte ihn. Das Krankenhaus war heruntergekommen, schlecht organisiert und verwaltet, der medizinische Standard, von wenigen Ausnahmen abgesehen, niedrig. Die Leiter der chirurgischen und der inneren Abteilungen hatten ihre Positionen seit Jahren inne. O'Donnell hatte gespürt, daß ihr Lebensziel darin bestand, einen für sie angenehmen Status quo zu erhalten. Der Verwaltungsdirektor — die Schlüsselstellung für die Beziehungen zwischen dem Leitungsausschuß des Krankenhauses, der aus Laien bestand, und dem medizinischen Stab — war schwach und unfähig. Das Ausbildungsprogramm des Krankenhauses für Praktikanten und Assistenzärzte war verrufen, für Forschung standen keine Mittel zur Verfügung, die Verhältnisse, unter denen die Schwestern lebten und arbeiteten, waren fast mittelalterlich. Orden Brown hatte ihm alles gezeigt und nichts vorenthalten. Anschließend fuhren sie zusammen in das Haus des Vorsitzenden. O'Donnell nahm die Einladung zum Abendessen an, beabsichtigte aber, ein Nachtflugzeug zurück nach New York zu nehmen. Er war angewidert und wollte Burlington und das Three Counties Hospital nie wieder sehen.

Beim Abendessen in dem stillen Eßzimmer mit den bespannten Wänden in Orden Browns Haus auf einem Berg hoch über Burlington war ihm alles geschildert worden. Die Geschichte war ihm nicht neu oder unbekannt. Three Counties Hospital, das einmal ein fortschrittliches und modernes Krankenhaus gewesen war und in dem Staat ein hohes Ansehen besessen hatte, war der Überheblichkeit und der Trägheit zum Opfer gefallen. Ein alternder Industrieller, der seine Verantwortung meistens auf einen anderen abschob und nur gelegentlich aus gesellschaftlichen Anlässen im Krankenhaus erschien, war Vorsitzender des Leitungsausschusses. Der Mangel an Führung hatte sich nach unten ausgebreitet. Die Abteilungsleiter hatten ihre Stellungen überwiegend seit vielen Jahren inne und waren jedem Wechsel abgeneigt. Die jüngeren Leute unter ihnen hatten zuerst dagegen gemurrt, es dann aufgegeben und waren woandershin abgewandert. Schließlich war der Ruf des Krankenhauses so gesunken, daß junge, hochqualifizierte Ärzte nicht länger versuchten, dort eine Stellung zu finden. Aus diesem Grunde wurden weniger qualifizierte Leute aufgenommen. So lag die Situation zu der Zeit, als O'Donnell auf der Bildfläche erschien.

Der einzige Wechsel war mit der Berufung Orden Browns selbst eingetreten. Drei Monate vorher war der alte Vorsitzende gestorben. Eine Gruppe einflußreicher Bürger hatte Brown überredet, die Nachfolge zu übernehmen. Die Wahl erfolgte nicht einstimmig. Ein Teil der alten Garde im Krankenhausausschuß wünschte den Vorsitz für ihren eigenen Kandidaten, ein altes Ausschußmitglied namens Eustace Swayne. Aber die Mehrheit hatte sich für Brown entschieden, und nun versuchte er, andere Ausschußmitglieder für einige seiner Ideen zur Modernisierung des Three Counties Hospitals zu gewinnen.

Es erwies sich, daß er seinen Kampf nach oben führen mußte. Zwischen den konservativen Elementen des Ausschusses, für die Eustace Swayne Sprecher war, und einer Gruppe der älteren Ärzte des Krankenhauses bestand eine Allianz. Gemeinsam widersetzten sie sich Veränderungen. Brown mußte vorsichtig vorgehen und diplomatisch handeln.

Eines der Dinge, die er wünschte, war eine Vergrößerung des Krankenhausausschusses, um neue, aktivere Mitglieder hineinzubringen. Er beabsichtigte, einige der jüngeren leitenden Männer aus der Wirtschaft Burlingtons dafür zu gewinnen, aber bisher hatte der Ausschuß in dieser Frage noch keine Einmütigkeit erreicht, und der Plan wurde bis auf weiteres zurückgestellt.

Wenn Orden Brown gewollt hätte, konnte er, wie er O'Donnell offen erklärte, eine entscheidende Auseinandersetzung erzwingen und seine Absichten durchsetzen. Wenn er wünschte, konnte er durch seinen Einfluß einige der Männer der älteren passiven Mitglieder aus dem Ausschuß verdrängen. Aber das wäre kurzsichtig gewesen, weil die meisten wohlhabende Männer und Frauen waren, und das Krankenhaus war auf die Zuwendungen angewiesen, die es im allgemeinen erhielt, wenn einer seiner Förderer starb. Wenn sie jetzt ausgeschaltet wurden, konnten einige der Betroffenen ihre Testamente ändern und das Krankenhaus ausschließen. Eustace Swayne, der einen Warenhauskonzern beherrschte, hatte diese Möglichkeit bereits angedeutet. Daher war Orden Brown gezwungen, behutsam und diplomatisch vorzugehen.

Dennoch waren einige Fortschritte erzielt worden. Und einer der Schritte, die der Vorsitzende mit der Zustimmung der Ausschußmehrheit unternahm, war die Suche nach einem neuen Chef der Chirurgie. Deshalb hatte er sich an O'Donnell gewandt.

Bei dem Abendessen hatte O'Donnell den Kopf geschüttelt. »Ich fürchte, das ist nichts für mich.«

»Vielleicht nicht«, hatte Brown geantwortet. »Aber ich möchte Sie bitten, mich trotzdem zu Ende anzuhören.«

Er sprach überzeugend, dieser Industrielle, der, obwohl er selbst aus einer wohlhabenden Familie stammte, sich den ganzen Weg durch das Stahlwerk, vom Hochofenarbeiter, in die Verwaltung und schließlich auf den Präsidentenstuhl, hochgearbeitet hatte. Er besaß auch ein Gefühl für Menschen. Das hatte er sich in den Jahren Schulter an Schulter mit den Arbeitern im Walzwerk erworben. Dies mochte einer der Gründe sein, warum er sich die Last aufbürdete, Three Counties Hospital aus dem Sumpf herauszuziehen, in dem es versackt war. Aber aus welchem Grunde auch immer, selbst in der kurzen Zeit, die O'Donnell mit ihm zusammen war, hatte er die Hingabe des älteren Mannes an seine Aufgabe gespürt.

»Falls Sie hierherkommen«, hatte Brown kurz vor Beendigung ihrer Unterhaltung gesagt, »kann ich Ihnen nichts versprechen. Ich würde Ihnen gern sagen, Sie werden freie Hand haben. Aber ich halte es für wahrscheinlicher, daß Sie sich alles, was Sie wollen, erkämpfen müssen. Sie werden auf Opposition stoßen, auf Widerstände, Hauspolitik, Ablehnung. Es wird Gebiete geben, auf denen ich Ihnen nicht helfen kann und Sie allein stehen.« Brown hatte eine Pause gemacht und dann still hinzugefügt: »Vermutlich ist das einzig Gute, was man über die Situation hier sagen kann, daß sie vom Standpunkt eines Mannes wie Sie eine Herausforderung, eine Aufgabe darstellt. In gewisser Weise die größte Aufgabe, die ein Mann auf sich nehmen kann.«

Das war das letzte Wort, das Orden Brown an diesem Abend über das Krankenhaus sagte. Anschließend sprachen sie von anderen Dingen, von Europa, den bevorstehenden Wahlen, dem Auferstehen des Nationalismus in Mittelost. Brown war weit gereist und gut informiert. Später wurde O'Donnell von seinem Gastgeber zum Flughafen gebracht, und auf dem Flugsteig drückte man sich die Hände. »Es war mir eine Freude, Sie kennenzulernen«, sagte Orden Brown, und O'Donnell erwiderte das Kompliment aufrichtig. Dann stieg er in sein Flugzeug, in der Absicht, Burlington abzuschreiben und an diese Reise nur als an eine weitere nützliche Erfahrung zu denken.

Auf dem Rückflug versuchte er, in einer Zeitschrift zu lesen; einen Artikel über Tennismeisterschaften, der ihn interessierte. Aber sein Verstand nahm die Worte nicht auf. Er dachte weiter über Three Counties Hospital nach, über das, was er dort gesehen hatte und was dort geschehen müßte. Dann begann er plötzlich, zum ersten Mal seit vielen Jahren, seine eigene Einstellung gegenüber der Medizin zu überprüfen. Was bedeutet sie überhaupt? fragte er sich. Was suche ich für mich selbst? Welche Ziele habe ich mir gesetzt? Was habe ich selbst zu geben? Was werde ich am Ende hinterlassen? Er hatte nicht geheiratet, wahrscheinlich würde er es nie. Er hatte Liebeserlebnisse gehabt – im Bett und außerhalb –, aber nichts darunter von Dauer. Wo führt dieser Weg mich hin, fragte er sich, von Harvard über Presbyterian und Barts...? Plötzlich wußte er die Antwort. Er wußte: Es war Burlington und das Three Counties Hospital. Die Entscheidung war gefallen und die Richtung unwiderruflich bestimmt. Bei der Landung auf dem LaGuardia-Flughafen schickte er Orden Brown ein Telegramm. Es lautete einfach: »Ich nehme an.«

Während O'Donnell jetzt auf die Pläne dessen heruntersah, was der Verwaltungsdirektor anzüglich »das neue Jerusalem« nannte, dachte er an die dreieinhalb Jahre, die hinter ihm lagen. Orden Brown hatte recht behalten, als er sagte, sie würden nicht leicht sein. Alle Hindernisse, die der Ausschußvorsitzende vorausgesagt hatte, waren aufgetreten. Nach und nach waren die schwersten Hürden allerdings überwunden worden.

Nach O'Donnells Ankunft war sein Vorgänger als Chef der Chirurgie unauffällig verschwunden. O'Donnell hatte einige der Chirurgen, die bereits zum Stab des Krankenhauses gehörten und sich für eine Steigerung des Standards in dem Krankenhaus einsetzten, für sich gewonnen. Unter sich hatten sie die chirurgischen Richtlinien verschärft und einen energischen Ausschuß eingesetzt, der dafür sorgte, daß sie in den Operationsräumen befolgt würden. Ein anderer Ausschuß, der fast in Vergessenheit geraten war, wurde neu belebt. Seine Aufgabe war, zu sichern, daß Fehler bei Operationen, insbesondere die unnötige Entfernung gesunder Organe, nicht wieder vorkamen.

Die weniger befähigten Chirurgen wurden freundlich, aber nachdrücklich gedrängt, sich auf Operationen zu beschränken, die im Rahmen ihrer Fähigkeiten lagen. Ein paar der Metzger, der Blinddarmentferner am laufenden Band, der Unfähigen, wurden vor die Wahl gestellt, sich unauffällig zurückzuziehen oder offiziell ausgeschlossen zu werden. Wenn das für manche auch den Verlust eines Teiles ihres Lebensunterhaltes bedeutete, so zogen die meisten doch vor, stillschweigend zu verschwinden. Darunter befand sich auch ein Chirurg, der tatsächlich einem Kranken eine Niere herausgenommen hatte, ohne sich vorher zu vergewissern, daß seinem Patienten bei einer früheren Operation die andere Niere bereits entfernt worden war. Dieses furchtbare Versehen wurde bei der Obduktion aufgedeckt.

Die Beseitigung dieses Arztes aus dem Stab des Krankenhauses war leicht gewesen. Bei einigen anderen hatte es sich indessen als schwieriger erwiesen. Es war zu Auseinandersetzungen vor dem medizinischen Ausschuß des Counties gekommen, und zwei Chirurgen, die früher zum Krankenhaus gehörten, hatten vor Gericht Klage gegen das Three Counties Hospital erhoben. Das bedeutete, wie O'Donnell wußte, erbitterte gerichtliche Auseinandersetzungen, und er fürchtete die Aufmerksamkeit der Öffentlichkeit, die dadurch zweifellos erregt würde.

Aber trotz dieser Probleme hatten sich O'Donnell und die Ärzte, die hinter ihm standen, durchgesetzt, und die entstandenen Lücken des Stabes wurden sorgfältig und mühevoll mit neuen, fähigen Männern geschlossen — darunter mancher Absolvent seiner eigenen Alma mater —, die O'Donnell gedrängt und überredet hatte, sich in Burlington niederzulassen.

Inzwischen hatte auch die innere Abteilung einen neuen Leiter, Dr. Chandler, erhalten, der zwar schon unter dem alten Regime dem Krankenhaus angehörte, sich aber häufig gegen die Mißstände ausgesprochen hatte. Chandler war Internist, und wenn er und O'Donnell in Fragen der Leitung des Krankenhauses manchmal auch verschiedener Meinung waren und O'Donnell den anderen mitunter anmaßend fand, nahm Chandler zumindest, wenn es darum ging, den medizinischen Standard hochzuhalten, eine kompromißlose Haltung ein.

In O'Donnells dreieinhalb Jahren waren auch die Verwaltungsmethoden geändert worden. Ein paar Monate nach seinem eigenen Antritt hatte O'Donnell mit Orden Brown über einen jungen stellvertretenden Verwaltungsdirektor gesprochen, einen der besten Leute, die er in seiner Krankenhauspraxis kennengelernt hatte. Der Vorsitzende hatte sich ins Flugzeug gesetzt und war zwei Tage später mit einem unterschriebenen Vertrag zurückgekehrt. Einen Monat danach wurde der alte Verwaltungsdirektor, erleichtert, eine Last abzulegen, die über seine Kräfte hinausgewachsen war, ehrenvoll pensioniert, und Harry Tomaselli trat an seine Stelle. Jetzt kam in der gesamten Verwaltung des Krankenhauses Tomasellis zielbewußte, aber verbindliche Tüchtigkeit zum Ausdruck.
Vor einem Jahr war O'Donnell zum Präsidenten des medizinischen Ausschusses des Krankenhauses gewählt worden, wodurch er zum leitenden Arzt des Three Counties Hospitals wurde. Seitdem hatten er, Tomaselli und Dr. Chandler erfolgreich das Ausbildungsprogramm des Krankenhauses für Praktikanten und Assistenzärzte erweitert, und die Anträge auf Einstellung nahmen zu.
Noch lag ein weiter Weg vor ihnen. O'Donnell wußte, daß sie in mancher Hinsicht erst am Anfang eines umfangreichen Programmes standen, das die drei Grundsäulen der Medizin umfaßte: Heilung, Ausbildung, Forschung. Er selbst war jetzt zweiundvierzig, wurde in wenigen Monaten dreiundvierzig. Er bezweifelte, ob er in den aktiven Jahren, die ihm noch bevorstanden, die Aufgabe vollenden konnte, die er sich gestellt hatte. Aber der Anfang war gut. Soweit war er zuversichtlich, und er wußte, daß seine Entscheidung vor dreieinhalb Jahren im Flugzeug richtig gewesen war.
   Natürlich gab es bei dem gegenwärtigen Stand der Dinge noch schwache Punkte. Das konnte nicht anders sein. Eine so große Aufgabe war weder leicht noch schnell zu lösen. Einige der älteren Mitglieder des Ärztestabes kämpften unvermindert gegen jede Veränderung, und sie übten einen starken Einfluß auf die älteren Ausschußmitglieder aus, von denen einige immer noch im Amt waren — Eustace Swayne, halsstarrig wie immer, an ihrer Spitze. Vielleicht war das sogar gut, dachte O'Donnell, und vielleicht war die Behauptung, daß »junge Männer zu viele Änderungen zu schnell vornehmen«, manchmal gerechtfertigt. Aber diese Gruppe und ihr Einfluß erzwangen, daß die Planung in manchen Fällen aus Vorsicht verwässert werden mußte. O'Donnell selbst unterwarf sich dieser Notwendigkeit, hatte aber manchmal Schwierigkeiten, die jüngeren Mitglieder des Ärztestabes davon zu überzeugen.
Es war gerade diese Tatsache, die ihn nach dem Gespräch mit Bill Rufus

nachdenklich stimmte. Die Pathologie im Three Counties Hospital war immer noch eine Bastion des alten Regimes. Dr. Joseph Pearson, der die Pathologie wie sein eigenes Reich regierte, gehörte seit zweiunddreißig Jahren zum Krankenhaus. Er kannte die meisten der alten Ausschußmitglieder gut und spielte mit Eustace Swayne häufig Schach. Genaugenommen war Joe Pearson durchaus nicht unfähig. Seine Leistungen und Kenntnisse waren beachtlich. In jüngeren Jahren war er durch seine Forschungsarbeiten bekannt und zeitweise Präsident der State Pathology Association gewesen. Das wirkliche Problem bestand darin, daß die Arbeitslast in der Pathologie so angewachsen war, daß ein Mann allein die Zügel nicht mehr in Händen halten konnte. O'Donnell vermutete auch, daß ein Teil der technischen Verfahren in der Pathologie einer Erneuerung bedurfte. Aber so wünschenswert eine Änderung auch erschien, in diesem Falle würde sie schwierig sein.
Da mußte die Sammelaktion für die Erweiterung des Krankenhauses berücksichtigt werden. Wenn es zu Reibungen zwischen O'Donnell und Joe Pearson kam, wie würde Pearsons Einfluß bei Eustace Swayne sich auf Orden Browns Plan, das ganze Geld bis zum nächsten Herbst aufzubringen, auswirken? Swaynes eigener Beitrag mußte normalerweise hoch sein. Und schon allein dieser Verlust war ernst. Aber ebenso ernst war Swaynes Einfluß auf andere Leute in der Stadt. In gewisser Weise besaß der alte Finanzhai die Macht, ihre nächsten Zukunftspläne gelingen oder scheitern zu lassen.
Weil so viele Dinge in der Schwebe hingen, hatte O'Donnell gehofft, er könne das Problem der Pathologie eine Weile auf sich beruhen lassen. Aber ungeachtet dessen mußte er wegen Bill Rufus' Beschwerde etwas unternehmen, und das bald. Er wendete sich von den Plänen ab. »Harry«, sagte er zu dem Verwaltungsdirektor, »ich fürchte, wir müssen mit Joe Pearson Krieg anfangen.«

III

Im Gegensatz zu der Hitze und der regen Tätigkeit in den oberen Stockwerken war es in dem weißgekachelten Korridor im Souterrain des Krankenhauses still und kühl. Die Stille wurde auch nicht durch eine kleine Prozession gestört: Schwester Penfield und neben ihr eine fahrbare Trage, die leise auf kugelgelagerten Rollen glitt und von einem Pfleger in einer weißen Pflegeruniform und mit gummibesohlten Schuhen geschoben wurde.
Wie oft hatte sie diesen Weg wohl schon zurückgelegt, überlegte Schwester Penfield, während sie auf die verhüllte Gestalt auf der Trage

hinunterblickte. Vielleicht fünfzigmal in den letzten elf Jahren, vielleicht öfter. Das war etwas, worüber man nicht Buch führte, diese letzte Fahrt zwischen dem Krankenzimmer und der Leichenkammer, zwischen dem Reich der Lebenden und dem der Toten.
Dieser unauffällig eingefügte letzte Gang mit einem gestorbenen Patienten gehörte zur Tradition. Der Weg führte durch die Hintergänge des Krankenhauses und mit dem Lastenaufzug hinunter, um den Lebenden den dunklen, bedrückenden Anblick des nahen Todes zu ersparen. Es war der letzte Dienst, den die Pflegerin ihrem Pflegling erwies, eine Anerkennung dessen, daß der Patient nicht fallengelassen worden war, wenn auch die Medizin versagt hatte. Der Akt der Pflege, des Dienens, des Heilens wurde wenigstens symbolisch fortgesetzt, obwohl die Schwelle schon überschritten war.
Der weiße Korridor zweigte hier nach zwei Richtungen ab. Aus dem Gang von rechts klang das Surren von Maschinen. Dort befanden sich die Maschinenanlagen des Krankenhauses, die Heizung, die Heißwasseranlagen, die Stromerzeuger, der Notgenerator. In die andere Richtung wies ein einziges Schild: »Pathologische Abteilung – Leichenkammer«.
Als Weidman, der Pfleger, mit dem Wagen nach links abbog, senkte ein Hausmeister, der entweder eine Pause machte oder sich heimlich von seinem Arbeitsplatz fortgeschlichen hatte, die Cola-Flasche, aus der er gerade trank, und trat zur Seite. Er wischte sich mit dem Handrücken über die Lippen, deutete dann auf den Wagen. »Hat's diesmal nicht mehr geschafft, wie?« Die Frage galt Weidman. Es war ein freundschaftlicher Eröffnungszug eines oft gespielten Spiels.
Auch Weidman war das Spiel vertraut. »Seine Nummer war diesmal wohl dran, Jack.«
Der Hausmeister nickte, hob dann die Flasche wieder an den Mund und trank weiter.
Wie kurz ist die Spanne zwischen dem Leben und dem Obduktionsraum, dachte Schwester Penfield. Vor weniger als einer Stunde noch war die Gestalt unter dem Leichentuch George Andrew Dunton gewesen, lebendig, dreiundfünfzig Jahre alt, Ingenieur. Diese Einzelheiten waren ihr von dem Krankenblatt auf der Notiztafel unter ihrem Arm bekannt.
Die Familie hatte sich nach dem Tode so gefaßt verhalten wie vorher: erschüttert, gewiß, und betroffen, aber keine hemmungslosen Ausbrüche. Das hatte es Dr. MacMahon erleichtert, um die Erlaubnis zur Obduktion zu bitten. »Mrs. Dunton«, hatte er still gesagt, »ich weiß, wie schwer es für Sie sein muß, jetzt darüber zu sprechen und daran zu denken, aber ich muß Sie um etwas bitten: um Ihre Erlaubnis, an Ihrem Mann eine Obduktion vorzunehmen.«

Er hatte weitergesprochen, die üblichen Sätze, ihr erklärt, wie das Krankenhaus versuche, seinen medizinischen Standard zum Wohle aller aufrechtzuerhalten, wie die Diagnose des Arztes überprüft und die medizinischen Kenntnisse gefördert werden konnten, daß es auch eine Vorbeugungsmaßnahme im Interesse der Familie und jedes anderen sei, der in Zukunft in das Krankenhaus komme, daß sie aber nicht ohne Erlaubnis vorgenommen werden könne ...
Der Sohn hatte ihn freundlich unterbrochen: »Wir verstehen. Wenn Sie das, was erforderlich ist, aufsetzen wollen, wird meine Mutter unterschreiben.«
Darauf hatte Schwester Penfield das Obduktionsformular ausgefüllt, und nun war George Andrew Dunton, tot, dreiundfünfzig Jahre alt, hier und für das Messer des Pathologen bereit.
Die Tür des Obduktionsraumes öffnete sich. Der Diener in der Pathologie, George Rinne, ein Neger — der Totenwächter —, sah auf, als der Wagen hereinrollte. Er hatte gerade den Obduktionstisch gesäubert. Jetzt glänzte er in fleckenlosem Weiß. Weidman begrüßte ihn mit dem abgedroschenen Scherz: »Hier kommt ein Patient für euch.« Höflich, als hätte er diesen Kalauer nicht schon hundertmal gehört, entblößte Rinne seine Zähne zu einem flüchtigen Lächeln. Er deutete auf den weißemaillierten Tisch. »Hier, bitte.«
Weidman schob den Wagen neben den Tisch, und Rinne zog das Laken weg, das die nackte Leiche von George Andrew Dunton bedeckte. Er faltete es ordentlich zusammen und reichte es Weidman. Ungeachtet des Todes — die Krankenstation mußte über das Leichentuch Rechenschaft ablegen. Dann hoben die beiden Männer den Toten mit dem zweiten Tuch unter ihm auf den Tisch hinüber.
George Rinne schnaufte, als er das Gewicht spürte. Der Tote war ein schwerer Mann gewesen, von über ein Meter achtzig, der gegen Ende seines Lebens zugenommen hatte. Als Weidman die Bahre zurückschob, grinste er. »Du wirst alt, George. Du bist auch bald dran.«
Rinne schüttelte den Kopf. »Ich werde noch hier sein, um dich auf den Tisch da zu legen.«
Die Szene lief glatt ab. Sie hatte schon viele Aufführungen gesehen. Vielleicht hatten die beiden in ferner Vergangenheit mit ihren makabren kleinen Scherzen aus dem Gefühl heraus begonnen, dadurch zwischen sich und dem Tod, mit dem sie täglich lebten, eine Barriere aufzurichten. Aber wenn das der Grund gewesen war, hatten sie ihn lange vergessen. Jetzt war es eine Formalität, die erfüllt werden mußte, die von ihnen erwartet wurde. Sonst nichts. Sie waren mit dem Tod zu vertraut, um ihm gegenüber noch Grauen oder Furcht zu empfinden.
Auf der anderen Seite des Obduktionsraumes stand der Assistenzarzt

der Pathologie, Dr. McNeil. Er hatte einen weißen Kittel übergezogen, als Schwester Penfield mit ihrem toten Pflegling hereinkam. Jetzt sah er die Krankengeschichte und die anderen Papiere durch, die sie ihm gereicht hatte, und spürte bewußt die Nähe und die Wärme Schwester Penfields. Er nahm ihre leicht gestärkte Uniform wahr, den schwachen Duft nach Parfüm, ihre etwas in Unordnung geratene Frisur unter der Haube. Ihr Haar mußte weich sein, wenn man darüberstrich. Er zwang seine Gedanken zu den Papieren in seiner Hand zurück.
»Gut, es scheint alles dabei zu sein.«
Sollte er es bei Schwester Penfield einmal versuchen oder nicht? Es war jetzt sechs Wochen her, und im Alter von siebenundzwanzig sind sechs Wochen im Zölibat eine lange Zeit. Schwester Penfield war überdurchschnittlich anziehend. Vermutlich war sie zweiunddreißig; jung genug, um reizvoll zu sein, alt genug, daß es lange her sein mußte, seit sie ihre Unschuld verlor. Sie schien intelligent und freundlich und hatte auch eine gute Figur. Er konnte erkennen, wo sich unter ihrem weißen Kittel ihr Unterkleid abzeichnete. Es war anzunehmen, daß sie bei der Hitze nicht viel mehr darunter anhatte. Roger McNeil überlegte. Wahrscheinlich müßte er ein paarmal mit ihr ausgehen, ehe es soweit käme. Damit war die Sache erledigt, denn in diesem Monat ging es nicht mehr — das Geld war zu knapp. Spare es für mich, la Penfield, du wirst wiederkommen. Andere Patienten werden sterben und dich herbringen.
»Danke, Doktor.« Sie lächelte und wendete sich ab. Es war zu machen — dessen war er sicher.
Er rief ihr nach: »Bringen Sie mehr, Schwester. Wir müssen in Übung bleiben.« Auch das war ein abgedroschener Scherz, ein abwehrender Zynismus vor dem Angesicht des Todes.
Elaine Penfield folgte dem Pfleger hinaus. Ihre Reise war beendet, die Tradition erfüllt, der besondere, unverlangte Dienst geleistet. Sie hatte ihre zweite Meile zurückgelegt. Jetzt lag ihre Pflicht bei den Kranken, den Lebenden. Sie hatte allerdings gespürt, daß Dr. McNeil dicht vor einem Annäherungsversuch gestanden hatte. Doch dazu würde sich wieder eine Gelegenheit ergeben.
Während George Rinne dem Toten eine hölzerne Kopfstütze unter den Nacken schob, ihm die Arme an den Seiten ausstreckte, begann McNeil die Instrumente zu ordnen, die sie für die Obduktion benötigten: Messer, Rippenschere, Klammern, die Motorsäge für den Schädel ... alles war sauber — Rinne war ein gewissenhafter Arbeiter —, aber nicht steril, wie es in den Operationsräumen vier Stockwerke weiter oben sein mußte. Hier brauchte man eine Infektion des Patienten nicht mehr zu fürchten. Der Pathologe mußte nur auf sich selbst aufpassen.

George Rinne sah McNeil fragend an, und der Assistenzarzt nickte. »Rufen Sie die Schwesternstation an, George. Sagen Sie, daß die Lernschwestern jetzt herunterkommen können, und benachrichtigen Sie Dr. Pearson, es sei alles bereit.«

»Ja, Doktor.« Rinne ging, um den Auftrag auszuführen. McNeil war als Assistenzarzt der Pathologie sein Vorgesetzter, selbst wenn das Gehalt des Arztes nur wenig höher als das des Helfers war. Es würde allerdings nicht lange dauern, bis sich der Abstand zwischen ihnen vergrößerte. Mit dreieinhalb Jahren Assistenzzeit hinter sich, trennten McNeil nur noch sechs Monate von der Aussicht, die Stellung eines Pathologen im Ärztestab eines Krankenhauses zu übernehmen. Dann konnte er einige der mit zwanzigtausend Dollar im Jahr dotierten Stellungen in Betracht ziehen, da die Nachfrage für Pathologen glücklicherweise nach wie vor größer als das Angebot war. Er brauchte sich dann nicht mehr zu überlegen, ob er es sich leisten könne, sich Schwester Penfield oder auch anderen zu nähern.

Roger McNeil lächelte innerlich bei dem Gedanken, obwohl sein Gesicht nichts verriet. Leute, die mit McNeil zu tun hatten, hielten ihn für unzugänglich, was er oft war, und manchmal sprachen sie ihm Humor ab, allerdings zu Unrecht. Unbestreitbar war, daß er sich mit Männern nicht leicht anfreundete. Aber Frauen fanden ihn anziehend, eine Tatsache, die er frühzeitig entdeckt und zu seinem Vorteil ausgenutzt hatte. In seiner Praktikantenzeit fanden seine Kollegen das rätselhaft. McNeil, die mürrische, brütende Gestalt im Ärztezimmer, hatte einen unheimlichen Erfolg, Lernschwestern, eine nach der anderen, schnell in sein Bett zu zaubern, häufig auch solche, bei denen andere, die sich auf ihre Erfolge als Liebhaber viel zugute hielten, gescheitert waren.

Die Tür des Obduktionsraumes ging auf, und Mike Seddons stürmte herein. Seddons war Assistent in der Chirurgie, zeitweise der Pathologie zugeteilt, und stürmte immer. Sein rotes Haar stand an den seltsamsten Stellen von seinem Kopf ab, als ob ein von ihm selbst verursachter Wind es nie glatt liegen ließe. Sein jungenhaftes, offenes Gesicht war ständig zu einem liebenswürdigen Grinsen verzogen. McNeil hielt Seddons für einen Exhibitionisten, obwohl zu seinen Gunsten zugegeben werden mußte, daß der Junge sich mit der Pathologie bereitwilliger befaßte als mancher andere der chirurgischen Assistenten, die McNeil gesehen hatte.

Seddons sah auf die Leiche auf dem Tisch. »Aha, neue Arbeit.«

McNeil deutete auf die Krankenpapiere, und Seddons nahm sie auf. Er fragte: »Woran starb er?« Dann, als er las: »Herz, wie?«

McNeil antwortete: »Das steht da.«

»Machen Sie das?«

Der Assistent der Pathologie schüttelte den Kopf. »Pearson kommt selbst.«

Seddons blickte fragend auf. »Der große Chef selbst? Was ist an dem Fall Besonderes?«

»Nichts Besonderes.« McNeil klammerte das vierseitige Obduktionsformular auf der Notiztafel an. »Ein paar Lernschwestern kommen, um es sich anzusehen. Wahrscheinlich will er ihnen eine Vorstellung geben.«

»Eine Galavorstellung also.« Seddons grinste. »Die muß ich erleben.«

»Dann können Sie ja auch was Nützliches tun.« McNeil reichte ihm die Notiztafel. »Wollen Sie das Formular bitte ausfüllen.«

»Gewiß.« Seddons nahm die Notiztafel und begann, seine Befunde über den Zustand der Leiche einzutragen. Er murmelte bei der Arbeit vor sich hin: »Hier hat er eine hübsche, saubere Blinddarmnarbe. Da ein kleines Muttermal am linken Arm.« Er drehte den Arm zur Seite. »Verzeihen Sie, alter Herr.« Er machte eine Notiz. »Leichte Leichenstarre.« Er hob ein Augenlid und schrieb: »Pupillen rund, 0,3 Durchmesser.« Er zwängte die schon steifen Kiefer auseinander: »Nun zeigen Sie mal Ihre Zähne.«

Von dem Korridor draußen waren Schritte zu hören. Dann wurde die Tür des Obduktionsraumes geöffnet, und eine Schwester, in der McNeil eine Schulschwester erkannte, blickte herein. Sie sagte: »Guten Morgen, Dr. McNeil.« Hinter ihr drängte sich eine Gruppe junger Lernschwestern.

»Guten Morgen.« Der Assistenzarzt winkte. »Kommen Sie alle herein.«

Nacheinander traten die Lernschwestern durch die Tür. Es waren sechs, und während sie eintraten, blickte jede beklommen nach der Leiche auf dem Tisch. Mike Seddons grinste. »Beeilt euch, Kinder. Noch findet ihr die besten Plätze.«

Seddons betrachtete die Gruppe Mädchen abschätzend. Es waren ein paar Neue dabei, die er vorher noch nicht gesehen hatte. Eine davon war brünett. Er betrachtete sie noch einmal. Tatsächlich. Selbst unter der Hülle der spartanischen Lernschwesternuniform war unverkennbar: die hier war etwas Besonderes. Mit scheinbarer Beiläufigkeit durchquerte er den Obduktionsraum, und als er zurückkam, gelang es ihm, sich zwischen das Mädchen, das ihm aufgefallen war, und die übrige Gruppe zu drängen. Er lächelte breit zu ihr hinunter und sagte leise: »Ich kann mich nicht entsinnen, Sie schon einmal gesehen zu haben.«

»Ich bin genauso lange hier wie die anderen.« Sie musterte ihn ungeniert und neugierig und fügte dann spöttisch hinzu: »Übrigens hat man mich belehrt, daß die Herren Ärzte Lernschwestern im ersten Jahr überhaupt nicht bemerken.«

Er schien darüber nachzudenken. »Nun, das ist die allgemeine Regel. Aber manchmal machen wir Ausnahmen. Es hängt natürlich von der Lernschwester ab.« Mit offen bewundernden Blicken fügte er hinzu: »Im übrigen, ich heiße Mike Seddons.«
Sie antwortete: »Und ich heiße Vivian Loburton.« Dann bemerkte sie den mißbilligenden Blick der Schulschwester und brach plötzlich ab. Vivian gefiel dieser rothaarige junge Arzt, irgendwie schien es aber unangebracht, hier zu plaudern und zu scherzen. Schließlich war der Mann auf dem Tisch tot. Er sei gerade gestorben, war ihnen oben gesagt worden. Das war der Grund, weshalb sie und die anderen Lernschwestern von ihrer Arbeit abgerufen worden waren, um bei der Obduktion zuzusehen. Der Gedanke an das Wort Obduktion brachte sie zu dem zurück, was hier geschehen sollte. Vivian fragte sich, wie sie darauf reagieren würde; sie fühlte sich jetzt schon unbehaglich. Sie nahm an, daß sie sich als Krankenschwester an den Anblick von Toten gewöhnen müsse, aber im Augenblick war er noch fremd und ziemlich furchterregend.
Durch den Gang näherten sich Schritte. Seddons berührte sie am Arm und flüsterte: »Wir werden uns wiedersehen, bald.« Dann wurde die Tür aufgestoßen, und die Lernschwestern zogen sich respektvoll zurück, als Dr. Joseph Pearson eintrat. Er grüßte sie mit einem knappen »Guten Morgen«, ging, ohne auf die gemurmelte Antwort zu warten, auf den Schrank zu, streifte seinen weißen Mantel ab und stieß seine Arme in einen Kittel, den er aus dem Schrank genommen hatte. Pearson winkte Seddons, der zu ihm trat, und die Bänder im Rücken des Kittels zuband. Darauf traten die beiden wie eine gut gedrillte Mannschaft an ein Waschbecken, wo Seddons aus einer Dose Talkum über Pearsons Hände streute, dann ein paar Gummihandschuhe bereithielt, in die der alte Mann seine Hände hineinstieß. Alles das vollzog sich schweigend. Jetzt verschob Pearson seine Zigarre etwas und knurrte ein »Danke«.
Er trat an den Tisch, nahm die Notiztafel, die McNeil ihm entgegenhielt und begann zu lesen, anscheinend, ohne etwas anderes zu bemerken. Bisher hatte Pearson noch nicht einen Blick auf die Leiche geworfen. Während auch Seddons an den Tisch trat, beobachtete er verstohlen diese Szene, und unwillkürlich verglich er sie mit dem Auftreten eines Dirigenten vor einem Symphonieorchester. Es fehlte nur der Applaus.
Nachdem auch Pearson die Krankengeschichte durchgelesen hatte, untersuchte er die Leiche, verglich seine Befunde mit Seddons Aufzeichnungen. Dann legte er die Notiztafel nieder, nahm die Zigarre aus dem Mund und sah die Schwestern auf der anderen Seite des Tisches an.
»Es ist das erste Mal, daß Sie einer Obduktion beiwohnen, vermute ich?«

Die Mädchen murmelten: »Ja, Sir« oder »Ja, Doktor.«
Pearson nickte. »Dann will ich Ihnen mitteilen, daß ich Dr. Pearson, der Pathologe an diesem Krankenhaus, bin. Diese Herren sind Dr. McNeil, der Assistenzarzt in der Pathologie, und Dr. Seddons, Assistenzarzt in der Chirurgie im dritten Jahr ...« Er wendete sich zu Seddons. »Das stimmt doch?«
Seddons lächelte. »Genau, Dr. Pearson.«
Pearson fuhr fort: »Im dritten Jahr Assistenzarzt der Chirurgie, der uns gegenwärtig eine Zeitlang die Ehre gibt, in der Pathologie tätig zu sein.« Er sah Seddons an. »Dr. Seddons wird sich bald qualifiziert haben, sich als Chirurg niederzulassen, und wird dann auf eine gutgläubige Menschheit losgelassen werden.«
Zwei der Mädchen kicherten, die anderen lächelten. Seddons grinste. Das machte ihm Spaß. Pearson ließ sich nie eine Gelegenheit entgehen, einen Hieb gegen die Chirurgen und die Chirurgie zu führen. Wahrscheinlich mit gutem Grund. In seinen vierzig Jahren in der Patholgie mußte der alte Mann einer Menge chirurgischer Scharlatane begegnet sein. Er sah zu McNeil hinüber. Der Assistenzarzt runzelte die Stirn. Er billigt das nicht, dachte Seddons, Mac zieht die Pathologie ohne Randbemerkungen vor. Jetzt sprach Pearson wieder:
»Der Pathologe ist häufig als Arzt bekannt, den der Patient selten sieht. Dennoch haben wenige Abteilungen eines Krankenhauses eine größere Bedeutung für die Gesundheit der Patienten.«
Jetzt kommt das Verkaufsgespräch, dachte Seddons, und Pearsons nächste Worte gaben ihm recht.
»In der Pathologie wird das Blut eines Patienten untersucht, und seine Exkremente. Es wird seiner Krankheit nachgespürt, entschieden, ob sein Tumor gutartig oder bösartig ist. Es ist die Pathologie, die den Arzt des Patienten über die Krankheit berät, und manchmal, wenn alles andere in der Medizin versagt« — Pearson machte eine Pause; er sah bedeutungsvoll auf die Leiche von George Andrew Dunton hinunter, und die Augen der Lernschwestern folgten seinem Blick —, »ist es der Pathologe, der die abschließende, die letzte Diagnose stellt.«
Wieder machte Pearson eine Pause. Was für ein großartiger Schauspieler ist der alte Mann, dachte Seddons. Was für ein ungehemmter, geborener Komödiant.
Jetzt hob Pearson achtungsgebietend seine Zigarre. »Ich empfehle«, sagte er zu den Schwestern, »ein paar Worte, die Sie an den Wänden vieler Obduktionsräume finden werden, Ihrer Aufmerksamkeit.« Ihre Blicke folgten seiner Hand zu einem gerahmten Spruch, der von einem geschäftstüchtigen Lieferanten für Laboratoriumsmaterial als Werbegabe geliefert worden war: *Mortui vivos docent*. Pearson las den latei-

nischen Text laut vor und übersetzte dann: »Die Toten lehren die Lebenden.« Er blickte wieder auf die Leiche hinunter. »Das wird jetzt geschehen. Dieser Mann starb dem Anschein nach« — er betonte die Worte »dem Anschein nach« — »an Herzthrombose. Die Obduktion wird feststellen, ob das stimmt.«
Damit zog Pearson tief an seiner Zigarre, und Seddons, der wußte, was kam, trat näher. Er selbst war vielleicht nicht mehr als ein Statist bei dieser Szene, aber er hatte nicht die Absicht, einen Auftritt zu verpassen. Als Pearson geräuschvoll eine blaue Rauchwolke von sich stieß, reichte er Seddons die Zigarre, der sie nahm und von dem Obduktionstisch entfernt niederlegte. Jetzt überprüfte Pearson die vor ihm ausgelegten Instrumente und wählte ein Messer. Mit den Augen schätzte er ab, wo er schneiden würde, setzte dann die scharfe Stahlklinge an und schnitt schnell, sauber und tief.
McNeil beobachtete verstohlen die Lernschwestern. Weiche und empfindsame Naturen sollten niemals gezwungen werden, an einer Obduktion teilzunehmen, dachte er. Aber selbst für Erfahrene ist der erste Einschnitt manchmal schwer zu ertragen. Bis zu diesem Punkt hatte die Leiche auf dem Tisch zumindest äußerlich Ähnlichkeit mit einem Lebenden gezeigt. Aber wenn das Messer erst einmal angesetzt wurde, dachte er, ist keine Illusion mehr möglich. Dies ist dann kein Mann, keine Frau, kein Kind mehr, nur noch Fleisch und Knochen, etwas, das einem lebenden Wesen ähnelte, aber kein Leben mehr war. Dies war die letzte Wahrheit, das Ende, das allen bevorstand. Dies war die Erfüllung des Alten Testaments: Aus Staub bist du geschaffen und zu Staub sollst du wieder werden.
Mit dem Können, der Übung und der Schnelligkeit langer Erfahrung begann Pearson die Obduktion mit einem tiefen »Y«-Einschnitt. Mit zwei kräftigen Schnitten von jeder Schulter nach unten, die sich am Brustbein trafen, bildete er die obere Gabel des »Y«. Von diesem Punkt schnitt er nach unten und öffnete von der Brust bis zu dem Geschlechtsteil hinunter den Leib. Es gab ein zischendes, fast reißendes Geräusch, als er das Messer durch die Haut zog, sie teilte und die darunterliegende gelbliche Fettschicht bloßlegte.
McNeil, der ständig die Lernschwestern beobachtete, bemerkte, daß zwei totenblaß geworden waren. Eine dritte holte mit offenem Mund tief Luft und wendete sich ab. Die drei anderen sahen stoisch zu. Der Assistenzarzt behielt eine der Blaßgewordenen im Auge. Es war nicht ungewöhnlich, daß eine Schwester bei ihrer ersten Obduktion umkippte. Aber diese sechs sahen so aus, als ob sie durchhalten würden. Bei den zweien, die er beobachtete, kehrte langsam die Farbe zurück, und das dritte Mädchen hatte sich wieder umgedreht, obwohl sie ihr Taschen-

tuch gegen den Mund drückte. Gleichmütig sagte McNeil zu den Schwestern: »Wenn eine von Ihnen für ein paar Augenblicke hinausgehen will, macht es nichts. Das erste Mal ist es immer etwas angreifend.« Sie sahen ihn dankbar an, aber keine rührte sich. McNeil war bekannt, daß manche Pathologen keine Schwestern zu einer Obduktion zuließen, ehe nicht die ersten Schnitte vollzogen waren. Pearson allerdings hielt nichts davon, jemand etwas ersparen zu wollen. Er war der Ansicht, die Lernschwestern sollten die Obduktion von Anfang an mit ansehen, und das war ein Punkt, in dem McNeil ihm zustimmte. Eine Krankenschwester mußte sich an vieles gewöhnen, das schwer zu ertragen war: Verletzungen, zerrissene Glieder, Verwesung, Operationen. Je früher sie lernten, sich mit dem Anblick und den Gerüchen der Medizin abzufinden, desto besser für alle Beteiligten, einschließlich ihrer selbst.

Jetzt zog McNeil seine eigenen Handschuhe über und begann mit Pearson zu arbeiten. Inzwischen hatte der alte Mann mit schnellen Bewegungen die Haut von der Brust gelöst, mit einem größeren Messer von den Muskeln getrennt und die Rippen bloßgelegt. Als nächstes öffnete er mit der scharfen, kräftigen Rippenschere den Brustkorb und legte den Herzbeutel und die Lungen frei. Die Handschuhe, die Instrumente und der Tisch begannen sich jetzt mit Blut zu bedecken. Seddons, auch mit Handschuhen neben ihm am Tisch, durchtrennte die unteren Muskellappen und öffnete die Bauchhöhle. Er ging durch den Raum, um einen Eimer zu holen, und nahm den Magen und die Eingeweide heraus, die er, nachdem er sie kurz betrachtet hatte, in den Eimer legte. Der Gestank begann sich bemerkbar zu machen. Jetzt banden Pearson und Seddons gemeinsam die großen Arterien ab, schnitten sie heraus, damit der Leichenbestatter keine Schwierigkeiten bei der Einbalsamierung hatte. Seddons griff nach einem kleinen Schlauch oberhalb des Tisches, drehte einen Hahn an und begann, das in die Bauchhöhle ausgeflossene Blut abzusaugen, und nach einem Nicken Pearsons tat er das gleiche in der Brusthöhle.

Inzwischen hatte McNeil sich dem Kopf zugewandt. Als erstes vollzog er einen Schnitt um die Schädelbasis. Er setzte unmittelbar hinter dem einen Ohr an und schnitt oberhalb des Haaransatzes hintenherum zum anderen Ohr hinüber, so daß der Schnitt nicht sichtbar war, wenn die Familie des Toten den Verstorbenen zum letzten Mal betrachtete. Dann zog er unter Anwendung aller Kraft seiner Hände die Kopfhaut in einem Stück nach vorn über den Schädel, so daß sie sich über den oberen Teil des Gesichtes legte und die Augen bedeckte. Damit war der ganze Schädel freigelegt, und McNeil griff nach einer kleinen Motorsäge, deren Kabel bereits angeschlossen war. Ehe er den Strom einschaltete, blickte er kurz zu den Lernschwestern hinüber und bemerkte, daß sie ihn mit einer Mischung von ungläubigem Staunen und Entsetzen beobachteten. Immer mit der Ruhe, Kinderchen, dachte er, gleich werdet ihr alles sehen.

Pearson hob behutsam das Herz und die Lungen aus der Brusthöhle, während McNeil die Säge an dem Schädel ansetzte. Das metallische Knirschen, mit dem sich die Stahlzähne des rotierenden Sägeblatts durch den Knochen fraßen, schnitt grausig durch den stillen Raum. Als er aufblickte, sah er, wie das Mädchen mit dem Taschentuch zusammenzuckte. Wenn sie sich übergeben muß, tut sie es hoffentlich nicht hier drin, dachte er. Er schnitt mit der Säge weiter, bis die Schädeldecke ringsum durchtrennt war, legte sie dann fort. George Rinne würde später das Instrument säubern und das Blut davon abwaschen. Jetzt hob McNeil vorsichtig das Schädeldach ab und legte die weiche Hirnhaut frei, die das darunterliegende Gehirn bedeckte. Wieder sah er zu den Schwestern hinüber. Sie hielten tapfer stand. Wenn sie diesen Anblick ertrugen, konnten sie alles ertragen. Nachdem er knochige Teil des Kopfes entfernt war, nahm er eine scharfe Schere und öffnete die große Vene — den Sinus sagittalis superior —, die in der Mitte der Membrane von vorn nach hinten verlief. Das Blut schoß heraus, ergoß sich über die Schere und seine Hand. Es war flüssiges Blut, bemerkte er, zeigte kein Anzeichen einer Thrombose. Sorgfältig prüfte er die Hirnhaut, durchschnitt sie dann und löste sie ab, um die darunterliegende Gehirnmasse freizulegen. Mit einem Messer trennte er das Gehirn sorgfältig vom Rückenmark ab und hob es heraus. Seddons trat zu ihm, hielt ihm ein mit Formalin halb gefülltes Glasgefäß hin, und behutsam ließ McNeil das Gehirn hineingleiten.

Während Seddons McNeil und seinen sicheren und geschickten Händen zusah, überraschte er sich bei der Frage, was im Kopf des Assistenzarztes vorgehen mochte. Er kannte McNeil seit zwei Jahren, zunächst als Kollegen, Assistenzarzt wie er selbst, wenn er auch im hierarchischen System des Krankenhauses dienstälter war, und lernte ihn später während der wenigen Monate, die er in der Pathologie arbeitete, näher kennen. Seddons interessierte sich für Pathologie. Trotzdem war er froh, daß er sie nicht als sein Spezialgebiet gewählt hatte. An seiner Entscheidung für die Chirurgie war ihm nie ein Zweifel gekommen, und er würde froh sein, wenn er in ein paar Wochen dorthin zurückkehrte. Im Gegensatz zu diesem Reich der Toten gehörte der Operationsraum zum Gebiet der Lebenden. Dort pulsierte das Leben, dort wurde jede Bewegung von einem Geist, einem Sinn für das Ziel, bestimmt, den er hier niemals finden konnte. Jedem das Seine, dachte er, und die Pathologie den Pathologen.

Es war noch etwas anderes an der Pathologie. Man konnte bei ihr den

Sinn für die Wirklichkeit verlieren, das Bewußtsein, daß Medizin die Menschen betraf und ihnen diente. Und jetzt dieses Gehirn hier... Seddons wurde sich plötzlich deutlich bewußt, daß es vor wenigen Stunden noch das Gedankenzentrum eines Mannes gewesen war, der Koordinator seiner Sinne — des Fühlens, Riechens, Sehens, Schmeckens. Es hatte Gedanken entwickelt, Liebe gekannt, Angst und Triumphe. Gestern, vielleicht heute noch, hatte es den Augen befehlen können, zu weinen, dem Mund, zu schwatzen. Der Tote war Ingenieur gewesen, hatte er aus den Krankenpapieren ersehen. Dies war also ein Gehirn, das sich der Mathematik bedient hatte, das Spannungen und Drücke verstand, Konstruktionsmethoden erdachte, vielleicht Häuser gebaut hatte, eine Straße, ein Wasserwerk, eine Kathedrale — das Erbe dieses Gehirn für andere Menschen, die damit leben und es benutzen würden. Aber was war das Gehirn jetzt? Nicht mehr als eine Gewebemasse, die sterilisiert wurde und nur noch bestimmt war, zerschnitten, untersucht und dann verbrannt zu werden.
Seddons glaubte nicht an Gott, und es war ihm schwer begreiflich, daß gebildete Menschen es konnten. Wissen, Wissenschaft, Denken — je weiter sie fortschritten, desto unglaubwürdiger wurde jede Religion. Er glaubte aber an etwas, das er, weil ihm bessere Worte fehlten, als »den Funken der Menschlichkeit, das Credo des Individuums« bezeichnete. Als Chirurg würde er es natürlich nicht immer mit Individuen zu tun haben. Er würde seine Patienten auch nicht immer kennen. Und selbst wenn, würde es seinem Bewußtsein entschwinden, wenn er sich auf die technischen Probleme seiner Arbeit konzentrierte. Aber schon vor langem hatte er sich vorgenommen, nie zu vergessen, daß hinter allem ein Patient, ein Individuum stand. Während seiner Studienzeit hatte Seddons beobachtet, wie sich bei anderen eine isolierende Schicht bildete, eine Schutzwand gegen den zu engen Kontakt mit dem einzelnen Patienten. Manchmal geschah es zur Abwehr, war es eine vorsätzliche Isolierung gegen persönliche Empfindungen und persönliche Anteilnahme. Indessen fühlte er sich stark genug, um ohne diese Isolierung auszukommen. Außerdem zwang er sich manchmal, über das, was er gerade tat, nachzudenken und Selbstgespräche zu führen, um sich zu vergewissern, daß die Isolierschicht nicht wuchs. Vielleicht hätte es einige seiner Freunde, die Mike Seddons nur als einen ungehemmten Extrovertierten kannten, überrascht, wenn sie manche seiner innersten Gedanken erfahren hätten — vielleicht aber auch nicht. Der Verstand, das Gehirn — oder wie man es sonst nennen wollte — ist eine unvorausberechenbare Maschine.
Wie war das bei McNeil? Empfand er etwas? Oder hatte sich auch um den Assistenzarzt der Pathologie eine Schale gebildet? Seddons wußte

es nicht; er nahm es aber an. Und Pearson? Hier hatte er keinen Zweifel. Joe Pearson war durch und durch kalt und klinisch. Trotz seiner großen Szene war er während der Jahre in der Pathologie ausgeglüht. Seddons sah den alten Mann an. Er hatte das Herz aus der Leiche herausgenommen und untersuchte es sorgfältig. Jetzt wendete er sich an die Lernschwestern:

»Die Krankengeschichte dieses Mannes zeigt, daß er vor drei Jahren einen ersten Herzanfall erlitt und einen zweiten zu Beginn dieser Woche. Darum wollen wir als erstes die Herzkranzgefäße untersuchen.« Während die Schwestern gespannt zusahen, öffnete Pearson behutsam die Blutgefäße des Herzmuskels.

»Irgendwo hier sollten wir das Gebiet der Thrombose finden... Ja, da ist es.« Mit der Spitze einer Metallsonde deutete er darauf. Im Hauptzweig der linken coronaren Arterie, einen Zoll vor ihrem Anfang entfernt, hatte er ein halb Zoll großes Gerinnsel bloßgelegt. Er hielt das Herz hoch, damit die Mädchen es sehen konnten.

»Jetzt wollen wir das Herz selbst untersuchen.« Pearson legte das Organ auf ein Sektionsbrett und schnitt es in der Mitte der Länge nach auf. Er klappte die beiden Hälften nebeneinander auf, betrachtete sie und winkte dann die Lernschwestern näher heran. Zögernd traten sie näher.

»Sehen Sie dieses vernarbte Gebiet in dem Muskel?« Pearson deutete auf einige Streifen weißlichen, faserigen Gewebes in dem Herz, und die Schwestern reckten die Hälse über die klaffende, rote Körperhöhle, um besser zu sehen. »Das sind die Folgen des Herzanfalles von vor drei Jahren; ein alter Infarkt, der ausgeheilt ist.«

Nach einer Pause fuhr Pearson fort: »Die Anzeichen für den letzten Anfall haben wir hier in der linken Herzkammer. Beachten Sie das zentrale blasse Gebiet, das von einer stark durchbluteten Zone umgeben ist.« Er deutete auf einen kleinen, dunkelroten Fleck mit einem hellen Mittelpunkt, der sich von dem rotbraunen Gewebe des übrigen Herzmuskels abhob.

Pearson wandte sich an den chirurgischen Assistenten: »Stimmen Sie mit mir überein, Dr. Seddons, daß die Diagnose ›Tod infolge Herzthrombose‹ damit glaubwürdig bestätigt ist?«

»Gewiß«, antwortete Seddons höflich. Daran besteht kein Zweifel, dachte er. Ein winziges Blutgerinnsel, nicht viel dicker als ein Stückchen Spaghetti. Das genügte für das Ende. Er beobachtete, wie der alte Pathologe das Herz beiseite legte.

Vivian war jetzt gefaßter. Sie glaubte, sich fest in der Hand zu haben. Am Anfang, als sie sah, wie die Säge in den Schädel des toten Mannes schnitt, hatte sie bemerkt, wie ihr das Blut aus dem Kopf wich, wie ihr Bewußtsein verschwamm. Sie spürte, daß sie dicht vor einer Ohn-

macht stand, war aber fest entschlossen, nicht schwach zu werden. Ohne jeden Grund erinnerte sie sich plötzlich an ein Erlebnis aus ihrer Kindheit. In den Ferien war ihr Vater tief in den Wäldern Oregons in ein offenes Jagdmesser gefallen und hatte sich am Bein schwer verletzt. Überraschenderweise erlitt der kräftige Mann bei dem Anblick seines eigenen, hervorquellenden Blutes einen Schwächeanfall, und ihre Mutter, die sich in ihrem Wohnzimmer im allgemeinen sicherer und heimischer fühlte als im Wald, zeigte plötzlich eine unerwartete Stärke. Sie hatte am Bein abgebunden, den Blutstrom gestillt und Vivian schnell fortgeschickt, um Hilfe zu holen. Während Vivians Vater dann auf einer improvisierten Bahre aus Zweigen durch den Wald getragen wurde, lockerte sie alle halbe Stunde die Bandage, um die Durchblutung des Beines im Gang zu halten, zog sie dann wieder fest an, um die Blutung zu stillen. Später hatten die Ärzte gesagt, dadurch habe sie das Bein vor der Amputation gerettet. Vivian hatte dieses Erlebnis längst vergessen, aber als sie sich jetzt daran erinnerte, empfand sie neue Kraft. Nun war sie sicher, daß es für sie kein Problem mehr sei, bei einer Obduktion zuzusehen.
»Irgendeine Frage?« kam es von Dr. Pearson.
Vivian hatte eine. »Die Organe, die Sie aus dem Körper entfernen, was geschieht später mit ihnen, bitte?«
»Wir bewahren sie auf. Voraussichtlich für eine Woche. Das gilt für Herz, Lungen, Magen, Nieren, Leber, Bauchspeicheldrüse, Milz und das Gehirn. Dann nehmen wir eine Gesamtuntersuchung vor, deren Ergebnisse in allen Einzelheiten festgehalten werden. Gleichzeitig untersuchen wir auch die Organe, die bei anderen Obduktionen zurückbehalten wurden. Im allgemeinen sind es sechs bis zwölf Fälle.«
Das klingt so kalt und unpersönlich, dachte Vivian. Aber vielleicht mußte man so werden, wenn man das ständig tat. Unwillkürlich schauderte sie. Mike Seddons' Blick traf den ihren, und er lächelte ein wenig. Sie fragte sich, ob er sich über sie amüsiere oder Mitgefühl zeigen wolle. Sie war sich nicht sicher. Dann stellte ein anderes Mädchen eine Frage. Sie sprach sie zögernd aus, fast als ob sie sich fürchte. »Der Tote, wie wird er begraben ... nur so, wie er jetzt ist?«
Das war eine bekannte Frage. Pearson antwortete: »Das hängt davon ab. Lehrstätten wie unser Krankenhaus führen im allgemeinen gründlichere Studien durch, als es an Krankenhäusern geschieht, die keine Ärzte und Schwestern ausbilden. In unserem Krankenhaus wird nur die äußere Hülle der Leiche an den Bestatter übergeben.« Dann fügte er noch erläuternd hinzu: »Er würde es uns übrigens nicht danken, wenn wir die Organe wieder in den Körper hineinlegten. Er hätte dadurch nur Schwierigkeiten, wenn er die Leiche einsargt.«

Das ist richtig, dachte McNeil. Vielleicht ist es so nicht in der taktvollsten Weise ausgedrückt, aber es stimmt trotzdem. Er hatte sich selbst manchmal gefragt, ob die Hinterbliebenen und andere, die von einem Toten Abschied nehmen, wußten, wie wenig nach einer Obduktion von einer Leiche übrig war. Nach einer Obduktion wie der hier, und je nachdem, wie beschäftigt die pathologische Abteilung war, konnte es Wochen dauern, bis die inneren Organe endgültig beseitigt wurden. Und selbst dann wurden kleine Proben noch unendlich lange aufbewahrt.
»Gibt es dabei keine Ausnahme?« Die Lernschwester, die diese Frage stellte, schien hartnäckig zu sein. Pearson hatte aber offenbar nichts dagegen einzuwenden. Dem Anschein nach hat er heute seinen geduldigen Tag, dachte McNeil. Gelegentlich gab es das bei dem alten Mann.
»Doch, das kommt vor«, antwortete Pearson. »Ehe wir eine Obduktion vornehmen können, müssen wir die Genehmigung der Familie des Verstorbenen haben. Manchmal wird diese Genehmigung vorbehaltlos erteilt, wie in dem vorliegenden Fall, und dann können wir den ganzen Körper und den Kopf untersuchen. In anderen Fällen sind mit der Genehmigung Einschränkungen verbunden. Beispielsweise kann eine Familie verlangen, daß der Schädel unberührt bleibt. In unserem Krankenhaus werden diese Wünsche stets respektiert.«
»Danke, Doktor.« Anscheinend war das Mädchen zufrieden, aus welchen Gründen sie auch gefragt haben mochte.
Aber Pearson war noch nicht zu Ende.
»Man stößt auf Fälle, bei denen aus religiösen Gründen verlangt wird, daß die Organe mit der Leiche bestattet werden. Selbstverständlich fügen wir uns diesem Verlangen.«
»Wie ist es bei Katholiken?« Diese Frage stellte ein anderes Mädchen. »Bestehen sie darauf?«
»Die meisten nicht. Aber es gibt katholische Krankenhäuser, in denen es geschieht. Das erschwert uns Pathologen die Arbeit. Im allgemeinen wenigstens.«
Bei seinen letzten Worten warf Pearson einen hämischen Blick zu McNeil hinüber. Beide wußten, woran Pearson dachte. In einem der großen katholischen Krankenhäuser auf der anderen Seite der Stadt bestand die strenge Bestimmung, daß nach einer Obduktion alle Organe zur Bestattung in die Leiche zurückgelegt wurden. Aber manchmal half man sich dort mit einem kleinen Trick. Die vielbeschäftigte pathologische Abteilung des Krankenhauses bewahrte sich häufig Organe zur Reserve auf. Wenn also eine neue Obduktion vorgenommen wurde, ersetzte man die entfernten Organe aus der Reserve, so daß die Leiche vorschriftsmäßig zur Bestattung übergeben wurde und die entnomme-

nen Organe trotzdem in aller Ruhe untersucht werden konnten. Diese Organe wurden dann ihrerseits in die nächste Leiche gelegt. Dadurch hatten die Pathologen immer einen Vorsprung.

McNeil wußte, daß Pearson diese Praxis mißbilligte, obwohl er kein Katholik war. Und was man auch sonst über den alten Mann sagen konnte, er bestand immer darauf, daß die Genehmigung zu einer Obduktion dem Buchstaben und dem Geist nach streng befolgt wurde. Das offizielle Formular für die Genehmigung enthielt einen Satz, der lautete: »Obduktion auf die Öffnung der Bauchhöhle beschränkt.« Manche Pathologen, die er kannte, führten eine vollständige Obduktion mit einem einzigen Bauchschnitt durch. Er hatte gehört, wie einer das einmal formulierte: »Wenn man will, kann man mit einem Bauchschnitt nach oben alles, einschließlich der Zunge, erreichen und herausnehmen.« Zu Pearsons Gunsten muß gesagt werden, dachte McNeil, daß er das nie zuläßt. Im Three Counties Hospital bedeutete die Genehmigung zur Öffnung der Bauchhöhle ausschließlich die Untersuchung der dort gelegenen Organe.

Pearson hatte seine Aufmerksamkeit wieder der Leiche zugewandt.

»Wir wollen jetzt mit der Untersuchung fortfahren...« Er brach ab und blickte scharf hinunter, griff nach einem Skalpell und sondierte behutsam. Dann stieß er ein überraschtes Knurren aus.

»McNeil, Seddons, sehen Sie sich das an.«

Pearson trat zur Seite, und sein Assistenzarzt beugte sich über das Gebiet, das Pearson untersucht hatte. Er nickte. Das Rippenfell, im allgemeinen eine durchsichtige, schimmernde Membrane, die die Lungen bedeckt, zeigte einen dicken, narbigen Überzug aus dichtem, weißem, faserigem Gewebe. Es war ein Anzeichen für Tuberkulose. Ob alt oder aus jüngerer Zeit, würden sie gleich wissen. Er machte Seddons Platz.

»Tasten Sie die Lungen ab, Seddons«, sagte Pearson. »Ich vermute, Sie werden weitere Anzeichen finden.«

Der chirurgische Assistent nahm die Lungen, drückte sie mit den Fingern ab. Er fand sofort die Kavernen unter ihrer Oberfläche. Er sah zu Pearson auf und nickte. McNeil hatte sich der Krankengeschichte zugewandt. Um die Blätter nicht zu beschmutzen, blätterte er sie mit einem sauberen Skalpell um.

»Wurde bei der Aufnahme die Brust durchleuchtet?« fragte Pearson.

Der Assistenzarzt schüttelte den Kopf. »Der Patient befand sich im Schock. Hier steht vermerkt, daß er nicht geröntgt wurde.«

»Wir wollen einen senkrechten Schnitt machen, um festzustellen, was zu sehen ist.« Pearson sprach wieder zu den Schwestern, als er an den Tisch trat. Er nahm die Lunge heraus und durchtrennte mit einem glatten Schnitt einen Flügel in der Mitte. Da war es unverkennbar — tuberkeldurchsetztes Gewebe im fortgeschrittenen Stadium. Die Lunge wies bis zur Mitte des Flügels eine wabenartige Struktur auf, fast wie zusammengeklebte Pingpongbälle; ein schwärender, fortschreitender Verfall, dem der Herzanfall nur zuvorgekommen war, um den Tod herbeizuführen.

»Können Sie es sehen?«

Seddons antwortete auf Pearsons Frage: »Es sieht aus, als sei der Tuberkulose durch Zufall der Herzinfarkt gerade noch zuvorgekommen.«

»Es ist immer ein Glücksspiel, woran wir sterben.« Pearson sah zu den Schwestern hinüber. »Dieser Mann litt an einer weit fortgeschrittenen Tuberkulose. Wie Dr. Seddons bemerkte, wäre er sehr bald daran gestorben. Vermutlich war weder ihm selbst noch seinem Arzt seine Erkrankung bekannt.«

Jetzt streifte Pearson seine Handschuhe ab und begann, seinen Kittel auszuziehen. Die Vorstellung ist vorüber, dachte Seddons. Die Statisten und die Bühnenarbeiter werden anschließend aufräumen. McNeil und er würden die wichtigen Organe in einen Eimer legen und ihn mit der Krankennummer des Verstorbenen versehen. Das andere würde in den Körper zurückgelegt werden, die leere Höhlung, wo erforderlich, mit Watte ausgestopft und dann mit großen, weitgesetzten Stichen – hinein, hinaus – geschlossen, da der Teil des Körpers, den sie aufgeschnitten hatten, im Sarg durch die Bekleidung der Leiche verhüllt wurde. Und wenn sie damit fertig waren, kam die Leiche in den Kühlraum, bis sie von dem Leichenbestatter abgeholt wurde.

Pearson hatte den weißen Ärztekittel wieder angezogen, in dem er den Obduktionsraum betreten hatte, und entzündete eine frische Zigarre. Es war typisch für ihn, daß er auf seinen Wegen durch das Krankenhaus eine Fährte von halbgerauchten Zigarren hinter sich zurückließ, und anderen blieb es überlassen, diese Reste in einen Aschenbecher zu legen. Er wandte sich an die Schwestern:

»Im Verlauf Ihrer Tätigkeit«, sagte er, »werden Sie auch Patienten pflegen, die sterben werden. Dann ist es notwendig, von den nächsten Verwandten die Genehmigung zur Obduktion zu erhalten. Diese Aufgabe fällt manchmal dem Arzt zu, manchmal aber auch Ihnen. Dabei werden Sie gelegentlich auf Widerstand stoßen. Es fällt jedem schwer – selbst nach dem Tode –, der Verstümmelung eines Menschen zuzustimmen, den man geliebt hat. Das ist nur verständlich.«

Pearson schwieg. Seddons entdeckte, daß er den alten Mann in diesem Augenblick plötzlich mit anderen Augen sah. Sollte er trotz allem etwas Wärme, etwas Menschlichkeit besitzen?

»Wenn Sie Argumente benötigen«, fuhr Pearson fort, »um jemand von der Notwendigkeit einer Obduktion zu überzeugen, dann werden Sie

sich hoffentlich daran erinnern, was Sie heute hier gesehen haben, und es als Beispiel anführen.«
Während er sprach, hatte er seine Zigarre angezündet und deutete mit ihr auf den Tisch. »Dieser Mann litt seit vielen Monaten an Tuberkulose. Es besteht die Möglichkeit, daß er andere in seiner Umgebung angesteckt hat — seine Familie, die Menschen, mit denen er arbeitete, selbst jemanden in diesem Krankenhaus. Ohne diese Obduktion bliebe vielleicht unbekannt, ob nicht auch einige dieser Menschen an Tuberkulose erkrankt sind, und ihr Leiden würde nicht entdeckt, wie bei dem Toten hier, bis es zu spät ist.«
Zwei der Lernschwestern zogen sich instinktiv vom Tisch zurück.
Pearson schüttelte den Kopf. »Innerhalb vernünftiger Grenzen besteht hier keine Infektionsgefahr. Tuberkulose ist eine Erkrankung der Atmungsorgane. Aber auf Grund dessen, was wir heute gefunden haben, werden die Leute, die mit diesem Mann in enger Berührung standen, genau untersucht und mehrere Jahre lang in regelmäßigen Abständen streng kontrolliert werden.«
Zu seiner eigenen Überraschung entdeckte Seddons, daß Pearsons Worte ihn bewegten. Das hat er gut gesagt, dachte er. Und was mehr ist, er glaubt selbst an seine Worte. In diesem Augenblick fand er, daß er den alten Mann leiden konnte.
Als ob Pearson Seddons Gedanken erraten hätte, sah er zu dem Chirurgen hinüber. Mit einem spöttischen Lächeln fügte er hinzu: »Auch die Pathologie kennt ihre Siege, Dr. Seddons.«
Er nickte den Schwestern zu. Dann war er verschwunden und ließ eine Wolke Zigarrenrauch hinter sich zurück.

IV

Die monatliche Konferenz über die chirurgischen Sterbefälle war für zwei Uhr dreißig angesetzt. Drei Minuten vor der Zeit trat Dr. Lucy Grainger, etwas verhetzt, als ob die Zeit gegen sie arbeite, in den Vorraum der Verwaltungsabteilung. »Komme ich zu spät?« fragte sie die Sekretärin am Empfangstisch.
»Es hat, glaube ich, noch nicht angefangen, Dr. Grainger. Sie sind gerade erst in den Sitzungssaal gegangen.« Das Mädchen wies auf eine eichene Doppeltür an der anderen Seite des Raumes, und als Lucy auf die Tür zuging, vernahm sie gemurmelte Unterhaltung dahinter.
Als sie den großen Raum mit dem dicken Teppich, dem langen Nußbaumtisch und den geschnitzten Stühlen betrat, fand sie sich neben Kent O'Donnell und einem jüngeren Mann, den sie nicht kannte. Rings-

herum erklang das Stimmengewirr von Gesprächen, und die Luft war dick von Tabakrauch. Die Teilnahme an der monatlichen Konferenz der Sterbefälle galt im allgemeinen als Pflicht, und die meisten der über vierzig Chirurgen des Krankenhauses waren bereits anwesend, ebenso die festangestellten Assistenzärzte und Praktikanten.

»Lucy.« Sie lächelte zwei Kollegen grüßend zu und wandte sich nach O'Donnell um, der sie angerufen hatte. Er brachte den jüngeren Mann mit sich.

»Lucy, ich möchte Sie mit Dr. Roger Hilton bekannt machen. Er ist gerade bei uns eingetreten. Sie erinnern sich vielleicht, seinen Namen schon gehört zu haben.«

»Ja, ich erinnere mich.« Sie lächelte Hilton zu.

»Dies ist Dr. Grainger.« O'Donnell legte immer Wert darauf, neue Mitglieder des Ärztestabes bekannt zu machen. Er fügte hinzu: »Lucy ist orthopädische Chirurgin bei uns.«

Sie reichte Hilton ihre Hand, und er ergriff sie. Sein Händedruck war fest, sein Lächeln jungenhaft. Sie schätzte ihn auf siebenundzwanzig.

»Falls Sie es nicht schon zu oft gehört haben«, sagte sie, »herzlich willkommen.«

»Offen gesagt, ich höre es gern.« Hilton sah sich um, als ob es ihm hier gefiele.

»Ist das Ihre erste Stellung an einem Krankenhaus?«

Hilton nickte. »Ja. Ich war vorher chirurgischer Assistent im Michael Reese.«

Jetzt erinnerte sich Lucy genauer. Hilton war ein Mann, um den O'Donnell sich sehr bemüht hatte, ihn nach Burlington zu bekommen, und das bedeutete zweifellos, daß Hilton hohe Qualifikationen besaß.

»Kommen Sie einen Moment mit mir, Lucy.« Kent O'Donnell war unmittelbar hinter sie getreten und winkte ihr.

Sie entschuldigte sich bei Hilton und folgte dem Chef der Chirurgie zu einem der Fenster des Konferenzsaales, wo sie nicht unmittelbar neben anderen standen.

»Hier ist es etwas besser. Zumindest kann man sich verständlich machen.« O'Donnell lächelte. »Wie geht es Ihnen, Lucy? Außer im Dienst habe ich Sie schon lange nicht mehr gesehen.«

Sie schien zu überlegen. »Nun, mein Puls ist normal, die Temperatur um 36,9, den Blutdruck habe ich in der letzten Zeit nicht gemessen.«

»Warum lassen Sie mich das nicht tun?« fragte O'Donnell. »Bei einem Abendessen zum Beispiel.«

»Halten Sie das für klug? Womöglich lassen Sie den Blutdruckmesser in die Suppe fallen.«

»Begnügen wir uns also mit dem Essen und lassen das andere.«

»Herzlich gern, Kent«, antwortete Lucy. »Aber ich muß erst in meinem Terminkalender nachsehen.«

»Tun Sie das. Ich rufe Sie an. Versuchen wir, es irgendwann nächste Woche zu schaffen.« O'Donnell legte seine Hand leicht auf ihre Schulter, ehe er sich abwendete. »Es wird wohl Zeit, mit der Vorstellung zu beginnen.«

Während Lucy ihm nachsah, wie er sich durch die Gruppen der Ärzte zu dem Mitteltisch drängte, dachte sie nicht zum erstenmal daran, wie sehr sie Kent O'Donnell bewunderte, als Kollegen sowohl wie als Mann. Die Einladung zum Abendessen war keine Überraschung. Sie hatten früher schon manchmal einen Abend zusammen verbracht, und eine Zeitlang hatte sie sich gefragt, ob sich daraus vielleicht stillschweigend ein Verhältnis entwickeln würde. Beide waren unverheiratet, und Lucy war mit ihren fünfunddreißig sieben Jahre jünger als der Chef der Chirurgie. Aber O'Donnell hatte durch sein Verhalten nicht erkennen lassen, daß er in ihr mehr als eine angenehme Gesellschafterin sah.

Lucy selbst hatte das Gefühl, daß aus ihrer Bewunderung für O'Donnell etwas Tieferes und Persönlicheres erwachsen könne, wenn sie es zuließe. Sie hatte aber nicht versucht, die Entwicklung voranzutreiben, weil sie es für richtiger hielt, den Dingen so, wie sie kamen, ihren Lauf zu lassen, und falls sich nichts ergab — nun, dann war auch nichts verloren.

Das war zumindest einer der Vorzüge der Reife gegenüber dem ersten Überschwang der Jugend. Man lernte, nichts erzwingen zu wollen, und entdeckte, daß das Ende des Regenbogens viel weiter entfernt als nur hinter der nächsten Straßenkreuzung liegt.

»Wollen wir beginnen, meine Herren?« O'Donnell hatte das Kopfende des Tisches erreicht und erhob seine Stimme über das Geplauder der Anwesenden. Auch er freute sich über den kurzen Wortwechsel mit Lucy und fand den Gedanken, daß er bald wieder mit ihr zusammen sein sollte, angenehm. Tatsächlich hätte er sie gern schon längst angerufen, aber sein Zögern hatte einen Grund. Die Wahrheit war, daß sich Kent O'Donnell mehr und mehr von Lucy angezogen fühlte, sich aber nicht völlig sicher war, ob das für beide gut sei.

Mit den Jahren hatte seine Lebensweise ein ziemlich festes Schema angenommen. Mit der Zeit gewöhnt man sich daran, allein zu leben und unabhängig zu sein, und manchmal bezweifelte er, ob er sich noch in etwas anderes einfügen könne. Er vermutete, daß für Lucy ähnliches zutreffe, und auch aus ihrer gleichartigen Berufstätigkeit mochten sich Probleme ergeben. Nichtsdestoweniger fühlte er sich in ihrer Gegenwart wohler als in der irgendeiner anderen Frau, die er kannte. Sie besaß eine große seelische Wärme — in seinen Gedanken hatte er sie einmal

als Herzensgüte bezeichnet —, die gleichzeitig entspannend und anregend wirkte. Und er wußte, daß es andere Menschen gab, insbesondere Lucys Patienten, auf die sie die gleiche Wirkung ausübte.
Dabei war Lucy eine charmante Frau. Sie besaß eine echte, reife Schönheit, die sehr anziehend war. Als er sie jetzt beobachtete — sie war stehengeblieben, um mit einem der Assistenten zu sprechen —, sah er, wie sie die Hand hob und ihr Haar aus ihrem Gesicht schob. Sie trug es kurz; in weichen Wellen umrahmte es ihr Gesicht und war fast golden. Er bemerkte allerdings auch ein paar ergrauende Strähnen. Nun, das schien die Medizin beinahe jedem anzutun. Aber es erinnerte ihn daran, daß die Jahre vergingen. War es falsch von ihm, diese Angelegenheit nicht energischer zu betreiben? Hatte er lange genug gewartet? Nun, er wollte sehen, wie das Abendessen nächste Woche mit ihr verlief.
Das Geplauder war nicht verstummt, und dieses Mal wiederholte er seine Aufforderung, mit der Sitzung zu beginnen, lauter.
Bill Rufus rief ihm zu: »Ich glaube nicht, daß Joe Pearson schon hier ist.« Die grelle Krawatte, die O'Donnell schon am Vormittag aufgefallen war, hob Rufus aus den umstehenden Kollegen heraus. »Ist Joe noch nicht hier?« O'Donnell schien überrascht, während er seinen Blick durch den Raum schweifen ließ.
»Hat jemand Joe Pearson gesehen?« fragte er. Ein paar der Kollegen schüttelten den Kopf.
Einen Augenblick verzog O'Donnell mißmutig sein Gesicht. Dann beherrschte er sich Er ging auf die Tür zu. »Wir können die Konferenz nicht ohne den Pathologen beginnen. Ich werde nachsehen, was ihn abgehalten hat.« Aber ehe er die Tür erreichte, trat Pearson ein.
»Wir wollten gerade nach Ihnen suchen, Joe.« O'Donnells Ton war freundlich, und Lucy fragte sich, ob sie sich geirrt hatte, als sie eine kurze Gereiztheit an ihm zu bemerken glaubte.
»Hatte eine Obduktion. Dauerte länger, als ich dachte. Dann holte ich mir schnell noch ein Sandwich.« Pearsons Worte klangen undeutlich, hauptsächlich weil er zwischen den Worten kaute. Vermutlich das Sandwich, dachte Lucy. Dann sah sie, daß Pearson den Rest seines Sandwichs in eine Papierserviette gewickelt mit einem Stoß Papieren und Akten trug. Sie lächelte. Nur Joe Pearson konnte es sich erlauben, kauend zu einer Konferenz der Sterbefälle zu erscheinen.
O'Donnell stellte Hilton Pearson vor. Während die beiden Männer sich die Hände schüttelten, entglitt Pearson einer seiner Aktendeckel — und ein Stoß Papiere verstreute sich über den Boden. Grinsend sammelte Bill Rufus sie ein und schob den Aktendeckel Pearson wieder unter den Arm. Pearson nickte zum Dank und sagte dann unvermittelt zu Hilton: »Chirurg?«

»Ja, Sir«, antwortete Hilton höflich. Ein guterzogener junger Mann, dachte Lucy. Er zeigt vor älteren Leuten Respekt.
»Neuer Nachschub für die Knochenschlosser also«, sagte Pearson. Auf seine laut und scharf gesprochenen Worte legte sich eine plötzliche Stille über den Raum. Im allgemeinen wäre die Bemerkung als Scherz hingenommen worden, Pearsons Ton schien aber irgendwie eine Spitze, einen Anklang an Verachtung zu enthalten.
Hilton lachte. »So kann man es nennen«, antwortete er, aber Lucy erkannte, daß Pearsons Ton ihn überraschte.
»Machen Sie sich nichts aus Joes Scherzen«, sagte O'Donnell gutmütig. »Er hat etwas gegen Chirurgen. Nun? Können wir jetzt beginnen?«
Sie traten an den langen Tisch, die älteren des Ärztestabes nahmen automatisch die Stühle an dem Tisch ein, die anderen setzten sich in die hintere Reihe. Lucy selbst saß vorn. O'Donnell hatte den Platz am Kopfende des Tisches inne, Pearson mit seinen Papieren saß links von ihm. Während die anderen Platz nahmen, sah sie, wie Pearson wieder von seinem Sandwich abbiß. Er gab sich nicht die Mühe, es unauffällig zu tun.
Weiter unten am Tisch bemerkte sie Charlie Dornberger, einen der Geburtshelfer am Three Countties Hospital. Er stopfte sich andächtig und sorgfältig seine Pfeife. Immer wenn Lucy Dr. Dornberger sah, schien er seine Pfeife entweder zu stopfen oder zu reinigen oder anzuzünden. Zu rauchen schien er sie selten. Dornberger gegenüber saß Gil Bartlett und neben ihm Dingdong Bell von der Röntgenabteilung und John McEwan. McEwan mußte heute an einem Fall interessiert sein, denn der Hals-, Nasen- und Ohrenspezialist nahm üblicherweise nicht an den chirurgischen Konferenzen teil.
»Wir wollen beginnen, meine Herren.« Während O'Donnell den Tisch entlang sah, verstummten die letzten Unterhaltungen. Er blickte in seine Notizen. »Der erste Fall. Samuel Lobitz, weiß, männlich, fünfunddreißig Jahre alt. Dr. Bartlett, bitte.«
Gil Bartlett, wie immer untadelhaft gekleidet, schlug sein Notizbuch auf. Unwillkürlich fixierte Lucy den gestutzten Bart, wartete darauf, daß er sich in Bewegung setzen würde. Fast sofort begann er auf- und abzuwippen. Mit ruhiger Stimme fing Bartlett an: »Der Patient wurde am 12. Mai an mich überwiesen.«
»Etwas lauter, Gil.« Die Bitte kam vom anderen Ende des Tisches.
Bartlett hob seine Stimme etwas. »Ich will es versuchen. Aber vielleicht gehen Sie nachher mal zu Dr. McEwan.« Ein Gelächter lief um den Tisch, dem sich der Hals-, Nasen- und Ohren-Mann anschloß.
Lucy beneidete alle, die bei diesen Sitzungen unbefangen sein konnten. Sie war es nie, besonders dann nicht, wenn einer ihrer eigenen Fälle

besprochen wurde. Es war für jeden eine Belastung, seine Diagnose darzulegen und die Behandlung eines Patienten zu schildern, der gestorben war, anschließend die Meinungen anderer und schließlich den Obduktionsbefund des Pathologen anzuhören. Und Joe Pearson schonte niemals jemanden.

Es gab ehrliche Fehler, die jedem Mediziner unterlaufen konnten — selbst wenn es mitunter Fehler waren, die dem Patienten das Leben kosteten. Nur wenige Ärzte konnten im Laufe ihrer Tätigkeit diesen Fehlern völlig entgehen. Das wichtigste war, daraus zu lernen und den gleichen Fehler nicht zu wiederholen. Das war der Grund, weshalb diese Konferenzen über die Sterbefälle abgehalten wurden: damit jeder, der daran teilnahm, daraus lernte.

Gelegentlich waren die Fehler unentschuldbar, und man konnte es immer spüren, wenn ein derartiger Fall bei den monatlichen Zusammenkünften zur Sprache kam. Dann herrschte ein unbehagliches Schweigen, und man vermied, einander anzusehen. Selten kam es zu offener Kritik, weil sie überflüssig war, und ferner, weil keiner wissen konnte, wann er selbst ihr einmal unterworfen werden würde.

Lucy erinnerte sich an einen Vorfall, der einen angesehenen Chirurgen an einem anderen Krankenhaus betraf, in dem sie früher tätig gewesen war. Der Chirurg operierte einen Patienten im Unterleib, weil er den Verdacht auf Krebs an den Verdauungsorganen hegte. Als er das erkrankte Gebiet erreichte, kam er zu der Ansicht, daß der Fall nicht mehr zu operieren sei, und statt zu versuchen, die Geschwulst zu entfernen, stellte er eine neue Verbindung des Dünndarms zum Dickdarm her, um die Geschwulst zu umgehen. Drei Tage später war der Patient tot, und bei der Obduktion zeigte sich, daß überhaupt kein Krebs vorlag. Der Blinddarmfortsatz des Patienten war durchgebrochen und hatte einen Abszeß verursacht. Der Chirurg hatte das nicht erkannt und dadurch den Mann zum Tode verurteilt. Lucy würde nie die entsetzte Totenstille vergessen, mit der der Bericht des Pathologen aufgenommen worden war.

Über Fälle dieser Art dringt natürlich nie etwas an die Öffentlichkeit. Das sind Augenblicke, in denen sich die Mediziner fest zusammenschließen. Aber in guten Krankenhäusern ist es damit nicht getan. Im Three Counties Hospital führte O'Donnell jetzt mit jedem, der sich derartiges zuschulden kommen ließ, ein Gespräch unter vier Augen, und wenn es ein böser Fall war, wurde der Schuldige für einige Zeit streng kontrolliert. Lucy selbst hatte nie ein derartiges Gespräch führen müssen, aber sie hatte gehört, daß der Chef der Chirurgie hinter verschlossenen Türen außerordentlich scharf werden konnte.

Gil Bartlett berichtete weiter: »Der Fall wurde mir von Dr. Cymbalist

überwiesen.« Lucy wußte, daß Cymbalist ein praktischer Arzt in Burlington war, der selbst nicht zum Three Counties Hospital gehörte. Auch ihr selbst waren von ihm schon Patienten überwiesen worden.
»Dr. Cymbalist rief mich zu Hause an«, sagte Bartlett, »und teilte mir mit, er vermute ein durchgebrochenes Magengeschwür. Die von ihm beschriebenen Symptome schienen seine Diagnose zu bestätigen. Inzwischen befand sich der Patient in einem Krankenwagen auf dem Weg ins Krankenhaus. Ich rief den diensthabenden Assistenzarzt in der Chirurgie an und benachrichtigte ihn von dem Eintreffen des Patienten.«
Dr. Bartlett sah in seine Notizen. »Ich selbst sah den Patienten ungefähr eine halbe Stunde später. Er hatte starke Schmerzen im Oberbauch und befand sich im Schockzustand. Sein Blutdruck war siebzig über vierzig. Er war aschgrau und von kaltem Schweiß bedeckt. Ich verordnete eine Transfusion, um dem Schock entgegenzuwirken, und Morphium. Bei der Untersuchung erwies sich der Leib als hart und als schmerzempfindlich bei Druck.«
Bill Rufus fragte: »Haben Sie eine Durchleuchtung des Brustkorbes vorgenommen?«
»Nein. Der Patient erschien mir zu krank, um ihn erst noch in die Röntgenabteilung zu schaffen. Ich stimmte mit Dr. Cymbalists Diagnose auf ein durchgebrochenes Magengeschwür überein und entschloß mich, sofort zu operieren.«
»Überhaupt keine Zweifel, Doktor?« Diesmal kam die Zwischenfrage von Pearson. Bisher hatte der Pathologe in seine Papiere gesehen. Jetzt wandte er sein Gesicht Bartlett zu.
Einen Augenblick zögerte Bartlett, und Lucy dachte: Etwas ist hier falsch. Die Diagnose war ein Irrtum, und Joe Pearson wartet darauf, eine Falle zuschlagen zu lassen. Dann fiel ihr ein, daß alles, was Pearson wußte, inzwischen auch Bartlett wissen mußte, es ihn also nicht mehr überraschen konnte. Auf jeden Fall hatte Bartlett vermutlich der Obduktion beigewohnt. Das taten die meisten gewissenhaften Chirurgen, wenn einer ihrer Patienten starb. Nach der kurzen Pause fuhr der Chirurg unbeirrt fort:
»Man hat in diesen dringenden Notfällen immer Zweifel, Dr. Pearson. Aber ich kam zu der Überzeugung, daß alle Symptome eine sofortige Probelaparatomie rechtfertigten.« Bartlett machte eine Pause. »Allerdings war kein aufgebrochenes Geschwür vorhanden, und der Patient wurde anschließend in ein Krankenzimmer gebracht. Ich zog Dr. Toynbee zu einer Konsultation hinzu, aber noch ehe er eintraf, starb der Patient.«
Gil Bartlett schloß sein Notizbuch und sah sich an dem Tisch um. Die

Diagnose war also falsch gewesen, und trotz Bartletts äußerlich ruhigem Auftreten wußte Lucy, daß er innerlich wahrscheinlich unter quälenden Selbstvorwürfen litt. Auf Grund der vorliegenden Symptome konnte allerdings zweifellos gesagt werden, daß die Operation gerechtfertigt war.
Jetzt wandte sich O'Donnell an Joe Pearson. Höflich bat er: »Wollen Sie uns jetzt bitte den Obduktionsbefund mitteilen.« Lucy überlegte, daß der Chef der Chirurgie zweifellos schon wußte, was kam. Automatisch sahen die Abteilungsleiter Obduktionsberichte vor sich, die ihre eigenen Mitarbeiter betrafen.
Pearson blätterte in seinen Papieren, zog dann eines hervor. Seine Blicke schossen um den Tisch herum. »Wie Dr. Bartlett Ihnen mitteilte, lag kein durchgebrochenes Magengeschwür vor. Tatsache ist, daß der Leib völlig normal war.« Wie um der dramatischen Wirkung willen machte er eine Pause, ehe er fortfuhr: »Dagegen lag im Brustraum eine Lungenentzündung im frühen Stadium vor. Zweifellos hatte sie heftige Schmerzen am Rippenfell verursacht.«
Das war es also. Lucy überdachte noch einmal alle angeführten Symptome. Es stimmt. Äußerlich mußten sie in beiden Fällen identisch sein. O'Donnell fragte: »Wünscht jemand das Wort?«
Es folgte ein unbehagliches Schweigen. Ein Fehler war unterlaufen, aber er konnte nicht als fahrlässig bezeichnet werden. Den meisten in dem Raum war in bedrückender Weise bewußt, daß ihnen das gleiche widerfahren konnte. Bill Rufus sprach es aus. »Bei den beschriebenen Symptomen würde ich sagen, daß die Probelaparotomie gerechtfertigt war.«
Darauf hatte Pearson gewartet. Er begann nachdenklich: »Nun, ich weiß nicht recht.« Dann warf er fast beiläufig ohne jede Warnung wie eine Handgranate die Worte hin: »Es ist uns allen gut bekannt, daß Dr. Bartlett selten über die Bauchhöhle hinaussieht.« Dann schoß er in dem drückenden Schweigen direkt auf Bartlett die Frage ab: »Haben Sie die Brust überhaupt untersucht?«
Seine Bemerkung und seine Frage waren eine Ungeheuerlichkeit. Selbst wenn Bartlett ein Vorwurf gemacht werden konnte, war das O'Donnells Aufgabe, aber nicht Pearsons, und außerdem hatte es unter vier Augen zu geschehen. Bartlett stand keineswegs im Ruf der Sorglosigkeit. Alle, die mit ihm gearbeitet hatten, kannten ihn als gründlich, und wenn überhaupt etwas an ihm auszusetzen war, dann, daß er zu übertriebener Vorsicht neigte. In diesem Fall hatte er offensichtlich vor der Notwendigkeit einer schnellen Entscheidung gestanden.
Bartlett sprang auf. Sein Stuhl scharrte, als er ihn zurückstieß, sein Gesicht war dunkelrot. »Selbstverständlich habe ich die Brust untersucht.« Er bellte die Worte heraus, mit auf- und abwippendem Bart.

»Ich habe bereits erklärt, daß der Patient in einem Zustand war, der eine Brustdurchleuchtung nicht erlaubte. Und selbst wenn das der Fall gewesen wäre ...«
»Meine Herren, meine Herren!« Das war O'Donnell. Aber Bartlett ließ sich nicht unterbrechen.
»Es ist sehr leicht, es nachher besser zu wissen, und Dr. Pearson versäumt keine Gelegenheit, uns das zu zeigen.«
Von der anderen Seite des Tisches winkte Charlie Dornberger mit seiner Pfeife. »Ich glaube nicht, daß Dr. Pearson beabsichtigte ...«
Wütend unterbrach Bartlett ihn: »Natürlich glauben Sie das nicht. Sie sind ja auch sein Freund. Und außerdem: die Geburtshelfer verfolgt er nicht mit seiner Blutrache.«
»Meine Herren, das kann ich nicht zulassen.« O'Donnell stand jetzt auch und schlug hart auf den Tisch. Er hatte die Schultern zurückgenommen, und seine athletische Gestalt ragte über die Sitzenden an dem Tisch hoch hinaus. Lucy dachte, er ist ein richtiger Mann. »Dr. Bartlett, würden Sie die Güte haben, sich wieder zu setzen.« Er wartete stehend, bis Bartlett seinen Platz wieder eingenommen hatte.
O'Donnells äußere Erregung ließ seinen Zorn erkennen. Joe Pearson hatte kein Recht, die Konferenz in dieser Weise zu gefährden. O'Donnell wußte, daß die Diskussion jetzt nicht mehr ruhig und sachlich geführt werden konnte; er mußte sie abbrechen. Es kostete ihn große Überwindung, seinem Ärger über Joe Pearson nicht sofort Luft zu machen, aber ihm war bewußt, daß er die Lage dadurch nur verschärfen würde.
O'Donnell teilte nicht Bill Rufus' Ansicht, daß Gil Bartlett für den Todesfall kein Vorwurf gemacht werden konnte. Er neigte zu einer kritischeren Haltung. Der Schlüsselfaktor des Falles lag in dem Versäumnis, die Brust des Patienten zu röntgen. Wenn Bartlett bei der Einlieferung eine Röntgenaufnahme angeordnet hätte, bestand die Möglichkeit, nach Anzeichen für eine Gasbildung oberhalb der Leber und unter dem Zwerchfell zu suchen. Das waren eindeutige Hinweise auf ein durchgebrochenes Geschwür. Ihr Fehlen wäre Bartlett zweifellos nicht entgangen. Ferner hätte das Röntgenbild auch eine Verschattung der Lungenbasis gezeigt und auf die Lungenentzündung hingewiesen, die Joe Pearson später bei der Obduktion feststelle. Der eine oder der andere dieser Faktoren hätte Bartlett leicht dazu veranlassen können, seine Diagnose zu berichtigen, und damit wären die Aussichten des Patienten, am Leben zu bleiben, gestiegen.
Gewiß, überlegte O'Donnell, Bartlett hatte behauptet, der Patient sei für die Durchleuchtung zu krank gewesen. Wenn der Mann aber tatsächlich so krank war, durfte Bartlett dann überhaupt die Operation

wagen? O'Donnell war der Ansicht, er hätte nicht mehr operieren dürfen.
O'Donnell wußte, daß bei einem durchgebrochenen Geschwür üblicherweise innerhalb von vierundzwanzig Stunden operiert werden muß. Nach dieser Zeit war die Sterblichkeitsrate mit der Operation höher als ohne sie, weil die ersten vierundzwanzig Stunden die gefährlichsten sind. Wenn der Patient sie überlebte, waren die eigenen Abwehrkräfte des Körpers geweckt, um den Durchbruch zu schließen. Nach den von Bartlett geschilderten Symptomen schien es wahrscheinlich, daß der Patient die Vierundzwanzig-Stunden-Grenze fast erreicht oder gar schon überschritten hatte. In diesem Fall hätte O'Donnell selbst den Patienten nicht mehr operiert, in der Absicht, später eine endgültige Diagnose zu stellen. Auf der anderen Seite war sich O'Donnell bewußt, daß es in der Medizin hinterher leicht war, alles besser zu wissen. Man befand sich aber in einer ganz anderen Situation, wenn das Leben des Patienten auf dem Spiele stand und man auf der Stelle eine dringliche Diagnose stellen mußte.
Alles dies hätte der Chef der Chirurgie in der üblichen Weise auf der Sterblichkeitskonferenz vorgebracht, ruhig und objektiv. Er hätte Gil Bartlett veranlaßt, den einen oder anderen Punkt selbst anzuführen. Bartlett war ehrlich und fürchtete sich nicht vor einer kritischen Selbstüberprüfung. Die fraglichen Punkte, auf die es ankam, wären jedem anschaulich geworden. Dazu war nicht erforderlich, daß jemand heftig wurde oder Vorwürfe gemacht wurden. Für Bartlett wäre es selbstverständlich kein Vergnügen gewesen, er wäre aber auch nicht gedemütigt worden. Und noch wichtiger: die Diskussion hätte O'Donnells Zielen gedient, und dem ganzen chirurgischen Stab wäre durch einen praktischen Fall die Notwendigkeit für verschiedene diagnostische Methoden nachdrücklich vor Augen gehalten worden.
Das konnte jetzt nicht mehr geschehen. Brachte O'Donnell in diesem Stadium noch die Punkte vor, die ihm vorschwebten, hätte es den Anschein gehabt, als ob er Pearson unterstütze, und dadurch hätte sich eine noch schärfere Verurteilung Bartletts ergeben. Das durfte um Bartletts eigener Moral wegen nicht geschehen. Selbstverständlich mußte er mit Bartlett privat sprechen, aber die Möglichkeit zu einer wertvollen, offenen Diskussion war verloren. Dieser verdammte Joe Pearson! Nun hatte sich die Erregung gelegt. O'Donnells Auf-den-Tisch-Klopfen – ein seltenes Ereignis – hatte gewirkt. Bartlett hatte sich wieder gesetzt, sein Gesicht immer noch wütend gerötet. Pearson war anscheinend in seine Papiere vertieft, in denen er blätterte.
»Meine Herren.« O'Donnell wartete. Er wußte, was er zu sagen hatte. Es mußte knapp und präzise sein. »Ich brauche wohl kaum auszuspre-

chen, daß niemand von uns eine Wiederholung dieses Vorfalles zu erleben wünscht. Die Sterblichkeitskonferenz dient zum Erfahrungsaustausch, nicht zu persönlichen Vorwürfen oder erhitzten Auseinandersetzungen. Dr. Pearson, Dr. Bartlett, ich hoffe, mich verständlich ausgedrückt zu haben.« O'Donnell sah beide an und verkündete dann, ohne auf eine Zustimmung oder Antwort zu warten: »Den nächsten Fall, bitte.«
Es standen noch vier weitere Fälle auf der Tagesordnung, aber keiner bot etwas Ungewöhnliches, und die Diskussion verlief ruhig. Das ist ganz gut, dachte Lucy. Auseinandersetzungen, wie die vorangegangene, waren nicht geeignet, die Moral der Ärzte zu fördern. Man kam immer wieder in die Zwangslage, eine dringliche Diagnose zu stellen. Das verlangte Mut. Selbstverständlich rechnete man damit, auch wenn man sich unglücklicherweise geirrt hatte, daß man sich dafür verantworten mußte. Persönliche Angriffe aber waren etwas anderes. Kein Chirurg brauchte es sich bieten zu lassen, wenn er nicht grob fahrlässig handelte oder einfach unfähig war.
Lucy fragte sich nicht zum erstenmal, wie viele von Joe Pearsons Zensuren gelegentlich auf persönlichen Motiven beruhten. Heute war Joe Pearson gegen Gil Bartlett ungehobelter vorgegangen, als sie es je bei einer Sterblichkeitskonferenz erlebt hatte, obwohl es sich weder um ein fahrlässiges Versehen handelte noch Bartlett häufig Irrtümer unterliefen. Er hatte am Three Counties Hospital manche gute Arbeit geleistet, besonders bei verschiedenen Krebsformen, die man noch vor kurzer Zeit für unoperierbar hielt.
Pearson wußte das natürlich auch. Warum also diese Feindschaft? War der Grund, daß Gil Bartlett in der Medizin etwas darstellte, worum Pearson ihn beneidete und was er nie erreicht hatte? Sie sah über den Tisch zu Bartlett hinüber. Seine Züge waren starr; er hatte seine Erregung noch nicht überwunden. Im allgemeinen war er gelassen, umgänglich, liebenswürdig, alles Eigenschaften, die man bei einem erfolgreichen Mann von Anfang Vierzig erwarten konnte. Gil Bartlett und seine Frau waren bekannte Erscheinungen in der Burlingtoner Gesellschaft. Lucy hatte erlebt, wie unbefangen er auf Cocktailpartys und in den Heimen seiner reichen Patienten auftrat. Seine Praxis ging sehr gut. Lucy vermutete, daß sein jährliches Einkommen bei fünfzigtausend Dollar lag.
War das der Punkt, der Joe Pearson stach? Jenen Joe Pearson, der nie neben dem Glanz eines Chirurgen standhalten konnte? Dessen Arbeit wichtig war, aber undramatisch verlief? Der einen Zweig der Medizin gewählt hatte, der selten an das Licht der Öffentlichkeit gelangt? Lucy selbst hatte Leute fragen hören: »Was macht ein Pathologe eigentlich?«

Niemand fragte jemals: »Was macht ein Chirurg?« Sie wußte, daß es Leute gab, die einen Pathologen für eine Art medizinischen Assistenten hielten, die nicht wußten, daß ein Pathologe zunächst einmal ein Arzt mit einem vollen, abgeschlossenen medizinischen Studium sein muß, ehe er die zusätzlichen Ausbildungsjahre auf sich nehmen kann, um ein hochqualifizierter Spezialist zu werden.

Auch das Geld war manchmal ein wunder Punkt. Im Stab des Three Counties Hospitals hatte Gil Bartlett die Stellung eines Belegarztes inne, der kein Gehalt von dem Krankenhaus erhielt, sondern von seinen Patienten bezahlt wurde. Lucy selbst und alle anderen Belegärzte waren auf der gleichen Basis Mitglieder des Krankenhausstabes. Aber im Gegensatz dazu war Joe Pearson Angestellter des Krankenhauses, der ein Jahresgehalt von fünfundzwanzigtausend Dollar erhielt, ungefähr die Hälfte dessen, was ein erfolgreicher Chirurg, der viele Jahre jünger war als er, verdienen konnte. Lucy hatte einmal die etwas zynische Zusammenfassung des Unterschiedes zwischen einem Chirurgen und einem Pathologen gelesen:

»Ein Chirurg erhält fünfhundert Dollar dafür, daß er einen Tumor entfernt. Der Pathologe erhält fünf Dollar dafür, daß er den Tumor untersucht, die Diagnose stellt, die Weiterbehandlung empfiehlt und die Zukunft des Patienten voraussagt.«

Lucy selbst kannte in ihrer Zusammenarbeit mit Joe Pearson keine Schwierigkeiten. Aus Gründen, die sie selbst mit Sicherheit nicht nennen konnte, schien er sie zu mögen, und es gab Augenblicke, in denen sie ähnliches empfand und seine Sympathie erwiderte. Das erwies sich manchmal als Hilfe, wenn sie mit ihm über eine Diagnose sprechen mußte.

Nun wurde die Diskussion beendet. O'Donnell schloß die Sitzung. Lucy wendete ihre Aufmerksamkeit wieder ihrer Umgebung zu. Sie hatte während des letzten Falles ihre Gedanken abschweifen lassen. Das war nicht gut. Sie mußte auf sich selbst aufpassen. Alle hatten sich von ihren Plätzen erhoben. Joe Pearson hatte seine Papiere aufgenommen und schlurfte hinaus. O'Donnell hielt ihn an. Sie sah, wie der Chef der Chirurgie den alten Mann auf die Seite zog.

»Kommen Sie einen Augenblick mit hier hinein.« O'Donnell öffnete die Tür zu einem kleinen Büro. Es grenzte an den Sitzungssaal und wurde manchmal für Ausschußsitzungen verwendet. Jetzt war es unbenutzt. Pearson folgte dem Chef der Chirurgie.

O'Donnell sprach vorsätzlich unbetont. »Joe, ich bin der Ansicht, Sie sollten die Kollegen bei diesen Sitzungen nicht in dieser Weise attakkieren.«

»Warum?« Pearsons Frage war geradezu.

Nun gut, dachte O'Donnell, wenn Sie es so haben wollen. Laut sagte er: »Weil es zu nichts führt.« Er gab seiner Stimme einen scharfen Ton. Im allgemeinen brachte er den Altersunterschied zum Ausdruck, wenn er mit dem alten Mann sprach, aber in diesem Augenblick mußte er seine eigene Autorität wahren. Wenn O'Donnell auch als Chef der Chirurgie keine unmittelbare Kontrolle über Pearsons Tätigkeit ausübte, so besaß er doch gewisse Vorrechte, wenn sich die Arbeit der Pathologie auf seinen eigenen Bereich bezog.

»Ich habe eine falsche Diagnose klargestellt. Das ist alles.« Jetzt war Pearson selbst aggressiv. »Wollen Sie sagen, daß wir über derartige Dinge schweigen sollen?«

»Sie wissen selbst, wie unsinnig diese Frage ist.« O'Donnells Antwort klang scharf, er bemühte sich diesmal nicht, die harte Kälte in seiner Stimme zu mildern. Er sah, wie Pearson zögerte, und nahm an, daß der alte Mann erkannte, er sei zu weit gegangen.

Knurrend räumte Pearson ein: »So habe ich es auch nicht gemeint.«

Gegen seinen Willen lächelte Kent O'Donnell. Sich zu entschuldigen fiel Joe Pearson nicht leicht. Diese Äußerung mußte ihn einiges gekostet haben. Etwas ruhiger fuhr O'Donnell fort: »Ich meine, daß es bessere Methoden gibt, Joe. Wenn Sie damit einverstanden sind, bin ich dafür, daß Sie bei den Konferenzen den Obduktionsbefund bekanntgeben und es mir überlassen, die anschließende Diskussion zu leiten. Ich glaube, wir können dann diskutieren, ohne daß jemand herausgefordert wird.«

»Ich sehe nicht ein, warum sich jemand herausgefordert sah.« Pearson knurrte immer noch, aber O'Donnell bemerkte, daß er nachgab.

»Wie dem auch sei, Joe. Ich möchte die Sitzungen auf meine Weise leiten.« Ich will ihm nicht zu hart zusetzen, dachte O'Donnell, aber diesmal muß ich ihm die Lage eindeutig klarmachen.

Pearson hob die Schultern. »Wenn Sie es unbedingt wollen.«

»Danke, Joe.« O'Donnell erkannte, daß er gewonnen hatte. Es war leichter gegangen, als er erwartet hatte. Vielleicht war das eine günstige Gelegenheit, eine andere Frage aufzuwerfen. »Da wir schon zusammen sind, Joe, ich habe noch etwas.«

»Ich habe viel zu tun. Hat das nicht Zeit?« Als Pearson antwortete, konnte O'Donnell fast seine Gedanken lesen. Der Pathologe brachte klar zum Ausdruck, daß er seine Unabhängigkeit nicht aufgegeben hatte, weil er in diesem einen Punkt nachgab.

»Meiner Ansicht nach nicht. Es handelt sich um die pathologischen Befunde.«

»Was ist damit?« Pearsons Reaktion war aggressive Abwehr.

Kühl fuhr O'Donnell fort: »Ich habe Beschwerden erhalten. Es dauert bei manchen Berichten zu lange, bis sie von der Pathologie kommen.«

»Rufus wahrscheinlich.« Pearson war unverkennbar verbittert. Man konnte ihn fast denken hören: Noch so ein Chirurg, der Schwierigkeiten macht.

O'Donnell war entschlossen, sich nicht provozieren zu lassen. Ruhig erwiderte er: »Bill Rufus auch. Aber es waren noch andere. Das wissen Sie, Joe.«

Einen Augenblick antwortete Pearson nicht, und O'Donnell ging es durch den Kopf, daß ihm der alte Mann in gewisser Weise leid tue. Die Jahre verstrichen. Pearson war jetzt sechsundsechzig. Im günstigsten Falle standen ihm noch fünf oder sechs aktive Jahre bevor. Manche Menschen unterwerfen sich unvermeidlichen Veränderungen, finden sich damit ab, daß Jüngere aufsteigen und die Führung übernehmen. Aber nicht Pearson, und er gab seinen Widerstand klar zu erkennen. O'Donnell fragte sich, was hinter dieser Haltung stehe. Fühlte er, daß er nachließ, daß er nicht in der Lage war, mit den jüngsten Entwicklungen in der Medizin Schritt zu halten? Falls das zutraf, war er nicht der erste. Und trotzdem sprach bei all seiner Kratzbürstigkeit vieles für Joe Pearson. Das war einer der Gründe für O'Donnells behutsames Vorgehen.

»Ja, ich weiß es.« Pearsons Antwort hatte einen resignierten Unterton. Mit der Tatsache hatte er sich also abgefunden. Das ist für ihn typisch, dachte O'Donnell. Von Anfang an hatte er im Three Counties Hospital Pearsons Gradheit geschätzt und sie mitunter benutzt, um den Standard der Chirurgie zu heben.

O'Donnell erinnerte sich, daß zu den Problemen, denen er in der Anfangszeit an dem Krankenhaus gegenüberstand, gehörte, unnötige Operationen auszuschalten. Unter diese Bezeichnung fiel eine unnatürlich große Zahl von Hysterectomien. Und in zu vielen Fällen waren von den Chirurgen des Krankenhauses eine gesunde, normale Gebärmutter entfernt worden. Das geschah durch Ärzte, die im Operieren eine bequeme und gewinnbringende Methode sahen, weibliche Beschwerden aller Art zu heilen, selbst in Fällen, die durch Medikamente behandelt werden konnten. In diesen Fällen griff man zu beschönigenden Diagnosen, wie »chronische Myometritis« oder »Fibrose des Uterus«, und benutzte sie als Nebelwand, um den Befund der Pathologie über die entfernten Organe zu tarnen. O'Donnell erinnerte sich, wie er zu Pearson gesagt hatte: »Wenn Sie über Gewebebefunde berichten, wollen wir die Dinge beim rechten Namen und eine gesunde Gebärmutter eine gesunde Gebärmutter nennen.« Pearson hatte gegrinst und im vollen Umfang mitgearbeitet. Die Folge war, daß der größte Teil der unnötigen Operationen aufhörte. Die Chirurgen empfanden es peinlich, wenn Organe, die sie aus ihrem Patienten entfernt hatten, vor ihren Kollegen offiziell als normal und nicht erkrankt beurteilt wurden.

»Hören Sie, Kent.« Pearsons Ton war jetzt entgegenkommend. »In letzter Zeit bin ich besonders mit Arbeit überhäuft. Sie machen sich keine Vorstellung, wieviel wir zu tun haben.«
»Doch, ich weiß es genau, Joe.« Das war die Eröffnung gewesen, auf die O'Donnell gehofft hatte. »Viele von uns meinen, daß es für Sie zuviel wird. Es ist Ihnen gegenüber nicht fair.« Er war versucht, ». . . in Ihrem Alter« hinzuzufügen, hielt es aber für unangebracht. Statt dessen sagte er: »Wie wäre es mit einer Hilfe?«
Die Reaktion erfolgte sofort. Pearson schrie fast: »Sie sagen mir, ich brauche Hilfe? Aber Mann Gottes, seit Monaten bettele ich um mehr Laboranten. Wir brauchen mindestens drei. Und wieviel wurden mir zugestanden? Einer! Und Schreibkräfte. Seit Wochen häufen sich bei mir die Berichte, aber wer soll sie denn schreiben?« Ohne auf Antwort zu warten, fuhr er ungestüm fort: »Ich etwa? Wenn die Verwaltung ihre Phantastereien aufgäbe, könnte vielleicht einiges geschehen, einschließlich schnellerer Erledigung pathologischer Befunde. Und nun sagen Sie mir, ich sollte Hilfe bekommen. Das hört man gern.«
O'Donnell hatte ruhig zugehört. »Nun«, fragte er, »sind Sie fertig?«
»Ja.« Pearsons Antwort klang gedämpft. Er schien über seinen Ausbruch fast beschämt.
»Ich dachte nicht an Laboranten oder Schreibkräfte«, erklärte O'Donnell. »Wenn ich Hilfe sage, meine ich einen weiteren Pathologen. Jemand, der Sie bei der Leitung der Abteilung unterstützen kann. Der vielleicht hier und da etwas modernisiert.«
Bei dem Wort »modernisiert« war Pearson aufgefahren, aber O'Donnell ließ sich nicht unterbrechen. »Immer mit der Ruhe. Ich habe Ihnen zugehört, Joe, jetzt hören Sie auch mich an. Ich dachte an einen vernünftigen jüngeren Mann, der Ihnen einen Teil Ihrer Arbeit abnehmen kann.«
»Ich brauche keinen zweiten Pathologen.«
Das war eine eindeutige Antwort, heftig und unnachgiebig.
»Warum, Joe?«
»Weil für zwei qualifizierte Leute nicht genug Arbeit anfällt. Ich kann mit der ganzen Pathologie allein fertig werden — ohne jede Hilfe. Außerdem habe ich schon einen Assistenzarzt in meiner Abteilung.«
O'Donnell blieb ruhig, aber hartnäckig. »Ein Assistent ist zur Ausbildung bei uns, Joe, und im allgemeinen immer nur für kurze Zeit. Gewiß, er kann einen Teil der Arbeit übernehmen, aber Sie können ihm keine Verantwortung übertragen, und Sie können ihn nicht an der Leitung beteiligen. Und das ist es, wozu Sie gegenwärtig dringend Hilfe brauchen.«
»Überlassen Sie das nur mir. Geben Sie mir ein paar Tage Zeit, und ich bin mit den pathologischen Befunden auf dem laufenden.«

Es war offensichtlich, daß Joe Pearson nicht beabsichtigte, nachzugeben. O'Donnell hatte mit Widerstand gegen die Anstellung eines neuen Pathologen gerechnet, aber die Schärfe des anderen verwunderte ihn. Lag der Grund seines Widerstandes in der Abneigung, sein persönliches Reich zu teilen, oder wollte er nur einfach seine Stellung schützen? Befürchtete er, ein neuer und jüngerer Mann könne sie untergraben? Bisher war O'Donnell noch nicht der Gedanke gekommen, Pearson von seiner Stellung zu entfernen. Auf dem Gebiet der pathologischen Anatomie war seine langjährige Erfahrung nur schwer zu ersetzen. O'Donnels Absicht war, die Abteilung zu stärken und damit das gesamte Krankenhaus. Vielleicht sollte er diesen Punkt eindeutig hervorheben.
»Joe, es steht keine grundlegende Umstellung zur Diskussion. Daran denkt niemand. Sie behalten nach wie vor die Leitung . . .«
»In diesem Fall lassen Sie mich die Pathologie auf meine Weise leiten.«
O'Donnell fühlte, wie sich seine Geduld erschöpfte. Er entschied, daß er im Augenblick in dieser Sache genug getan hatte. Er würde ein oder zwei Tage verstreichen lassen und es dann wieder versuchen. Eine endgültige Auseinandersetzung wollte er vermeiden, sofern es möglich war. Ruhig sagte er: »An Ihrer Stelle würde ich es mir überlegen.«
»Da gibt es nichts zu überlegen.« Pearson war an der Tür. Er nickte kurz und ging hinaus.
Das wäre es also, dachte O'Donnell. Die Kampfstellungen sind bezogen. Er stand da und überlegte, welches der nächste Zug sein mußte.

V

Die Kantine des Three Counties Hospitals war der traditionelle Treffpunkt für die meisten Ärzte und Angestellten des Krankenhauses. Es war auch der Umschlagplatz für den Krankenhausklatsch, von dem sich die Kanäle und Abzweigungen weit in alle Abteilungen und Stationen erstreckten. Wenig ereignete sich in dem Krankenhaus — Beförderungen, Skandale, Entlassungen und Neueinstellungen —, was nicht in der Kantine schon lange bekannt war und diskutiert wurde, ehe es offiziell verkündet wurde.
Die Ärzte benutzten die Kantine häufig zu »Straßenrandkonsultationen« mit Kollegen, die sie außer bei den Mahlzeiten oder in einer Kaffeepause selten zu sehen bekamen. An den Kantinentischen wurden viele medizinische Probleme ernsthaft diskutiert, und gewichtige Urteile von Spezialisten, die unter anderen Umständen mit einer erheblichen Rechnung verbunden waren, wurden frei über den Tisch gegeben. Häufig erfolgten sie zum großen Nutzen von Patienten, die, wenn sie sich

später von einem Leiden erholten, das sich zunächst als schwierig zu behandeln anließ, nie auf die Vermutung kamen, auf welche in gewisser Weise beiläufige Art ihre endgültige Behandlung zustande kam.
Es gab Ausnahmen. Ein paar der Ärzte widersetzten sich hin und wieder dieser formlosen Ausnutzung ihrer mühevoll erworbenen Kenntnisse und verwahrten sich gegen die Versuche von Kollegen, sich in die Diskussion bestimmter Fälle hineinziehen zu lassen. Bei solchen Gelegenheiten war ihre übliche Antwort: »Das beste wäre, wenn Sie mich in meiner Praxis aufsuchen. Dann läuft auch das Tachometer.«
Gil Bartlett war einer, der diese Versuche mißbilligte, und mitunter zeigte er sich bei der Ablehnung dieser nebenbei erteilten Beratungen sehr unverblümt. Eine Anekdote, die über seine persönliche Abwehrtaktik erzählt wurde, spielte nicht in der Kantine, sondern bei einer Cocktailparty in einem Privathaus. Seine Gastgeberin, eine große Dame der Burlingtoner Gesellschaft, hatte Bartlett am Knopf festgehalten und ihn mit Fragen über ihre wirklichen und eingebildeten Leiden überschüttet. Bartlett hatte eine Weile zugehört und dann mit lauter Stimme, die den überfüllten Salon zum Schweigen brachte, verkündet: »Gnädige Frau, nach dem, was Sie mir sagen, scheinen Sie an Menstruationsbeschwerden zu leiden. Wenn Sie sich bitte freimachen wollen, werde ich Sie gleich untersuchen.«
In den meisten Fällen akzeptierten die Ärzte jedoch, sosehr sie sich sonst gegen formlose Konsultationen außerhalb des Krankenhauses verwahrten, den Meinungsaustausch in der Kantine auf Grund der Tatsache, daß jeder dabei ebensoviel gewann, wie er verlieren konnte. Und manche Ärzte des Krankenhauses verwendeten den schon reichlich abgestandenen Scherz: »Ich bin in meiner zweiten Sprechstunde«, wenn sie hinterließen, wo sie zu finden waren. Damit war keine weitere Erklärung erforderlich.
Im allgemeinen war die Kantine ein demokratisches Gebiet, wo die Hierarchie des Krankenhauses, wenn auch nicht vergessen, so doch zumindest zeitweise ignoriert wurde. Eine Ausnahme bildete vielleicht die Gepflogenheit, eine Gruppe von Tischen nur den Ärzten vorzubehalten. Mrs. Straughan, die Küchenleiterin, kontrollierte dieses Gebiet regelmäßig, weil sie wußte, daß selbst geringfügige Verstöße gegen die Sauberkeit oder Mängel in der Bedienung zu scharfen Beschwerden auf der nächsten Sitzung des medizinischen Ausschusses führen würden.
Mit wenigen Ausnahmen benutzten die älteren Ärzte die reservierten Tische. Der Hausstab dagegen nahm es weniger genau, und die Assistenzärzte und Praktikanten dokumentierten mitunter ihre Unabhängigkeit, indem sie sich den Schwestern oder anderen Gruppen anschlossen. Es war also nichts Ungewöhnliches daran, daß sich Mike Seddons ge-

genüber von Vivian Loburton niederließ, die, früher als ihre Mitlernschwestern von einer Arbeit entlassen, allein vor ihrem Mittagessen saß.
Seit sie sich vor zehn Tagen im Obduktionsraum begegnet waren, hatte Vivian Mike Seddons verschiedentlich im Krankenhaus gesehen, und bei jeder Gelegenheit hatte er ihr — seine störrische rote Mähne und sein breites Grinsen von Ohr zu Ohr — besser gefallen. Intuitiv hatte sie erwartet, daß er sich ihr bald nähern würde, und hier war er also.
»Hallo«, sagte Seddons.
»Hallo.« Vivians Gruß klang etwas undeutlich, denn sie hatte gerade mit gesundem Appetit in ein Hühnerbein gebissen. Sie deutete auf ihren Mund und muffelte: »Entschuldigen Sie.«
»Macht gar nichts«, sagte Seddons. »Lassen Sie sich Zeit. Ich sitze hier, um Ihnen einen Antrag zu machen.«
Sie schluckte den Bissen Huhn hinunter und sagte dann: »Ich dachte immer, das käme später.«
Mike Seddons grinste. »Haben Sie noch nichts davon gehört? Wir leben im Düsenzeitalter, keine Zeit mehr zu Formalitäten. Hier ist mein Antrag: Übermorgen ins Theater, vorher Abendessen im Cuban Grill.«
Vivian fragte vorsichtig: »Können Sie sich das leisten?« Zwischen den angestellten Ärzten und den Lernschwestern war Geldmangel ein in Ehren grau gewordenes Gebiet für klägliche Witze.
Seddons senkte seine Stimme zu einem Bühnenflüstern. »Verraten Sie es keiner Seele. Aber ich habe eine Quelle für Nebeneinnahmen gefunden. Die Patienten, die zur Obduktion kommen... Viele haben Goldzähne... Es ist ganz einfach...«
»Oh, hören Sie auf! Sie verderben mir den Appetit.« Sie biß wieder in ihr Hühnerbein, und Seddons griff über den Tisch und nahm sich zwei ihrer Pommes frites.
Mit Genuß kaute er. »Hm, hm, nicht schlecht. Ich muß öfter essen. Die Geschichte ist folgende.« Er zog zwei Theaterbillets aus der Tasche und einen vorgedruckten Gutschein. »Sehen Sie sich das an. Die Anerkennung eines dankbaren Patienten.« Die Billets waren für eine Gastvorstellung eines Broadway-Musicals. Der Gutschein galt für ein Abendessen für zwei Personen im Cuban Grill.
»Was haben Sie angefangen?« Vivian zeigte offen ihre Neugier. »Eine Herzoperation?«
»Nein. Vergangene Woche sprang ich für eine halbe Stunde für Frank Worth in der Unfallambulanz ein. Ein Mann mit einem bösen Schnitt an der Hand kam, den ich nähte. Ein Paar Tage später brachte mir die Post das hier.« Er lachte. »Worth ist jetzt natürlich wütend. Er sagt, er wird nie wieder seinen Posten verlassen. Kommen Sie mit?«

»Mit dem größten Vergnügen«, antwortete Vivian aufrichtig.
»Großartig. Ich werde Sie um sieben Uhr im Schwesternheim abholen. Alles klar?« Während er sprach, betrachtete Mike Seddons das Mädchen mit noch größerem Interesse als bisher. Plötzlich war ihm bewußt, daß sie sehr vieles mehr als nur ein hübsches Gesicht und eine gute Figur hatte. Wenn sie ihn ansah und lächelte, löste sie in ihm die Empfindung von etwas Warmem und Duftigem aus. Er sagte: »Schade, daß ich Sie nicht schon heute, sondern erst übermorgen treffe. Bis dahin ist noch so lang.« Dann gab ihm eine schwache, warnende Stimme zu bedenken: Vorsicht vor Bindungen. Vergiß nicht Seddons Politik: Liebe sie und lasse sie. Sei glücklich mit den Erinnerungen. Sich trennen ist süß und schmerzlich, aber praktisch, wenn man sich nicht binden will.
»Gut«, antwortete Vivian. »Ich komme vielleicht ein paar Minuten später, aber nicht sehr lange.«

Anderthalb Wochen waren vergangen, seit Harry Tomaselli O'Donnell mitgeteilt hatte, daß geplant wurde, im Frühjahr mit dem Erweiterungsbau des Krankenhauses zu beginnen. Jetzt trafen er und Kent O'Donnell mit Orden Brown im Büro des Verwaltungsdirektors zusammen, um über die unmittelbar nächsten Schritte zu beraten.
Vor Monaten hatten die drei gemeinsam mit einem Architekten detaillierte Pläne für jede Abteilung ausgearbeitet, die in dem neuen Flügel untergebracht werden sollte. Die Wünsche der Leiter der medizinischen Abteilungen mußten auf die Mittel, die vermutlich zur Verfügung standen, abgestimmt werden. Orden Brown hatte als Schiedsrichter gewirkt und O'Donnell als medizinischer Berater. Wie immer war der Vorsitzende knapp und entschieden gewesen, aber seine grundsätzliche Härte wurde durch seinen Humor gemildert. Manchmal hatten sie allem zugestimmt, was verlangt wurde. In anderen Fällen, wenn sie vermuteten, daß einer sich aus eigensüchtigen Gründen ein Reich aufbauen wollte, hatten sie schonungslos den Gründen für die Wünsche nachgeforscht.
Einer der Abteilungsleiter, der Chefapotheker, hatte hartnäckig darauf gedrängt, daß in dem Entwurf für sein Arbeitszimmer eine eigene Toilette vorgesehen werden solle. Als der Architekt darauf hinwies, daß ausreichende, allgemein zugängliche sanitäre Einrichtungen zwölf Meter weiter im Gang lagen, hatte der Apotheker sich nicht gescheut, dem entgegenzuhalten, zwölf Meter seien ein langer Weg, wenn man unter einem der periodischen Anfälle von Durchfall leide. Darauf hatte Orden Brown nur trocken bemerkt, im Krankenhaus gebe es eine Abteilung für innere Medizin.
Ein paar Projekte, die es wert waren, mußten ausschließlich aus Kostenrücksichten abgelehnt werden. Dingdong Bell, der Chef der Röntgen-

abteilung, hatte sich überzeugend für eine Kamera für kinematographische Röntgenaufnahmen eingesetzt, die für die Diagnose und Behandlung von Herzkrankheiten eine wesentliche Verbesserung darstellte. Als man aber feststellte, daß diese Anlage allein fünfzigtausend Dollar kostete, mußte der Plan mit dem größten Bedauern abgelehnt werden.
Aber jetzt, nachdem die Hauptplanung beendet war, konzentrierten sich alle Bemühungen auf das praktische Problem, das Geld zu beschaffen. Genaugenommen gehörte das zu den Aufgaben des Krankenhausausschusses, aber man erwartete auch Beiträge von der Ärzteschaft. Orden Brown sagte: »Wir schlagen für die Ärzte Quoten vor: sechstausend für die leitenden Ärzte, viertausend für die älteren Belegärzte und zweitausend für die jüngeren.«
O'Donnell stieß einen leisen Pfiff aus. »Ich fürchte, da werden wir auf Widerstand stoßen«, erklärte er dem Vorsitzenden.
Brown lächelte. »Wir müssen versuchen, ihn zu überwinden.«
Harry Tomaselli warf ein: »Die Zahlungen können über vier Jahre verteilt werden, Kent. Wenn wir die schriftliche Verpflichtung vorliegen haben, bekommen wir darauf Geld von der Bank.«
»Die Sache hat noch eine andere Seite«, sagte Brown. »Wenn in der Stadt bekannt wird, daß sich die Ärzte selbst an den Spenden beteiligen, wird unsere Sammelaktion sehr gefördert werden.«
»Und Sie wollen dafür sorgen, daß es bekannt wird?«
»Selbstverständlich«, versicherte Brown lächelnd.
O'Donnell überlegte, daß es ihm zufallen würde, diesen Plan bei einer Zusammenkunft der Ärzte bekanntzugeben. Er sah ihre erbitterten Mienen jetzt schon vor sich. Ihm war bekannt, daß die meisten Ärzte wie die meisten Menschen heutzutage überhaupt ihr Einkommen für ihren Lebensunterhalt verbrauchten. Natürlich konnte man nicht erzwingen, daß sie die festgelegten Quoten einhielten, aber es würde dem einzelnen schwerfallen, gegen ihre Höhe zu protestieren, insbesondere, da die Ärzte selbst durch eine Vergrößerung des Krankenhauses viel zu gewinnen hatten. Ein großer Teil würde den vorgeschlagenen Betrag zweifellos spenden und, wie die menschliche Natur nun einmal geartet war, würden gerade sie auch darauf drücken, daß die anderen in gleicher Weise bluteten. Ein Krankenhaus war ein Nährboden für Intrigen und bot viele Möglichkeiten, einem Nonkonformisten das Leben sauer zu machen.
Wie immer verstand Harry Tomaselli intuitiv O'Donnells Bedenken und versicherte: »Keine Sorge, Kent. Ich werde Sie vor dieser Konferenz gründlich informieren. Wir werden alle überzeugenden Argumente zusammenstellen. Nach Ihren Ausführungen sind manche vielleicht sogar bereit, die Quote zu überschreiten.«

»Verlassen Sie sich nicht zu sehr darauf.« O'Donnell lächelte. »Sie stehen im Begriff, ein paar Kollegen an ihrer empfindlichsten Stelle zu treffen: ihrer Brieftasche.«

Tomaselli lächelte verständnisvoll zurück. Wenn der Chef der Chirurgie seinen Appell vor den Ärzten vorbrachte, würde das so klar und gründlich geschehen wie alles andere, was O'Donnell tat. Das wußte Tomaselli. Nicht zum erstenmal ging es ihm durch den Kopf, wie gut es sich mit einem Mann von O'Donnells Charakter zusammenarbeiten ließ. An dem Krankenhaus, an dem Tomaselli die Stellung als stellvertretender Verwaltungsdirektor innegehabt hatte, war der Präsident des medizinischen Ausschusses ein Mann gewesen, der nach Popularität haschte und seine Segel stets nach dem Wind setzte. Infolgedessen hatte es keine rechte Führung gegeben, worunter der Standard in dem Krankenhaus entsprechend litt.

Harry Tomaselli bewunderte Leute, die sich ohne Umschweife und rasch entschlossen, vorwiegend, weil das die Art und Weise war, in der er selbst als Verwaltungsdirektor das Three Counties Hospital leitete. Bei schnellen Entschlüssen begeht man manchmal Fehler. Aber im ganzen gesehen erreichte man damit mehr, und durchschnittlich stieg im Laufe der Zeit die Zahl der richtigen Entscheidungen. Schnelligkeit im Reden und Denken sowohl als auch im Handeln hatte Harry Tomaselli im Gerichtssaal gelernt, lange ehe er daran dachte, daß seine Laufbahn ihn hinter einen Schreibtisch in einem Krankenhaus führen würde.

Nach seiner Collegezeit hatte er Jura studiert und begann gerade, die Grundlagen für eine gute Praxis zu legen, als der Krieg dazwischenkam. In der Erwartung, daß er doch eingezogen würde, hatte er sich zur Marine gemeldet. Er wurde zum Offizier befördert und der Sanitätsverwaltung zugewiesen. Später, als sich die Marinelazarette mit Verwundeten füllten, hatte Leutnant Tomaselli sich als fähiger Verwaltungsfachmann mit einem gesunden Instinkt für die schwer erfaßbare Grenzlinie zwischen der medizinischen Praxis und der Arbeit der Lazarettverwaltung erwiesen.

Nach dem Krieg stand er vor der Wahl, wieder Rechtsanwalt zu werden oder bei der Krankenhausarbeit zu bleiben. Er entschied sich für das letztere und trat in die Schule für Krankenhausverwaltung bei der Columbia Universität ein. Sein Abschlußexamen bestand er zu einer Zeit, als sich die Ansicht durchsetzte, daß die Krankenhausverwaltung ein Spezialgebiet sei, für das ein medizinisches Studium weder notwendig noch besonders nützlich war. Das führte zu einer lebhaften Nachfrage nach guten Verwaltungsleuten. Und nach zwei Jahren als stellvertretender Verwaltungsdirektor nahm er Orden Browns Angebot für den leitenden Posten beim Three Counties Hospital an.

Die Arbeit dort war Harry Tomaselli ans Herz gewachsen. Er teilte Kent O'Donnells Ansichten über die Notwendigkeit eines hohen medizinischen Standards und respektierte die Geschäftstüchtigkeit und die bedächtige Vorsicht des Ausschußvorsitzenden Orden Brown. Als Verwaltungsdirektor bestand Tomasellis Aufgabe darin, dafür zu sorgen, daß alle Zweige des Krankenhauses — Krankenpflege, Haushaltsführung, die technischen Abteilungen, die Gebäude, die Buchhaltung und ihre Unterabteilungen — den Anforderungen entsprachen, die die beiden anderen Männer stellten.

Er löste seine Aufgabe durch Übertragung der Verantwortung — er bewies eine glückliche Hand für die Ernennung guter Abteilungsleiter — und durch ein starkes persönliches Interesse an allem, was in dem Krankenhaus geschah. Fast nichts von Bedeutung entging Harry Tomaselli. Jeden Tag konnte man seine kleine, untersetzte Gestalt durch die Korridore des Krankenhauses eilen sehen, wobei er aber häufig stehenblieb, um sich mit Schwestern, Patienten, Hausmeistern, Büroangestellten, Köchen und jedem, der ihm etwas über das Krankenhaus sagen oder Anregungen vorbringen konnte, wie es besser zu machen sei, zu unterhalten. Neue Gedanken regten ihn an. Sein eigener Eifer spornte andere an. Manchmal stand er mit vorgeschobenem Kopf und hinter seiner schwarzgefaßten Brille funkelnden Augen da und sprudelte die Worte heraus, um mit seinen galoppierenden Gedanken Schritt zu halten, wobei seine Hände jeden Punkt, den er äußerte, unterstrichen.

Bei seinen Streifzügen machte sich Harry Tomaselli selten eine Notiz. Seine Erfahrung als Rechtsanwalt ermöglichte ihm, die verschiedenst gearteten Fakten im Kopf zu behalten und bereit zu haben. Aber nach jeder Inspektionstour feuerte er eine Salve knapp gefaßter Memoranden nach allen Orten, großen und kleinen, wo seiner Ansicht nach in der Verwaltung des Three Counties Hospitals etwas verbessert werden konnte.

Zu all dem besaß er ein diplomatisches Gefühl für den richtigen Ton und das richtige Wort und verärgerte selten jemand. Er äußerte eine Beanstandung, sprach dann aber unbefangen von etwas anderem weiter. Und wenn er auch nie ein Wort zuviel verwendete, war der Ton seiner Memoranden immer freundlich. Er verabscheute es, einen Angestellten zu entlassen, wenn kein unentschuldbarer Verstoß vorlag. Häufig erklärte er seinen Abteilungsleitern: »Wenn bei uns jemand über einen Monat gearbeitet hat, haben wir in seine Erfahrung Kapital investiert. Es ist zu unserem Vorteil, wenn wir ihn erziehen und an uns gewöhnen, statt es mit einem anderen zu versuchen, der andere Fehler haben mag, an die wir nicht dachten.« Weil dieser Grundsatz respektiert und anerkannt wurde, herrschte bei den Angestellten eine hohe Arbeitsmoral.

In der Verwaltung gab es allerdings immer noch Dinge, die ihm Sorgen machten. Von einigen Abteilungen wußte er, daß dort besser gearbeitet werden konnte. Es bestanden noch Möglichkeiten, die Pflege der Patienten zu verbessern. Ein großer Teil der alten Einrichtungen mußte verschrottet und ersetzt werden. Es gab neuentwickelte Geräte — die kinematographische Röntgenkamera war ein Beispiel —, die ein Krankenhaus unter idealen Voraussetzungen besitzen mußte. Durch den geplanten Neubau konnte ein Teil der vorhandenen Mängel behoben werden, aber nicht alle. Wie O'Donnell war ihm bewußt, daß Jahre der Arbeit vor ihnen lagen und daß manches Ziel vielleicht nie zu erreichen war. Aber das war schließlich der Weg, der zum Erfolg führte: man versuchte immer, etwas mehr anzustreben, als man erfüllen konnte. Seine Gedanken wurden durch Orden Brown in die Gegenwart zurückgerufen. Der Vorsitzende setzte O'Donnell auseinander: »Natürlich sind im Verlauf der Sammelaktion eine ganze Reihe gesellschaftlicher Veranstaltungen unvermeidlich. Ja, und noch etwas. Ich fände es eine gute Idee, Kent, wenn Sie vor dem Rotary Club einen Vortrag hielten. Sie könnten dort erklären, was mit dem Neubau erreicht werden soll, über unsere Zukunftspläne sprechen und so weiter.«

O'Donnell, der wenig Neigung verspürte, öffentlich aufzutreten, besonders nicht in der reglementiert wohlwollenden Atmosphäre eines Klubs, unterdrückte gerade noch eine Grimasse. Statt dessen sagte er: »Wenn Sie glauben, daß es nützt, bin ich dazu bereit.«

»Einer meiner Leute gehört zum Vorstand des Rotary Clubs«, erklärte Orden Brown. »Ich werde dafür sorgen, daß er alles arrangiert. Am besten in der Woche, in der die Sammelaktion beginnt. In der darauffolgenden Woche könnten wir vielleicht das gleiche bei den Kiwanis versuchen.«

O'Donnell überlegte, ob er dem Vorsitzenden nahelegen solle, ihm noch Zeit zum Operieren zu lassen, weil er sonst kaum seine Beitragsquote erfüllen könne. Aber er ließ es dann lieber.

»Übrigens«, fragte Orden Brown, »sind Sie übermorgen zum Abendessen frei?«

»Ja«, antwortete O'Donnell bereitwillig. Die stille, gediegene Würde eines Abendessens in dem Haus auf dem Berg lockte ihn immer.

»Dann möchte ich, daß Sie mit mir zu Eustace Swayne kommen.« Als er O'Donnells Überraschung sah, fügte der Vorsitzende hinzu: »Es stimmt schon. Sie sind eingeladen. Er bat mich, es Ihnen mitzuteilen.«

»Ja, ich komme gern.« Dennoch überraschte ihn die Einladung in das Haus des konservativsten Mitgliedes des Krankenhausausschusses. Natürlich hatte O'Donnell Swayne ein paarmal gesehen, aber er hatte ihn nie näher kennengelernt.

»Tatsächlich stammt der Vorschlag von mir«, erklärte Brown. »Ich möchte, daß Sie sich mit ihm ganz allgemein über das Krankenhaus unterhalten. Er soll ein paar Ihrer Gedanken verstehen, falls Sie sie ihm klarmachen können. Offen gesagt ist die Zusammenarbeit im Ausschuß mit ihm manchmal problematisch. Aber das wissen Sie natürlich selbst.«

»Ich werde tun, was ich kann.« Nachdem O'Donnell begriff, um was es ging, fand er den Gedanken einer engeren Beteiligung an der Ausschußpolitik wenig reizvoll. Bisher war es ihm gelungen, sich von ihr fernzuhalten. Aber er konnte Orden Browns Wunsch nicht ablehnen.

Der Vorsitzende griff nach seiner Aktentasche und schickte sich an, zu gehen. Tomaselli und O'Donnell erhoben sich mit ihm.

»Es wird nur eine kleine Gesellschaft«, erklärte Orden Brown. »Vielleicht ein halbes Dutzend Personen. Sollen wir Sie auf dem Weg durch die Stadt nicht abholen? Ich rufe Sie an, ehe wir abfahren.«

O'Donnell bedankte sich murmelnd, während der Vorsitzende mit einem freundlichen Kopfnicken das Zimmer verließ.

Kaum hatte sich die Tür hinter Orden Brown geschlossen, als die große, schlanke Kathy Cohen, Tomasellis Sekretärin, eintrat. »Entschuldigen Sie, daß ich störe«, sagte sie.

»Was gibt es, Kathy?«

Sie wandte sich an den Verwaltungsdirektor. »Da ist ein Mann am Telefon, der Sie unbedingt sprechen will. Ein Mr. Bryan.«

»Ich habe jetzt mit Dr. O'Donnell zu tun. Sagen Sie ihm, ich rufe zurück.« Tomaselli schien überrascht. Normalerweise brauchte er Kathy etwas derartig Grundlegendes nicht zu sagen.

»Das habe ich ihm schon erklärt, Mr. Tomaselli«, antwortete sie zögernd. »Aber er ist sehr hartnäckig. Er sagt, er sei der Mann einer Patientin. Ich hielt es für richtig, Sie zu benachrichtigen.«

»Vielleicht können Sie kurz mit ihm sprechen, Harry.« O'Donnell nickte der Sekretärin zu. »Erlösen Sie Kathy von ihm. Ich warte solange.«

»Also gut.« Der Verwaltungsdirektor griff nach einem seiner beiden Telefone.

»Es ist Leitung vier.« Die Sekretärin wartete, bis die Verbindung hergestellt war, und ging dann in das Vorzimmer zurück.

»Verwaltung.« Tomasellis Ton war freundlich. Dann hörte er mit etwas gerunzelter Stirn dem Mann am anderen Ende der Leitung zu.

O'Donnell konnte die knarrende Stimme aus dem Hörer vernehmen. Er verstand einzelne Worte: ». . . unmögliche Situation . . . Belastung für die Familie . . . muß geklärt werden.«

Tomaselli legte seine Hand über die Sprechmuschel. Zu O'Donnell sagte er: »Er ist wirklich in Fahrt. Irgend etwas mit seiner Frau. Ich verstehe

noch nicht ganz...« Er hörte noch einen Augenblick zu. »Bitte, Mr. Bryan. Erklären Sie mir von Anfang an genau, um was es sich handelt.« Er griff nach einem Block und nach einem Bleistift und sagte dann: »Ja, Sir.« Eine Pause. »Nun sagen Sie mir bitte, wann Ihre Frau im Krankenhaus aufgenommen wurde.« In dem Hörer rauschte es wieder, und der Verwaltungsdirektor notierte schnell. »Und wer ist Ihr Arzt?« Wieder eine Notiz. »Und das Datum der Entlassung?« Eine Pause. »Ja, ich verstehe.«
O'Donnell verstand die Worte: »... kann keine befriedigende Erklärung bekommen...« Dann sprach Tomaselli wieder.
»Nein, Mr. Bryan, ich entsinne mich im einzelnen nicht an den Fall, aber ich werde nachforschen. Das verspreche ich Ihnen.« Er hörte wieder zu und antwortete: »Ja, Sir, mir ist bekannt, was eine Krankenhausrechnung für eine Familie bedeutet. Aber wie Sie wissen, arbeitet das Krankenhaus zu Selbstkosten.«
O'Donnell konnte immer noch die Stimme in dem Hörer vernehmen, aber sie klang ruhiger, durch Tomasellis entgegenkommenden Ton besänftigt. Jetzt sagte der Verwaltungsdirektor: »Nun, Sir, der Arzt trifft die Entscheidung, wie lange ein Patient im Krankenhaus bleibt. Ich rate Ihnen, noch einmal mit dem Arzt Ihrer Frau zu sprechen, und inzwischen werde ich durch unsere Buchhaltung Ihre Rechnung Punkt für Punkt überprüfen lassen.« Er hörte noch einmal kurz zu. Dann: »Danke, Mr. Bryan. Guten Tag.« Er legte den Hörer zurück, riß das Blatt mit den Notizen ab und legte es in einen Korb mit der Aufschrift »Diktat«.
»Was wollte er denn?« fragte O'Donnell beiläufig. In einem vielbeschäftigten Krankenhaus sind Beschwerden über die Behandlung oder über die Rechnungen nicht selten.
»Er beschwert sich, daß seine Frau zu lange hierbehalten wurde. Nun muß er Schulden machen, um die Rechnung zu bezahlen.«
O'Donnell entgegnete scharf: »Woher weiß er, daß sie zu lange hierbehalten wurde?«
»Er sagt, er habe sich erkundigt, was er damit auch meint.« Nachdenklich fügte Tomaselli hinzu: »Es kann natürlich notwendig gewesen sein, aber die Frau war fast drei Wochen hier.«
»Und was folgt daraus?«
»Normalerweise würde ich dem keine große Bedeutung beimessen, aber wir haben ungewöhnlich viele Beschwerden dieser Art erhalten. Sie sind nicht immer so scharf wie diese hier, liegen allerdings in der gleichen Richtung.«
Ein Gedanke ging O'Donnell durch den Kopf: das Wort Pathologie. Laut fragte er: »Wer war der behandelnde Arzt?«

Tomaselli sah in seine Notizen. »Reubens.«
»Wir wollen versuchen, ihn hierherrufen zu lassen.«
Tomaselli schaltete die Sprechanlage ein: »Kathy«, sagte er, »versuchen Sie, Dr. Reubens zu finden.«
Sie warteten schweigend. Von dem Gang draußen konnten sie die gedämpfte Stimme aus der Lautsprecheranlage des Krankenhauses hören: »Dr. Reubens, Dr. Reubens.« Gleich darauf schnarrte das Telefon. Tomaselli nahm den Hörer ab und meldete sich. Dann reichte er ihn O'Donnell.
»Reub? Hier ist Kent O'Donnell.«
»Ja, was kann ich für Sie tun?« O'Donnell vernahm die dünne, präzise Stimme von Reubens durch den Apparat.
»Hatten Sie eine Patientin« — er blickte auf Tomasellis Notizen, die der Verwaltungsdirektor ihm hingeschoben hatte —, »eine Mrs. Bryan?«
»Ja, das stimmt. Was ist denn? Hat ihr Mann sich beschwert?«
»Sie wissen also davon?«
»Natürlich weiß ich davon.« Reubens klang verärgert. »Persönlich bin ich der Meinung, daß er allen Grund hat, sich zu beschweren.«
»Woran lag es denn, Reub?«
»Es geht darum, daß ich Mrs. Bryan unter Verdacht eines Brustkrebses einwies. Ich habe die Geschwulst entfernt. Sie erwies sich als gutartig.«
»Warum haben Sie die Frau dann drei Wochen hierbehalten?« Während er fragte, ging es O'Donnell durch den Kopf, daß man mit Reubens immer dieses Frage-und-Antwort-Spiel durchlaufen mußte. Er gab selten von sich aus Auskünfte.
Jetzt antwortete er: »Fragen Sie am besten Joe Pearson.«
»Es ist einfacher, wenn Sie es mir sagen, Reub.« O'Donnell blieb hartnäckig. »Schließlich handelt es sich um Ihre Patientin.«
Es folgte ein Schweigen. Dann antwortete die dünne, knappe Stimme: »Also gut. Ich sagte schon, daß der Tumor gutartig war. Aber es nahm zwei und eine halbe Woche in Anspruch, um das festzustellen. Solange dauerte es, bis Pearson ihn sich unter dem Mikroskop vornahm.«
»Haben Sie ihn daran erinnert?«
»Nicht nur einmal, sondern über ein halbes Dutzend Mal. Wahrscheinlich hätte es noch länger gedauert, wenn ich nicht ständig hinter ihm hergewesen wäre.«
»Und das ist der Grund, weshalb Sie Mrs. Bryan hierbehalten haben? Ganze drei Wochen?«
»Natürlich.« Die Stimme am Telefon nahm einen sarkastischen Klang an. »Oder wollen Sie andeuten, ich hätte sie entlassen sollen?«
Reubens hatte in diesem Fall Grund, verärgert zu sein, dachte O'Donnell. Fraglos war er in eine schwierige Lage gebracht worden. Wenn er

die Patientin entließ, konnte er gezwungen sein, sie zu einer weiteren Operation ins Krankenhaus zurückzuholen, wie es Bill Rufus passiert war. Andererseits bedeutete jeder Tag mehr im Krankenhaus eine zusätzliche finanzielle Belastung für die Familie. Er antwortete verbindlich: »Ich will nichts andeuten, Reub. Ich stelle nur ein paar Fragen.«
Offensichtlich hatte Reubens sich mit dem Problem beschäftigt. »Dann täten Sie gut daran, mit noch ein paar anderen zu reden. Ich bin nicht der einzige, dem das widerfahren ist. Kennen Sie die Geschichte von Bill Rufus?«
»Ja, ich kenne sie. Offen gesagt war ich der Ansicht, es sei inzwischen besser geworden.«
»Davon habe ich noch nichts gemerkt. Was gedenken Sie wegen Bryans Rechnung zu unternehmen?«
»Ich weiß nicht, ob sich da etwas tun läßt. Schließlich war seine Frau drei Wochen hier im Krankenhaus. Das Krankenhaus ist knapp bei Kasse, wie Sie wissen.« O'Donnell fragte sich: Wie wird Reubens wohl auf die Aufforderung reagieren, sechstausend Dollar zum Baufonds des Krankenhauses beizusteuern?
»Das ist bedauerlich. Der Mann ist sehr ordentlich. Tischler oder so was, der selbständig arbeitet, und er ist nicht versichert. Daran wird er lange zu kauen haben.« O'Donnell antwortete nicht. Seine Gedanken liefen bereits voraus, waren auf das nächste gerichtet. Wieder kam Reubens Stimme durch die Leitung: »War das alles?« »Ja, Reub, das war alles. Danke.« Er reichte Harry Tomaselli den Hörer zurück.
»Harry, ich möchte heute nachmittag eine Besprechung abhalten.« O'Donnell hatte sich entschlossen, was er tun wollte. »Wir wollen versuchen, ein halbes Dutzend der älteren Ärzte zu versammeln. Wenn es Ihnen recht ist, wollen wir uns hier treffen, und ich möchte, daß Sie daran teilnehmen.«
Tomaselli nickte. »Das läßt sich machen.«
O'Donnell ging im Geist die Namen durch. »Selbstverständlich brauchen wir Harvey Chandler als Chef der inneren Abteilung. Und es wäre gut, wenn auch Bill Rufus und Reubens dabei wären.« Er überlegte. »O ja, und Charlie Dornberger. Er könnte eine Hilfe sein. Wieviel sind das?«
Der Verwaltungsdirektor überflog die Namen, die er niedergeschrieben hatte. »Sechs mit Ihnen und mir. Wie wäre es mit Lucy Grainger?«
O'Donnell zögerte kurz. Dann sagte er: »Also gut, dann sollen es sieben sein.«
»Die Tagesordnung?« Tomaselli hielt seinen Bleistift hoch.
O'Donnell schüttelte den Kopf. »Wir brauchen keine. Es gibt nur ein Thema: Die Verhältnisse in der Pathologie.«

Als der Verwaltungsdirektor Lucy Graingers Namen nannte, hatte O'Donnell nur aus einem Grund gezögert. Es erinnerte ihn an sein Zusammensein mit Lucy am Abend vorher.
Sie trafen sich zum Abendessen — das Ergebnis von O'Donnells Einladung an Lucy am Tag der Sterblichkeitskonferenz —, und im Palmenhof des Roosevelt Hotels tranken sie zusammen Cocktails und aßen anschließend geruhsam zu Abend. Es war ein angenehmes, entspanntes Zusammensein, und sie plauderten unbeschwert von sich, von Leuten, die sie kannten und von ihren eigenen Erlebnissen innerhalb und außerhalb der Medizin.
Später brachte O'Donnell Lucy nach Hause. Sie war kürzlich nach Benvenuto Grange umgezogen, in einen großen, eleganten Apartmentblock.
»Sie kommen doch sicher noch zu einem Nightcap mit hinauf?«
Er überließ seinen Wagen dem uniformierten Pförtner des Apartmenthauses zum Parken und folgte ihr. In einem schimmernden, lautlosen Fahrstuhl fuhren sie in den fünften Stock hinauf und gingen dann den mit Birke getäfelten Korridor entlang, über einen dicken, weichen Teppich, der jeden Laut verschluckte. Er zog die Augenbrauen hoch, und Lucy lächelte. »Es ist ziemlich imposant, wie? Ich bin selbst noch tief beeindruckt.«
Mit ihrem Schlüssel öffnete sie die Tür und schaltete das Licht ein. Geschmackvolle, gedämpfte Lampen leuchteten ringsum in einem eleganten Wohnraum auf. Er konnte die halboffene Schlafzimmertür unmittelbar vor sich sehen. »Ich mache uns etwas zu trinken«, sagte sie.
Sie drehte ihm den Rücken zu, Eis klirrte in Gläsern. O'Donnell fragte: »Waren Sie je verheiratet, Lucy?«
»Nein.« Sie antwortete, ohne sich umzudrehen.
Leise sagte er: »Ich habe mich manchmal gewundert, weshalb.«
»Das ist ganz einfach. Es ist recht lange her, daß ich darum gebeten wurde.« Lucy drehte sich um und brachte die Drinks, die sie gemixt hatte. Sie reichte O'Donnell sein Glas, ließ sich dann in einen Sessel nieder. Nachdenklich sagte sie: »Wenn ich es heute überlege, zeigte sich nur eine Möglichkeit, zumindest nur eine, die Bedeutung hatte. Damals war ich sehr viel jünger.«
O'Donnell trank einen Schluck aus seinem Glas. »Und Sie sagten nein?«
»Ich wollte Ärztin werden. Das erschien mir damals ungeheuer wichtig. Ich hielt es mit einer Ehe für unvereinbar.«
Beiläufig fragte er: »Haben Sie es je bedauert?«
Lucy überlegte. »Eigentlich nicht, glaube ich. Ich habe erreicht, was ich wollte, und es hat sich in vieler Weise gelohnt. Sicher, manchmal frage ich mich, was wohl geworden wäre, wenn ich mich anders entschieden hätte. Aber das ist schließlich nur menschlich, oder nicht?«

»Doch, ich glaube schon.« O'Donnell fühlte sich seltsam bewegt. Lucy strahlte Tiefe und Zärtlichkeit aus, eine friedvolle Ruhe und das Gefühl des Nach-Hause-Kommens. Sie sollte Kinder haben, dachte er. Dann fragte er: »Sind Sie noch der gleichen Ansicht — über Heirat und Medizin? Soweit es Sie betrifft, meine ich?«
»Ich bin in nichts mehr dogmatisch.« Sie lächelte. »Das wenigstens habe ich gelernt.«
O'Donnell fragte sich, wie von seinem Standpunkt aus eine Ehe mit Lucy aussehen mochte. Würde sie liebevoll und anschmiegsam sein? Oder war ihr Leben zu weit und zu lange auf parallelen Gleisen verlaufen, als daß sie es jetzt noch ändern und sich anpassen konnte? Wie mochten sie ihre Mußestunden verbringen, wenn sie verheiratet wären? Würden ihre Gespräche vertraulich sein und sich mit ihrem Privatleben befassen? Oder würden sie vom Krankenhaus reden? Würden beim Abendessen Krankengeschichten auf dem Tisch liegen und der Nachtisch mit diagnostischen Problemen gewürzt werden? Er sagte: »Wissen Sie, Lucy, ich war immer der Ansicht, daß wir vieles gemeinsam haben.«
»Ja, Kent«, antwortete Lucy, »das glaube ich auch.«
O'Donnell trank sein Glas aus und stand auf, um zu gehen. Er war sich bewußt, daß sie beide sehr viel mehr gesagt hatten, als ihre Worte ausdrückten. Jetzt wollte er Zeit, um darüber nachzudenken und alles genau zu überlegen. Es ging um zuviel für eine hastige Entscheidung.
»Sie brauchen wirklich noch nicht zu gehen, Kent. Bleiben Sie, wenn Sie mögen.« Lucy sagte es einfach, und er wußte, wenn er bliebe, hing es von ihm ab, was als nächstes geschah.
Er war halb geneigt, zu bleiben, aber seine Vorsicht und die Gewohnheit siegten. Er nahm ihre Hände. »Gute Nacht, Lucy. Wir wollen uns das alles überlegen.«
Als sich der Fahrstuhl hinter ihm schloß, stand sie noch in der offenen Tür ihres Apartments.

VI

»Ich habe Sie hierhergebeten«, sagte O'Donnell zu der Gruppe um den Tisch im Sitzungszimmer, »weil ich Sie um Ihre Unterstützung bitten möchte.«
Die anderen hörten aufmerksam zu. Von den Gebetenen waren alle außer Reubens erschienen, der für diese Zeit eine Bruchoperation angesetzt hatte.
O'Donnell fuhr fort: »Ich denke, es ist uns allen bekannt, daß wir in der Pathologie vor einem Problem stehen. Ich glaube, Sie werden mir

auch zustimmen, daß dieses Problem sowohl persönlicher als auch medizinischer Natur ist.«

»Was für ein Problem?« Das war Charlie Dornberger. Der alte Geburtshelfer stopfte seine Pfeife, während er sprach. »Ich glaube nicht, daß ich ganz verstehe, worauf Sie hinauswollen, Kent.«

O'Donnell hatte etwas Derartiges erwartet. Er wußte, daß Dornberger und Pearson eng befreundet waren. Höflich erwiderte er: »Ich möchte Sie bitten, mich zu Ende anzuhören, Charlie. Ich werde versuchen, mich klar auszudrücken.«

Methodisch legte er die Schwierigkeiten dar, um die es sich handelte — die Verzögerungen bei den pathologischen Befunden, die steigenden Anforderungen, die das Krankenhaus an die pathologische Abteilung stellte, seine persönlichen Zweifel, daß Joe Pearson allein sie erfüllen konnte. Er berichtete den Vorfall mit Bill Rufus' Patientin, wandte sich an Rufus um dessen Bestätigung und schilderte im Anschluß den Fall, den er an diesem Morgen von Reubens erfahren hatte. Er schilderte ferner sein eigenes Gespräch mit Pearson und die Weigerung des alten Mannes, einen zweiten Pathologen zu akzeptieren. Er schloß mit den Worten: »Ich bin überzeugt, daß wir einen neuen Mann brauchen, um Joe zu helfen. Ich möchte Sie um Ihre Unterstützung bitten, um das durchzusetzen.«

»Auch ich habe mir Gedanken über die Pathologie gemacht.« Unmittelbar nach O'Donnell ergriff Harvey Chandler, der Chef der inneren Abteilung, das Wort, als wolle er sichergehen, daß das Protokoll gewahrt werde. Seine Worte hatten den Ton, als ob er einer wohlüberlegten Meinung nachdrücklich Ausdruck geben wolle. Wie üblich enthielt selbst seine einfachste Erklärung einen leicht bombastischen Ton. Er fuhr fort: »Aber in Anbetracht von Joe Pearsons Haltung kann sich die Sache als schwierig erweisen. Schließlich ist er der Leiter der Abteilung, und wir müssen alles vermeiden, was so ausgedeutet werden könnte, als wollten wir seine Autorität untergraben.«

»Das ist ganz meine Ansicht«, erwiderte O'Donnell, »und deshalb suche ich ja Unterstützung.« Er klopfte mit dem Finger auf den Tisch, um seine Worte zu unterstreichen. »Ihre Unterstützung, um Joe Pearson davon zu überzeugen, daß es anders werden muß.«

»Ich weiß nicht, ob die Art unseres Vorgehens ganz richtig ist«, meinte Bill Rufus.

»Weshalb, Bill?« O'Donnell bemerkte, daß Rufus heute eine seiner weniger aufdringlichen Krawatten trug. Sie hatte nur drei statt der sonst üblichen vier grellen Farben.

»Ich glaube nicht, daß ein paar von uns, die sich in dieser Weise zusammensetzen, das Recht haben, über Veränderungen in der Pathologie

zu verhandeln.« Rufus sah die anderen der Reihe nach an. »Gewiß, ich habe mit Joe Pearson Schwierigkeiten. Das haben wohl die meisten von uns. Aber das bedeutet noch nicht, daß ich mich einer geheimniskrämerischen Verschwörung anschließe, um ihn auszubooten.«
O'Donnell war froh, daß dieser Punkt aufgeworfen wurde, und er war darauf vorbereitet. »Darf ich mit allem Nachdruck versichern«, erklärte er, »daß weder meinerseits noch bei irgend jemand anderem die Absicht besteht, Dr. Pearson« — er sah Rufus an — »auszubooten, wie Sie es bezeichneten.« Ein allgemeines Murmeln stimmte ihm zu.
»Betrachten Sie es folgendermaßen«, fuhr O'Donnell fort. »Allgemein scheint man darin übereinzustimmen, daß ein Wandel in der Pathologie unerläßlich ist. Schon allein wegen der pathologischen Befunde. Jeder Tag Verzögerung in Fällen, in denen Operationen notwendig sind, bedeutet eine Gefährdung der Patienten. Ich weiß, daß ich diesen Punkt nicht weiter hervorzuheben brauche.«
Harry Tomaselli warf dazwischen: »Wir sollten auch nicht vergessen, daß durch unnötige Verzögerungen Krankenhausbetten belegt werden, die wir dringend brauchen. Unsere Warteliste für die Aufnahme ist immer noch sehr lang.«
O'Donnell ergriff wieder das Wort: »Selbstverständlich könnte ich mich auch an den Exekutivausschuß wenden, statt das Problem in dieser Weise anzufassen.« Er schwieg kurz. »Wenn es sein muß, werde ich das auch tun. Aber ich glaube, Sie wissen, was dann geschieht. Joe ist selbst ein Mitglied des Exekutivausschusses, und da wir Joe alle kennen, wissen wir, daß jede Diskussion zu einer schweren Auseinandersetzung ausarten wird. Und was hätten wir damit gewonnen, wenn wir in dieser Form auf eine Klärung der Frage drängen? Wir hätten Joe Pearson bewiesen, daß er seine eigene Abteilung nicht mehr in der Hand hat. Und damit würden wir medizinisch und in jeder anderen Weise unser eigenes Ansehen und das des Krankenhauses untergraben, wie Harvey es gerade bezeichnet hat.« O'Donnell dachte noch an etwas anderes, worüber er hier nicht sprechen konnte, daran, daß er auch Pearsons Einfluß auf die alte Garde im Krankenhausausschuß und die hauspolitischen Auswirkungen berücksichtigte, die eine schwerwiegende Auseinandersetzung nach sich ziehen mußte.
»Ich will damit nicht sagen, daß ich mich Ihnen anschließe, aber was wollen Sie vorschlagen?« Diese Frage kam von Charlie Dornberger. Er akzentuierte seine Worte mit Puffen an seiner Pfeife, während er sie in Brand setzte.
Rufus schnüffelte. »Wir beeilen uns wohl besser. Hier wird man bald nicht mehr atmen können. Importieren Sie diesen Kameldung selbst, Charlie?«

Während die anderen lächelten, entschloß sich O'Donnell, sie einzuweihen. »Mein Vorschlag, Charlie, besteht darin, daß Sie mit Joe sprechen — in unser aller Namen.«
»O nein.« Dornbergers Reaktion entsprach weitgehend dem, was O'Donnell erwartet hatte. In überredendem Ton fuhr er fort: »Charlie, wir wissen, daß Sie ein enger Freund von Joe sind, und das hatte ich berücksichtigt, als ich Sie zu dieser Besprechung bat. Sie könnten ihn in diesem Punkt überreden.«
»Mit anderen Worten, ich soll für Sie das Kriegsbeil schwingen«, antwortete Dornberger trocken.
»Charlie, glauben Sie mir: es ist kein Kriegsbeil.«
Dr. Charles Dornberger zögerte. Er bemerkte, daß die anderen ihn beobachteten, während sie auf seine Antwort warteten. Er war unschlüssig. Sollte er das tun, worum O'Donnell ihn bat? Er wurde von zwei widerstrebenden Empfindungen hin und her gerissen: seiner Anteilnahme an dem Wohl des Krankenhauses und seiner persönlichen Freundschaft mit Joe Pearson.
In gewisser Weise hatten ihn die Mitteilungen über die Verhältnisse in der Pathologie nicht überrascht. Sie schilderten einen Zustand, den er schon seit einiger Zeit vermutete. Dessenungeachtet hatten ihn die beiden Vorfälle mit Rufus und Reubens unsagbar erschreckt. Dornberger war auch überzeugt, daß O'Donnell diese Zusammenkunft niemals einberufen hätte, wenn er nicht ernstlich besorgt gewesen wäre, und er respektierte das Urteil des Chefs der Chirurgie.
Gleichzeitig wünschte Charles Dornberger Joe Pearson zu helfen, falls er es konnte, und in diesem Augenblick war er über die Flut der Vorfälle bedrückt, die den alten Pathologen zu überschwemmen schienen. Aber davon abgesehen, klangen O'Donnells Worte aufrichtig, als er sagte, es bestehe keine Absicht, Pearson auszubooten, und die anderen schienen der gleichen Auffassung zu sein. Er sah ein, daß er vielleicht der geeignetste Vermittler war. Vielleicht konnte er Joe auf diese Weise am besten helfen.
Dornberger sah die anderen der Reihe nach einzeln an. »Ist das die einhellige Meinung?«
Nachdenklich erklärte Lucy Grainger: »Ich habe Joe sehr gern, wie wir alle, glaube ich. Aber mir scheint, daß einige Veränderungen in der Pathologie notwendig sind.« Es waren die ersten Worte, die Lucy sprach. Auch sie hatte sich über diese Besprechung mit Kent O'Donnell Gedanken gemacht. Die Ereignisse am Abend vorher in ihrer Wohnung hatten sie in einer seltsamen Weise beunruhigt, wie sie es seit Jahren nicht mehr kannte. Nachher hatte sie sich gefragt, ob sie O'Donnell liebe, sich dann selbst gesagt — und sich nur halb geglaubt —, daß Worte

dieser Art zwar gut für junge und temperamentvolle Menschen paßten, aber in ihrem Alter — bei ihrer Reife und Unabhängigkeit und mit einer eigenen Praxis — prüfte und überlegte man und überwand plötzlich aufwallende Gefühlsregungen. In diesem Augenblick war sie allerdings in der Lage, persönliche Gefühle vom beruflichen Standpunkt zu trennen und über die Probleme in der Pathologie sachlich zu urteilen. Man lernte das als Arzt sehr bald — private Dinge aus seinen Gedanken auszuschließen, wenn unmittelbare Fragen bedeutsamer waren.
O'Donnell sah Rufus an. »Bill?«
Der Chirurg nickte. »Gut. Wenn Charlie mit Pearson sprechen will, bin ich einverstanden.«
Harvey Chandler war der nächste. Gewichtig setzte der Chef der inneren Abteilung Dornberger auseinander: »Meiner Meinung nach ist das der beste Weg, die Angelegenheit zu behandeln. Sie werden uns allen und auch dem Krankenhaus dadurch einen sehr großen Dienst erweisen.«
»Also schön«, antwortete Dornberger, »ich will sehen, was ich tun kann.«
Einen Augenblick lang herrschte Schweigen, und O'Donnell empfand Erleichterung. Er wußte, daß das Problem verstanden worden war und daß jetzt wenigstens etwas geschehen würde. Wenn dieser Versuch fehlschlug, mußte er unmittelbare Schritte unternehmen. Manchmal, dachte er, wäre es einfacher, wenn das medizinische Protokoll weniger kompliziert wäre. In der Industrie wurde ein Mann, der seine Aufgabe nicht angemessen erfüllte, entlassen. Wenn man wünschte, daß ihm ein Assistent zur Seite stehe, wurde ihm das mitgeteilt, und im allgemeinen war der Fall damit erledigt. Aber in der Medizin und in einem Krankenhaus ging man weniger gradlinig vor. Die Grenzen der Autorität waren selten klar gezogen, und der Leiter einer medizinischen Abteilung war nach seiner Ernennung weitgehend Herr in seinem Reich. Noch wichtiger war, daß man vor wirklich drastischen Maßnahmen zurückscheute, weil man es mit mehr als nur einem Arbeitsplatz zu tun hatte. Man stellte ungern die Fähigkeiten eines Mannes in Frage, der, wie man selbst, von seinem beruflichen Ansehen abhing. Es war eine delikate Frage, bei der eine einzige Entscheidung die gesamte Zukunft und den Lebensunterhalt eines Kollegen beeinflussen konnte. Das war der Grund, weshalb man vorsichtig vorging, Dinge dieser Art sorgfältig verhüllte und dem Einblick von außen entzog.
Harry Tomaselli sagte leise: »Wir werden uns also nach einem Pathologen umsehen müssen, wenn ich richtig verstehe.«
»Ich denke, wir sollten damit anfangen«, antwortete O'Donnell dem

Verwaltungsdirektor und sah dann die anderen an. »Ich nehme an, daß die meisten von uns Verbindungen besitzen, durch die man es verbreiten kann. Wenn Sie von irgend jemand hören — vielleicht einem guten Mann, der gerade seine Zeit als Assistenzarzt abgeschlossen hat —, wäre ich dankbar, wenn man mich informierte.«

»Pathologen können gegenwärtig weitgehend nach Belieben wählen«, meinte Bill Rufus.

»Ich weiß. Es wird gar nicht so leicht sein. Das ist ein Grund mehr, Joe vorsichtig zu behandeln«, fügte O'Donnell dann hinzu.

Harry Tomaselli hatte in eine seiner Schreibtischschubladen gegriffen und einen Aktendeckel herausgezogen. »Hier ist vielleicht etwas, das Sie interessiert«, sagte er.

»Was haben Sie denn da?« fragte Harvey Chandler.

»Ich habe kürzlich die Liste der frei werdenden Pathologen erhalten«, antwortete Tomaselli. »Offen gesagt, hatte ich etwas Ähnliches schon erwartet und darum gebeten. Vor ein oder zwei Wochen erhielt ich diesen Namen.«

»Darf ich sehen?« O'Donnell griff nach dem Papier, das Tomaselli in der Hand hielt. Er wußte, daß die sogenannte »Offene Liste« Krankenhäusern auf Verlangen in regelmäßigen Abständen zugeschickt wurde. Sie enthielt Informationen über Pathologen, die für offene Stellen zur Verfügung standen, und die genannten Männer hatten genehmigt, daß ihr Name aufgenommen wurde. Es gab ferner eine vertrauliche Liste, die aber ausschließlich den Mitgliedern des Fachverbandes der Pathologen zur Verfügung stand. Zum größten Teil enthielt die »Vertrauliche Liste« Ärzte, die mit ihrer gegenwärtigen Stellung unzufrieden waren und unauffällig nach einer anderen suchten. Krankenhäuser, die einen Pathologen einstellen wollten, teilten das dem Fachverband mit, der die Ärzte, die auf der »Vertraulichen Liste« standen, informierte. Dann konnte jeder, der wollte, sich direkt an das Krankenhaus wenden. Doch ungeachtet dieser Einrichtung wurden, wie O'Donnell bekannt war, die meisten Pathologen immer noch auf Grund persönlicher Verbindungen und Empfehlungen angestellt.

Er betrachtete das Blatt, das der Verwaltungsdirektor ihm gereicht hatte. Es nannte den Namen eines Dr. David Coleman, einunddreißig Jahre alt. O'Donnell zog die Augenbrauen hoch, als er Colemans Zeugnisse und Ausbildungsgang sah. Mit Auszeichnung die Universität von New York absolviert, Assistent im Bellevue, zwei Jahre in der Armee, den größten Teil als Pathologe, fünf Jahre Assistenzarzt für Pathologie, auf drei gute Krankenhäuser verteilt. Das war ein Mann, der sich um die denkbar beste Ausbildung bemüht hatte.

Er reichte das Papier an Rufus weiter. »Ich bezweifle sehr, daß er uns

überhaupt in Frage ziehen wird«, sagte er zu Tomaselli. »Bei seinen Qualifikationen und dem Anfangsgehalt, das wir ihm bezahlen können, glaube ich es nicht.« O'Donnell wußte aus einem früheren Gespräch mit dem Verwaltungsdirektor, daß sich das Gehalt auf etwa zehntausend Dollar im Jahr beschränken mußte.
Rufus sah auf. »Das scheint mir auch. Der Mann kann zwischen den Krankenhäusern in den großen Städten wählen.« Er gab das Blatt an Harvey Chandler weiter.
»Nun, Tatsache ist...« Tomaselli schwieg. Sein Ton war ungewöhnlich zurückhaltend, als ob er seine Worte genau abwäge.
Neugierig fragte O'Donnell: »Ja, was, Harry?«
»Nun, Tatsache ist, daß sich Dr. Coleman für unser Krankenhaus durchaus interessiert.« Tomaselli machte eine Pause. »Ich vermute, daß er etwas von den Veränderungen in letzter Zeit und unseren Plänen für die Zukunft gehört hat.«
O'Donnell beendete das plötzliche Schweigen. »Woher wissen Sie das?«
»Ich habe mit ihm korrespondiert.«
»Ist das nicht etwas ungewöhnliches, Harry?« fragte Rufus.
»Vielleicht war ich voreilig. Aber nachdem ich das da erhielt« — Tomaselli deutete auf das Papier, das Lucy jetzt in Händen hielt —, »schrieb ich an Dr. Coleman. Selbstverständlich nichts Endgültiges. Es war nur ein Vorfühlen, um seine Ansicht kennenzulernen.« Er wandte sich an O'Donnell. »Das war nach unserer Unterhaltung vor etwa zwei Wochen. Sie erinnern sich, Kent?«
»Ja, ich entsinne mich.« O'Donnell wünschte, daß Harry ihn vorher darüber unterrichtet hätte. Natürlich konnte Tomaselli als Verwaltungsdirektor korrespondieren, mit wem er wollte. Er hatte das Krankenhaus damit in keiner Weise festgelegt. Vermutlich war der Briefwechsel vertraulich; er konnte sich möglicherweise als ein geschickter Zug erweisen. Zu Tomaselli sagte er: »Und Sie meinen, er sei interessiert?«
»Ja, er will gern herkommen und sich mit uns unterhalten. Wenn die Sprache nicht gerade darauf gekommen wäre, hätte ich Sie ohnedies unterrichtet.«
Dornberger hatte jetzt das Papier. Er klopfte mit dem Zeigefinger darauf. »Und was soll ich damit?«
O'Donnell sah die anderen um ihre Zustimmung suchend an. »Ich meine, Sie sollten es an sich nehmen, Charlie«, antwortete er, »und ich würde vorschlagen, daß Sie es Joe Pearson zeigen.«

VII

In dem an den Obduktionsraum angrenzenden Zimmer saß Roger McNeil, der Assistenzarzt der Pathologie, und war für das pathologische Kolloquium bereit. Nur Dr. Joseph Pearson fehlte noch, damit sie anfangen konnten.

Im Three Counties Hospital bildete wie in vielen Krankenhäusern das pathologische Kolloquium die zweite Phase der Obduktion. Vor einer halben Stunde hatte George Rinne, der Diener der Leichenkammer, die Organe hereingebracht, die bei den drei Obduktionen dieser Woche herausgenommen worden waren. In weißen Emailleeimern standen zwei Gruppen von Organen nebeneinander und dahinter in Glasgefäßen drei Gehirne. Die Mitte des Raumes nahm ein Steintisch mit einem großen, eingelassenen Becken und einem Wasserhahn darüber ein. Gegenwärtig war der Hahn aufgedreht. Darunter stand der dritte Eimer mit Organen, und das Wasser spülte das Formalin heraus, in dem die Organe aufbewahrt worden waren und das ihnen gleichzeitig einen Teil des schwer zu ertragenden Geruchs nahm.

McNeil warf einen letzten prüfenden Blick um sich. Pearson geriet leicht in Wut, wenn irgend etwas nicht griffbereit lag. Er fand, daß der Raum, in dem sie arbeiteten, seiner Aufgabe angemessen makaber wirkte. Besonders, wenn die Organe nebeneinandergereiht dalagen, wie es in wenigen Minuten der Fall sein würde, und ihm das Aussehen eines Metzgerladens gaben. Er hatte in Krankenhäusern Sezierräume gesehen, in denen alles nur aus schimmerndem, rostfreiem Stahl bestand. Aber das war die moderne Schule, die in der pathologischen Abteilung des Three Counties Hospitals noch keinen Eingang gefunden hatte. Jetzt hörte er die vertrauten, halb schlürfenden Schritte, und Pearson kam herein, von der unvermeidlichen Wolke Zigarrenrauch umgeben.

»Keine Zeit zu verlieren.« Pearson hielt sich selten mit Vorreden auf. »Es ist anderthalb Wochen her, daß ich diese Auseinandersetzung mit O'Donnell hatte, und wir hängen immer noch zurück.« Die Zigarre tanzte auf und ab. »Wenn wir damit fertig sind, wünsche ich eine Überprüfung aller rückständigen pathologischen Befunde. Welches ist der erste Fall?« Während er sprach, hatte er eine schwarze Gummischürze angelegt und Gummihandschuhe übergestreift. Jetzt trat er an den Tisch in der Mitte und nahm Platz. McNeil setzte sich auf einen Hocker neben ihn und sah in die Krankenpapiere des Falles.

»Fünfundfünfzigjährige Frau, Todesursache laut Diagnose des Arztes Brustkrebs.«

»Zeigen Sie her.« Pearson griff selbst nach den Papieren. Manchmal saß er geduldig da, während ihm der Assistenzarzt den Fall schilderte.

In anderen Fällen wollte er alles selbst lesen. Darin war er, wie in allem anderen, unberechenbar.

»Hm.« Pearson legte die Papiere hin und drehte den Wasserhahn zu. Er griff in den Eimer und tastete darin herum, bis er das Herz fand. Er öffnete es mit beiden Händen. »Haben Sie den Schnitt gemacht?«

Der Assistenzarzt schüttelte den Kopf.

»Habe ich auch nicht geglaubt.« Pearson betrachtete wieder das Herz. »Seddons?«

McNeil nickte etwas zögernd. Er hatte selbst bemerkt, daß das Herz schlecht aufgeschnitten worden war.

»Das Zeichen des Zorro.« Pearson grinste. »Sieht aus, als hätte er damit ein Duell veranstaltet. Wo ist Seddons übrigens?«

»Ich glaube, in der Chirurgie. Dort wird eine Operation vorgenommen, die er mit ansehen wollte.«

»Sagen Sie ihm, solange er der Pathologie zugeteilt ist, erwarte ich, daß er an allen Kolloquien teilnimmt. Also weiter.«

McNeil balancierte eine Notiztafel auf seinen Knien und war bereit, zu schreiben. Pearson diktierte: »Herz zeigt eine leichte Verdickung und Schrumpfung der mitralen Klappe. Sehen Sie es hier?« Er hob das Organ hoch.

McNeil beugte sich vor. »Ja, ich sehe es«, bestätigte er.

Pearson fuhr fort: »Die Klappenbänder sind verklebt, verkürzt und verdickt.« Beiläufig fügte er hinzu: »Sieht nach einem alten Gelenkrheuma aus. Das war allerdings nicht die Todesursache.«

Er schnitt ein kleines Stück des Gewebes ab und legte es in ein mit einem Schild versehenes Gefäß von der Größe eines Tintenglases. Es sollte später mikroskopisch untersucht werden. Dann schob er mit der Mühelosigkeit langer Übung das übrige Herz genau in ein Loch weiter unten am Tisch. Darunter stand ein Metallkübel. Nach dem Kolloquium wurde er geleert und gesäubert und sein Inhalt in einem Spezialofen zu feiner Asche verbrannt.

Nun nahm Pearson die Lungen. Er öffnete den ersten Lungenflügel wie zwei Seiten eines großen Buches und diktierte McNeil: »Lunge zeigt zahlreiche metastatische Knötchen.« Wieder hielt er das Gewebe hoch, so daß der Assistenzarzt es sehen konnte.

Er hatte sich dem zweiten Lungenflügel zugewandt, als sich hinter ihm eine Tür öffnete.

»Sehr beschäftigt, Dr. Pearson?«

Pearson drehte sich gereizt um. Es war die Stimme von Carl Bannister, dem ersten Laboranten der pathologischen Abteilung. Bannister hatte den Kopf vorsichtig durch die Tür geschoben. Hinter ihm im Gang stand noch jemand.

»Natürlich bin ich beschäftigt. Was wollen Sie?« Es war der Ton, halb drohend, halb vertraulich, den Pearson Bannister gegenüber gewohnheitsmäßig anschlug. Im Laufe der Jahre hatten sich beide daran gewöhnt. Jede etwas freundlichere Note hätte sie wahrscheinlich beide verwirrt.
Bannister blieb ungerührt. Er winkte mit dem Finger nach hinten. »Kommen Sie.« Dann sagte er zu Pearson: »Das ist John Alexander. Sie erinnern sich, der neue Laborant, den Sie in der vorigen Woche angestellt haben. Er beginnt heute mit der Arbeit.«
»Ah ja. Ich vergaß, daß es heute war. Kommen Sie 'rein.« Pearsons Ton war freundlicher als gegenüber Bannister. McNeil dachte, vielleicht will er den Neuen nicht schon am ersten Tag vergraulen.
McNeil musterte den Eintretenden neugierig. Zweiundzwanzig, dachte er. Später erfuhr er, daß er genau richtig geschätzt hatte. Es war ihm bereits bekannt, daß Alexander unmittelbar von einer Fachschule kam, an der er ein Examen als medizinischer Laborant abgelegt hatte. Nun, sie konnten hier so jemand brauchen. Bannister war zweifellos kein Louis Pasteur.
McNeil sah den ersten Laboranten an. Wie üblich kam ihm Bannister wie eine Art Volksausgabe Pearsons vor. Seine untersetzte, füllige Gestalt wurde von einem fleckigen Laborkittel zum Teil verhüllt. Er hatte den Mantel nicht zugeknöpft, sein Anzug darunter war abgetragen und ungebügelt. Bannister war fast kahl, und die wenigen Haare, die er noch besaß, sahen aus, als würden sie nie gepflegt.
Bannisters Lebensgeschichte war McNeil zum Teil bekannt. Er war ein oder zwei Jahre nach Pearson an das Three Counties Hospital gekommen. Er hatte die Oberschule besucht, und Pearson hatte ihn als Mädchen für alles angestellt — um die Bestände zu verwalten, für Botengänge, um die Instrumente zu reinigen. Im Laufe der Jahre hatte Bannister nach und nach in dem Labor eine ganze Menge praktischer Kenntnisse gesammelt und war mehr und mehr Pearsons rechte Hand geworden.
Offiziell arbeitete Bannister in der Serologie und der Biochemie. Aber er war so lange in der Abteilung, daß er als Techniker auch in den anderen Abteilungen des Labors aushelfen konnte und tat es häufig. Deshalb hatte Pearson ihm einen ganzen Teil der Verwaltung des Labors aufgeladen und ihn praktisch zum Vorgesetzten aller Laboranten in der Pathologie gemacht.
McNeil hielt es für wahrscheinlich, daß Bannister in seiner besten Zeit ein guter Laborant gewesen war und es bei einer besseren Ausbildung hätte weiterbringen können. Wie die Dinge aber lagen, hielt er Bannister für einen erfahrenen Praktiker mit geringen theoretischen Kennt-

nissen. Aus eigener Beobachtung wußte der Assistenzarzt, daß ein großer Teil von Bannisters Arbeiten im Labor vorwiegend auf mechanischer Übung statt auf bewußter Überlegung beruhten. Er konnte zwar serologische und chemische Untersuchungen durchführen, ohne aber die dahinterstehenden wissenschaftlichen Zusammenhänge wirklich zu verstehen. McNeil hatte oft gedacht, daß sich das eines Tages als gefährlich auswirken könne.

Alexander war natürlich ein anderer Fall. Er besaß die Ausbildung der meisten Laboranten heutzutage, mit drei Studienjahren auf dem College, das letzte in einer anerkannten Schule für medizinische Technologen. Der Ausdruck Technologe war manchmal für Leute wie Bannister ein wunder Punkt, die nur die Bezeichnung Techniker anerkannten.

Pearson deutete mit seiner Zigarre auf den freien Hocker neben dem Tisch. »Setzen Sie sich, John.«

»Danke, Doktor«, antwortete Alexander höflich. In seinem fleckenlosen Labormantel, dem frisch geschnittenen Haar, der gebügelten Hose und den geputzten Schuhen bildete er sowohl zu Pearson als auch zu Bannister einen auffälligen Gegensatz.

»Glauben Sie, daß es Ihnen bei uns gefallen wird?« Pearson sah auf die Lunge hinunter, die er immer noch in den Händen hielt, und fuhr mit seiner Untersuchung fort, während er sprach.

»Davon bin ich überzeugt, Doktor.«

Netter Junge, dachte McNeil, seine Antwort klingt aufrichtig.

»Nun, John«, sagte Pearson, »Sie werden feststellen, daß wir bestimmte Arbeitsmethoden haben. Sie mögen nicht immer dem entsprechen, was Sie gelernt haben, aber wir finden, daß sie sich für uns gut eignen.«

»Ich verstehe, Doktor.«

Wirklich, mein Junge, dachte McNeil, verstehst du, was der alte Mann dir damit tatsächlich sagt? Daß er hier keine Veränderungen wünscht und kein Experimentieren mit Ideen, die du in der Schule vielleicht aufgegabelt hast? Daß hier in der Abteilung nichts Neues, aber auch nichts — so geringfügig es immer sei — ohne seine ausdrückliche Zustimmung eingeführt wird?

»Manche Leute werden behaupten, wir hier seien altmodisch«, fuhr Pearson fort. Er war auf seine Weise durchaus freundlich. »Aber wir glauben an erprobte und bewährte Methoden, wie Carl?«

Bannister gab schnell die gewünschte Zustimmung. »Das stimmt, Doktor.«

Pearson war jetzt mit der Lunge fertig und griff wieder in den Eimer — irgendwie war es, als zöge er ein Los bei einer Lotterie — und faßte den Magen. Er grunzte und hielt dann einen geöffneten Teil McNeil hin. »Haben Sie das gesehen?«

Der Assistenzarzt nickte. »Ja, ich sah es. Wir haben es im Protokoll angeführt.«
»Gut, gut.« Pearson deutete auf die Notiztafel und diktierte: »Peptisches Ulcus unmittelbar unter dem pylorischen Ring am Zwölffingerdarm.«
Alexander hatte sich leicht vorgebeugt, um besser zu sehen. Pearson bemerkte seine Bewegung und schob ihm das Organ hin. »Interessieren Sie sich für Sektionen, John?«
Respektvoll antwortete Alexander: »Ich habe mich immer für Anatomie interessiert, Doktor.«
»Ebensosehr wie für die Laborarbeit, wie?«
McNeil spürte, daß Pearson angenehm berührt war. Pathologische Anatomie war die große Leidenschaft des alten Mannes.
»Ja, Sir.«
»Nun, dies sind die Organe einer fünfundfünfzigjährigen Frau.« Pearson blätterte in der Krankengeschichte vor sich. Alexander zeigte gespannte Aufmerksamkeit. »Dieser Fall hatte eine interessante Vorgeschichte. Die Patientin war Witwe. Die unmittelbare Todesursache war ein Brustkrebs. Zwei Jahre vor ihrem Tod erkannten ihre Kinder, daß sie krank war, konnten sie aber nicht überreden, zum Arzt zu gehen. Anscheinend hatte sie ein Vorurteil gegen Ärzte.«
»Das soll es geben«, meinte Bannister. Er stieß ein gequetschtes, hohes Kichern aus, das verstummte, als er Pearsons Blick bemerkte.
»Sparen Sie sich Ihre albernen Bemerkungen, während ich John etwas erkläre. Ihnen könnte es auch nichts schaden.« Jeden außer Bannister hätte Pearsons Zurechtweisung vernichtet. Aber der erste Laborant grinste nur.
»Was geschah dann, Doktor?« fragte Alexander.
»Hier steht: ›Tochter erklärt, daß die Angehörigen in den letzten zwei Jahren im Bereich der linken Brust ihrer Mutter Absonderungen bemerkten. Vierzehn Monate vor der Aufnahme ins Krankenhaus bemerkten sie Blutungen an der gleichen Stelle. Sonst schien sie bei guter Gesundheit.‹«
Pearson blätterte die Seite um. »Dem Anschein nach ging die Frau zu einem Heilkundigen.« Er knurrte grimmig. »Offenbar war ihr Glaube aber nicht fest genug, denn später brachten die Kinder sie zu uns.«
»Inzwischen war es vermutlich zu spät?«
Das ist nicht nur Höflichkeit, dachte McNeil. Dieser Alexander ist ernsthaft interessiert.
»Ja«, antwortete Pearson. »Aber wenn die Frau frühzeitig zu einem Arzt gegangen wäre, hätte eine radikale Mastectomie vorgenommen werden können — so bezeichnet man eine Entfernung der Brust.«

»Ja, Sir, ich weiß.«
»In diesem Falle könnte sie noch leben.« Pearson warf den Magen genau durch das Loch.
Eine Frage beschäftigte Alexander noch. »Sagten Sie nicht gerade, daß sie ein Magengeschwür hatte?«
Das war gut, dachte McNeil. Pearson reagierte anscheinend ebenso, denn er wandte sich Bannister zu. »Da haben Sie es, Carl. Hier ist ein Junge, der seine Ohren aufmacht. Wenn Sie sich nicht dranhalten, wird er Ihnen bald etwas beibringen.«
Bannister grinste, aber, wie McNeil schien, etwas mürrisch. Pearsons Worte konnten sich als peinlich wahr erweisen. »Nun, John« — Pearson zeigte sich ungewöhnlich gesprächig —, »mag sein, daß sie Beschwerden hatte. Vielleicht aber auch nicht.«
»Sie meinen, sie hatte es vielleicht nie bemerkt?«
McNeil hielt es für an der Zeit, selbst etwas zu sagen.
»Es ist überraschend«, erklärte er Alexander, »was Leuten alles fehlt, unabhängig von dem, woran sie sterben. Dinge, von denen sie nie etwas erfahren. Sie werden das hier häufig beobachten können.«
»Das stimmt.« Pearson nickte zustimmend. »Wissen Sie, John, das Bemerkenswerte an unserem Organismus ist nicht das, was ihn tötet, sondern das, was an ihm in Unordnung und krank sein kann, und womit wir trotzdem leben.« Er schwieg und wechselte dann unvermittelt das Thema. »Sind Sie verheiratet?«
»Ja, Sir.«
»Ist Ihre Frau hier bei Ihnen?«
»Noch nicht. Sie kommt nächste Woche. Ich hielt es für richtig, erst eine Wohnung für uns zu finden.«
McNeil erinnerte sich, daß Alexander einer der auswärtigen Bewerber um die Stellung am Three Counties Hospital gewesen war. Er glaubte sich zu erinnern, daß er aus Chikago kam.
Alexander zögerte, ehe er hinzufügte: »Ich hätte Sie gern etwas gefragt, Dr. Pearson.«
»Und zwar?« Der alte Mann fragte in zurückhaltendem Ton.
»Meine Frau erwartet ein Baby, Doktor. Und da wir in eine uns fremde Stadt kommen, kennen wir hier niemand.« Alexander machte eine Pause. »Uns bedeutet dieses Kind sehr viel. Wir haben unser erstes verloren, verstehen Sie. Einen Monat nach seiner Geburt.«
»Ich verstehe.« Pearson hatte seine Arbeit unterbrochen und musterte ihn aufmerksam.
»Ich wollte Sie fragen, Doktor, ob Sie uns einen Geburtshelfer empfehlen können, den meine Frau aufsuchen soll.«
»Das ist einfach.« Pearson klang erleichtert. Offensichtlich hatte er sich

gefragt, was kommen würde. »Doktor Dornberger ist ein sehr guter Arzt. Er hält auch hier Sprechstunde ab. Soll ich ihn anrufen?«
»Wenn es Ihnen keine großen Umstände macht.«
Pearson winkte Bannister. »Stellen Sie fest, ob er da ist.«
Bannister nahm den Hörer von dem Telefon hinter ihnen ab und verlangte die Verbindung. Nach einer Pause sagte er: »Er ist da«, und reichte Pearson den Hörer.
Beide Hände in nassen Handschuhen winkte der alte Mann ärgerlich mit dem Kopf. »Halten Sie ihn mir doch.«
Bannister trat näher und drückte die Hörmuschel gegen Pearsons Ohr.
»Bist du da, Charlie?« dröhnte der Pathologe in das Telefon. »Ich habe eine Patientin für dich.«
In seinem Sprechzimmer, drei Stockwerke höher, lächelte Dr. Charles Dornberger und hielt das Telefon etwas von seinem Ohr ab. Er fragte: »Was kann ein Geburtshelfer schon für deine Patienten tun?« Gleichzeitig ging ihm durch den Kopf, daß ihm dieser Anruf gelegen kam. Seit der Zusammenkunft, die O'Donnell gestern einberufen hatte, dachte Charles Dornberger darüber nach, wie er Joe Pearson den Vorschlag am besten unterbreiten könne. Nun schien sich von selbst eine günstige Gelegenheit zu bieten.
Unten in der Pathologie manövrierte Pearson die Zigarre in einen Mundwinkel. Er unterhielt sich gern mit Dornberger.
»Es ist kein toter Patient, alter Esel, es ist ein lebendiger. Die Frau eines meiner Laboranten — Mrs. John Alexander. Sie sind noch fremd in Burlington und kennen hier niemand.«
Als Pearson den Namen nannte, öffnete Dornberger eine Schublade mit einer Kartei und zog eine Karte heraus.
»Einen Moment.« Er klemmte den Hörer zwischen Ohr und Schulter und schrieb in seiner feinen Schrift mit der Rechten, während er mit der Linken die Karte hielt: »Alexander, Mrs. John.« Es war typisch für Dornbergers methodische Organisation seiner Praxis, daß dies seine erste Handlung war. Nun sagte er: »Ich werde gern helfen, Joe. Willst du sie veranlassen, daß sie mich anruft, um einen Termin zu vereinbaren?«
»Sehr gut. Irgendwann nächste Woche. Vorher kommt Mrs. Alexander nicht hierher.« Er grinste Alexander an und fügte, immer noch fast schreiend, hinzu: »Und wenn sie Zwillinge wollen, Charlie, dann sorge gefälligst dafür, daß sie die kriegen.«
Pearson lauschte auf Dornbergers Antwort und kicherte. Dann kam ihm noch ein Gedanke. »Und, he, noch was! Keine deiner phantastischen Honorarforderungen. Ich will nicht, daß der Junge von mir Gehaltserhöhung verlangt, damit er deine Rechnung bezahlen kann.«

Dornberger lächelte. Er antwortete: »Keine Sorge.« Auf der Karte vermerkte er »Angestellter des Krankenhauses«. Das war für ihn ein Zeichen, diesem Patienten keine Rechnung zu schicken. In das Telefon sagte er: »Ich möchte dich noch wegen etwas anderem sprechen, Joe. Wann paßt es dir? Ich komme dann zu dir hinunter.«
»Heute geht es nicht mehr«, sagte Pearson. »Ich habe den ganzen Tag zu tun. Wie ist es morgen?«
Dornberger überprüfte seinen eigenen Terminkalender. »Morgen bin ich selbst den ganzen Tag besetzt. Sagen wir übermorgen. Wie ist es um zehn Uhr vormittags? Ich komme in dein Arbeitszimmer.«
»Läßt sich machen, falls du es mir nicht jetzt am Telefon sagen willst.« Pearsons Stimme klang neugierig.
»Nein, Joe«, antwortete Dornberger, »ich komme damit lieber zu dir.«
In der Pathologie antwortete Pearson: »Schön, Charlie, bis dahin denn.«
Ungeduldig winkte er den Hörer fort, und Bannister legte ihn auf die Gabel zurück.
Zu Alexander sagte Pearson: »Alles geregelt. Ihre Frau kommt hier in das Krankenhaus, wenn es soweit ist. Als Angestellter erhalten Sie eine Ermäßigung von zwanzig Prozent.«
Alexander strahlte. McNeil dachte, ja, nur zu, freu dich, mein Junge. Der alte Mann hat gerade seine glückliche Stunde. Aber laß dich nicht täuschen. Es kommen auch noch andere. An denen wirst du keinen Spaß haben.

»Nur einen Augenblick, bitte.« Dornberger lächelte der Lernschwester zu, die in sein Sprechzimmer gekommen war, während er mit Pearson sprach. Er deutete auf den Sessel neben seinem Schreibtisch.
»Danke, Doktor.« Vivian Loburton brachte ein Krankenblatt, um das Dornberger gebeten hatte. Im allgemeinen wurde den Ärzten dieser Dienst nicht erwiesen. Sie mußten selbst zu den Stationen kommen und die Krankengeschichten dort einsehen. Aber Dornberger war bei den Schwestern beliebt; sie erwiesen ihm immer kleine Gefälligkeiten. Und als er ein paar Minuten vorher angerufen hatte, schickte die Stationsschwester Vivian sofort zu ihm.
»Wenn es geht, tue ich immer gern nur eines zur gleichen Zeit.« Dornberger notierte jetzt mit einem Bleistift auf der Karte die wenigen Fakten, die Joe Pearson ihm mitgeteilt hatte. Später, wenn er von der Patientin mehr erfuhr, würde er diese Notizen ausradieren und die Karte mit Tinte ausfüllen. Immer noch schreibend fragte er das Mädchen: »Sie sind neu bei uns, wie?«
»Ziemlich neu, Doktor«, antwortete Vivian. »Ich bin seit vier Monaten in der Schwesternschule.«

Er bemerkte, daß sie eine sanfte, zwitschernde Stimme hatte. Hübsch war sie auch. Er fragte sich, ob schon einer der Praktikanten oder der Assistenzärzte mit ihr angebandelt habe. Oder sollten sich diese Dinge seit seinen eigenen Studienjahren geändert haben? Gelegentlich kam ihm der Verdacht, daß Praktikanten und Assistenten heutzutage zurückhaltender als früher waren. Bedauerlich. Falls es zutraf, ließen sie sich eine Menge entgehen. Laut sagte er: »Das war Dr. Pearson, unser Pathologe. Haben Sie ihn schon kennengelernt?«
»Ja«, sagte Vivian. »Mein Kurs wohnte einer Obduktion bei.«
»O je, wie...« Er wollte sagen »gefiel«, aber änderte es in: »Wie fanden Sie es?«
Vivian überlegte. »Zunächst war es ein ziemlicher Schock, aber nachher machte es mir nicht so sehr viel aus.«
Er nickte verständnisvoll. Er war mit Schreiben fertig und steckte die Karte fort. Der heutige Tag war ruhiger als üblich gewesen. Er hatte es gern, wenn er eine Arbeit beenden konnte, ehe er sich der nächsten zuwandte. Er streckte die Hand nach der Krankengeschichte aus. »Danke«, und fügte hinzu: »Ich brauche die Papiere nur einen Augenblick, falls Sie warten wollen.«
»Gern, Doktor.« Vivian war es sehr willkommen, daß sie ein paar Minuten länger Ruhe von dem Betrieb auf der Station fand. Sie lehnte sich in dem Sessel zurück. Hier in diesem Zimmer mit der Klimaanlage war es kühl. Im Schwesternheim kannten sie diesen Luxus nicht.
Vivian beobachtete Dr. Dornberger, während er das Krankenblatt studierte. Er ist wahrscheinlich im gleichen Alter wie Dr. Pearson, dachte sie, aber er sieht doch ganz anders aus. Während der Pathologe ein rundes Gesicht mit einem kräftigen Kinn besaß, war Dr. Dornberger hager und eckig. Auch auf andere Weise stand seine Erscheinung mit der Mähne sorgfältig gekämmten und gescheitelten weißen Haares im Gegensatz zu Dr. Pearson. Sie bemerkte, daß seine Hände gepflegt, seine weiße Krankenhausjacke gut gebügelt und fleckenlos war.
Dornberger reichte ihr das Krankenblatt zurück. »Danke«, sagte er. »Es ist sehr freundlich, daß Sie es mir brachten.«
Er hat ein gewisses Etwas, dachte Vivian. Sie hatte gehört, daß er bei seinen Patienten sehr beliebt sei. Das wunderte sie nicht.
»Ich nehme an, wir werden uns wieder einmal sehen.« Dornberger war aufgestanden und brachte sie zur Tür. »Viel Glück bei Ihrem Studium.«
Sie ging hinaus und hinterließ einen leichten Duft, wie Dornberger schien. Nicht zum erstenmal veranlaßte ihn eine Begegnung mit einem jungen Mädchen, über sich nachzudenken. Er kehrte zu seinem Drehstuhl zurück und ließ sich nachdenklich hineinsinken. Fast geistesabwesend zog er seine Pfeife heraus und begann sie zu stopfen.

Seit fast zweiunddreißig Jahren war er jetzt Arzt. In ein oder zwei Wochen würde er sein dreiunddreißigstes beginnen. Es waren ausgefüllte Jahre gewesen, und befriedigende. Finanziell kannte er keine Sorgen. Seine vier eigenen Kinder waren verheiratet, und er und seine Frau konnten bequem von den Einkünften aus seinen wohlüberlegten Anlagen leben. Aber konnte er sich schon zufriedengeben? Sich zur Ruhe setzen und verbauern? Da lag der Haken.
In all seinen Jahren als Arzt war es Charles Dornbergers Stolz gewesen, seine Kenntnisse auf dem neuesten Stand zu halten. Er hatte sich schon vor langer Zeit fest vorgenommen, sich von keinem jungen Neuling weder in der Technik noch im Wissen übertreffen zu lassen. Die Folge war, daß er eifrig gelesen hatte und es immer noch tat. Er war auf viele medizinische Zeitschriften abonniert, die er gründlich studierte und für die er selbst manchmal Beiträge schrieb. Er war ein regelmäßiger Teilnehmer an medizinischen Tagungen und verfolgte gewissenhaft die meisten Fachkongresse. Schon früh in seiner Laufbahn, lange ehe die gegenwärtigen Spezialgebiete in der Medizin voneinander abgegrenzt worden waren, sah er die Notwendigkeit der Spezialisierung voraus. Er hatte sich für Geburtshilfe und Gynäkologie entschieden, eine Wahl, die er nie bedauerte und von der er oft empfand, daß sie dazu beigetragen habe, ihn jung und seinen Verstand aufnahmefähig zu erhalten.
Aus diesem Grunde war Dornberger in der Mitte der dreißiger Jahre, als in Amerika die Spezialistenverbände gegründet wurden, bereits als Facharzt für sein Arbeitsgebiet anerkannt und wurde infolgedessen unter der sogenannten »Großvaterklausel« ohne Prüfung in den Fachverband aufgenommen. Darauf war er immer ehrlich stolz. Wenn es eine Wirkung auf ihn gehabt hatte, dann nur die, daß er sich noch gründlicher bemühte, mit den jüngsten Entwicklungen Schritt zu halten.
Und dennoch hatte er nie eine Abneigung gegen jüngere Männer empfunden. Wenn er der Ansicht war, sie seien gut und gewissenhaft, hatte er alles getan, um ihnen zu helfen und zu raten. Er bewunderte und respektierte O'Donnell. Er hielt die Berufung des jungen Chefs der Chirurgie für eines der besten Dinge, die dem Three Counties Hospital je widerfahren waren. Mit den Veränderungen und Fortschritten, die O'Donnell in das Krankenhaus gebracht hatte, war auch seine eigene Arbeitsfreude gestiegen.
Er hatte viele Freunde gefunden, einige unter seinen unmittelbaren Kollegen, andere an den unwahrscheinlichsten Stellen. Joe Pearson konnte einer der Unwahrscheinlichen genannt werden. Beruflich gesehen, betrachteten die beiden Männer vieles von ganz verschiedenen Standpunkten. Dornberger wußte beispielsweise, daß Joe in der letzten

Zeit nicht viel las. Er hatte den Verdacht, daß der alte Pathologe auf ein paar Wissensgebieten zurückgeblieben war, und in der Leitung seiner Abteilung stand manches problematisch, wie sich auf der gestrigen Besprechung gezeigt hatte. Und trotzdem, im Laufe der Jahre hatte sich zwischen den beiden Männern ein festes Band gebildet. Zu seiner Überraschung entdeckte er, daß er sich manchmal auf den Sitzungen des medizinischen Ausschusses auf Joe Pearsons Seite stellte und auch im privaten Gespräch den Pathologen gelegentlich verteidigte.
Dornbergers Bemerkungen auf der Sterblichkeitskonferenz vor zehn Tagen lagen auf dieser Linie. Er vermutete, daß andere die Verbindung zwischen ihm und Joe kannten. Was hatte Gil Bartlett gesagt? »Sie sind ja sein Freund. Und außerdem: die Geburtshelfer verfolgt er nicht mit seiner Blutrache.« Bis zu diesem Augenblick war ihm diese Bemerkung entfallen, aber jetzt erinnerte er sich an den erbitterten Ton und bedauerte ihn. Bartlett war ein guter Arzt, und Dornberger nahm sich vor, bei der nächsten Begegnung besonders herzlich zu ihm zu sein.
Aber vor ihm lag immer noch sein eigenes Problem. Sich zurückziehen oder nicht? Und falls er sich zurückzog, wann? Erst kürzlich hatte er trotz der sorgfältigen Überwachung seines Gesundheitszustandes festgestellt, daß er leicht ermüdete. Und obwohl in seinem ganzen Leben Nachtbesuche eine Selbstverständlichkeit gewesen waren, schienen sie ihm seit kurzem schwerer zu fallen. Gestern hatte er beim Essen gehört, wie Kersh, der Dermatologe, zu einem neuen Praktikanten sagte: »Sie sollten sich auch auf die Haut spezialisieren, mein Sohn. Ich bin seit fünfzehn Jahren nachts nicht mehr aus dem Bett geholt worden.« Dornberger hatte mit den übrigen gelacht, aber insgeheim einen leichten Neid empfunden.
Von einem war er allerdings überzeugt: Er würde nicht weitermachen, sobald er feststellte, daß er nachließ. Im Augenblick war er so gut wie immer, das wußte er. Sein Kopf war klar, seine Hand sicher, die Augen scharf. Er beobachtete sich selbst immer sorgfältig, weil er wußte, daß er bei dem ersten Anzeichen eines Versagens nicht zögern würde; er würde seinen Schreibtisch ausräumen und gehen. Zu oft hatte er gesehen, wie andere versuchten, zu lange bei der Stange zu bleiben. Das würde er nie tun.
Aber im Augenblick? Nun, er würde alles drei Monate weiterlaufen lassen und dann wieder darüber nachdenken.
Inzwischen hatte er den Tabak fest in seine Pfeife gestopft und griff jetzt nach den Streichhölzern. Er war im Begriff, eines anzureißen, als das Telefon klingelte. Er legte Pfeife und Streichhölzer hin und antwortete: »Hier Dr. Dornberger.«
Es war eine seiner Patientinnen. Vor einer Stunde hatten die Wehen

bei ihr eingesetzt. Jetzt war die Fruchtblase geplatzt, und sie hatte Wasser verloren. Sie war eine junge Frau Anfang Zwanzig und bekam ihr erstes Kind. Sie klang atemlos, als ob sie nervös sei und ihre Unruhe zu unterdrücken versuche. Wie schon so viele Male gab Dornberger seine Anweisungen mit ruhiger Stimme. »Ist Ihr Mann im Hause?«
»Ja, Doktor.«
»Dann packen Sie Ihre Sachen zusammen, und lassen Sie sich von ihm ins Krankenhaus bringen. Ich komme zu Ihnen, sobald Sie hier sind.«
»Ja, Doktor.«
»Sagen Sie Ihrem Mann, er soll vorsichtig fahren und vor jedem roten Licht halten. Wir haben noch viel Zeit. Sie werden es sehen.«
Selbst durch das Telefon konnte er spüren, daß es ihm gelungen war, sie zu beruhigen. Das gehörte zu den Dingen, die er oft tat, und er betrachtete es ebensosehr als einen Teil seiner Aufgabe, wie jede medizinische Maßnahme. Aber er spürte, wie sich seine Sinne unwillkürlich schärften. Jeder neue Fall übte diese Wirkung auf ihn aus. Logischerweise, dachte er, hätte ich dieses Gefühl schon lange verlieren müssen. Wenn man in der Medizin über lange Erfahrung verfügte, wurde von einem erwartet, daß man abgehärtet, mechanisch und unsentimental war. Das hatte auf ihn allerdings nie zugetroffen — vielleicht deshalb, weil er immer noch das tat, was er am meisten liebte.
Er griff nach der Pfeife, ließ sie dann liegen und nahm das Telefon ab. Er mußte seiner Station mitteilen, daß sich eine neue Patientin auf dem Weg ins Krankenhaus befand.

VIII

»Ich bin nicht einmal überzeugt, daß der Kampf gegen die Kinderlähmung gut oder notwendig ist.«
Der Sprecher war Eustace Swayne, der Gründer eines Warenhauskonzerns, steinreicher Philanthrop und Mitglied des Verwaltungsausschusses des Three Counties Hospitals. Der Ort war die düstere, eichengetäfelte Bibliothek in Swaynes altem, aber imposantem Haus, das für sich abgesondert in einem fünfzig Morgen großen Park am östlichen Stadtrand Burlingtons stand.
»Aber, aber! Das können Sie nicht ernst meinen«, entgegnete Orden Brown leichthin. Der Vorsitzende des Krankenhausausschusses lächelte den beiden Frauen in dem Raum zu; seiner eigenen Frau Amelia und Swaynes Tochter Denise Quantz.
Kent O'Donnell nahm einen kleinen Schluck von dem Kognak, den der

lautlose Diener ihm gebracht hatte, und lehnte sich in dem tiefen Ledersessel zurück, in dem er Platz genommen hatte, als er nach dem Abendessen mit den anderen den Raum betrat. Ihm ging durch den Kopf, daß sie ein fast mittelalterliches Bild boten. Er sah sich in der gedämpft beleuchteten Bibliothek um, ließ seine Blicke über die Reihen ledergebundener Bücher schweifen, die sich bis unter die hohe, getäfelte Decke erstreckten, über die dunklen, schweren Eichenmöbel, über den großen, höhlenartigen Kamin, in dem Kloben für ein Feuer aufgeschichtet waren — sie brannten jetzt, an diesem warmen Juliabend, nicht, lagen aber bereit, jederzeit aufzuflammen, sobald ein Diener ein Streichholz daran hielt. O'Donnell gegenüber thronte Eustace Swayne wie ein König auf einem gradlehnigen, steifen, gepolsterten Lehnstuhl, während die anderen vier fast wie Höflinge einen Halbkreis vor dem alten Finanzhai bildeten.

»Das meine ich durchaus ernst.« Swayne stellte sein Kognakglas hin und beugte sich bei seinen nächsten Worten vor. »Ja, ich gebe zu, wenn man mir ein Kind mit geschienten Beinen zeigt, jammere ich wie alle anderen auch und greife nach meinem Scheckbuch. Aber ich spreche von dem großen Ganzen. Tatsache ist — und ich fordere jeden auf, mir zu widersprechen —, daß wir uns die größte Mühe geben, die menschliche Rasse zu verweichlichen.«

Das war ein bekanntes Argument. Höflich entgegnete O'Donnell: »Wollen Sie vorschlagen, daß wir die medizinische Forschung aufgeben, uns mit unseren gegenwärtigen medizinischen Kenntnissen und Techniken begnügen und nicht versuchen sollen, weitere Krankheiten zu besiegen?«

»Das könnte man gar nicht«, erwiderte Swayne. »Das können Sie so wenig, wie die Schweine von Gadara davon abzuhalten waren, sich von den Klippen zu stürzen.«

O'Donnell lachte. »Ich weiß nicht recht, ob mir dieses Bild gefällt. Aber wenn es so ist, wozu dann dagegen argumentieren?«

»Warum?« Swayne schlug mit der Faust auf die Armlehne seines Sessels. »Weil man immer noch etwas beklagen kann, selbst wenn man es auch mit aller Gewalt nicht ändern kann.«

»Ich verstehe.« O'Donnell war sich nicht sicher, ob ihm diese Diskussion sehr zusagte und er sie weiterführen sollte. Außerdem mochte sie nicht dazu beitragen, sein oder Orden Browns Verhältnis zu Swayne zu verbessern, was doch der wirkliche Grund seines Hierseins war. Er sah die anderen im Zimmer an. Amelia Brown, die er bei seinen Besuchen in diesem Hause recht gut kennengelernt hatte, begegnete seinem Blick und lächelte. Als eine Frau, die am Leben ihres Mannes regen Anteil nahm, war sie über die Krankenhauspolitik gut informiert.

Swaynes verheiratete Tochter, Denise Quantz, hatte sich vorgebeugt und hörte gespannt zu.

Bei dem Essen hatte O'Donnell sich verschiedentlich dabei ertappt, daß seine Blicke fast gegen seinen Willen auf Mrs. Quantz gerichtet waren. Es fiel ihm schwer zu glauben, daß sie die Tochter des schroffen, harten Mannes war, der am Kopfende des Tisches saß. Mit achtundsiebzig zeigte Eustace Swayne immer noch viel von der Zähigkeit, die er im Mahlstrom des Wettbewerbs zwischen den großen Einzelhandelsunternehmen erworben hatte. Manchmal nutzte er den Vorteil seines Alters aus, um seinen Gästen spitzige Bemerkungen hinzuwerfen, obwohl O'Donnell den Verdacht hegte, daß ihr Gastgeber in den meisten Fällen damit eine Diskussion herausfordern wollte. O'Donnell überraschte sich bei dem Gedanken, der alte Mann liebe immer noch den Kampf, selbst wenn er nur mit Worten geführt wird. Ebenso spürte er jetzt instinktiv, daß Swayne seine Ansichten über die Medizin bewußt überspitzt formulierte, wenn im Augenblick vielleicht auch nur, um hart und unabhängig zu erscheinen. Während O'Donnell den alten Mann beobachtete, kam er auf die Vermutung, daß Gicht und Rheumatismus dabei eine Rolle spielen mochten.

Im Gegensatz zu ihrem Vater gab sich Denise Quantz sanft und freundlich. Sie hatte die Gabe, den Bemerkungen ihres Vaters die Schärfe zu nehmen, indem sie ein oder zwei Worte zu dem, was er sagte, hinzufügte. Sie ist zweifellos schön, dachte O'Donnell, sie hat die seltene reife Anmut, die Frauen um vierzig manchmal besitzen. Er erriet, daß sie bei Eustace Swayne zu Besuch war und recht häufig nach Burlington kam, wahrscheinlich um über ihren Vater zu wachen. Er wußte, daß Swaynes Frau vor vielen Jahren gestorben war. Aus der Unterhaltung wurde allerdings erkennbar, daß Denise Quantz meistens in New York lebte. Ein paarmal wurden Kinder erwähnt, aber mit keinem Wort ihr Mann. Er gewann den Eindruck, daß sie entweder von ihm getrennt lebte oder geschieden war. O'Donnell überraschte sich dabei, daß er Denise Quantz mit Lucy Grainger verglich. Zwischen diesen beiden Frauen liegt eine Welt, dachte er. Lucy Grainger, die in ihrem Beruf aufging, ihr medizinisches Fachgebiet beherrschte und sich im Krankenhaus sicher bewegte, die in der Lage war, ihm auf dem ihnen beiden vertrauten Gebiet gegenüberzutreten. Und dagegen Denise Quantz, eine Frau, die Zeit hatte und unabhängig war, die zweifellos in der Gesellschaft eine Rolle spielte und die dennoch – so empfand er – ein Mensch war, der ein Heim mit Wärme und Heiterkeit erfüllen konnte. O'Donnell fragte sich, welche Art Frau für einen Mann besser sei: eine, die seiner Arbeit nahestand, oder eine andere unabhängige und gelöste, mit Interessen, die über seinen Alltag hinausgingen.

Seine Gedanken wurden von Denise unterbrochen. Zu ihm vorgebeugt sagte sie: »Sie werden es doch sicher nicht so schnell aufgeben, Dr. O'Donnell. Bitte lassen Sie das meinem Vater nicht durchgehen.«

Der alte Mann grollte: »Da gibt es nichts durchgehen zu lassen. Die Situation ist völlig klar. Jahrhundertelang hielt die Natur die Bevölkerung im Gleichgewicht. Wenn die Geburtsraten zu schnell anstiegen, sorgten Hungersnöte für den Ausgleich.«

Orden Brown warf ein: »Aber zum Teil wirkten dabei politische Gründe mit. Es war nicht immer nur die Natur.«

»Das will ich Ihnen in manchen Fällen zugestehen«, erwiderte Eustace Swayne mit einer lebhaften Handbewegung. »Aber die Ausmerzung der Schwachen hat nichts mit Politik zu tun.«

»Meinen Sie die Schwachen oder die Unglücklichen?« fragte O'Donnell. Schön, dachte er dabei, wenn Sie Gegenargumente hören wollen, sollen Sie sie haben.

»Ich meine, was ich sage – die Schwachen.« Die Stimme des alten Mannes hatte einen schärferen Ton, aber O'Donnell spürte, daß er an der Auseinandersetzung Vergnügen empfand. »Wenn die Pest oder eine Seuche auftrat, waren es die Schwachen, die zugrunde gingen, und die Starken überlebten. Andere Krankheiten bewirkten das gleiche. Es wurde eine Norm aufrechterhalten – die Norm der Natur. Und deshalb waren es die Starken, die stets überlebten. Sie waren es, die die nächste Generation zeugten.«

»Glauben Sie wirklich, Eustace, daß die Menschheit heute so degeneriert ist?« Amelia Brown stellte diese Frage, und O'Donnell sah, daß sie lächelte. Sie weiß, daß Swayne diesen Wortstreit genießt, dachte er.

»Wir nähern uns der Degeneration«, antwortete der alte Mann, »zumindest in der westlichen Welt. Wir erhalten die Krüppel, die Schwächlinge, die von Krankheit Geschlagenen. Wir bürden der Gesellschaft Lasten auf, nichtproduzierende Geschöpfe – die Unfähigen, die nicht in der Lage sind, zum Allgemeinwohl beizutragen. Sagen Sie mir doch, welchem Zweck ein Sanatorium oder ein Heim für unheilbare Kranke dient? Ich sage Ihnen, die Medizin erhält heute Menschen, die man sterben lassen sollte. Aber wir helfen ihnen statt dessen weiterzuleben, lassen sie Nachkommen haben und sich vermehren und ihre Nutzlosigkeit an ihre Kinder und Kindeskinder weitergeben.«

O'Donnell hielt ihm vor: »Die Beziehungen zwischen Krankheit und Vererbung sind bei weitem noch nicht geklärt.«

»Stärke liegt sowohl im Verstand als auch im Körper«, erwiderte Eustace Swayne heftig. »Erben Kinder nicht die geistigen Merkmale ihrer Eltern – samt ihren Schwächen?«

»Nicht immer.« Jetzt wurde die Diskussion zwischen dem alten Mann

und O'Donnell geführt. Die anderen lehnten sich zurück und hörten zu.
»Aber doch sehr häufig. Oder etwa nicht?«
O'Donnell lächelte. »Gewisse Anzeichen sprechen dafür, ja.«
Swayne schnaufte verächtlich. »Das ist einer der Gründe, weshalb wir so viele Irrenhäuser haben. Und Patienten darin. Und Leute, die zum Psychiater laufen.«
»Der Grund dafür kann auch darin liegen, daß wir uns der geistigen Gesundheit bewußter geworden sind.«
Swayne imitierte ihn: »Der Grund kann auch darin liegen, daß wir mehr Menschen in die Welt setzen, die schwach sind. Schwach! Schwach! Schwach!«
Der alte Mann hatte die letzten Worte fast geschrien. Jetzt überkam ihn ein Hustenanfall. Es ist wohl besser, wenn ich vorsichtig bin, dachte O'Donnell, wahrscheinlich hat er einen hohen Blutdruck.
Eustace Swayne starrte ihn an, als ob er die Worte laut ausgesprochen hätte. Der alte Mann nahm ein Schlückchen von seinem Kognak. Dann sagte er fast boshaft: »Schonen Sie mich nicht, mein junger ärztlicher Freund. Ich werde mit allen Ihren Argumenten fertig, und noch mehr.«
O'Donnell entschloß sich, die Diskussion weiterzuführen, aber gemäßigter. Ruhig und gelassen entgegnete er: »Ich glaube, daß Sie eines übersehen, Mr. Swayne. Sie sagen, daß Krankheit und Gebrechen ausgleichende Kräfte der Natur sind. Aber viele dieser Leiden sind nicht durch die natürliche Entwicklung, durch die Natur über uns gekommen. Sie sind Ergebnisse der Umgebung des Menschen, der Bedingungen, die er geschaffen hat: schlechte Gesundheitspflege, mangelnde Hygiene, Elendsviertel, verpestete Luft. Das alles sind keine natürlichen Erscheinungen. Es sind Schöpfungen des Menschen.«
»Sie sind ein Teil der Entwicklung, und die Entwicklung ist ein Teil der Natur. Alles zusammen schafft den Ausgleichsprozeß.«
Bewundernd dachte O'Donnell, man kann den alten Burschen nicht leicht erschüttern. Aber er erkannte den schwachen Punkt in dessen Beweisführung. Er antwortete: »Wenn Sie recht haben, dann ist die Medizin auch ein Teil des Ausgleichsprozesses.«
Swayne schnappte zurück: »Wie wollen Sie das begründen?«
»Weil die Medizin ein Teil der Entwicklung ist.« Trotz seiner guten Vorsätze spürte O'Donnell seinen Ton schärfer werden. »Weil jede Veränderung in der Umgebung, die der Mensch herbeiführte, neue Probleme schuf, denen die Medizin gegenübertreten und die sie zu lösen versuchen muß. Wir lösen sie niemals vollständig. Die Medizin hinkt immer etwas hinterher. Und wenn wir ein Problem gelöst haben, ist inzwischen ein neues aufgetaucht.«

»Aber das sind Probleme der Medizin, nicht der Natur.« Swaynes Augen hatten einen bösartigen Schimmer angenommen. »Wenn man die Natur sich selbst überließe, würde sie ihre Probleme lösen, ehe sie entstehen. Durch die natürliche Auswahl der Stärksten.«
»Sie irren sich, und ich will Ihnen sagen, warum.« O'Donnell kümmerte sich nicht mehr um die Wirkung seiner Worte. Er empfand, daß hier ein Punkt lag, den er aussprechen mußte, für sich selbst sosehr wie für die anderen. »Die Medizin kennt nur ein wirkliches Problem. Es war immer das gleiche und wird immer das gleiche bleiben. Es ist das Problem des Überlebens des einzelnen Individuums.« Er machte eine Pause. »Und Überleben ist das älteste Naturgesetz.«
»Bravo!« Impulsiv klatschte Amelia Brown die Hände zusammen. Aber O'Donnell war noch nicht ganz zu Ende.
»Deshalb bekämpfen wir die Kinderlähmung, Mr. Swayne, und deshalb bekämpften wir die schwarze Pest und die Pocken und den Typhus und die Syphilis. Und deshalb bekämpfen wir immer noch den Krebs und die Tuberkulose und alles andere. Das ist der Grund, weshalb wir die Heime haben, von denen Sie sprachen – die Sanatorien, die Pflegestätten für Unheilbare. Das ist der Grund, warum wir Menschenleben erhalten – alle Menschenleben, die wir erhalten können, die der Schwachen so gut wie die der Starken. Weil hinter all dem ein Nenner steht: Überleben! Das ist das Gesetz der Medizin, das einzige, das sie überhaupt haben kann.«
Einen Augenblick erwartete er, Swayne würde wie zuvor zurückschlagen. Aber der alte Mann verharrte schweigend. Dann sah er zu seiner Tochter hinüber. »Gieße Dr. O'Donnell noch etwas Kognak ein, Denise.«
O'Donnell hielt ihr sein Glas hin, als sie mit der Karaffe vor ihn trat. Ihr Kleid rauschte leise, und als sie sich zu ihm beugte, nahm er den schwachen, anregenden Duft ihres Parfüms wahr. Einen Augenblick empfand er den absurden, jugendlichen Impuls, seine Hand auszustrecken und über ihr weiches, dunkles Haar zu streichen. Er unterdrückte ihn, und sie ging zu ihrem Vater hinüber.
Während sie das Glas des alten Mannes füllte, sagte sie: »Wenn du wirklich der Ansicht bist, die du gerade ausgesprochen hast, Vater, was hast du dann im Krankenhausausschuß zu suchen?«
Eustace Swayne lachte verhalten. »Hauptsächlich bin ich noch darin, weil Orden und ein paar andere hoffen, daß ich mein Testament nicht mehr ändere.« Er sah zu Orden Brown hinüber. »Sie rechnen auf jeden Fall damit, daß sie nicht mehr lange zu warten brauchen.«
»Sie tun Ihren Freunden unrecht, Eustace«, sagte Brown. Sein Ton wies die richtige Mischung von Scherz und Ernst auf.

»Und Sie sind ein Schwindler.« Der alte Mann war wieder in guter Stimmung. Er fuhr fort: »Du hast mich etwas gefragt, Denise. Nun, ich will dir antworten. Ich bin im Krankenhausausschuß, weil ich ein praktischer Mann bin. Die Welt ist so wie sie ist, und ich kann sie nicht ändern, obwohl ich sehe, was falsch daran ist. Aber was jemand wie ich tun kann ist, als ausgleichende Kraft wirken. Oh, ich weiß genau, wofür manche mich halten: Für einen Obstruktionisten.«

Orden Brown hielt ihm schnell entgegen: »Hat das jemals einer gesagt?«

»Das brauchen Sie nicht.« Swayne warf dem Ausschußvorsitzenden einen halb amüsierten, halb boshaften Blick zu. »Aber bei jeder Tätigkeit ist irgendwo eine Bremse erforderlich. Das bin ich gewesen — eine Bremse, eine stabilisierende Kraft. Und wenn ich nicht mehr da bin, werden Sie und Ihre Freunde vielleicht merken, daß Sie eine neue brauchen.«

»Sie reden Unsinn, Eustace, und Sie sind gegenüber Ihren eigenen Motiven ungerecht.« Orden Brown hatte sich offensichtlich entschlossen, ebenso offen zu sprechen. Er fuhr fort: »Sie haben in Burlington ebensoviel Gutes getan wie jeder andere, den ich kenne.«

Der alte Mann schien in seinem Sessel zusammenzusinken. Er murmelte: »Wer von uns kennt seine eigenen Motive wirklich?« Dann blickte er auf. »Ich nehme an, daß Sie von mir einen großen Beitrag für den neuen Erweiterungsbau erwarten.«

Orden Brown antwortete verbindlich: »Offen gesagt, hoffen wir, daß Sie es für richtig halten werden, Ihren im allgemeinen großzügigen Beitrag zu spenden.«

Leise sagte Eustace Swayne unerwartet: »Vermutlich dürften Sie eine Viertelmillion Dollar für angemessen halten.«

O'Donnell hörte, wie Orden Brown rasch einatmete. Eine derartige Spende war sehr freigebig, viel höher, als sie selbst in ihren optimistischsten Stunden erwartet hatten.

Brown erwiderte: »Ich kann mich nicht verstellen, Eustace. Ehrlich gesagt, ich bin überwältigt.«

»Dazu besteht kein Grund.« Der alte Mann machte eine Pause und drehte sein Glas am Stiel zwischen den Fingern. »Ich habe mich allerdings noch nicht entschlossen; ich erwäge es noch. In ein bis zwei Wochen werde ich es Ihnen mitteilen.« Unvermittelt wandte er sich an O'Donnell: »Spielen Sie Schach?«

O'Donnell schüttelte den Kopf. »Seit dem College nicht mehr.«

»Dr. Pearson und ich spielen oft zusammen Schach.« Er sah O'Donnell gerade an. »Sie kennen Joe Pearson natürlich.«

»Ja, sehr gut.«

»Ich kenne Dr. Pearson seit vielen Jahren«, sagte Swayne. »Im Three Counties Hospital und außerhalb.« Die Worte wurden langsam und überlegt ausgesprochen. Trugen sie einen warnenden Unterton? Es war schwer zu erkennen.
Swayne fuhr fort: »Meiner Meinung nach ist Dr. Pearson einer der qualifiziertesten Ärzte des Krankenhauses. Ich hoffe, daß er noch viele Jahre lang die Leitung seiner Abteilung beibehält. Ich achte seine Fähigkeiten und sein Urteil im höchsten Grad.«
Nun, das ist es, dachte O'Donnell. Jetzt liegt es offen und in klaren Worten vor. Ein Ultimatum an den Vorsitzenden des Krankenhausausschusses und an den Präsidenten des medizinischen Ausschusses. Eustace Swaynes Worte waren gleichbedeutend mit: Wenn Ihr meine Viertelmillion Dollar wollt — Hände weg von Joe Pearson!
Später fuhren Orden Brown, Amelia und O'Donnell gemeinsam auf dem Vordersitz von Browns Lincoln Cabriolet durch die Stadt zurück. Zunächst schwiegen sie. Dann sagte Amelia: »Glaubst du es wirklich? Eine Viertelmillion?«
Ihr Mann antwortete: »Es ist ihm zuzutrauen, daß er sie gibt, wenn er die Laune danach hat.«
O'Donnell fragte: »Haben Sie ihn verstanden?«
»Ja.« Browns Antwort kam ruhig und ohne Beschönigung und ohne, daß er versuchte, weiter über das Thema zu reden. O'Donnell dachte, dafür danke ich Ihnen. Er wußte, daß er sich mit diesem Problem herumschlagen mußte, nicht der Vorsitzende.
Vor dem Eingang seines Apartment-Hotels setzten sie ihn ab. Als Amelia ihm gute Nacht sagte, fügte sie noch hinzu: »Oh, übrigens, Kent, Denise lebt von ihrem Mann getrennt, ist aber nicht geschieden. Ich glaube, da liegen irgendwelche Schwierigkeiten, obwohl wir nie darüber gesprochen haben. Sie hat zwei Kinder auf der Oberschule. Und sie ist neununddreißig Jahre alt.«
»Warum erzählst du ihm das alles?« fragte Orden Brown.
Amelia lächelte. »Weil er es wissen möchte.« Sie legte ihre Hand auf den Arm ihres Mannes. »Aus dir könnte man nie eine Frau machen, mein Lieber. Nicht mal durch eine Operation.«
Während O'Donnell dem Lincoln nachblickte, fragte er sich, wieso sie das wissen konnte. Vielleicht hatte sie gehört, wie er sich von Denise Quantz verabschiedete. Höflich hatte er gesagt, er hoffe, sie wiederzusehen, und sie hatte geantwortet: »Ich lebe mit meinen Kindern in New York. Warum besuchen Sie mich nicht, wenn Sie das nächste Mal dort sind?« Jetzt fragte sich O'Donnell, ob er nicht doch an dem Chirurgenkongreß in New York teilnehmen solle, obwohl er sich in der vergangenen Woche entschlossen hatte, nicht hinzufahren. Plötzlich

wandten sich seine Gedanken Lucy Grainger zu, und völlig widersinnig hatte er einen Augenblick das Gefühl, ihr gegenüber treulos zu sein. Während er über den Bürgersteig zum Hauseingang ging, wurde er durch eine Stimme aus seinen Gedanken aufgeschreckt: »Guten Abend, Dr. O'Donnell.«
Er drehte sich um und erkannte einen der chirurgischen Assistenzärzte: Seddons. Er hatte ein hübsches, dunkelhaariges Mädchen bei sich, dessen Gesicht ihm bekannt vorkam. Wahrscheinlich eine der Lernschwestern, dachte O'Donnell. Sie schien in dem Alter zu sein. Er lächelte beiden zu und antwortete: »Guten Abend.« Dann öffnete er mit dem Schlüssel die Glastür und ging durch die Halle zum Fahrstuhl.
»Er sieht aus, als ob er Sorgen habe«, meinte Vivian.
Seddons antwortete unbekümmert: »Das bezweifle ich, mein kluges Kind. Wenn man es so weit gebracht hat wie er, hat man die meisten Sorgen hinter sich.«
Das Theater war zu Ende, und sie befanden sich auf dem Rückweg zum Three Counties Hospital. Es war eine hübsche Aufführung gewesen, ein freimütiges, ausgelassenes Musical, in dem sie viel gelacht und sich an den Händen gehalten hatten.
Ein paarmal hatte Mike seinen Arm über die Rücklehne von Vivians Platz gelegt, ihn leicht auf ihren Nacken gesenkt und mit den Fingerspitzen ihre Schulter berührt. Mit keiner Bewegung hatte sie erkennen lassen, daß es ihr unangenehm war.
Während des Abendessens vor dem Theater hatten sie über sich selbst gesprochen. Vivian fragte Mike über seine Absichten aus, sich auf die Chirurgie zu spezialisieren, und er fragte sie, weshalb sie Krankenschwester werden wolle. »Ich weiß nicht, ob ich das erklären kann, Mike«, antwortete sie, »aber seit ich mich erinnern kann, interessiere ich mich für Krankenpflege, und ich will Schwester werden.« Sie erzählte ihm, daß ihre Eltern sich ihrer Absicht zunächst widersetzt, aber als sie dann erkannten, wie fest entschlossen sie war, nachgegeben hatten. »Ich glaube, der wirkliche Grund war, daß ich selbst etwas leisten wollte, und Krankenpflege zog mich am meisten an.«
»Und ist das noch so?« fragte Seddons.
»Aber ja«, antwortete sie. »Gewiß fragt man sich hin und wieder, manchmal, wenn man müde ist und wenn man das alles im Krankenhaus sieht und an zu Hause denkt, ob es sich wirklich lohnt, ob es nicht etwas Leichteres gibt. Doch das geht wohl jedem so. Trotzdem, meistens bin ich meiner Sache ganz sicher.« Sie lächelte und fügte hinzu: »Ich bin eine sehr entschlossene Person und habe mich wirklich entschlossen, Krankenschwester zu werden.«
Ja, dachte er, du weißt, was du willst, das glaube ich auch. Während sie

sich unterhielten und er Vivian verstohlen beobachtete, spürte er ihre innere Stärke, ihre Charakterfestigkeit unter der Oberfläche, die zunächst nur weibliche Sanftheit erkennen ließ. Wie schon vor ein oder zwei Tagen empfand Mike Seddons, daß sein Interesse für Vivian wuchs, aber wieder hielt er sich warnend vor: Keine Bindungen! Vergiß nicht: alles, was du fühlst, ist im Grunde biologisch bedingt.
Jetzt war es kurz vor Mitternacht, aber Vivian hatte sich verlängerten Ausgang geben lassen, und es bestand für sie kein Grund, sich zu beeilen. Manche der älteren Pflegerinnen, die ihre Ausbildung unter einem streng spartanischen Regiment erhalten hatten, waren der Meinung, den Lernschwestern würden heutzutage zu viele Freiheiten eingeräumt. Aber praktisch wurden sie selten mißbraucht.
Mike faßte sie am Arm. »Wollen wir durch den Park gehen?«
Vivian lachte. »Das ist ein alter Vorschlag, den ich schon oft gehört habe.« Sie widersetzte sich aber nicht, als er sie durch ein Tor in den Park führte. In der Dunkelheit erkannte sie Pappelreihen zu beiden Seiten und spürte weiches Gras unter ihren Füßen.
»Ich habe ein ganzes Repertoire alter Vorschläge. Sie sind meine Spezialität.« Er ergriff sie an der Hand. »Wollen Sie noch einen kennenlernen?«
»Welchen zum Beispiel?« Trotz ihrer Selbstsicherheit zitterte ihre Stimme leicht.
»Den zum Beispiel.« Mike blieb stehen, legte einen Arm um ihre Schultern und hob ihr Gesicht zu sich auf. Dann küßte er sie mitten auf die Lippen.
Vivian spürte, wie ihr Herz schneller schlug, aber nicht so stark, daß sie die Situation nicht noch klar beurteilen konnte. Sollte sie sofort die Grenze ziehen oder ihn gewähren lassen? Sie war sich durchaus bewußt, daß es später nicht mehr so leicht sein mochte, wenn sie jetzt nichts unternahm.
Vivian wußte schon, daß sie Mike Seddons gern hatte und glaubte, daß sie ihn bald noch viel lieber haben würde. Er war körperlich anziehend, und sie waren beide jung. Sie spürte, wie ihre Sinne sich begehrlich regten. Sie küßten sich wieder, und sie erwiderte den Druck seiner Lippen. Die Spitze seiner Zunge schob sich leicht zwischen ihre Lippen. Sie begegnete ihr mit der eigenen, und die Berührung versetzte sie in Verzückung. Mike schloß seine Arme enger um sie, und durch ihr dünnes Sommerkleid spürte sie den festen Druck seiner Oberschenkel. Seine Hände strichen ihr über den Rücken. Die rechte glitt tiefer, streichelte sanft über ihren Rock, dann immer kräftiger, zog sie mit jedem Streicheln fester an sich. Sie wußte deutlich, wie durch ein zweites Ich, daß jetzt der Augenblick gekommen war, sich loszureißen, falls sie

noch zurück wollte. Nur einen Augenblick noch, dachte sie, nur einen einzigen Augenblick länger.

Dann schien ihr plötzlich, als ob das ein Zwischenspiel sei, ein Sichloslösen von allem anderen um sie herum. Mit geschlossenen Augen kostete sie die Sekunden der Wärme und Weichheit aus. In den letzten Monaten waren sie so selten gewesen. Seit sie ins Three Counties Hospital gekommen war, hatte sie so häufig Selbstbeherrschung und Selbstzucht üben müssen, ihre Gefühle unterdrückt, ihre Tränen zurückgedrängt. Wenn man jung und unerfahren und ein bißchen verängstigt ist, fällt das manchmal schwer. So vieles war aufgetaucht — die Schocks bei der Begegnung mit Schmerz, Krankheit, Tod, die Obduktion —, und kein Sicherheitsventil hatte sich geöffnet, um den anwachsenden Druck abzulassen. Eine Krankenschwester, selbst eine Lernschwester, mußte viele Leiden ansehen und ständig bereit sein, zu helfen und Anteil zu nehmen. War es also unrecht, wenn sie nach diesem Augenblick der Zärtlichkeit für sich selbst griff? Einen Augenblick lang spürte sie, während Mike sie umfaßt hielt, den gleichen Trost und die gleiche Erleichterung wie damals, als sie sich vor vielen Jahren als kleines Mädchen in die Arme ihrer Mutter warf. Mike hatte seine Umarmung jetzt gelockert und hielt sie etwas von sich ab. »Du bist schön«, sagte er. Impulsiv vergrub sie ihr Gesicht an seiner Schulter. Dann legte er seine Hand unter ihr Kinn, und ihre Lippen begegneten sich wieder. Sie fühlte, wie er seine Hand sinken ließ und außen über dem Kleid über ihre Brüste strich. Durch ihren ganzen Körper wallte der Wunsch zu lieben und geliebt zu werden, leidenschaftlich, ununterdrückbar.

Seine Hand tastete am Halsausschnitt ihres Kleides. Es ließ sich vorn öffnen; ein Haken und eine Öse hielt es oben zusammen. Er tastete danach. Sie wehrte ab, atemlos. »Nicht, Mike! Bitte! Nicht!« Sie konnte sich nicht einmal selbst überzeugen. Ihre Arme hielten ihn fest umschlungen. Er hatte das Kleid jetzt etwas geöffnet, und sie spürte, wie seine Hand sich vortastete, atmete dann unter der Berührung tief auf, als sie sich über ihre junge, weiche Haut legte. Ein Schauder der Ekstase durchlief sie. Jetzt wußte sie: es war zu spät, aufzuhören. Sie wünschte ihn, begehrte ihn verzweifelt. Die Lippen an seinem Ohr, murmelte sie: »Mike, o Mike.«

»Liebling, Liebling, Vivian.« Er war ebenso erregt wie sie. Sie erkannte es an seinem atemlosen Flüstern.

Einen Augenblick brach ihr gesunder Menschenverstand durch. »Mike, hier kommen Leute.«

»Gehen wir unter die Bäume.« Er nahm ihre Hand und zog sie mit sich. Sie erreichten eine kleine, von Bäumen umsäumte Lichtung. Mike küßte sie wieder, und leidenschaftlich erwiderte sie seine Küsse.

Plötzlich spürte sie einen reißenden Schmerz. Er war zuerst so scharf, daß sie nicht sicher war, woher er kam. Dann spürte sie: er saß im linken Knie. Unwillkürlich schrie sie auf.
»Was ist, Vivian? Was hast du?« Sie konnte erkennen, daß er überrascht war und nicht wußte, was er von ihrem Aufschrei halten sollte. Wahrscheinlich hält er es für einen Trick, dachte sie. Mädchen tun so etwas, um sich aus dieser Situation herauszuwinden.
Die erste Schärfe des Schmerzes hatte etwas nachgelassen, aber in Wellen trat er wieder auf. Sie sagte: »Es tut mir leid, es ist mein Knie, Mike. Ist hier irgendwo eine Bank?« Sie zuckte wieder unter dem Schmerz zusammen.
»Vivian«, sagte er, »du brauchst mir nichts vorzumachen. Wenn du zurück ins Krankenhaus willst, dann sage es nur, ich bringe dich hin.«
»Bitte, glaube mir, Mike.« Sie ergriff seinen Arm. »Es ist mein Knie. Es tut schrecklich weh. Ich muß mich setzen.«
»Komm mit.« Sie erkannte, daß er noch skeptisch war, aber er führte sie unter den Bäumen zurück. In der Nähe stand eine Parkbank; darauf gingen sie zu.
Als sie sich erholt hatte, sagte Vivian: »Es tut mir leid. Das tat ich nicht absichtlich.«
Zweifelnd fragte er: »Ganz bestimmt?«
Sie griff nach seiner Hand. »Mike — dort drüben — ich wollte es... Aber dann das.« Wieder kam der Schmerz.
Er antwortete: »Verzeihung, Vivian, ich glaubte...«
»Ich weiß, was du glaubst«, sagte sie. »Aber das war es nicht. Wirklich nicht.«
»Also gut, dann sage mir, wo du Schmerzen hast.« Jetzt war er Arzt. Die Küsse unter den Bäumen waren vergessen.
»Es ist mein Knie. Es kam ganz plötzlich. Ein furchtbarer Schmerz.«
»Laß mich sehen.« Er kauerte vor ihr nieder. »Welches ist es?«
Sie zog ihren Rock hoch und deutete auf das linke Knie. Er betastete es sorgfältig, der Griff seiner Hände war zart. Im Augenblick schob Mike Seddons den Gedanken beiseite, daß er dieses Mädchen noch vor kaum zwei Minuten im Arm gehalten und umworben hatte. Jetzt war er nüchtern; sachlich untersuchte er. Wie er es gelernt hatte, überlegte er methodisch die Möglichkeiten. Er stellte fest, daß Vivians Nylonstrümpfe seinen Tastsinn beeinträchtigten.
»Ziehe deinen Strumpf hinunter, Vivian!« Sie tat es, und seine untersuchenden Finger betasteten wieder behutsam ihr Knie. Während sie ihn beobachtete, dachte sie: er ist gut, er wird ein guter Arzt. Menschen werden zu ihm kommen, damit er ihnen hilft, und er wird freundlich zu ihnen sein und alles für sie tun, was er kann. Sich selbst sagte sie:

das ist lächerlich. Wir kennen uns kaum. Dann kehrte einen Augenblick der Schmerz zurück, und sie stöhnte.
Mike fragte: »Ist das schon einmal aufgetreten?« Einen Augenblick lang überkam sie die Lächerlichkeit der Situation, und sie kicherte.
»Was gibt es denn, Vivian?« Mike war überrascht.
»Ich mußte nur denken, vor ein oder zwei Minuten noch ... Und jetzt benimmst du dich wie ein Arzt in seinem Sprechzimmer.«
»Hör zu, Kind.« Er war ernst. »Ist das schon einmal aufgetreten?«
Sie antwortete: »Ja, einmal. Es war aber nicht so schlimm wie jetzt.«
»Wie lange ist das her?«
Sie überlegte. »Etwa einen Monat.«
»Bist du damit bei einem Arzt gewesen?« Jetzt war sein Ton ganz sachlich.
»Nein. Hätte ich das tun sollen?«
Ohne sich festzulegen, antwortete er: »Vielleicht.« Dann fügte er hinzu: »Morgen wirst du es aber auf jeden Fall tun. Am besten gehst du zu Dr. Grainger.«
»Mike, fehlt mir etwas?« Jetzt ergriff sie plötzlich eine unbestimmte Unruhe.
»Wahrscheinlich nicht«, sagte er aufmunternd. »Aber du hast da eine kleine Schwellung, die nicht da sein sollte. Doch darüber soll Lucy Grainger entscheiden. Ich werde morgen früh mit ihr sprechen. Nun müssen wir dich nach Hause schaffen.«
Die vorherige Stimmung war verflogen. Sie konnten sie nicht wiederfinden, jedenfalls nicht heute nacht, und beide wußten es.
Mike half ihr auf. Als er den Arm um sie legte, empfand er plötzlich den Wunsch, ihr zu helfen und sie zu beschützen. Er fragte: »Glaubst du, daß du gehen kannst?«
Vivian antwortete: »Ja, der Schmerz ist jetzt verschwunden.«
»Wir gehen nur bis zum Tor«, sagte er. »Dort können wir ein Taxi bekommen.« Weil sie bedrückt war, fügte er dann fröhlich hinzu: »Mein Patient ist ein knauseriger Filz. Nicht einmal das Geld für ein Taxi hat er geschickt.«

IX

»Schildern Sie mir die Einzelheiten.«
Über ein binokulares Mikroskop gebeugt, grunzte Dr. Joseph Pearson die Worte Roger McNeil fast zu.
Der Aisstenzarzt der Pathologie sah in seine Aufzeichnungen. »Der Patient war ein vierzigjähriger Mann, der mit Blinddarmentzündung bei

uns aufgenommen wurde.« McNeil saß Pearson an dem Schreibtisch im Arbeitszimmer der Pathologen gegenüber.
Pearson zog den Objektträger mit dem Schnitt, den er untersucht hatte, aus dem Mikroskop und ersetzte ihn durch einen anderen. Er fragte: »Was hat die Untersuchung des Gewebes beim Kolloquium ergeben?«
McNeil, der das Kolloquium allein durchgeführt hatte, nachdem der entfernte Appendix aus dem Operationsraum heruntergekommen war, antwortete: »Im großen ganzen erschien es mir völlig normal.«
»Hm.« Pearson schob den Schnitt unter dem Mikroskop hin und her. »Einen Augenblick«, sagte er, »hier ist etwas.« Nach einer Pause zog er den zweiten Objektträger heraus und untersuchte einen dritten. »Ja, hier ist es deutlich, eine akute Appendizitis. Sie beginnt gerade hier in diesem Schnitt. Wer war der Chirurg?«
»Dr. Bartlett«, antwortete McNeil.
Pearson nickte. »Er hat die Entzündung richtig und frühzeitig erkannt. Sehen Sie es sich an.« Er räumte den Platz vor dem Mikroskop für McNeil.
Wie es das Lehrprogramm des Krankenhauses von ihm verlangte, arbeitete Pearson mit dem Assistenzarzt zusammen und bemühte sich gleichzeitig, mit den pathologischen Befunden für die Chirurgie auf dem laufenden zu bleiben. Trotz aller Anstrengungen war beiden allerdings bewußt, daß sie mit ihrer Arbeit weit im Rückstand lagen. Die Schnitte, die sie jetzt untersuchten, stammten von einem Patienten, der vor mehreren Wochen schon operiert worden war. Der Patient war inzwischen längst entlassen, und im vorliegenden Fall konnte der Befund lediglich die ursprüngliche Diagnose des Chirurgen bestätigen oder widerlegen. Hier hatte Gil Bartlett völlig recht gehabt, sich tatsächlich sogar Anerkennung verdient, da er die Erkrankung im Anfangsstadium erkannte, noch ehe der Patient viel zu leiden hatte.
»Also weiter.« Pearson setzte sich wieder vor das Mikroskop, und McNeil kehrte an die andere Seite des Schreibtisches zurück.
Der Assistent schob einen Behälter mit Objektträgern vor Pearson, und während der Pathologe ihn öffnete, nahm McNeil sich ein neues Blatt mit Notizen vor. Während sie arbeiteten, kam Bannister leise in das Zimmer. Nach einem flüchtigen Blick auf die beiden begann er, hinter ihnen in einem Aktenschrank Papiere abzulegen.
»Der Fall befindet sich noch in Behandlung«, erklärte McNeil. »Die Probe kam vor fünf Tagen zu uns herunter, und sie warten oben auf unseren Befund.«
»Es wäre besser, wenn Sie mir diese Fälle zuerst vorlegten«, sagte Pearson mürrisch, »sonst blöken sie da oben wieder über uns.«
McNeil war im Begriff zu antworten, daß er vor mehreren Wochen

schon vorgeschlagen habe, das Arbeitsverfahren in diesem Sinne zu ändern, Pearson aber darauf bestanden hatte, alle Proben in der Reihenfolge zu untersuchen, wie sie in der Pathologie eintrafen. Der Assistenzarzt unterdrückte diese Bemerkung jedoch. Was geht es mich an, dachte er. Er erklärte: »Eine fünfundsechzigjährige Frau. Die Probe stammt von einer Hautwucherung. Äußerlich erschien sie wie ein Leberfleck. Die Frage lautet: Ist es ein bösartiges Melanom?«
Pearson schob den ersten Schnitt unter das Mikroskop und bewegte ihn hin und her. Dann stellte er das Mikroskop auf die stärkste Vergrößerung um und drehte am Okular. »Könnte sein.« Er nahm den zweiten Schnitt, dann zwei weitere. Danach lehnte er sich nachdrücklich zurück. »Andererseits besteht die Möglichkeit eines Naevus coeruleus. Was halten Sie davon?«
McNeil setzte sich vor das Mikroskop. Die Wichtigkeit dieses Falles war ihm klar. Ein bösartiges Melanom ist eine heimtückische, gefährliche Hautgeschwulst. Ihre Zellen konnten sich schnell und mörderisch im Körper verbreiten. Wenn es aus der kleinen bereits entfernten Probe eindeutig erkannt wurde, bedeutete es eine sofortige schwere Operation für die Patientin. Ein Naevus coeruleus war dagegen ein völlig harmloses Muttermal. Es konnte für den Rest ihres Lebens unbeachtet am Körper der Frau bleiben, ohne ihr zu schaden.
Aus seinen Studien wußte McNeil, daß bösartige Melanome nicht häufig waren, er wußte aber auch, daß ein Muttermal der Gattung Naevus coeruleus äußerst selten auftrat. Mathematisch gesehen bestand die Wahrscheinlichkeit, daß die vorliegende Geschwulst bösartig war. Aber hier ging es nicht um Mathematik, hier ging es um Pathologie in ihrer reinsten Form.
Wie er es gelernt hatte, verglich McNeil im Geist die Merkmale der beiden Geschwulstarten. Sie waren in bedrückender Weise ähnlich. Beide bestanden zum Teil aus Narben, zum Teil aus Zellgewebe und enthielten sehr viel Pigment. Ferner zeigten beide eine sehr klare Zellstruktur. McNeil war auch gelehrt worden, ehrlich zu sein. Nachdem er die Schnitte genau geprüft hatte, sagte er zu Pearson: »Ich weiß es nicht.« Er fügte hinzu: »Wie ist es mit früheren Fällen? Können wir zum Vergleich welche heraussuchen?«
»Es würde Jahre dauern, bis wir sie finden. Ich erinnere mich nicht mehr, wann ich den letzten Naevus coeruleus sah.« Pearson runzelte die Stirn. Seufzend sagte er: »Eines Tages müssen wir uns ein Krankheitsregister anlegen. Wenn wir dann auf zweifelhafte Fälle wie diesen stoßen, können wir die Vergleichsfälle heraussuchen.«
»Das sagen Sie schon seit fünf Jahren«, ließ Bannister trocken vernehmen. Pearson fuhr herum: »Was machen Sie denn da?«

»Ich lege ab«, antwortete der erste Laborant kurz und bündig. »Eine Arbeit für Büropersonal — wenn wir ausreichend Arbeitskräfte hätten.«
Und wahrscheinlich würde sie dann besser verrichtet, dachte McNeil. Er wußte gut, daß die Abteilung zusätzliches Büropersonal brauchte und daß die verwendete Ablagemethode hoffnungslos veraltet war. Auch der Hinweis auf das Krankheitsregister hatte ihm wieder eine klaffende Lücke in ihrer Arbeitsorganisation vor Augen gehalten. Es gab heutzutage wenig gute Krankenhäuser, in deren pathologischer Abteilung dieses Register nicht geführt wurde. Manche nannten es Archiv für Gewebeschnitte, gleichgültig aber, wie es hieß, eine seiner Aufgaben war, bei der Lösung der Art Probleme zu helfen, wie jetzt eines vor ihnen lag.
Pearson studierte wieder die Schnitte. Wie viele Pathologen murmelte er vor sich hin, während er die vorliegenden Symptome registrierte und das Fehlen anderer vermerkte. McNeil hörte: »... ziemlich klein ... keine Blutgerinnsel ... kein abgestorbenes Gewebe ... negativ, aber keine Anzeichen ... Ja, ich bin sicher.« Pearson richtete sich auf, zog den letzten Objektträger aus dem Mikroskop, legte ihn in den Behälter zurück und schloß ihn. Er winkte dem Assistenzarzt zu schreiben und diktierte: »Diagnose: Naevus coeruleus.« Die Begnadigung für die Patientin — mit freundlichen Grüßen, die Pathologie.
Methodisch zählte Pearson die Gründe für seine Entscheidung noch einmal auf. Während er den Behälter mit den Schnitten vor den Assistenten schob, fügte er hinzu: »Am besten studieren Sie das noch einmal genau. Es ist ein Fall, den Sie nicht oft zu sehen bekommen.«
McNeil hatte keinen Zweifel, daß die Diagnose des alten Mannes zutreffend war. Das war eine Gelegenheit, bei der die Jahre der Erfahrung ihren Wert bewiesen, und er hatte gelernt, Pearsons Urteil auf dem Gebiet der pathologischen Anatomie zu respektieren. Aber wenn Sie nicht mehr hier sind, dachte er, während er den alten Mann ansah, dann wird hier ein Krankheitsregister benötigt — und zwar dringend.
Sie untersuchten zwei weitere Fälle, beide ziemlich eindeutig, und dann schob Pearson den ersten Schnitt der nächsten Serie unter das Mikroskop. Er warf einen Blick durch das Okular, richtete sich auf und fuhr McNeil heftig an: »Holen Sie Bannister!«
»Ich bin noch hier«, erklärte Bannister gleichmütig.
Pearson fuhr herum. »Sehen Sie sich das an«, schnauzte er in seinem lautesten, herrischen Ton. »Wie oft muß ich erklären, wie ich die Schnitte gemacht haben will. Warum begreifen die Techniker in der Histologie das nicht? Sind sie taub oder einfach zu dumm?«
Der erste Laborant nahm den Schnitt und hielt ihn gegen das Licht. »Zu dick, was?«

»Natürlich ist der Schnitt zu dick.« Pearson griff nach einem weiteren Objektträger der gleichen Serie. »Sehen Sie sich das doch an. Wenn ich ein Stück Brot hätte, könnte ich das Fleisch abkratzen und es damit belegen.«
Bannister grinste. »Ich werde den Schneidapparat überprüfen. Wir haben schon lange Ärger damit.« Er deutete auf den Behälter mit den Schnitten. »Soll ich die da mitnehmen?«
»Nein. Ich muß mich eben damit begnügen.« Der alte Mann knurrte nur noch, seine Heftigkeit war verschwunden. »Aber Sie könnten die Arbeit in der Histologie besser überwachen.«
Bannister, jetzt auch gereizt, murmelte auf dem Wege zur Tür. »Vielleicht, wenn ich nicht so viel am Hals hätte . . .«
Pearson schrie hinter ihm her: »Schon gut, die Platte kenne ich schon.«
Als Bannister die Tür erreichte, ertönte ein leichtes Klopfen, und Charles Dornberger öffnete sie. Er fragte: »Darf ich hereinkommen, Joe?«
»Natürlich.« Pearson grinste. »Du kannst vielleicht sogar noch etwas lernen, Charlie.«
Der Geburtshelfer nickte McNeil freundlich zu und sagte dann beiläufig zu Pearson: »Wir hatten verabredet, daß ich heute morgen zu dir herunterkomme. Hattest du es vergessen?«
»Ja, hab' ich.« Pearson schob den Behälter mit den Objektträgern von sich. Er fragte den Assistenzarzt: »Wie viele Fälle liegen noch vor?«
McNeil zählte die noch nicht geprüften Behälter. »Acht.«
»Die machen wir später.«
Der Assistent schob seine Notizen über die abgeschlossenen Fälle zusammen.
Dornberger zog seine Pfeife und stopfte sie gelassen. Er sah sich in dem großen, kahlen Raum um und schauderte. »Bei euch ist es feucht, Joe. Jedesmal, wenn ich hier herunterkomme, habe ich Angst, mich zu erkälten«, sagte er.
Pearson ließ ein brummiges Lachen hören. Er antwortete: »Wir sprühen hier Grippeerreger aus. Jeden Morgen. Das hält uns Besucher vom Leib.« Er wartete, bis McNeil das Zimmer verlassen hatte. Dann fragte er: »Was gibt es denn?«
Dornberger vergeudete keine Zeit. Er sagte: »Ich bin eine Abordnung, Joe. Ich habe den Auftrag, taktvoll vorzugehen.« Er schob die Pfeife zwischen die Zähne und steckte seinen Tabaksbeutel in die Tasche.
Pearson blickte auf. »Was heißt das? Wieder mal Ärger?«
Ihre Blicke begegneten sich. Dornberger antwortete: »Das kommt darauf an.« Nach einer Pause fügte er hinzu: »Es sieht so aus, als ob du einen neuen Pathologen zur Unterstützung bekämst.«
Dornberger hatte einen Temperamentausbruch erwartet, aber Pearson

blieb merkwürdig ruhig. Nachdenklich fragte er: »Ob ich das will oder nicht, was?«
»Ja, Joe.« Dornbergers Ton ließ keinen Zweifel zu. Es hatte keinen Sinn, Umschweife zu machen. Er hatte seit der Besprechung vor einigen Tagen gründlich darüber nachgedacht.
»Vermutlich steckt O'Donnell dahinter.« Pearson sagte es mit einem verbitterten Unterton, aber immer noch ruhig. Wie immer zeigte er sich unberechenbar.
Dornberger antwortete: »Zum Teil, aber nicht ausschließlich.«
Wieder überraschend: »Und was soll ich deiner Meinung nach tun?«
Es war die Frage eines Freundes an einen Freund.
Dornberger legte seine Peife unangezündet in einen Aschenbecher auf Pearsons Schreibtisch. Er dachte, ich bin froh, daß er es so aufnimmt. Es beweist, daß ich richtig handele. Ich kann ihm helfen, sich damit abzufinden, sich darauf einzustellen. Laut sagte er: »Ich glaube nicht, daß du eine Wahl hast, Joe. Du bist mit den pathologischen Befunden im Rückstand, oder nicht? Und mit ein paar anderen Dingen auch.«
Einen Augenblick fürchtete er, er sei zu weit gegangen. Das war ein gefährliches Gebiet. Er sah, wie Pearson sich aufrichtete, und wartete auf den Sturm, der ausbrechen mußte. Aber wieder geschah es nicht. Statt dessen sagte Pearson, zwar nachdrücklicher als zuvor, aber einsichtig: »Gewiß, ein paar Dinge müssen aufgeholt werden. Das gebe ich zu. Aber es liegt nichts vor, womit ich nicht allein fertig werden kann. Wenn ich nur die Zeit dazu fände.«
Er hat sich damit abgefunden, dachte Dornberger. Er wehrt sich zwar noch, aber er hat sich trotzdem damit abgefunden. Gleichmütig sagte er: »Nun, vielleicht findest du die Zeit — mit einem zweiten Pathologen.« Ebenso gleichmütig zog er aus der Brusttasche das Papier, das der Verwaltungsdirektor ihm gegeben hatte.
Pearson fragte: »Was ist das?«
»Nichts Endgültiges, Joe. Nur ein Name, den Harry Tomaselli erfahren hat. Ein junger Mann, der vielleicht interessiert ist, hierherzukommen.«
Pearson nahm das einzelne Blatt. Er entgegnete unwirsch: »Offenbar haben sie keine Zeit verloren.«
Dornberger sagte leichthin: »Unser Verwaltungsdirektor ist ein aktiver Mann.«
Pearson überflog das Blatt. Laut las er: »Dr. David Coleman.« Darauf folgte eine Pause. Dann fügte der alte Mann bitter, niedergeschlagen und neidisch hinzu: »Einunddreißig Jahre alt.«

Es war zwanzig Minuten nach zwölf, und in der Kantine des Krankenhauses herrschte der lebhafteste Betrieb des Tages. Die meisten Ärzte,

Schwestern und Krankenhausangestellten aßen um diese Zeit zu Mittag. An der Stelle, an der die Eintretenden sich ihr Tablett holten, ehe sie zur Ausgabe mit den Wärmtischen weitergingen, wo sie ihr Essen in Empfang nahmen, begann sich eine Schlange zu bilden.
Mrs. Straughan überwachte wie immer um diese Zeit den Betrieb und sorgte, daß von der Küche eine frische Schüssel gebracht wurde, sobald eine leer war, damit die Schlange sich schnell weiterbewegte. Heute standen Irish Stew, Hammelkoteletts und gekochter Heilbutt zur Auswahl. Die Küchenleiterin beobachtete, daß die Hammelkoteletts wenig begehrt waren. Sie beschloß, sie sofort selbst zu versuchen, um festzustellen, ob es dafür einen Grund gebe. Vielleicht war das Fleisch nicht so weich, wie es sein sollte. Dergleichen wurde den Späterkommenden in der Kantine von anderen, die bereits gegessen hatten, oft mitgeteilt. Mrs. Straughan bemerkte einen Teller auf einem Stoß, der einen Schmutzfleck aufwies. Sie trat schnell vor und nahm ihn fort. Tatsächlich, er trug noch Spuren der vorigen Mahlzeit. Wieder diese Geschirrspülmaschinen, dachte sie. Ihre Unzulänglichkeit verursachte ihr ständigen Ärger, und sie nahm sich vor, das Problem sehr bald wieder dem Verwaltungsdirektor vorzulegen.
Von den Tischen, die für den Ärztestab reserviert waren, erklang lautes Gelächter. Es kam von einer Gruppe, deren Mittelpunkt Dr. Ralph Bell, der Röntgenarzt bildete.
Gil Bartlett, der mit seinem Tablett von dem Serviertisch kam, stellte es ab und ging mit ausgestreckter Hand auf ihn zu. »Herzlichen Glückwunsch, Dingdong«, sagte er. »Ich habe es gerade gehört.«
»Was gehört?« fragte Lewis Toynbee, der Internist, der gleichfalls mit einem Tablett hinter ihm herkam. Als Bell Bartlett dann strahlend eine Zigarre reichte, rief Toynbee aus: »Mein Gott, schon wieder!«
»Natürlich schon wieder. Warum nicht?« Der Röntgenarzt hielt auch ihm eine Zigarre hin. »Kommen Sie her, Lewis. Jetzt sind es genau acht Bells.«
»Acht? Seit wann denn?«
Bell antwortete gelassen: »Seit heute morgen. Noch ein Junge für die Baseballmannschaft.«
Bill Rufus warf dazwischen: »Seien Sie nicht so kritisch, Lewis. Er tut doch, was er kann. Schließlich ist er erst seit acht Jahren verheiratet.« Lewis Toynbee streckte seine Hand aus. »Drücken Sie sie nicht zu fest, Dingdong. Ich fürchte, Ihre Fruchtbarkeit könnte sich dabei abnutzen.«
»Nur keinen Neid«, entgegnete Bell gutmütig. Er hatte das alles früher schon durchgemacht.
Lucy Grainger fragte: »Und wie geht es Ihrer Frau?«
»Danke, sehr gut«, antwortete Bell.

»Wie fühlt man sich eigentlich als Feind der Liebe?« fragte Harvey Chandler, der Chef der inneren Abteilung, von weiter unten am Tisch.
Bell antwortete: »Ich bin kein Feind der Liebe. Bei uns zu Haus wird jedes Jahr einmal verkehrt. Ich bin nur ein todsicherer Schütze.«
Lucy Grainger stimmte in das ausbrechende Gelächter ein. Dann sagte sie: »Ralph, ich schicke Ihnen heute nachmittag eine Patientin. Sie heißt Vivian Loburton und ist eine unserer Lernschwestern.«
Das Gelächter war verklungen. »Was soll ich denn an ihr röntgen?« fragte Bell.
»Ich möchte ein paar Aufnahmen von ihrem linken Knie«, antwortete Lucy. Dann fügte sie hinzu: »Sie hat dort irgendeine Geschwulst, die mir gar nicht gefällt.«

Charles Dornberger rief Kent O'Donnell von seinem Zimmer aus an, um ihm über den Verlauf seines Gesprächs mit Pearson zu berichten. Zum Schluß sagte er dem Chef der Chirurgie: »Ich habe Joe über den Mann informiert, mit dem schon korrespondiert wurde.«
»Wie hat er es aufgenommen?« fragte O'Donnell.
»Ich möchte nicht behaupten, daß er begeistert war, aber ich glaube, wenn Sie wollen, daß der Mann — wie war sein Name noch? Coleman? —, wenn Sie also wollen, daß er hierherkommt, um sich vorzustellen, wird Joe keine Schwierigkeiten machen. Ich würde aber empfehlen, Joe über alles zu informieren, was Sie von jetzt an unternehmen.«
»Darauf können Sie sich verlassen«, antwortete O'Donnell, und dann fügte er hinzu: »Jedenfalls danke ich Ihnen sehr für Ihre Mühe, Charlie.«
Anschließend führte Dornberger ein zweites Telefongespräch. Diesmal mit Mrs. John Alexander, die am Vormittag angerufen und ihre Telefonnummer hinterlassen hatte. Ehe er anrief, sah er in seiner Patientenkartei nach und erinnerte sich, daß sie die Frau eines Laboranten in der Pathologie war, die ihm Joe Pearson empfohlen hatte. Von Mrs. Alexander erfuhr er, daß sie gerade erst in Burlington angekommen war. Sie vereinbarten einen Termin in der kommenden Woche, an dem sie Dornberger in seiner Privatsprechstunde in der Stadt aufsuchen solle.
Etwa zur gleichen Zeit, als Mrs. Alexander mit Dornberger sprach, wurde ihr Mann zum erstenmal von Dr. Joseph Pearson abgekanzelt. Das geschah auf folgende Weise.
Nach Pearsons Ausbruch an diesem Morgen über die schlechten Schnitte kam Bannister in das serologische Labor zurück, wo Alexander arbeitete, und berichtete ihm den ganzen Vorfall. Bannister kochte inzwischen selbst vor Wut und ließ später einen Teil seines Ärgers an den beiden Laborantinnen und ihrem Helfer aus, die im angrenzenden hi-

stologischen Labor arbeiteten. Alexander hörte durch die Tür, die Bannister hinter sich offenstehen ließ, alles mit an.
Ihm war es allerdings klar, daß die Schuld an den schlechten Präparaten nicht ausschließlich die Laboranten in der Histologie traf. Trotz der kurzen Zeit, die er in dem Krankenhaus war, hatte er schon erkannt, wo das wirkliche Problem lag. Darum sagte er nachher zu Bannister: »Wissen Sie, Carl, ich glaube nicht, daß es allein Ihre Schuld ist. Ich finde, Sie haben zuviel zu tun.«
Mürrisch antwortete Bannister: »Wir haben alle zuviel zu tun.« Und mit plumpem Hohn fügte er noch hinzu: »Aber wenn Sie schon soviel davon verstehen, können Sie ja vielleicht zu Ihrer eigenen Arbeit den anderen noch einen Teil abnehmen.«
Alexander ließ sich dadurch nicht provozieren. »Das ist kaum möglich. Ich glaube aber, daß alles viel besser ginge, wenn Sie einen automatischen Einbettungs- und Schneidapparat benutzten, statt alles auf die altmodische Weise mit der Hand zu machen.«
»Kümmern Sie sich darum nicht, mein Junge. Das geht Sie gar nichts an«, antwortete Bannister hochmütig und herablassend. »Und außerdem ist hier alles, was mit Geldausgaben verbunden ist, von vornherein gestorben.«
Alexander sagte nichts weiter, war aber entschlossen, bei der ersten Gelegenheit, die sich bot, die Frage Pearson gegenüber anzuschneiden.
An diesem Nachmittag mußte er eine Reihe von Berichten Pearson zur Unterschrift in sein Büro bringen. Er traf den Pathologen an, wie er offensichtlich ungeduldig einen Stoß Post durchlas. Pearson blickte kurz zu Alexander auf, gab ihm dann einen Wink, die Papiere auf den Schreibtisch zu legen, und las weiter. Alexander zögerte und der alte Mann bellte ihn an: »Sonst noch was? Was gibt's denn?«
»Dr. Pearson, darf ich mir einen Vorschlag erlauben?«
»Muß das gerade jetzt sein?«
Ein Erfahrener hätte erkannt, daß sein Ton bedeutete: Laß mich in Ruhe. Alexander antwortete aber: »Ja, Sir.«
Seufzend sagte Pearson: »Also, was wollen Sie?«
Etwas nervös begann Alexander: »Es ist wegen der pathologischen Befunde, Doktor.« Als er »pathologischen Befunde« sagte, legte Pearson seinen Brief hin und sah ihn scharf an. Alexander fuhr fort: »Ich frage mich, ob Sie schon einmal daran gedacht haben, einen automatischen Einbettungs- und Schneidapparat anzuschaffen.«
»Was verstehen Sie vom Gewebepräparieren?« Pearsons Stimme hatte einen drohenden Klang. »Überhaupt, ich denke, Sie sind der serologischen Abteilung zugeteilt worden, oder nicht?«
»Ich habe auf der Laborantenschule auch einen vollen Kurs in Histologie

absolviert, Doktor«, erinnerte Alexander. Darauf folgte eine Pause. Als Pearson nicht antwortete, fuhr Alexander fort: »Ich habe mit einem automatischen Apparat gearbeitet, und das ist eine gute Maschine, Sir. Wir würden bei der Anfertigung der Schnitte mindestens einen Tag einsparen. Statt das Gewebe mit der Hand in all den verschiedenen Lösungen vorzubereiten, schaltet man über Nacht den Apparat ein und hat am Morgen...«
Pearson unterbrach ihn scharf: »Ich weiß, wie sie arbeitet. Ich habe sie gesehen.«
Alexander sagte: »Ich verstehe, Sir. Dann glauben Sie nicht...«
»Ich sagte, ich habe diese sogenannten automatischen Apparate gesehen und sie haben mich nicht beeindruckt.« Pearsons Ton war hart und ungnädig. »Die Schnitte haben nicht die gleiche Qualität, wie wenn sie mit der Hand angefertigt werden. Außerdem sind diese Maschinen teuer. Sehen Sie das hier?« Er wischte durch einen Stoß ausgefüllter Formulare in einem Korb auf seinem Schreibtisch.
»Ja, Sir.«
»Das sind Einkaufsanforderungen für Dinge, die ich in der Abteilung brauche. Und jedesmal, wenn ich sie weiterreiche, habe ich einen Kampf mit dem Verwaltungsdirektor. Er behauptet, wir geben zuviel Geld aus.«
Alexander hatte seinen ersten Fehler begangen, als er seinen Vorschlag zu einem Zeitpunkt vorbrachte, an dem Pearson ihn nicht hören wollte. Nun beging er seinen zweiten Fehler. Er mißverstand Pearsons Antwort als Aufforderung, das Gespräch fortzusetzen.
Er sagte besänftigend: »Aber wenn es doch einen ganzen Tag einsparen würde, vielleicht sogar zwei...« Sein Ton wurde eindringlicher. »Dr. Pearson, ich habe Schnitte gesehen, die mit dem Apparat angefertigt wurden, und die waren wirklich gut. Vielleicht wurde die Anlage, die Sie sahen, nicht richtig bedient.«
Jetzt erhob sich der alte Mann von seinem Stuhl. Worin Alexanders Provokation auch bestehen mochte, er hatte die Grenze zwischen Arzt und Laborant überschritten. Den Kopf vorgebeugt, schrie Pearson: »Nun reicht es mir. Ich habe gesagt, daß ich an diesem automatischen Apparat nicht interessiert bin und nicht beabsichtige, darüber zu diskutieren.« Er kam um seinen Schreibtisch, bis er unmittelbar vor Alexander stand, sein Gesicht dicht vor dem des jungen Mannes. »Und ich will Sie an noch etwas erinnern. Ich bin hier der Pathologe, und ich leite diese Abteilung. Ich habe nichts gegen Vorschläge, solange sie vernünftig sind. Aber halten Sie sich in Ihren Grenzen, verstanden?«
»Ja, Sir.« Gedemütigt und beschämt, aber ohne im geringsten zu verstehen, ging Alexander an seine Arbeit im Labor zurück.

Mike Seddons war den ganzen Tag in Gedanken versunken gewesen. Ein paarmal mußte er sich zusammenreißen und sich bewußt zwingen, seine Gedanken auf die Arbeit zu richten, die er gerade vor sich hatte. Einmal, während einer Obduktion, mußte McNeil ihn warnen. »Sie haben Ihre Hand gerade unter dem Stück, das Sie schneiden. Wir legen Wert darauf, daß die Leute, die bei uns arbeiten, ihre Finger alle wieder gesund mitnehmen.« Seddons änderte schnell seinen Griff. Es wäre nicht das erstemal, daß ein unerfahrener Assistent sich mit einem der rasiermesserscharfen Instrumente in der Pathologie einen Finger samt dem Handschuh abhackte.

Dennoch schweifte seine Aufmerksamkeit immer wieder ab und wandte sich der ständig auftauchenden Frage zu: Was versetzte ihn an Vivian so in Unruhe? Sie war anziehend und begehrenswert, und er war darauf versessen, so bald wie möglich mit ihr ins Bett zu gehen — darüber machte sich Mike Seddons keine Illusionen. Auch sie schien dazu bereit, wenn man annahm, daß der Schmerz in ihrem Knie am Abend vorher echt gewesen war. Und das glaubte er jetzt. Er hoffte, daß sie noch das gleiche wie gestern empfand, obwohl es dafür natürlich keine Garantie gab. Manche Mädchen waren so wankelmütig. An einem Tag waren sie für die exotischsten Intimitäten zu haben, und beim nächstenmal wiesen sie sogar die geringfügigste Annäherung zurück und taten so, als ob die frühere Begegnung nie stattgefunden habe.

Aber bei ihm und Vivian war mehr als lediglich Sex im Spiel. Mike Seddons begann sich zu wundern. Ganz gewiß hatte keine der früheren Episoden — und deren hatte es einige gegeben — ihn so gründlich zum Nachdenken veranlaßt, wie es jetzt der Fall war. Ein neuer Gedanke ging ihm durch den Kopf: Vielleicht wurde ihm alles andere klarer, wenn seine sexuellen Wünsche befriedigt waren. Er entschloß sich, Vivian um eine weitere Verabredung zu bitten, und der heutige Abend war, vorausgesetzt, daß sie Zeit hatte dazu, so geeignet wie jede andere Stunde.

Vivian fand Mike Seddons Brief, nachdem sie ihre letzte Unterrichtsstunde des Tages hinter sich hatte und in die Schwesternunterkunft zurückkam. Er war persönlich abgeliefert worden und wartete im Postregal unter dem Buchstaben L auf sie. Er bat sie, ihn an diesem Abend um neun Uhr fünfundvierzig im vierten Stock des Krankenhauses vor der Kinderabteilung zu treffen. Zunächst hatte sie nicht die Absicht, hinzugehen, weil sie keinen offiziellen Grund hatte, sich um diese Zeit im Krankenhaus aufzuhalten, und in Schwierigkeiten geraten konnte, wenn sie einer der Schulschwestern in die Hände lief. Aber dann stellte sie fest, daß sie doch gern gehen wollte, und um neun Uhr vierzig lief

sie über den hölzernen Fußweg, der vom Schwesternheim zum Hauptgebäude des Krankenhauses führte.
Mike wartete auf sie. Er schlenderte dem Anschein nach in Gedanken versunken durch den Gang. Sobald er sie aber sah, winkte er sie zu einer Tür, und sie gingen hindurch. Hinter der Tür lag eine Treppe, die nach oben und nach unten führte. Zu dieser Nachtstunde war sie still und verlassen, und sie würden beizeiten gewarnt werden, falls jemand kam. Mike führte sie an der Hand die halbe Treppe bis zum nächsten Absatz hinunter. Dann drehte er sich um, und es erschien ihr das Natürlichste in der Welt, daß sie sich in seine Arme legte.
Während sie sich küßten, spürte sie, wie Mike sie fester umschlang, und plötzlich überfiel sie der Zauber des gestrigen Abends wieder. In diesem Augenblick wußte sie, warum sie so sehr gewünscht hatte, hierherzukommen. Dieser Mann mit dem ungebärdigen roten Haar war ihr plötzlich unentbehrlich geworden. Sie wünschte ihn in jeder Weise, wünschte bei ihm zu sein, mit ihm zu sprechen, mit ihm zu lieben. Es war ein elektrisierendes, erregendes Gefühl, das sie früher nicht gekannt hatte. Er küßte jetzt ihre Wangen, ihre Augen, ihre Ohren. Das Gesicht in ihrem Haar, flüsterte er: »Vivian, Liebling, ich habe den ganzen Tag an dich gedacht. Ich konnte nichts anderes tun.« Er nahm ihr Gesicht in beide Hände und sah sie an. »Weißt du, was du tust?« Sie schüttelte den Kopf. »Du unterminierst mich.« Sie legte wieder ihre Arme um ihn. »Oh, Mike, Liebling.«
Es war heiß in dem Treppenhaus. Vivian spürte die Wärme seines Körpers trotz ihrer eigenen Glut. Nun tasteten seine Hände suchend. Mit zitternder Stimme flüsterte sie: »Mike, können wir nicht woanders hingehen?«
Sie spürte, wie seine Hände innehielten, und mußte darüber lächeln. Er sagte: »Ich wohne zusammen mit Frank Worth in einem Zimmer. Aber heute abend ist er fort und kommt erst spät zurück. Willst du es riskieren und mit dorthin kommen?«
Sie zögerte. »Was passiert, wenn wir erwischt werden?«
»Wir werden beide aus dem Krankenhaus hinausgeworfen.« Er küßte sie wieder. »Im Augenblick ist mir das egal.« Er ergriff ihre Hand. »Komm mit.«
Sie gingen eine Etage tiefer und durch einen Gang. Sie begegneten einem anderen Assistenzarzt, der zwar grinste, als er die beiden sah, aber nichts sagte. Dann über eine weitere Treppe in einen weiteren Gang. Dieses Mal trat kurz vor ihnen eine weiße Gestalt aus einer Tür. Vivians Herz setzte aus, als sie die Oberschwester erkannte. Aber die Oberschwester drehte sich nicht um und verschwand hinter einer anderen Tür, ehe sie an ihr vorbeikamen. Dann gelangten sie in einen

engeren, stilleren Korridor mit geschlossenen Türen zu beiden Seiten. Unter manchen Türen schimmerte Licht hindurch, und hinter einer konnte sie Musik hören. Vivian erkannte Chopins e-Moll-Konzert. Das Burlingtoner Symphonieorchester hatte es vor ein oder zwei Monaten gespielt.
»Hier herein.« Mike hatte eine Tür geöffnet, und sie traten schnell ein. Es war dunkel, aber sie konnte die Umrisse von Feldbetten und einem Sessel erkennen. Hinter sich hörte sie das Schloß zuschnappen, als Mike den Schlüssel umdrehte.
Gierig, fordernd griffen sie nacheinander. Seine Finger waren an den Knöpfen ihrer Schwesternuniform. Als sie zögerten, half sie ihm. Nun stand sie im Unterrock da. Einen Augenblick hielt er sie fest umfaßt. Gemeinsam genossen sie die Qual des Hinauszögerns. Dann bewegten sich seine Hände, hoben ihr sanft, zärtlich und mit köstlicher Verheißung das Unterkleid über den Kopf. Während sie zu dem Bett trat, streifte sie ihre Schuhe ab. Hinter ihr war eine schnelle Bewegung, und dann war er bei ihr, halfen seine Hände ihr wieder. »Vivian, Liebling. Vivian.«
Sie hörte ihn kaum. »Warte nicht, Mike, bitte warte nicht länger.« Sie spürte seinen Körper, der sich wild, verlangend gegen sie preßte. Sie erwiderte ungezügelt, kämpfte leidenschaftlich, um ihn fester, näher, tiefer an sich zu bringen. Dann gab es plötzlich nichts mehr in der Welt, nichts, als einen Gipfel stürmischer Ekstase, rasend, sengend, schneidend, der näher, näher, näher kam ...
Als sie nachher still nebeneinanderlagen, konnte Vivian die Musik wieder hören, die schwach über den Gang klang. Es war wieder Chopin, diesmal die Etüde in E-Dur. Es erschien ihr seltsam, daß sie sich in diesem Augenblick bemühte, eine Komposition wiederzuerkennen, aber die fließende, packende Melodie, die sie gedämpft im Dunkeln hörte, entsprach ihrer Stimmung in diesem Augenblick der Erfüllung.
Mike beugte sich über sie und küßte sie sanft. »Vivian, Liebling, ich will dich heiraten.«
Leise fragte sie zurück: »Bist du ganz sicher, Mike?«
Seine Worte kamen so unvermittelt, daß es ihn selbst überraschte. Mike folgte einem Impuls, aber in seinem Innersten erkannte er plötzlich, daß es die Wahrheit war. Seine Absicht, Verpflichtungen auszuweichen, schien unsinnig und schal. Dies war eine Bindung, die er wollte und die alle anderen ausschloß. Jetzt wurde ihm bewußt, was ihn den ganzen Tag über und früher schon beunruhigt hatte. Von diesem Augenblick an beunruhigte es ihn nicht mehr. Typisch für ihn antwortete er auf Vivians Frage scherzend: »Sicher bin ich sicher. Du etwa nicht?«

Während sie die Arme um ihn legte, murmelte Vivian: »Ich bin mir noch nie so sicher gewesen.«

»He!« Mike machte sich los, stützte sich auf einen Ellenbogen, und sah sie an. »Über allem anderen habe ich eines vergessen. Was ist mit deinem Knie?«

Vivian lächelte übermütig. »Heute abend hat es uns nicht gestört oder doch?«

Nachdem er sie wieder geküßt hatte, bat er: »Erzähle mir, was Lucy Grainger gesagt hat.«

»Sie hat nichts gesagt, sondern das Knie heute nachmittag durch Dr. Bell röntgen lassen, und will mich in ein paar Tagen zu sich rufen.«

»Ich bin erst wieder ruhig, wenn das geklärt ist«, sagte Mike.

Vivian antwortete: »Sei nicht albern, Liebling. Wie kann so eine kleine Beule etwas Ernsthaftes sein?«

X

Boston, Mass., den 7. August

Mr. H. N. Tomaselli,
Verwaltungsdirektor
Three Counties Hospital,
Burlington, Pa.

Sehr geehrter Mr. Tomaselli,
seit meinem Besuch in Burlington vor einer Woche habe ich über die Stellung in der Pathologie am Three Counties Hospital gründlich nachgedacht.
Ich schreibe Ihnen, um Ihnen mitzuteilen, daß ich entschlossen bin, die Stellung unter den besprochenen Bedingungen anzunehmen, vorausgesetzt natürlich, daß Sie Ihre Ansicht inzwischen nicht geändert haben.
Sie sagten, daß Sie großen Wert darauf legten, daß, wer die Stellung auch übernehme, sobald wie möglich mit der Arbeit beginnen solle. Da mich hier nichts weiter festhält, kann ich nach Regelung einiger Kleinigkeiten am 15. August in Burlington antreten, das heißt also, in genau einer Woche. Ich nehme an, daß Sie damit einverstanden sind.
Dr. O'Donnell erwähnte mir gegenüber Junggesellenapartments, die bald fertiggestellt sein und in der Nähe des Krankenhauses liegen sollen. Ich wüßte gern, ob Ihnen darüber Näheres bekannt ist und würde es, falls ja, gern erfahren. Inzwischen sind Sie vielleicht so gütig, mir in einem Hotel für den 14. ein Zimmer reservieren zu lassen.

Hinsichtlich meiner Arbeit an dem Krankenhaus besteht ein Punkt, der meiner Ansicht nach nicht völlig geklärt wurde. Ich weise hier in der Hoffnung darauf hin, daß Sie vielleicht in der Lage sind, mit Dr. Pearson noch vor meiner Ankunft darüber zu sprechen.

Ich bin der Ansicht, daß es sowohl für das Krankenhaus als auch für mich selbst vorteilhaft ist, wenn ich einen klar festgelegten Verantwortungsbereich übernehme, in dem ich im Rahmen angemessener Grenzen sowohl hinsichtlich der täglich anfallenden Arbeit als auch bei der Durchführung von Umstellungen in der Organisation und der Technik, die selbstverständlich von Zeit zu Zeit immer notwendig sind, freie Hand habe.

Meine eigenen Wünsche in dieser Hinsicht sind, innerhalb der pathologischen Abteilung die unmittelbare Verantwortung für die Serologie, die Hematologie und Biochemie zu übernehmen, wenn ich auch selbstverständlich Dr. Pearson seinen Wünschen entsprechend in der pathologischen Anatomie und auf anderen Gebieten jederzeit zur Verfügung stehen würde. Diesen Punkt schneide ich, wie gesagt, in der Hoffnung an, daß Sie und Dr. Pearson vor dem 15. August darüber entscheiden können. Seien Sie bitte versichert, daß ich jederzeit bemüht sein werde, in vollem Umfang mit Dr. Pearson zusammenzuarbeiten und dem Three Counties Hospital nach besten Kräften zu dienen.

Ihr sehr ergebener
Dr. David Coleman.

Coleman las den sauber getippten Brief noch einmal durch, schob ihn in einen Umschlag und klebte ihn zu. Dann setzte er sich an seine Reisemaschine und tippte einen gleichartigen, wenn auch etwas kürzeren Brief an Dr. Pearson.

David Coleman verließ das möblierte Apartment, das er mit kurzfristigem Mietvertrag für die wenigen Monate, die er in Boston war, gemietet hatte, und brachte beide Briefe zum Briefkasten. Er dachte darüber nach, was er geschrieben hatte. Er war sich immer noch nicht sicher, warum er dem Three Counties Hospital gegenüber den sieben anderen Stellungen, die ihm in den letzten Wochen angeboten worden waren, den Vorzug gegeben hatte. Gewiß wurde sie nicht am besten bezahlt; vom finanziellen Standpunkt aus gesehen, stand sie auf der unteren Hälfte der Liste. Three Counties Hospital war auch kein namhaftes Krankenhaus. Zwei andere medizinische Institute, die ihm ebenfalls ein Angebot gemacht hatten, besaßen internationalen Ruf. Dagegen war das Three Counties Hospital über seine unmittelbare Umgebung hinaus kaum bekannt.

Warum also? War es, weil er fürchtete, in einem größeren Institut unterzugehen, dort nicht zur Geltung zu kommen? Kaum, denn seine bisherige Laufbahn zeigte schon, daß er sich in dieser Art Umgebung durchzusetzen wußte. War es, weil er das Gefühl hatte, daß er an einem kleineren Krankenhaus größere Freiheit zu Forschungsarbeiten besitzen würde? Er hoffte zuversichtlich, Gelegenheit zur Forschung zu finden, aber wenn das sein dringlichster Wunsch gewesen wäre, hätte er ein Forschungsinstitut wählen können – seine Liste hatte eines enthalten – und alles andere lassen. War es der Reiz der Aufgabe, die ihn zu seiner Wahl veranlaßte? Vielleicht. In der pathologischen Abteilung des Three Counties Hospitals war zweifellos vieles unzulänglich. Das hatte er in den zwei kurzen Tagen erkannt, die er in der vorigen Woche dort zugebracht hatte, als er der telefonischen Einladung des Verwaltungsdirektors zu einem Besuch des Krankenhauses folgte, um sich dort umzusehen. Und die Zusammenarbeit mit Dr. Pearson würde nicht leicht werden. Er hatte die Ablehnung des alten Mannes gespürt, als er ihn kennenlernte, und der Verwaltungsdirektor hatte auf Colemans Fragen zugegeben, daß Pearson in dem Ruf stand, es sei schwierig, mit ihm auszukommen.

War es also die Herausforderung der Aufgabe? War das wirklich der Grund, weshalb er sich für das Three Counties Hospital entschied? Wie? Oder lag der eigentliche Grund woanders? Stand noch etwas ganz anderes dahinter? War es Selbstkasteiung? War es immer noch das alte Gespenst, das ihn schon so lange verfolgte?

David Coleman hatte schon lange den Verdacht, sein Hochmut sei sein stärkster Charakterzug. Und darin sah er den Fehler, den er am meisten fürchtete und haßte. Seiner eigenen Ansicht nach war er nie in der Lage gewesen, seinen Hochmut zu besiegen. Er unterdrückte ihn, lehnte ihn ab, immer wieder brach er durch – dem Anschein nach stark und unzerstörbar.

Zum größten Teil beruhte sein Hochmut auf dem Bewußtsein seiner geistigen Überlegenheit. In Gesellschaft fühlte er sich häufig über die anderen geistig weit erhaben, im allgemeinen, weil er es tatsächlich war. Und intellektuell hatte ihm alles, was er bisher in seinem Leben getan hatte, bewiesen, daß er recht hatte.

Solange sich David Coleman erinnern konnte, war es ihm leicht gefallen, Wissen zu erwerben. Lernen war so einfach wie Atmen gewesen. Auf der Volksschule, der Oberschule, dem College, der medizinischen Fakultät hatte er die anderen weit überragt und die höchsten Auszeichnungen fast als Selbstverständlichkeit hingenommen. Sein Verstand war gleichzeitig aufnahmefähig, analytisch und begreifend. Und hochmütig.

In jungen Jahren auf der Oberschule war ihm sein Hochmut zum erstenmal bewußt geworden. Wie jeder, der von Natur aus brillant begabt ist, betrachteten seine Mitschüler ihn zunächst mit Argwohn. Als er dann nicht versuchte, das Bewußtsein seiner geistigen Überlegenheit zu verbergen, verwandelte sich der Argwohn in Abneigung und schließlich in Haß.

Das hatte er damals gespürt, sich aber nicht bewußt darum gekümmert, bis der Schulleiter, der selbst ein brillanter Geist und verständiger Mann war, ihn eines Tages zur Seite nahm. Noch heute erinnerte sich David Coleman genau daran, was er ihm gesagt hatte.

»Ich glaube, du bist erwachsen genug, um mich zu verstehen. Darum spreche ich es offen aus. Du hast in diesen vier Mauern außer mir nicht einen einzigen Freund.«

Zunächst hatte er das nicht geglaubt. Dann aber, vor allem weil er im höchsten Grade ehrlich war, hatte er sich selbst zugegeben, daß es stimmte.

Weiter hatte der Schulleiter gesagt: »Du hast einen brillanten Kopf. Das weißt du, und es gibt auch keinen Grund, weshalb du es nicht wissen solltest. In der Zukunft kannst du alles werden, was du willst. Du besitzt einen bemerkenswert überlegenen Verstand, Coleman, nach meinen Erfahrungen möchte ich sagen, einen einzigartigen. Doch ich warne dich: wenn du mit anderen Menschen zusammen leben willst, mußt du dich manchmal weniger überlegen zeigen, als du bist.«

Es war gewagt, das einem jungen, beeinflußbaren Menschen zu sagen. Aber der Lehrer hatte seinen Schüler nicht unterschätzt. Coleman ging mit dem Rat fort, verdaute ihn, analysierte ihn und endete damit, daß er sich selbst verachtete.

Von da an arbeitete er noch angestrengter als bisher — um sich nach einem überlegten Programm, das an Selbstkasteiung grenzte, zu rehabilitieren. Er fing mit dem Sport an. Solange David Coleman zurückdenken konnte, hatte er eine Abneigung gegen Sport jeder Art empfunden. Bisher hatte er sich auf der Schule nie am Sport beteiligt und neigte dazu, Leute, die zu Sportveranstaltungen gingen und sich dort hinreißen ließen, begeistert zu jubeln, für ziemlich stumpfsinnige Figuren zu halten. Von da an beteiligte er sich aber selbst aktiv — Rugby im Winter, Baseball im Sommer. Trotz seiner ursprünglichen Einstellung wurde er ein Könner. Auf dem College fand er sich in den ersten Mannschaften wieder. Und wenn er nicht selbst mitspielte, nahm er auf der Oberschule und auf dem College an jedem Spiel als Zuschauer teil und jubelte so laut wie die anderen. Allerdings war er nie fähig, sein Gefühl der Gleichgültigkeit beim Spiel ganz zu überwinden, wenn er es auch sorgfältig für sich behielt. Und er jubelte nie ohne das innere Unbehagen, daß er sich kindisch aufführe. Aus diesem Grund glaubte er auch, daß er seinen Hochmut zwar gelegentlich, aber nie völlig überwunden habe.

Seine Beziehungen zu seinen Mitmenschen nahmen weitgehend die gleiche Entwicklung. Früher hatte er sich bei einer Begegnung mit jemand, den er geistig für minderwertig hielt, nie bemüht, seine Langeweile oder seine Interessenlosigkeit zu verbergen. Aber jetzt gab er sich in Befolgung seines Planes die größte Mühe, solchen Leuten gegenüber herzlich zu sein. Die Folge war, daß er sich auf dem College den Ruf eines wohlwollenden Weisen erwarb. Bei seinen Mitschülern, die beim Studium auf Schwierigkeiten stießen, wurde es zu einer ständigen Redensart: »Fragen wir doch David Coleman. Er kann uns bestimmt helfen.« Und das tat er immer.

Bei jedem normal denkenden Menschen wären durch diesen Prozeß seine Empfindungen gegenüber seinen Mitmenschen freundlicher geworden. Zeit und Erfahrung hätten ihm Mitgefühl mit jenen gelehrt, die weniger begabt waren als er selbst. Coleman war sich dessen aber nicht sicher. Innerlich entdeckte er, daß er für geistige Unzulänglichkeit immer noch die alte Verachtung empfand. Er verbarg sie, bekämpfte sie durch eiserne Disziplin und gutes Theaterspielen, schien sie aber nie ganz zu verlieren.

Er hatte sich der Medizin zugewandt. Einerseits, weil sein inzwischen gestorbener Vater Landarzt gewesen war, und andererseits, weil er schon immer Arzt werden wollte. Als er aber vor der Wahl eines Spezialgebietes stand, hatte er sich für die Pathologie entschlossen, weil sie allgemein als das wenigst glanzvolle Spezialgebiet galt. Dieser Schritt war ein Teil seines eigenen überlegten Programms, seinen immer neu auftauchenden Hochmut zu schlagen.

Eine Zeitlang glaubte er, das sei ihm gelungen. Die Pathologie ist zeitweise ein einsames Gebiet, denn sie liegt fern von der Erregung und den Einflüssen, die der unmittelbare Kontakt mit dem Patienten mit sich bringt. Später aber, als sein Interesse und sein Wissen wuchsen, entdeckte er, daß die alte Verachtung für jene, die weniger als er von den verborgenen Geheimnissen wußten, die man mit einem guten Mikroskop aufdecken konnte, wieder auftauchte. Nicht im gleichen Maß allerdings, weil er in der Medizin unvermeidlicherweise Köpfen begegnete, die seinem ebenbürtig waren. Und noch später fand er, daß er sich gelockerter geben, auf einen Teil der eisernen Selbstdisziplin verzichten konnte, die er sich selbst auferlegt hatte. Er traf nach wie vor Menschen, die er für dumm hielt — selbst in der Medizin fand er sie. Aber er zeigte es nie und beobachtete gelegentlich sogar, daß der Umgang mit diesen Leuten ihn weniger störte. Mit dieser Entspannung begann er sich

selbst zu fragen, ob er seinen alten Feind am Ende nicht doch überwunden habe.
Dennoch blieb er weiter vorsichtig. Ein Programm überlegter Selbstberichtigung, das fünfzehn Jahre befolgt worden war, konnte man nicht so leicht von heute auf morgen aufgeben. Und manchmal fand er es schwierig, zu unterscheiden, ob seine Motive auf seiner freien Entscheidung beruhten oder auf der Gewohnheit, in Sack und Asche zu gehen, die er so lange und so geduldig befolgt hatte.
Daher die Fragen an sich selbst, weshalb er sich für das Three Counties Hospital entschlossen hatte. Hatte er sich dafür entschieden, weil er das wirklich wollte: ein mittelgroßes, zweitklassiges Krankenhaus ohne Ruf und Ansehen? Oder war es das alte, unbewußte Gefühl, daß sein Hochmut dort am meisten leiden müsse?
Als er die beiden Briefe in den Kasten warf, wußte er, daß diese Fragen nur von der Zeit beantwortet werden konnten.

Auf der siebten Etage des Burlington Medical Arts Building zog sich Elizabeth Alexander in dem Untersuchungsraum, der an Dr. Dornbergers Sprechzimmer grenzte, wieder an. Während der letzten halben Stunde hatte Charles Dornberger sie in seiner üblichen Weise gründlich untersucht und war jetzt an seinen Schreibtisch zurückgekehrt. Durch die halb offenstehende Tür hörte sie ihn sagen: »Kommen Sie herüber und setzen Sie sich, wenn Sie fertig sind, Mrs. Alexander.« Sie streifte ihren Unterrock über den Kopf und antwortete fröhlich: »Ich bin gleich soweit, Doktor.«
Dornberger lächelte. Er hatte Patientinnen gern, die sich über ihre Schwangerschaft offensichtlich freuten, und das traf für Elizabeth Alexander zu. Sie wird eine gute, vernünftige Mutter sein, dachte er. Sie war eine anziehende, junge Frau, nicht hübsch im üblichen Sinn, aber mit einem lebhaften Temperament, das diesen Mangel mehr als wettmachte. Er blickte in die Notizen, die er sich früher gemacht hatte. Sie war dreiundzwanzig. Als er noch jünger war, sorgte er aus Vorsicht immer dafür, daß eine Schwester anwesend war, wenn er Patientinnen untersuchte. Er hatte von Ärzten gehört, die das versäumt hatten und gegen die später von hysterischen Patientinnen häßliche Anschuldigungen vorgebracht worden waren. Heutzutage tat er das allerdings selten. Das zum mindesten war einer der Vorteile des Altseins.
Er rief ihr zu: »Nun, ich bin der Meinung, daß Sie ein gesundes Kind bekommen werden. Es scheinen keinerlei Komplikationen vorzuliegen.«
»Das hat Dr. Crossan auch gesagt.« Sie schloß den Gürtel ihres grünbedruckten Sommerkleides, trat durch die Tür aus dem angrenzenden Zimmer und setzte sich in den Sessel neben dem Schreibtisch.

Dornberger prüfte wieder seine Notizen. »Das war Ihr Arzt in Chikago, nicht wahr?«

»Ja.«

»Hatten Sie ihn bei Ihrem ersten Kind?«

»Ja.« Elizabeth öffnete ihre Handtasche und nahm einen Zettel heraus. »Ich habe hier seine Adresse.«

»Danke. Ich werde ihm wegen seiner Befunde und Behandlung schreiben.« Dornberger klammerte den Zettel an seine Notizen. Nüchtern fragte er: »Woran starb Ihr erstes Kind, Mrs. Alexander?«

»An einer Bronchitis, als sie einen Monat alt war«, antwortete Elizabeth in normalem Ton. Vor einem Jahr wäre ihr die Antwort noch schwergefallen, und sie hätte mit den Tränen kämpfen müssen. Jetzt, da sie wieder ein Kind erwartete, erschien ihr der Verlust leichter zu ertragen. Aber dieses Mal würde ihr Kind leben, dazu war sie fest entschlossen.

Dr. Dornberger fragte: »War die Geburt normal?«

»Ja«, antwortete sie.

Er blickte in seine Notizen. Um von der Trauer abzulenken, die seine Fragen geweckt haben mochten, fuhr er freundlich fort: »Sie sind gerade erst nach Burlington gekommen, wenn ich richtig informiert bin?«

»Ja«, antwortete sie fröhlich und fügte hinzu: »Mein Mann arbeitet im Three Counties Hospital.«

»Ich weiß es. Dr. Pearson hat es mir gesagt.« Während er schrieb, fragte er: »Wie gefällt es ihm denn bei uns?«

Elizabeth überlegte. »John hat noch nicht viel darüber gesagt, aber ich glaube, es gefällt ihm gut. Seine Arbeit interessiert ihn sehr.«

Dornberger löschte das, was er geschrieben hatte, ab. »Das erleichtert es immer, besonders in der Pathologie.« Er blickte auf und lächelte. »Wir anderen hängen sehr von der Arbeit in den Labors ab.«

Es entstand eine kurze Pause, in der der Arzt eine Schublade seines Schreibtisches öffnete und einen Formularblock herauszog. Dann sagte er: »Da wir gerade von den Labors reden, wir müssen Sie zu einer Blutuntersuchung schicken.«

Während er das Formular ausfüllte, antwortete Elizabeth: »Ich wollte Ihnen noch sagen, daß ich rh-negativ bin, mein Mann aber Rh-positiv ist, Doktor.«

Er lachte. »Daran kann man erkennen, daß Ihr Mann medizinischer Laborant ist. Wir werden Ihr Blut sehr gründlich untersuchen.« Er riß das Formular ab und reichte es ihr. »Damit können Sie jederzeit in die Abteilung für ambulante Patienten ins Krankenhaus gehen.«

»Danke, Doktor.« Sie faltete das Formular zusammen und schob es in ihre Handtasche.

Ehe Dornberger das Gespräch beendete, zögerte er. Wie den meisten Ärzten war ihm bewußt, daß Patienten sich häufig unvollständige oder falsche Vorstellungen von medizinischen Problemen machen. Bei seinen eigenen Patienten bemühte er sich in diesen Fällen im allgemeinen sehr darum, sie aufzuklären, selbst wenn es ihm Zeit kostete. Mrs. Alexander hatte ihr erstes Kind verloren. Deshalb war ihre zweite Schwangerschaft für sie doppelt wichtig. Es war Dornbergers Aufgabe, dafür zu sorgen, daß sie sich nicht ängstigte.
Sie hatte den Rh-Faktor genannt, und offensichtlich machte sie sich Gedanken darüber. Er bezweifelte, daß sie wirklich verstand, was es damit auf sich hatte. Er entschloß sich, sich die Zeit zu nehmen, sie zu beruhigen.
»Mrs. Alexander«, begann er, »ich möchte Ihnen ganz eindeutig klarlegen, daß es sich auf Ihr Kind nicht notwendigerweise nachteilig auswirken muß, daß Sie und Ihr Mann Blutgruppen mit verschiedenem Rh-Faktor haben. Verstehen Sie mich?«
»Ich glaube ja, Doktor.« Er erkannte, daß er recht hatte. Ihre Stimme ließ eine Spur Zweifel erkennen.
Geduldig fragte er: »Wissen Sie genau, was mit den Ausdrücken Rh-positiv und rh-negativ bezeichnet wird?«
Sie zögerte. »Nun, eigentlich nicht, jedenfalls nicht ganz genau.«
Das hatte er erwartet. Er überlegte einen Augenblick und fuhr dann fort: »Ich will es Ihnen so einfach erklären, wie ich kann. Wir alle besitzen in unserem Blut bestimmte Faktoren, und von dem Ausdruck ›Faktor‹ kann man sagen, er sei eine andere Bezeichnung für ›Bestandteil‹.«
Elizabeth nickte. »Ich verstehe.« Sie konzentrierte sich, richtete ihre Gedanken auf das, was Dr. Dornberger erklärte. Einen Augenblick empfand sie fast eine leise Sehnsucht nach ihrer Schulzeit. In der Schule war sie immer stolz darauf gewesen, daß sie fähig war, Dinge, die erklärt wurden, zu verstehen, daß sie ihre Aufmerksamkeit auf ein bestimmtes Problem richten, Fakten schnell aufnehmen konnte, indem sie alles andere aus ihren Gedanken ausschloß. Dank dieser Fähigkeit war sie eine gute Schülerin gewesen. Jetzt war sie gespannt, ob sie sich diese Gabe erhalten hatte.
Dornberger fuhr fort: »Verschiedene Menschen haben verschiedene Blutfaktoren. Nach dem letzten Stand sind der Medizin neunundvierzig derartiger Faktoren bekannt. Die meisten Menschen — Sie und ich zum Beispiel — besitzen zwischen fünfzehn und zwanzig dieser Faktoren in ihrem Blut.«
In Elizabeths Kopf schaltete es. Erste Frage. »Wodurch wird verursacht, daß Menschen mit verschiedenen Faktoren geboren werden?«

»Größtenteils durch Vererbung, aber das ist hier nicht wichtig. Wichtig ist, sich vor Augen zu halten, daß manche Faktoren sich miteinander vertragen, andere aber nicht.«

»Sie wollen sagen...«

»Ich will sagen: Wenn die verschiedenen Blutfaktoren sich miteinander vermischen, können manche ohne weiteres nebeneinander bestehen, aber andere bekämpfen sich und vertragen sich nicht miteinander. Darum werden vor Transfusionen immer erst sorgfältig die Blutgruppen bestimmt. Wir müssen uns davon überzeugen, daß der Patient Blut der richtigen Blutgruppe empfängt.«

Elizabeth runzelte nachdenklich die Stirn und fragte: »Und es sind die Faktoren, die sich bekämpfen – die unverträglichen –, die gefährlich sein können? Ich meine, wenn man Kinder bekommt.« Wieder folgte sie der Formel aus ihrer Schulzeit: Kläre jeden Punkt eindeutig, ehe du zum nächsten übergehst.

Dornberger antwortete: »Gelegentlich gibt es das, aber in den meisten Fällen nicht. Wir wollen einmal Ihren Fall nehmen. Sie sagen, daß Ihr Mann Rh-positiv ist.«

»Ja, das ist er.«

»Nun, das bedeutet, daß sein Blut einen Faktor enthält, der ›Groß D‹ genannt wird. Und da Sie rh-negativ sind, besitzt Ihr Blut kein ›Groß D‹.«

Elizabeth nickte langsam. Ihr Verstand registrierte: rh-negativ kein »Groß D«. Sie benutzte einen alten Lerntrick und bildete schnell einen Merkvers:

rh-negativ man zählt
wo der Faktor »Groß D« fehlt.

Sie bemerkte, daß Dornberger sie beobachtete. »Sie können das so interessant darstellen«, sagte sie. »Noch nie hat mir jemand es so erklärt.«

»Sehr schön. Jetzt wollen wir über Ihr Baby sprechen.« Er deutete auf die Wölbung unter ihrem Kleid. »Wir wissen nicht, ob das Kleine dort rh-negatives oder Rh-positives Blut hat. Mit anderen Worten, wir wissen nicht, ob sein Blut ›Groß D‹ besitzt.«

Einen Augenblick lang vergaß Elizabeth ihre spielerischen Gedanken. Mit einem Anflug Angst fragte sie: »Was geschieht, wenn er es hat? Bedeutet das, daß sein Blut meines bekämpft?«

Ruhig antwortete Dornberger: »Diese Möglichkeit besteht immer.« Mit einem beruhigenden Lächeln fügte er hinzu: »Nun passen Sie aber genau auf.«

Sie nickte. Ihre Aufmerksamkeit war wieder voll geweckt. Für einen kurzen Augenblick hatte sie ihre Gedanken abschweifen lassen.

Nachdrücklich sagte er: »Das Blut eines Kindes ist von dem der Mutter völlig getrennt. Nichtsdestoweniger gelangen während der Schwangerschaft häufig kleine Mengen vom Blut des Kindes in den Blutkreislauf der Mutter. Verstehen Sie das?«
Elizabeth nickte. »Ja.«
»Also gut. Wenn die Mutter rh-negativ und das Kind Rh-positiv ist, kann das manchmal bedeuten, daß unser alter Bekannter ›Groß D‹ in den Blutkreislauf der Mutter gelangt. Und dort ist er unerwünscht. Verstehen Sie?«
Wieder nickte Elizabeth. »Ja.«
Langsam fuhr er fort: »Wenn das geschieht, bildet das Blut der Mutter im allgemeinen etwas, was wir Antikörper nennen, und diese Antikörper bekämpfen ›Groß D‹ und vernichten es schließlich.«
Elizabeth war verwirrt. »Wo liegt dann die Gefahr?«
»Für die Mutter besteht nie eine Gefahr. Das Problem, wenn es auftritt, beginnt dann, wenn die Antikörper — die Stoffe, die die Mutter gebildet hat, um ›Groß D‹ zu bekämpfen — auf dem Weg über die Plazenta in den Blutkreislauf des Kindes gelangen. Verstehen Sie? Wenn auch kein regulärer Blutaustausch zwischen der Mutter und dem Kind besteht, können die Antikörper doch häufig hinübergelangen, und tun es auch.«
»Ich verstehe«, antwortete Elizabeth langsam. »Und das bedeutet, daß die Antikörper in dem Blut des Kindes wirken und es zerstören.« Sie hatte es jetzt ganz klar begriffen.
Dornberger sah sie anerkennend an. Eine gescheite, junge Frau, dachte er. Sie hat nichts übersehen. Laut sagte er: »Die Antikörper können das Blut des Babys zerstören oder einen Teil davon, wenn wir es zulassen. Das ist eine Erscheinung, die wir Erythroblastose foetalis nennen.«
»Aber wie verhindert man sie?«
»Wir können nicht verhindern, daß sie eintritt, aber wir können sie bekämpfen. Als erstes werden wir durch Blutuntersuchungen gewarnt, sobald Antikörper im Blut der Mutter auftauchen. Diese Untersuchung wird mit Ihrem Blut durchgeführt. Jetzt, und später im Verlaufe Ihrer Schwangerschaft wieder.«
»Worin besteht diese Untersuchung?« fragte Elizabeth.
»Sie sind ja unersättlich wißbegierig.« Der alte Arzt lächelte. »Ich kann Ihnen nicht genau sagen, wie der Test im Labor vorgenommen wird. Darüber weiß Ihr Mann bestimmt mehr als ich.«
»Aber was geschieht außerdem, für das Kind, meine ich?«
Geduldig erklärte er: »Das wichtigste ist, dem Kind unmittelbar nach der Geburt eine Austauschtransfusion mit der richtigen Art Blut zu

geben. Sie ist im allgemeinen erfolgreich.« Bewußt vermied er, auf die große Gefahr hinzuweisen, daß ein Kind mit Erythroblastose tot geboren werden kann, oder daß der Arzt häufig die Geburt mehrere Wochen zu früh einleiten muß, um dem Kind eine bessere Chance zu überleben zu bieten. In jedem Fall war er der Ansicht, daß seine Erklärungen genügten. Er entschloß sich, zusammenzufassen:
»Ich habe Ihnen das alles auseinandergesetzt, Mrs. Alexander, weil ich glaube, daß Sie über den Rh-Faktor beunruhigt waren. Aber auch, weil Sie eine kluge Frau sind und ich immer der Ansicht war, daß es für jeden besser ist, wenn er die ganze Wahrheit kennt als nur einen kleinen Teil.«
Sie lächelte darüber. Sie war geneigt, sich wirklich für intelligent zu halten. Schließlich hatte sie sich gerade bewiesen, daß sie immer noch ihre alte Fähigkeit aus der Schule besaß, zu verstehen und zu lernen. Dann sagte sie sich: Sei nicht eingebildet. Außerdem erwartest du ein Kind und stehst nicht vor einer Abschlußprüfung.
Dr. Dornberger sprach weiter: »Aber ich will Ihnen die wichtigen Punkte vor Augen halten.« Er war jetzt ernst, hatte sich zu ihr gebeugt. »Punkt eins: Sie werden vielleicht nie ein Rh-positives Kind bekommen, weder jetzt noch später. In diesem Falle werden überhaupt keine Schwierigkeiten auftauchen. Punkt zwei: selbst wenn Ihr Kind zufällig Rh-positiv ist, wird Ihr Blut vielleicht keine Antikörper bilden. Punkt drei: selbst im Fall, daß Ihr Kind eine Erythroblastose bekommen sollte, sind die Aussichten zur Behandlung und auf eine Heilung günstig.« Er sah sie fest an. »Nun, und wie fühlen Sie sich jetzt?«
Elizabeth lächelte strahlend. Sie fühlte, daß sie wie ein erwachsener Mensch behandelt wurde, und das tat ihr wohl. »Dr. Dornberger«, antwortete sie, »ich finde Sie einfach großartig.«
Belustigt griff Dornberger nach seiner Pfeife und begann sie zu stopfen. »Ja«, meinte er, »manchmal finde ich das beinahe auch.«

»Joe, kann ich Sie einen Augenblick sprechen?«
Lucy Grainger befand sich auf dem Weg zur Pathologie, als Pearsons untersetzte Gestalt vor ihr im Gang des Ergeschosses auftauchte. Als sie ihn anrief, blieb er stehen.
»Haben Sie etwas Besonderes, Lucy?« Es war sein üblicher rauher, grollender Ton, aber sie war froh, daß sie keine Unfreundlichkeit heraushörte. Sie hoffte, gegenüber seiner schlechten Laune wie immer immun zu sein.
»Ja, Joe. Ich möchte Sie bitten, sich eine meiner Patientinnen einmal anzusehen.«
Er war damit beschäftigt, eine seiner unvermeidlichen Zigarren anzu-

zünden. Als sie brannte, musterte er die Glut an ihrer Spitze. »Was liegt denn vor?«

»Es handelt sich um eine unserer Lernschwestern, ein Mädchen namens Vivian Loburton. Sie ist neunzehn. Kennen Sie sie?«

Pearson schüttelte den Kopf. Lucy fuhr fort: »Der Fall beunruhigt mich etwas. Ich vermute einen Knochentumor und habe für übermorgen eine Probeexcision angesetzt. Die Gewebeprobe kommt natürlich zu Ihnen hinunter, aber ich dachte, Sie würden sich das Mädchen vielleicht vorher auch einmal ansehen.«

»Gewiß. Wo ist sie?«

»Ich habe sie zur Beobachtung aufgenommen«, antwortete Lucy. »Sie liegt auf dem zweiten Stock. Wollen Sie es jetzt gleich tun?«

Pearson nickte. »Warum nicht?« Zusammen gingen sie in die Haupthalle zu dem Personenaufzug.

Lucys Bitte an Pearson war nicht ungewöhnlich. In Fällen dieser Art, bei denen die Möglichkeit der Bösartigkeit bestand, war es der Pathologe, der das letzte Urteil über den Zustand des Patienten abgab. Bei der Diagnose jeder Art von Tumor wirkten viele sich manchmal widersprechende Faktoren mit, die der Pathologe gegeneinander abwägen mußte. Aber die Entscheidung über einen Knochentumor war noch schwieriger als in anderen Fällen, und Lucy wußte das. Folglich war es für den Pathologen ein Vorteil, an einem derartigen Fall von Anfang an mitzuarbeiten. Auf diese Weise kannte er den Patienten, konnte die Symptome überprüfen und die Ansicht des Röntgenarztes einholen. Das alles trug zu seinem eigenen Wissen bei und half ihm bei der Diagnose.

Als sie in den Aufzug traten, blieb Pearson stehen und stöhnte. Er legte eine Hand auf den Rücken.

Lucy drückte auf den Knopf zum zweiten Stock. Während die Türen zuglitten, fragte sie: »Haben Sie Rückenschmerzen?«

»Manchmal.« Mühsam richtete Pearson sich auf. »Wahrscheinlich von dem zu langen Über-dem-Mikroskop-Hocken.«

Sie musterte ihn besorgt. »Warum kommen Sie nicht zu mir in die Sprechstunde, damit ich es mir ansehe?«

Er puffte an seiner Zigarre und grinste dann. »Das will ich Ihnen gern sagen, Lucy. Ich kann mir Ihre Honorare nicht leisten.«

Die Türen öffneten sich, und sie traten auf den zweiten Stock hinaus. Als sie durch den Gang gingen, widersprach sie: »Sie behandele ich doch ohne Honorar. Ich halte sowieso nichts davon, Kollegen Rechnungen zu schicken.«

Er warf ihr einen amüsierten Blick zu. »Sie sind also nicht so wie die Psychiater?«

»Nein, wirklich nicht.« Sie lachte. »Die schicken einem sogar eine Rechnung, wenn man mit ihnen die Sprechstundenräume teilt, wie ich gehört habe.«

»Das stimmt.« Lucy hatte Pearson selten so ausgeglichen und gelassen gesehen. »Sie behaupten, das gehöre zu ihrer Behandlung.«

»Hier ist es.« Sie öffnete eine Tür, und Pearson trat zuerst ein. Sie folgte ihm und schloß die Tür hinter sich.

Es war ein kleines Krankenzimmer, in dem nur zwei Patienten lagen. Lucy grüßte eine Frau in dem Bett neben der Tür, trat dann zu dem zweiten Bett, in dem Vivian lag und von der Zeitschrift aufblickte, in der sie gelesen hatte.

»Vivian, dies ist Dr. Pearson.«

»Hallo, Vivian«, sagte Pearson abwesend, während er das Krankenblatt nahm, das Lucy ihm reichte.

Höflich antwortete Vivian: »Guten Tag, Doktor.«

Für Vivian war es immer noch rätselhaft, weshalb sie überhaupt hier lag. Sie hatte wieder Schmerzen in ihrem Knie gehabt, das stimmte, aber es schien ihr nicht wichtig genug, um deshalb im Bett zu liegen. Allerdings hatte sie auch nicht viel dagegen einzuwenden. In gewisser Weise war ihr die Unterbrechung in dem Schwesternkursus willkommen, und es war eine angenehme Abwechslung, lesen und sich ausruhen zu können. Mike hatte auch gerade angerufen. Er schien besorgt, nachdem er gehört hatte, was geschehen war, und hatte versprochen, später, sobald er könne, zu ihr zu kommen.

Lucy zog den Vorhang zwischen den beiden Betten vor, und jetzt sagte Pearson. »Zeigen Sie mir bitte Ihre beiden Knie.«

Vivian schlug die Bettdecke zurück und zog den Saum ihres Nachthemdes hoch. Pearson legte das Krankenblatt hin und beugte sich zur Untersuchung vor. Lucy beobachtete, wie die kurzen, plumpen Finger des Pathologen vorsichtig ihre Beine betasteten.

Sie dachte: Für jemand, der zu anderen Leuten so grob sein kann, ist er überraschend zart. Einmal stöhnte sie unter dem Druck seiner Finger auf. Pearson blickte auf. »Hier tut es Ihnen weh, wie?« Vivian nickte.

»In Dr. Graingers Aufzeichnungen steht, daß Sie sich vor etwa fünf Monaten das Knie angeschlagen haben?« fragte er.

»Ja, Doktor.« Vivian gab sich große Mühe, die Tatsachen wahrheitsgemäß zu berichten. »Zunächst konnte ich mich nicht mehr daran erinnern. Erst als ich genau nachdachte. Ich stieß damit gegen den Boden eines Schwimmbeckens. Vielleicht bin ich zu tief getaucht.«

Pearson fragte: »Hat das damals sehr weh getan?«

»Ja, aber die Schmerzen vergingen bald, und später dachte ich nicht mehr daran. Es fiel mir jetzt erst wieder ein.«

»Gut, Vivian.« Er winkte Lucy, die die Bettdecke wieder heraufzog.
Er fragte Lucy: »Haben Sie die Röntgenaufnahmen?«
»Hier sind sie.« Sie reichte ihm einen großen, braunen Umschlag. »Es sind zwei Serien. Die erste Serie zeigt gar nichts. Dann machten wir weichere Aufnahmen, um die Muskeln erkennen zu können, und diese Aufnahmen zeigen eine Veränderung am Knochen.«
Vivian hörte dem Gespräch interessiert zu. Sie fühlte sich plötzlich wichtig, weil sie in seinem Mittelpunkt stand.
Pearson und Lucy waren zum Fenster getreten, und der Pathologe hielt die Röntgenaufnahmen gegen das Licht. Als er den zweiten Satz studierte, deutete Lucy: »Dort. Sehen Sie?« Gemeinsam betrachteten sie den Film.
»Ah ja.« Pearson grunzte und reichte ihr die Filme zurück. Seine Einstellung gegenüber Röntgenaufnahmen wurde immer durch die Vorbehalte eines Spezialisten bestimmt, der sich auf das unbekannte Gebiet eines anderen vorwagt. Er sagte: »Schatten aus dem Land der Schatten. Was meint die Röntgenabteilung dazu?«
»Ralph Bell bestätigt die Veränderung«, antwortete Lucy. »Aber er kann nicht genug sehen, um eine Diagnose zu stellen. Er ist auch der Ansicht, daß ich eine Probeexcision vornehmen soll.«
Pearson drehte sich wieder der Patientin zu: »Wissen Sie, was eine Probeexcision ist, Vivian?«
»Ich habe eine ungefähre Vorstellung« — das Mädchen zögerte —, »aber ganz genau weiß ich es nicht.«
»Das haben Sie in Ihrem Schwesternkursus wohl noch nicht durchgenommen, wie?«
Sie schüttelte den Kopf.
Pearson erklärte: »Nun, Dr. Grainger beabsichtigt, ein kleines Stück Knochengewebe unter Ihrem Knie herauszunehmen, gerade dort, wo etwas nicht in Ordnung zu sein scheint. Das kommt dann zu mir herunter, und ich werde es untersuchen.«
Vivian fragte: »Und können Sie daraus sehen ... was damit ist?«
»Meistens kann ich das.« Er wollte gehen, zögerte dann. »Treiben Sie viel Sport?«
»O ja, Doktor. Tennis, Schwimmen, Skilaufen.« Sie fügte hinzu: »Ich reite auch sehr gern. In Oregon bin ich sehr viel geritten.«
»So, in Oregon«, antwortete er nachdenklich, und dann, während er sich abwendete: »Nun gut, Vivian, das ist im Augenblick alles.«
Lucy lächelte. »Ich komme später wieder.« Sie nahm das Krankenblatt und die Röntgenfilme und folgte Pearson hinaus.
Als sich die Tür schloß, empfand Vivian zum erstenmal einen ahnungsvollen, furchtsamen Schauer.

Als sie ein Stück den Gang hinuntergegangen waren, fragte Lucy: »Was meinen Sie dazu, Joe?«
»Es kann ein Knochentumor sein.« Pearson sagte es langsam, nachdenklich.
»Bösartig?«
»Das ist möglich.«
Sie kamen zu den Fahrstühlen und blieben stehen. Lucy sagte: »Wenn er bösartig ist, muß ich das Bein amputieren.«
Pearson nickte langsam. Er sah plötzlich sehr alt aus. »Ja«, antwortete er, »daran dachte ich auch gerade.«

XI

Die Viscount legte sich weich gegen den Wind und begann, an Höhe zu verlieren. Fahrgestell und Landeklappen waren ausgefahren, und sie flog genau Landebahn Nr. 1 des Flughafens Burlington an. Während Dr. Kent O'Donnell das näherkommende Flugzeug von dem Terrassencafé aus beobachtete, überlegte er flüchtig, daß Luftfahrt und Medizin vieles gemeinsam hätten. Beide fußten auf den Erkenntnissen der Wissenschaften, beide veränderten das Leben in der Welt und beseitigten überkommene Vorstellungen. Beide bewegten sich unbekannten Horizonten und einer nur dunkel erahnten Zukunft entgegen. Es gab noch eine Parallele. Der Luftfahrt fiel es heute schwer, mit ihrer eigenen Entwicklung Schritt zu halten. Ein Flugzeugkonstrukteur, den er kannte, hatte ihm kürzlich gesagt: »Wenn ein Flugzeug für den Einsatz fertig ist, ist es auch schon überholt.«
In der Medizin, dachte O'Donnell, während er seine Augen vor der strahlenden Nachmittagssonne beschattete, war es weitgehend das gleiche. Krankenhäuser, Kliniken und die Ärzte selbst waren nie in der Lage, ihr Wissen auf dem jüngsten Stand zu erhalten. Ungeachtet, wie sehr sie sich darum bemühten, immer waren ihnen die Forschung, die Entwicklung, die neuesten Techniken voraus, manchmal um Jahre. Heute konnte ein Mensch sterben, obwohl das rettende Medikament bereits erfunden war und in begrenztem Umfang vielleicht schon angewendet wurde. Aber es brauchte Zeit, bis die neuen Entwicklungen bekanntwurden und Anerkennung fanden. Das galt auch für die Chirurgie. Ein Chirurg oder eine Gruppe von Chirurgen entwickelte vielleicht eine neue lebensrettende Technik, aber ehe sie allgemein angewendet werden konnte, mußten sie ihr Können weitergeben und andere die neuen Methoden beherrschen. Manchmal war das ein langwieriger Prozeß. Die Herzchirurgie beispielsweise war jetzt ziemlich weit

verbreitet und für die meisten erreichbar, die ihrer dringend bedurften. Aber lange Zeit war nur eine Handvoll Chirurgen qualifiziert oder willens, sich daran zu wagen.
Außerdem erhob sich bei jeder Neuerung die Frage, ob sie gut, ob sie eine kluge Entwicklung war. Nicht jede Veränderung bedeutete Fortschritt. Oft war die Medizin falschen Spuren gefolgt, Theorien, die den Tatsachen widersprachen, und begeisterten und besessenen Einzelgängern, die manches wagten, was erst halb geklärt war, und andere durch ihr Beispiel verleiteten. Manchmal war es schwer, den mittleren Kurs zwischen Aufgeschlossenheit und vernünftiger Vorsicht einzuhalten. Im Three Counties Hospital mit seinen Vertretern der unerschütterlich konservativen und der fortschrittlichen Richtung — in beiden Lagern gab es gute Leute — stand ein Mann wie O'Donnell ständig vor dem Problem, in jedem Augenblick genau zu wissen, wo und bei wem er seine Verbündeten suchen mußte.
Sein Gedankengang wurde durch die heranrollende Viscount abgebrochen, deren dröhnende Motoren die Stimmen um ihn herum übertönten. O'Donnell wartete, bis die Propeller standen und die Passagiere auszusteigen begannen. Als er Dr. Coleman unter ihnen erkannte, ging er die Treppe hinunter, um den neuen stellvertretenden Direktor der pathologischen Abteilung des Krankenhauses in der Halle zu empfangen.
David Coleman war überrascht, als er den Chef der Chirurgie, der sich groß und sonnengebräunt aus der Menschenmenge heraushob, mit ausgestreckter Hand auf sich warten sah. O'Donnell sagte: »Ich freue mich, Sie zu sehen, Dr. Coleman. Joe Pearson hatte keine Zeit, wir waren aber der Ansicht, daß jemand Sie hier abholen und willkommen heißen sollte.« Was O'Donnell nicht hinzufügte, war, daß Joe Pearson sich rundheraus geweigert hatte, und da Tomaselli nicht in der Stadt war, hatte sich O'Donnell die Zeit genommen, selbst hinauszufahren.
Während sie durch die dichte Menschenmenge in der heißen Halle gingen, beobachtete O'Donnell, wie Coleman sich umsah. Er gewann den Eindruck, daß der junge Pathologe sich schnell ein Urteil über seine Umgebung verschaffen wollte. Vielleicht war das seine Gewohnheit. Falls ja, war es eine gute. Zweifellos schnitt David Coleman bei dieser Prüfung günstig ab. Obwohl er einen dreistündigen Flug hinter sich hatte, war sein Gabardineanzug nicht zerdrückt. Sein gut geschnittenes Haar war sorgfältig gescheitelt und gebürstet, und er war sauber rasiert. Er trug keinen Hut, was ihn jünger als seine einunddreißig Jahre erscheinen ließ. Er war schlanker als O'Donnell, seine Züge waren klar geschnitten und gut geformt. Er hatte ein längliches Gesicht mit einem scharfen Kinn. Die Aktentasche unter seinem Arm gab ihm einen Akzent verläßlicher Nüchternheit. Das Bild eines jungen Wissenschaftlers,

dachte O'Donnell. Er führte Coleman zur Gepäckausgabe. Dort wurde ein Rollkarren mit Koffern entladen, und sie schlossen sich der Gruppe Reisender, die mit Coleman eingetroffen waren, an.
O'Donnell sagte: »Das ist das beim Fliegen, was ich verabscheue.«
Coleman nickte und lächelte schwach. Es wirkte fast, als wolle er sagen: Wir sollten unsere Fähigkeiten nicht auf hohle Konversation vergeuden, meinen Sie nicht?
Das ist ein kühler Zeitgenosse, dachte O'Donnell. Wie bei seiner ersten Begegnung fielen ihm die stahlgrauen Augen auf, und er fragte sich, was man brauche, um hinter sie zu dringen. Coleman blieb jetzt unberührt in der Menge stehen und sah sich um. Fast wie auf Befehl trat ein Gepäckträger, ohne die anderen Reisenden zu beachten, auf ihn zu.
Zehn Minuten später, als O'Donnell seinen Buick durch den dichten Verkehr um den Flughafen steuerte und zur Stadt fuhr, sagte er: »Wir haben Sie im Roosevelt Hotel einquartiert. Es ist so komfortabel und ruhig, wie man nur wünschen kann. Ich glaube, unser Verwaltungsdirektor hat Ihnen wegen des Apartments geschrieben.«
»Ja, das tat er«, antwortete Coleman. »Ich würde das gern so schnell wie möglich in Ordnung bringen.«
»Sie werden keine Schwierigkeiten haben«, entgegnete O'Donnell und fügte hinzu: »Es steht Ihnen frei, sich ein oder zwei Tage Zeit zu nehmen, um eine geeignete Unterkunft zu suchen, ehe Sie Ihren Dienst im Krankenhaus übernehmen.«
»Danke, das ist wohl nicht nötig. Ich beabsichtige, morgen früh anzutreten.«
Coleman war höflich, aber entschieden. O'Donell dachte: Das ist ein Mann, der sich genau überlegt, was er will, und es dann klar ausspricht. Er macht auch den Eindruck, als ob er sich nicht leicht etwas ausreden ließe. O'Donnell überraschte sich bei der Überlegung, wie Joe Pearson und David Coleman miteinander auskommen würden. Zunächst einmal sah es so aus, als würden sie aneinandergeraten. Aber das konnte man nie wissen. In Krankenhäusern wurden manchmal die unwahrscheinlichsten Freundschaften fürs Leben geschlossen.
Während sich David Coleman auf der Fahrt durch die Außenbezirke der Stadt nach allen Seiten umsah, empfand er fast so etwas wie Aufregung über das, was vor ihm lag. Das war ungewöhnlich, weil er meistens alles, was kam, mit sachlicher Nüchternheit hinnahm. Aber schließlich ging es um seine erste Stellung im Ärztestab eines Krankenhauses. Er sagte sich: Über eine ganz allgemein menschliche Regung braucht man sich nicht zu schämen, mein Freund. Dann lächelte er innerlich über diese stumme Selbstkritik. Alte Gewohnheiten im Denken sind schwer abzulegen, dachte er.

Er fragte sich, was der neben ihm sitzende O'Donnell wohl für ein Mann war. Über den Chef der Chirurgie am Three Counties Hospital hatte er nur Gutes gehört. Wie kommt es, wunderte er sich, daß ein Mann mit O'Donnells Ausbildung und Qualifikation sich eine Stadt wie Burlington aussucht? Besaß auch er hintergründige Motive? Oder folgte er anderen Überlegungen? Vielleicht gefiel es ihm hier einfach? Es mußte auch Menschen geben, vermutete Coleman, deren Wünsche gradlinig und unkompliziert waren.
O'Donnell bog aus, um einen Lastzug zu überholen. Dann sagte er: »Ich würde Ihnen gern einiges sagen, wenn ich darf.«
Coleman antwortete höflich: »Aber bitte, gern.«
»Wir haben in den letzten Jahren im Three Counties Hospital eine Reihe von Veränderungen vorgenommen.« O'Donnell sprach langsam, überlegte seine Worte. »Harry Tomaselli sagte mir, daß Sie schon einiges darüber gehört haben. Auch über unsere Pläne.«
Coleman lächelte. »Ja, das stimmt.«
O'Donnell drückte auf seine Hupe, und ein Wagen vor ihnen wich zur Seite. Er sagte: »Die Tatsache, daß Sie zu uns kommen, ist für uns ein wichtiger Schritt, und ich kann mir vorstellen, daß sich daraus Änderungen ergeben mögen, die Sie selbst wünschen werden, wenn Sie sich bei uns eingelebt haben.«
Coleman dachte an die pathologische Abteilung des Krankenhauses, wie er sie während seines kurzen Besuches gesehen hatte. »Ja«, antwortete er, »davon bin ich überzeugt.«
O'Donnell schwieg. Dann fuhr er noch behutsamer fort: »Wenn es irgend möglich war, versuchten wir, Veränderungen friedlich herbeizuführen. Manchmal war das nicht möglich. Ich gehöre nicht zu den Leuten, die bereit sind, nur um des Friedens willen ein Prinzip zu opfern.« Er sah Coleman von der Seite an. »Ich möchte, daß Sie in diesem Punkt klarsehen.«
Coleman nickte, antwortete aber nicht.
O'Donnell fuhr fort: »Trotzdem würde ich Ihnen empfehlen, behutsam vorzugehen, soweit wie es möglich ist.« Er lächelte. »Tun Sie alles, was Sie können, durch Überredung, und sparen Sie das schwere Geschütz für Dinge auf, die wirklich wichtig sind.«
Unverbindlich antwortete Colemann: »Ich verstehe.« Er war sich nicht sicher, was O'Donnells Worte bedeuteten. Er mußte ihn erst besser kennen, um das entscheiden zu können. Aber war sein Eindruck von O'Donnell falsch gewesen? War der Chef der Chirurgie am Ende doch ein Leisetreter? Wurde ihm hier und jetzt bei seiner Ankunft schon gesagt, den Kahn nicht zum Schaukeln zu bringen? Wenn das der Fall war, so würden sie bald merken, daß sie an den Falschen geraten waren.

David Coleman nahm sich vor, keinen langfristigen Mietvertrag für das Apartment, das er in Burlington etwa fand, abzuschließen.
O'Donnell fragte sich jetzt, ob es klug gewesen war, das auszusprechen. Sie hatten das Glück gehabt, diesen Coleman zu bekommen, und er wünschte nicht, ihm von Anfang an Zügel anzulegen. Aber die ganze Zeit hatte das Problem Joe Pearson und Pearsons bekannter Einfluß auf Eustace Swayne O'Donnells Gedanken beschäftigt. Soweit er konnte, wollte O'Donnell Orden Brown gegenüber loyal bleiben. Bisher hatte der Ausschußvorsitzende vieles getan, um den Chef der Chirurgie zu unterstützen. O'Donnell wußte, daß Brown Swaynes Viertelmillion Dollar haben wollte, und natürlich brauchte das Krankenhaus sie dringend. Und wenn das bedeutete, Joe Pearson etwas nachzugeben, war O'Donnell dazu bereit — innerhalb vernünftiger Grenzen.
Aber wo hörte die Krankenhauspolitik auf, und wo begann O'Donnells Verantwortung als Arzt? Das war die Frage, die ihm keine Ruhe ließ. Vielleicht mußte er eines Tages entscheiden, wo die Grenzlinie lag. Spielte er selbst jetzt in der Politik mit? O'Donnell vermutete es. Aus welchem anderen Grund hätte er sich sonst gerade in dieser Weise Dr. Coleman gegenüber geäußert? Macht korrumpiert, dachte er, dem kann man nicht entgehen, gleichgültig, wer man ist. Er überlegte, ob er über dieses Thema noch weiter mit Coleman sprechen und den jüngeren Mann vielleicht in sein Vertrauen ziehen solle. Dann entschied er sich dagegen. Coleman war schließlich ein Neuling, und O'Donnell war sich klar bewußt, daß er noch nicht hinter diese kühlen, grauen Augen gedrungen war.
Sie erreichten jetzt das Stadtzentrum. Die Straßen Burlingtons waren heiß und staubig, die Bürgersteige flimmerten, und die schwarz geteerte Straßendecke war von der Hitze aufgeweicht. Er lenkte den Buick in den Vorhof des Roosevelt Hotels. Ein Hausdiener öffnete die Wagentür und begann, Colemans Koffer hinten herauszuheben.
O'Donnell fragte: »Soll ich mit Ihnen hineinkommen, um mich zu vergewissern, daß alles in Ordnung ist?«
Coleman, der schon ausgestiegen war, antwortete: »Das ist wirklich nicht nötig.« Wieder eine ruhige, aber unmißverständliche Feststellung.
O'Donnell beugte sich über den Sitz. »Nun gut. Wir erwarten Sie also morgen. Viel Glück.«
»Danke.«
Der Hoteldiener warf die Tür zu, und O'Donnell lenkte seinen Wagen in den Stadtverkehr zurück. Er blickte auf seine Uhr. Es war zwei. Er entschied sich, zuerst in seine Privatsprechstunde und später in das Krankenhaus zu fahren.

Elizabeth Alexander saß auf der lederbespannten Bank vor dem Labor für ambulante Patienten des Three Counties Hospitals. Sie fragte sich, warum die Wände des Ganges wohl in zwei verschiedenen Brauntönen gestrichen worden waren, statt in helleren und freundlicheren Farben. Er lag ohnehin in dem düsteren Teil des Krankenhauses. Ein wenig Gelb oder auch ein helles Grün hätte diesen Gang viel freundlicher gemacht.
Solange sie sich zurückerinnern konnte, hatte Elizabeth helle Farben geliebt. Sie erinnerte sich daran, wie sie als kleines Mädchen die ersten Vorhänge für ihr eigenes Zimmer zu Hause genäht hatte. Sie waren aus lichtblauem Chintz mit einem Muster aus eingewebten Sternen und Monden gewesen. Heute war sie der Meinung, daß sie die Vorhänge recht schlecht genäht hatte, aber damals fand sie sie großartig. Um sie aufzuhängen, ging sie damals in den Laden ihres Vaters hinunter und hatte ihre Freude daran, die Dinge zusammenzusuchen, die sie dazu brauchte. Eine Vorhangstange in der richtigen Länge, Ringe und Beschläge, Schrauben und einen Schraubenzieher. Sie erinnerte sich, wie ihr Vater zwischen den anderen Metallwaren nach dem suchte, was sie wünschte. Im Laden war alles in hohen Stapeln unordentlich übereinandergeschichtet, so daß er meistens lange nach allem suchen mußte, was seine Kunden verlangten.
Das war vor langem in New Richmond in Indiana gewesen, zwei Jahre, ehe ihr Vater bei einem Unfall ums Leben gekommen war. Oder waren es drei? Es fiel einem schwer, sich genau zu erinnern; die Zeit verging so schnell. Sie wußte noch, daß es sechs Monate vor dem Tod ihres Vaters gewesen war, als sie John zum erstenmal traf. In gewisser Weise hatte auch das mit Farben zu tun. Er war in den Ferien von der Oberschule und kam in das Geschäft, um rote Farbe zu kaufen. Damals half Elizabeth schon im Laden mit, und sie hatte ihm Rot ausgeredet und statt dessen Grün verkauft. Oder war es umgekehrt gewesen? Auch das war jetzt schon verschwommen. Sie wußte jedoch, daß sie sich beim ersten Anblick in John verliebte. Vielleicht wollte sie ihn nur länger im Geschäft festhalten, als sie ihm vorschlug, eine andere Farbe zu nehmen. In der Erinnerung schien es ihr, daß es seitdem niemals einen Zweifel gegeben hatte, welche Gefühle sie füreinander hegten. Ihre Jugendliebe überdauerte auch Johns Aufstieg von der Oberschule zum College, und sechs Jahre nach ihrer ersten Begegnung heirateten sie. Seltsamerweise drängte sie niemand, damit zu warten, obwohl keiner von ihnen Geld hatte und John mit einem Stipendium das College besuchte. Alle, die sie kannten, schienen ihre Heirat als natürlich und selbstverständlich anzusehen.
Manchen Leuten wäre ihr erstes gemeinsames Jahr vielleicht schwierig

erschienen. Für John und Elizabeth war es eine strahlende, glückliche Zeit. Im Jahre vorher hatte Elizabeth eine Abendschule besucht, und in Indianapolis, wo John auf dem College studierte, arbeitete sie als Stenotypistin und verdiente den Lebensunterhalt für sie beide.
In diesem Jahr diskutierten sie ernsthaft über Johns Zukunft; ob er sein Ziel höherstecken und versuchen solle, Medizin zu studieren, oder sich mit der kürzeren Ausbildung als medizinischer Laborant begnügen. Elizabeth gab dem Medizinstudium den Vorzug, obwohl es bedeutete, daß es noch einige Jahre dauern würde, bis John zu verdienen anfing. Aber sie war bereit gewesen, weiterzuarbeiten. John war sich dagegen nicht so sicher. Schon immer hatte er sich gewünscht, Arzt zu werden, und vom College konnte er gute Zeugnisse vorlegen, aber er wartete ungeduldig darauf, für ihren Lebensunterhalt zu sorgen. Als Elizabeth dann feststellte, daß sie in anderen Umständen war, war für John die Frage entschieden. Gegen den Protest seiner Frau meldete er sich bei einer medizinisch, technischen Fachschule an, und sie zogen nach Chikago.
Dort bekamen sie ihr Baby und nannten es Pamela. Vier Wochen später starb das Kind an einer Bronchitis, und eine Zeitlang schien Elizabeth die Welt über ihr zusammengestürzt zu sein. Trotz ihrer Festigkeit und ihrer Vernunft brach sie zusammen und nahm an nichts mehr Anteil. John tat alles, was er konnte. Nie war er freundlicher oder rücksichtsvoller gewesen, aber es half nichts.
Sie spürte, daß sie fortgehen mußte, und kehrte zu ihrer Mutter nach New Richmond zurück. Aber nach einer Woche empfand sie Sehnsucht nach John und ging wieder zu ihm nach Chikago. Von diesem Tag an gewann sie langsam, aber sicher ihr normales Selbst wieder. Sechs Wochen vor Johns Abschlußexamen wußte sie, daß sie wieder ein Kind erwartete. Das war das Erlebnis, das über ihre endgültige Erholung entschied. Jetzt fühlte sie sich gesund, hatte ihre alte Fröhlichkeit wiedergewonnen, und bei dem Gedanken an das ungeborene Kind in ihr stieg ihre freudige Erwartung.
In Burlington hatten sie eine kleine, aber freundliche Wohnung gefunden. Die Miete war billig, aus ihren vorsorglichen Ersparnissen hatten sie die Möbel anbezahlt und konnten die monatlichen Raten aus Johns Gehalt am Krankenhaus decken. Im Augenblick ist alles sehr schön und gut, dachte Elizabeth, außer diesem abscheulichen Braun an den Korridorwänden.
Die Tür des Labors wurde geöffnet, und die Frau, die vor Elizabeth gewartet hatte, kam heraus. Eine medizinische Assistentin im weißen Kittel stand hinter ihr. Die Assistentin sah auf ihre Notiztafel. »Mrs. Alexander?«

»Das bin ich.« Elizabeth stand auf.
»Wollen Sie bitte hereinkommen?«
Sie folgte dem Mädchen durch die Tür.
»Setzen Sie sich bitte, Mrs. Alexander. Es dauert nicht lange.«
An ihrem Schreibtisch studierte die Assistentin das Formular, das Dr. Dornberger ausgefüllt hatte. »Rh-Faktor feststellen und Sensibilitätstest. Gut. Legen Sie bitte Ihren Arm hierher, und ballen Sie die Faust.«
Sie ergriff Elizabeths Handgelenk, wischte mit einem antiseptischen Mittel über ihren Arm und schlang dann geschickt einen Gummischlauch um den Oberarm. Von einem Tablett nahm sie eine Spritze, öffnete ein Päckchen mit einer sterilisierten Nadel, die sie auf die Spritze steckte. Schnell wählte sie eine Vene an Elizabeths Arm, führte mit einem kurzen, scharfen Stich die Nadel ein und zog den Kolben der Spritze zurück. Sie zapfte so viel Blut, bis die Skala auf der Spritze sieben Kubikzentimeter anzeigte, zog rasch die Nadel aus der Vene und drückte einen Baumwolltupfer auf den Einstich. Das Ganze hatte weniger als fünfzehn Sekunden gedauert.
»Mir scheint, das haben Sie schon öfter getan«, sagte Elizabeth.
Das Mädchen lächelte. »Sicher schon ein paar hundert Male.«
Elizabeth sah zu, während die Assistentin ein Reagenzglas beschriftete und die Blutprobe hineinfüllte. Als sie damit fertig war, stellte sie das Reagenzglas auf ein Gestell. Sie verkündete: »Das ist alles, Mrs. Alexander.«
Elizabeth deutete auf das Glas. »Was geschieht jetzt damit?«
»Es kommt in das serologische Labor. Einer der Techniker dort wird die Untersuchung durchführen.«
Elizabeth fragte sich, ob das wohl John sein würde.

Mike Seddons, der allein im Aufenthaltsraum der Assistenzärzte saß, war zutiefst beunruhigt. Wenn jemand ihm vor einem Monat gesagt hätte, daß er sich um ein Mädchen, das er bei allem kaum kannte, so sorgen würde, hätte er den anderen für verrückt gehalten. Doch seit achtundvierzig Stunden, seit er das Krankenblatt im Schwesternzimmer auf Vivians Station eingesehen hatte, waren seine Sorgen und seine Qual ständig gewachsen. In der vergangenen Nacht hatte er kaum geschlafen. Stundenlang hatte er wachgelegen, immer wieder die volle Bedeutung der Worte überdacht, die in Dr. Lucy Graingers Handschrift auf dem Krankenblatt standen. »Vivian Loburton, Verdacht auf Osteosarkom, Vorbereitung für Probeexcision.«
Als er Vivian zum erstenmal gesehen hatte — bei der Obduktion —, war sie für ihn nicht mehr als irgendeine hübsche Lernschwester gewesen. Selbst bei ihrer zweiten Begegnung — vor dem Vorfall im Park —

hatte er vorwiegend als ein interessantes, aufregendes Zwischenspiel an sie gedacht. Mike Seddons machte sich nie selbst etwas vor, weder über Worte noch über seine Absichten.
Auch jetzt tat er es nicht.
Zum erstenmal in seinem Leben liebte er tief und aufrichtig, und er war von einer quälenden, furchtbaren Angst ergriffen.
In der Nacht, als er Vivian sagte, daß er sie heiraten wolle, hatte er keine Zeit gehabt, die sich daraus ergebenden Folgen zu überdenken. Bis zu diesem Punkt hatte Mike Seddons sich immer selbst gesagt, daß eine Heirat für ihn nicht in Frage kam, ehe er seine Praxis eingerichtet, sich die Hörner abgestoßen und seine Zukunft finanziell gesichert hatte. Aber als er seine Worte an Vivian ausgesprochen hatte, wußte er, daß er sie aufrichtig meinte. Hundertmal hatte er sie seitdem im stillen widerholt, ohne daß ihm einmal der Gedanke kam, sie zu bedauern.
Und nun das!
Im Gegensatz zu Vivian, die ihr Leiden immer noch für eine kleine Beule unter dem Knie hielt — etwas Lästiges, aber nichts, das nicht durch eine Behandlung auf die eine oder andere Weise behoben werden konnte —, kannte Mike Seddons die Bedeutung der Worte »Verdacht auf Osteosarkom«. Er wußte, wenn diese Diagnose bestätigt wurde, bedeutete es, daß Vivian an einem virulenten, bösartigen Knochenkrebs litt, der sich durch ihren ganzen Körper auszubreiten drohte und es vielleicht schon getan hatte. In diesem Fall waren ihre Aussichten, ohne eine schnelle Operation länger als rund ein Jahr zu überleben, gleich Null. Und Operation bedeutete Amputation des Beines — so schnell wie möglich, nachdem die Diagnose bestätigt war, in der Hoffnung, das Umsichgreifen der tödlichen Krebszellen zu verhindern, ehe sie sich weit über den ursprünglichen Herd hinaus verbreitet hatten. Und selbst dann. Nach der Statistik wurden nur zwanzig Prozent der an Knochenkrebs erkrankten Patienten durch eine Amputation von ihrem Leiden geheilt. Mit den übrigen ging es ständig abwärts, manche lebten nur noch ein paar Monate.
Aber es mußte kein Osteosarkom sein. Es konnte ein harmloser Knochentumor sein. Die Chancen standen fünfzig zu fünfzig — die gleichen Aussichten wie beim Werfen einer Münze.
Mike Seddons fühlte, wie ihm der Schweiß bei dem Gedanken ausbrach, wieviel für sie beide, für ihn selbst und für Vivian, von dem Ergebnis der Probeexcision abhing. Er hatte überlegt, ob er zu Lucy Grainger gehen und ihr alles offenbaren solle, sich dann aber dagegen entschieden. Wahrscheinlich konnte er mehr erfahren, wenn er sich im Hintergrund hielt. Wenn er sein persönliches Interesse bekanntwerden

ließ, konnte es sein, daß sich ihm einige Informationsquellen verschlossen. Um seine Gefühle zu schonen, konnten die anderen in ihren Äußerungen ihm gegenüber vorsichtig und zurückhaltend sein.
Das wollte er nicht. So oder so, er mußte die Wahrheit wissen.
Es war ihm nicht leichtgefallen, mit Vivian zu sprechen und gleichzeitig zu versuchen, seine Befürchtungen geheimzuhalten. Gestern abend, als er allein bei ihr in ihrem Krankenzimmer saß — die andere Patientin war entlassen worden, und das zweite Bett stand leer —, hatte sie über seine offensichtlich düstere Stimmung gescherzt.
Vergnügt hatte sie die Trauben gegessen, die er ihr früher gebracht hatte, und gesagt: »Ich weiß, was dir fehlt, Du grämst dich, daß du jetzt an mich gebunden bist und nicht mehr aus einem Bett in das nächste hüpfen kannst.«
»Ich bin nie aus einem Bett in das nächste gehüpft«, antwortete er und versuchte, ebenso gutgelaunt zu erscheinen wie sie. »So leicht ist das gar nicht. Man hat schon seine Mühe damit.«
»Mit mir hattest du nicht sehr viel Mühe.«
»Mit dir war es etwas anderes. Da passierte es einfach.«
Dabei wurde sie nachdenklich. »Ja, ich weiß.« Und wieder fröhlich fuhr sie fort: »Nun, auf jeden Fall hat es keinen Zweck, wenn du glaubst, hier herauszukommen, Dr. Michael Seddons. Ich habe nicht die Absicht, dich wieder loszulassen — niemals!«
Darauf küßte er sie, hielt sie fest umschlungen. Sie hob das Gesicht und flüsterte in sein Ohr. Ihr Haar lag weich gegen seine Wange und duftete. Leise sagte sie: »Noch etwas, Doktor. Seien Sie vorsichtig mit diesen Lernschwestern. Sie haben keine Moral.«
»Wirklich?« Er hielt sie von sich ab. »Und warum hat mir das niemand vorher gesagt?«
Sie trug ein dünnes, blaues Jäckchen, das vorn offen stand, darunter ein Nylonnachthemd von dem gleichen durchsichtigen Blau. Plötzlich überfiel es ihn atemberaubend, wie jung und schön sie war.
Vivian sah zur Tür. Sie war geschlossen. Sie sagte: »Sie haben heute hier auf der Station sehr viel zu tun. Ich weiß es, weil sie es mir sagten. Wahrscheinlich kommt erst in einer Stunde wieder jemand ins Zimmer.«
Einen Augenblick war er schockiert. Dann lachte er und verliebte sich wieder Hals über Kopf in ihre ehrliche und einfache Offenheit. Er sagte: »Meinst du hier? Jetzt?«
»Warum nicht?«
»Wenn jemand kommt, werde ich aus dem Hospital hinausgeworfen.«
Leise sagte sie: »Davor hast du neulich abend nicht so viel Angst gehabt.« Ihre Fingerspitzen glitten leicht über sein Gesicht. Impulsiv

beugte er sich vor und küßte sie auf den Hals. Als seine Lippen weiter herunterglitten, hörte er, wie sich ihr Atem beschleunigte, und spürte, wie ihre Finger sich in seine Schulter krallten.
Einen Augenblick war er versucht, dann siegte seine Vernunft. Er legte seine Arme um sie. Zärtlich murmelte er: »Wenn das alles vorüber ist, Vivian, Liebling, können wir wirklich allein sein. Und noch wichtiger, wir haben dann so viel Zeit, wie wir uns wünschen.«
Das war gestern gewesen. Heute nachmittag würde Lucy in einem Operationsraum die Probeexcision vornehmen. Mike Seddons sah auf seine Uhr. Es war zwei Uhr dreißig. Dem Operationsplan zufolge mußten sie jetzt beginnen. Wenn die Pathologie schnell arbeitete, konnte morgen das Ergebnis vorliegen. Mit einer leidenschaftlichen Inbrunst, die ebenso widerspruchsvoll wie auffällig war, betete er zu seiner eigenen Überraschung: O Gott, bitte, Gott, laß ihn gutartig sein.

Der Narkosearzt nickte. »Von uns aus ist es soweit, Lucy.«
Dr. Lucy Grainger kam um das Kopfende des Operationstisches herum. Sie hatte schon die Handschuhe und den Operationskittel an. Zu Vivian herunterlächelnd sagte sie aufmunternd: »Es dauert nicht lange, und Sie werden nicht das geringste spüren.«
Vivian versuchte, zuversichtlich zurückzulächeln. Sie wußte allerdings, daß es ihr nicht ganz gelang. Vielleicht, weil sie schon ein bißchen benommen war. Sie erinnerte sich, daß man ihr eine Beruhigungsspritze außer der Rückenmarksnarkose gegeben hatte, die der unteren Hälfte ihres Körpers jedes Gefühl nahm.
Lucy nickte dem ihr assistierenden Praktikanten zu. Er hob Vivians linkes Bein, und Lucy begann, die Tücher zu entfernen, die darum gewunden waren. Früher am Vormittag, ehe Vivian in den Operationsraum gebracht wurde, war ihr Bein rasiert, gründlich gebadet und mit Merthiolate bestrichen worden. Jetzt trug Lucy noch einmal das Desinfektionsmittel auf und bedeckte das Bein oberhalb und unterhalb des Knies mit frischen, sterilen Tüchern.
Auf der anderen Seite des Operationstisches hielt die Operationsschwester ein zusammengefaltetes grünes Laken bereit. Lucy faßte es an einer Seite, und sie breiteten es so über den Tisch, daß die Öffnung in dem Tuch unmittelbar über Vivians nacktem Knie lag. Der Narkosearzt griff danach und befestigte den oberen Saum des Tuches an einer Metallstange über Vivians Kopf, so daß sie von dem übrigen Operationsraum nichts mehr sehen konnte. Während er zu ihr hinuntersah, sagte er: »Bleiben Sie ganz ruhig, Miss Loburton. Es ist nicht viel anders, als ob man einen Zahn gezogen bekommt – nur sehr viel angenehmer.«
»Skalpell bitte.« Lucy streckte die Hand aus, und die Operationsschwe-

ster reichte ihr das Messer. Mit der Mitte der Klinge vollzog sie einen kurzen, kräftigen Schnitt, unmittelbar unter dem Knie, etwa vier Zentimeter lang: Sofort begann das Blut zu fließen.
»Arterienklemmen.« Die Operationsschwester hielt sie ihr schon hin, und Lucy klemmte zwei kleine Gefäße ab. »Wollen Sie bitte abbinden.« Sie trat zurück, damit der Praktikant hinter den beiden Klammern Schlingen um die Blutgefäße legen konnte.
»Jetzt schneiden wir durch das Periost.« Der Praktikant nickte, Lucy setzte das Skalpell, das sie schon vorher verwendet hatte, auf das dicke, faserige Gewebe der Knochenhaut und durchschnitt sie glatt.
»Fertig zum Sägen.« Die Operationsschwester reichte Lucy eine mechanische Stryker-Säge. Hinter ihr hielt eine zweite Schwester das elektrische Kabel von dem Operationstisch ab.
Wieder erklärte Lucy dem Praktikanten: »Wir werden eine keilförmige Probe des Knochens herausnehmen. Etwa einen halben bis dreiviertel Zoll lang. Das sollte genügen.«
Sie sah zu den Röntgenfilmen hinüber, die vor einem Leuchtschirm an der Wang hingen. »Wir müssen uns natürlich vergewissern, daß wir auch in den Tumor hineinkommen und nicht ein gesundes Knochenstück nehmen, das vorgedrückt wurde.«
Lucy schaltete die Säge ein und setzte sie zweimal an. Jedesmal, wenn die Zähne in den Knochen eindrangen, war ein gedämpftes, knirschendes Geräusch hörbar. Dann schaltete sie die Säge ab und reichte sie zurück. »So, ich denke, das genügt. Pinzette, bitte.«
Behutsam löste sie die Knochenprobe heraus und legte sie in ein kleines Gefäß mit Zenkerscher Lösung, die ihr die zweite Schwester hinhielt. Anschließend würde die Probe — bezeichnet und von einer Untersuchungsanforderung begleitet — in die Pathologie geschickt werden.
Der Narkosearzt fragte Vivian: »Nun, ist alles in Ordnung?«
Sie nickte.
»Jetzt dauert es nicht mehr lange«, sagte er. »Die Probe ist herausgenommen. Es muß nur noch der Schnitt zugenäht werden.«
Lucy nähte bereits das Periost mit einer laufenden Naht. Wenn das alles wäre, wie einfach wäre es dann, dachte sie dabei. Aber der Eingriff war lediglich ein Probeexcision zur Untersuchung. Ihre nächste Maßnahme hing von Joe Pearsons Urteil über die Knochenprobe ab, die sie ihm hinunterschickte.
Der Gedanke an Joe Pearson erinnerte Lucy an etwas, das sie gerade von Kent O'Donnell erfahren hatte: Heute war der Tag, an dem der neue zweite Pathologe des Krankenhauses in Burlington ankommen sollte. Sie hoffte, daß mit dem neuen Mann alles glattgehen würde. In O'Donnells Interesse ebensosehr wie aus vielen anderen Gründen.

Lucy respektierte die Bemühungen des Chefs der Chirurgie, Korrekturen im Krankenhaus ohne großes Aufsehen durchzusetzen, obwohl sie aus eigener Beobachtung wußte, daß O'Donnell einer Auseinandersetzung niemals auswich, wenn es wirklich notwendig war, frontal vorzugehen. Jetzt bin ich wieder dabei, dachte sie. Ich denke an Kent O'Donnell. Es war seltsam, wie sich gerade in letzter Zeit ihre Gedanken ständig ihm zuwandten. Vielleicht geschah es infolge ihrer Nähe bei der Arbeit. Die Tage waren selten, an denen die beiden sich nicht irgendwann während der Zeit, in der operiert wurde, begegneten. Jetzt fand Lucy, daß sie sich fragte, wie bald er sie wieder zum Abendessen einladen würde. Vielleicht konnte sie selbst in ihrem eigenen Apartment eine kleine Gesellschaft veranstalten. Es gab ein paar Leute, die sie schon seit einiger Zeit einladen wollte, und sie konnte Kent O'Donnell dazu bitten.

Lucy ließ den Praktikanten vor, um das subkutane Gewebe zu nähen. »Verwenden Sie Einzelnähte«, sagte sie zu ihm. Sie beobachtete ihn aufmerksam. Er arbeitete langsam, aber sorgfältig. Sie wußte, daß mancher der Chirurgen am Three Counties Hospital die Praktikanten sehr wenig tun ließ, wenn sie assistierten. Aber Lucy hatte nicht vergessen, wie oft sie an einem Operationstisch danebengestanden und gehofft hatte, wenigstens ein paar Knoten üben zu können.

Das war in Montreal gewesen, vor ganzen dreizehn Jahren, als sie ihre Assistentenzeit im Montreal General Hospital antrat und dann dort blieb, um sich auf orthopädische Chirurgie zu spezialisieren. Sie hatte oft darüber nachgedacht, welche Aussichten für einen Arzt bestanden, der sich für ein Spezialgebiet entschloß. Oft wurde dieser Entschluß von der Art der Fälle stark beeinflußt, die man in seiner Praktikantenzeit kennenlernte. Ihre eigenen Interessen, zuerst auf der medizinischen Fakultät bei der McGill University und später auf der medizinischen Fakultät der Toronto University waren häufig von einem Gebiet zu dem anderen gesprungen. Selbst bei ihrer Rückkehr nach Montreal war sie noch unentschlossen gewesen, ob sie sich überhaupt spezialisieren oder ob sie sich als praktische Ärztin niederlassen solle. Aber dann hatte der Zufall gewollt, daß sie eine Zeitlang unter der Aufsicht und Anleitung eines Chirurgen arbeitete, der wegen seiner Leidenschaft für die Orthopädie in dem Krankenhaus allgemein Old Bones genannt wurde.

Als Lucy ihn kennenlernte, war Old Bones Mitte Sechzig. Seinem Auftreten und seiner Erscheinung nach war er einer der unangenehmsten Menschen, die sie kennengelernt hatte. Die meisten Lehrstätten haben ihre Primadonnen. In Old Bones schienen sich die schlimmsten Gepflogenheiten aller vereinigt zu haben. Regelmäßig beschimpfte er jeden in dem Krankenhaus — Praktikanten, Assistenten, seine eigenen Kollegen, Patienten — mit gleicher Unparteilichkeit. Im Operationsraum fluchte er, wenn er im geringsten gereizt wurde, auf Schwestern und Assistenten in Ausdrücken, die aus Kneipen und dem Hafenviertel stammten. Wenn ihm ein falsches Instrument gereicht wurde, schmiß er es an normalen Tagen nach dem Schuldigen, wenn er in nachsichtigerer Stimmung war, nur gegen die Wand.

Doch ungeachtet all dieser Auftritte war Old Bones ein Meister der Chirurgie. Der größte Teil seiner Arbeit galt der Beseitigung von Knochendeformationen bei verkrüppelten Kindern. Seine hervorragenden Erfolge hatten ihm Weltruf eingebracht. Aber er änderte niemals sein Verhalten und behandelte selbst Kinder, die seine Patienten waren, in der gleichen rauhen Art wie Erwachsene. Aber irgendwie schienen Kinder selten vor ihm Angst zu haben. Lucy hatte sich oft gefragt, ob der kindliche Instinkt nicht ein besserer Maßstab sei als die Vernunft der Erwachsenen.

Es war aber der Einfluß von Old Bones, der tatsächlich über Lucys Zukunft entschied. Als sie aus erster Hand gesehen hatte, was die orthopädische Chirurgie vollbringen konnte, wollte sie ihr Teil zu diesen Leistungen beitragen. Drei Jahre Assistentenzeit verbrachte sie im Montreal General Hospital und assistierte Old Bones, sooft sie dazu die Möglichkeit hatte. Sie eiferte ihm in allem nach, außer in seinen Manieren. Die änderte er nicht einmal Lucy gegenüber, obwohl sie gegen Ende ihres letzten Assistentenjahres stolz darauf war, daß sie erheblich seltener von ihm angeschrien wurde als andere.

Inzwischen hatte Lucy in ihrer ärztlichen Praxis eigene Erfolge aufzuweisen, und in Burlington war sie infolge der vielen Patienten, die von anderen Ärzten an sie überwiesen wurden, eines der beschäftigsten Mitglieder im Ärztestab des Three Counties Hospitals. Nur einmal war sie nach Montreal zurückgekehrt — der Anlaß lag jetzt zwei Jahre zurück —, um am Begräbnis von Old Bones teilzunehmen. Es wurde behauptet, es sei eine der größten Trauerfeiern für einen Arzt gewesen, die die Stadt je gesehen hatte. Praktisch jeder, den der alte Mann je in seinem Leben beschimpft hatte, war in die Kirche gekommen.

Ihre Gedanken kehrten zur Gegenwart zurück. Die Biopsie war fast abgeschlossen. Auf einen Wink von Lucy hin war der Praktikant dazu übergegangen, die Haut zu vernähen, wobei er wieder Einzelnähte setzte. Er legte gerade die letzte an. Lucy blickte zur Uhr über ihr an der Wand. Der ganze Eingriff hatte eine halbe Stunde gedauert. Es war drei Uhr.

Um sieben Minuten vor fünf stürmte ein sechzehnjähriger Krankenhaushelfer pfeifend und mit schwingenden Hüften in das serologische

Labor. Das war die übliche Form, in der er dort erschien, weil er wußte, daß es Bannister, mit dem er auf ständigem Kriegsfuß stand, ärgerte. Wie immer sah der erste Laborant von seiner Arbeit auf und fauchte ihn ungehalten an: »Ich sage dir jetzt zum letztenmal, daß du dieses unerträgliche Benehmen unterlassen sollst, wenn du hier hereinkommst.«
»Da bin ich aber froh, daß es das letzte Mal ist.« Der Junge war nicht im geringsten beeindruckt. »Offen gesagt, geht mir Ihre ständige Nörgelei schon auf die Nerven.« Pfeifend trat er näher und balancierte ein Tablett mit Blutproben, die er in dem Labor für ambulante Patienten abgeholt hatte. »Wo soll ich das Blut hinstellen, Mr. Vampir?«
John Alexander feixte. Bannister dagegen fand es nicht komisch. »Du weißt, wo es hingehört, Dummkopf.« Er deutete auf eine Stelle auf einem der Labortische. »Stell es da hin.«
»Zu Befehl, Sir, Captain, Sir.« Umständlich stellte der Junge das Tablett ab und salutierte grollend. Mit einer Hüftschwenkung vollführte er eine Kehrtwendung und sang, während er zur Tür ging:
»Laß mich dorthin, wo die Virusse hausen,
wo die Bakterien durch die Gegend sausen,
wo der Vampir sein ganzes Leben verbringt
und es aus allen Reagenzgläsern stinkt.«
Die Tür fiel zu, und seine Stimme verklang auf dem Gang.
Alexander lachte. »Lachen Sie nicht darüber«, sagte Bannister. »Er wird dann nur noch unverschämter.« Er trat zu dem Tisch und nahm die Blutproben auf. Dabei blätterte er gleichgültig die Anforderungen durch, die dabeilagen. Als er halb durch das Labor gegangen war, blieb er stehen.
»He! Da ist eine Blutprobe von einer Mrs. Alexander dabei. Ist das Ihre Frau?«
Alexander legte die Pipette hin, mit der er gerade arbeitete, und trat zu ihm. »Wahrscheinlich ja. Dr. Dornberger hat sie zu einem Sensibilitätstest hergeschickt.« Er nahm die Anweisung und las sie durch. »Ja, das ist Elizabeth.«
»Da steht sowohl Blutgruppenbestimmung als auch Sensibilitätstest«, sagte Bannister.
»Ich nehme an, Dr. Dornberger wollte sichergehen. Tatsächlich ist Elizabeth rh-negativ.« Nachdenklich fügte er hinzu: »Ich bin Rh-positiv.«
Großspurig und mit der Miene väterlicher Weisheit antwortete Bannister: »Nun, ja. Das führt in den seltensten Fällen zu Komplikationen.«
»Ja, ich weiß. Trotzdem möchte man sicher sein.«
»Nun, hier ist die Probe.« Bannister nahm das mit einem Schild »Alexander, Mrs. E.« versehene Reagenzglas und hielt es hoch. »Wollen Sie den Test selbst ausführen?«

»Ja, gern, wenn Sie nichts dagegen haben.«
Bannister hatte nie etwas dagegen, wenn ein anderer eine Arbeit übernahm, die ihm vielleicht selbst zugefallen wäre. Er antwortete: »Mir soll es recht sein.« Nach einem Blick auf die Uhr fügte er dann hinzu: »Aber heute geht es nicht mehr. Es ist Zeit, Feierabend zu machen.« Er setzte das Glas mit der Probe auf das Tablett zurück und reichte es Alexander. »Stellen Sie das alles bis morgen fort.«
Alexander nahm die Blutproben und stellte sie in den Kühlschrank des Labors. Als er den Kühlschrank geschlossen hatte, hielt er nachdenklich inne. »Carl, ich wollte Sie etwas fragen.«
Bannister war schon mit Aufräumen beschäftigt. Er verließ das Labor gern um Punkt fünf. Ohne den Kopf zu wenden, fragte er: »Ja, was ist denn?«
»Die Blutsensibilitätstests, die wir hier vornehmen — ich habe mich darüber gewundert.«
»Worüber haben Sie sich gewundert?«
Alexander wählte seine Worte sorgfältig. Von Anfang an war er auf die Möglichkeit gefaßt gewesen, daß er seiner eigenen Collegeausbildung wegen bei Leuten von der Art Bannisters auf Ablehnung stoßen könne. Wie bisher, wollte er auch jetzt vermeiden, ihn zu reizen. »Wir führen hier nur zwei Sensibilitätstests durch — den einen in Salzlösung und den anderen in konzentriertem Protein.«
»Na und?«
»Nun«, sagte Alexander behutsam, »sind diese beiden Tests allein nicht etwas . . . überholt?«
Bannister war mit Aufräumen fertig. Er kam zu dem Mitteltisch herüber und wischte sich die Hände an einem Papierhandtuch ab. Scharf fragte er: »Wie kommen Sie darauf?«
Alexander überging den scharfen Ton. Die Sache war zu wichtig. Er erklärte: »In den meisten Labors wird heute ein dritter Test ausgeführt — ein indirekter Coombs — anschließend an den Test in der Salzlösung.«
»Ein was für ein Test?«
»Ein indirekter Coombs.«
»Was ist denn das?«
»Soll das ein Witz sein?« Im gleichen Augenblick, als Alexander die Worte aussprach, erkannte er, daß er einen taktischen Fehler begangen hatte. Aber er hatte impulsiv geantwortet, weil er der Meinung war, daß kein serologischer Laborant den indirekten Coombs nicht kennen könne.
Der erste Laborant fuhr auf. »Werden Sie nicht frech.«
Schnell versuchte Alexander den Schaden wiedergutzumachen und entgegnete: »Es tut mir leid. So hatte ich es nicht gemeint.«

Bannister ballte das Papierhandtuch zusammen und warf es in einen Abfalleimer. »So klang es aber.« Aggressiv beugte er sich vor. Auf seinem kahlen Kopf reflektierte das Licht der Glühlampe über ihm. »Hören Sie genau zu, mein Junge. In Ihrem eigenen Interesse will ich Ihnen etwas sagen. Sie kommen frisch von der Fachschule, und zu den Dingen, hinter die Sie noch nicht gekommen sind, gehört, daß manches, was Sie da gelernt haben, sich in der Praxis einfach nicht bewährt.«

»Es geht nicht nur um eine Theorie, Carl.« Alexander antwortete jetzt sehr nachdrücklich. Sein Fehler von vorhin schien ihm unwichtig. »Es ist nachgewiesen, daß manche Antikörper im Blut einer schwangeren Frau in der Salzlösung oder in konzentriertem Protein einfach nicht nachgewiesen werden können.«

»Und wie oft kommt das vor?« Bannisters Ton war anmaßend, als ob er die Antwort im voraus wisse.

»Sehr selten.«

»Da haben wir es ja.«

»Aber oft genug, um den dritten Test wichtig zu machen.« John Alexander blieb hartnäckig. Er versuchte, Bannisters Ablehnung, etwas Neues zu lernen, zu überwinden. »Tatsächlich ist der Test ganz einfach. Nach dem Test in der Salzlösung nimmt man das gleiche Reagenzglas ...«

Bannister unterbrach ihn. »Sparen Sie sich die Belehrung für ein andermal.« Er zog seinen Laborkittel aus und griff nach seiner Jacke hinter die Tür.

Obwohl Alexander wußte, daß es aussichtslos war, fuhr er fort: »Es ist nicht viel mehr Arbeit. Ich mache ihn gern selbst. Man benötigt nur Coombs-Serum dazu. Es ist richtig, daß die Tests dadurch etwas kostspieliger werden ...«

Das war für Bannister vertrautes Gelände. Jetzt verstand er besser, worüber sie sprachen. »O ja«, sagte er sarkastisch, »das würde Pearson sehr gefallen. Für alles, was mehr kostet, ist er bestimmt sofort zu haben.«

»Aber verstehen Sie denn nicht? Ohne diesen Test gibt es keine unbedingte Gewißheit.« Alexander sprach nachdrücklich, ohne sich bewußt zu werden, daß er seine Stimme erhoben hatte. »Die beiden Tests, die hier ausgeführt werden, können zu einem negativen Ergebnis führen, obwohl das Blut der Mutter doch sensibilisiert und für das Kind gefährlich ist. Ohne ihn kann man ein Neugeborenes töten.«

»Nun, es ist nicht unsere Aufgabe, uns darüber den Kopf zu zerbrechen.« Bannister antwortete in seinem gröbsten Ton. Er schrie die Worte beinahe.

»Aber ...«

»Da gibt es kein Aber. Pearson legt keinen Wert auf neue Methoden — besonders nicht, wenn sie mehr Geld kosten.« Bannister zögerte, und seine Aggressivität milderte sich etwas. Es war ihm bewußt, daß es eine Minute vor fünf war, und ihm lag daran, das Gespräch zu beenden und fortzugehen. »Passen Sie auf, mein Junge. Ich will Ihnen einen Rat geben. Wir sind keine Ärzte, und es wäre klug von Ihnen, wenn Sie aufhörten, sich als Arzt aufzuspielen. Wir sind Laboranten, und wir arbeiten hier so, wie es uns befohlen wird.«
»Soll das etwa heißen, daß ich nicht denken darf?« Nun wurde Alexander erregt. »Ich weiß nur, daß ich Wert darauf lege, daß der Test mit dem Blut meiner Frau in Salzlösung und in Protein und in Coombs-Serum durchgeführt wird. Sie interessiert das vielleicht nicht, aber für uns ist dieses Kind zufällig wichtig.«
Von der Tür sah der ältere Mann Alexander prüfend an. Er konnte jetzt klar erkennen, was er bisher nicht bemerkt hatte — der Junge da war ein Stänkerer. Und was mehr war, Stänkerer hatten die Gewohnheit, andere in Ungelegenheiten zu bringen. Vielleicht sollte man diesen eingebildeten Collegeschüler sich den Hals brechen lassen. Bannister sagte: »Ich habe Ihnen meine Meinung gesagt. Wenn Ihnen das nicht paßt, dann gehen Sie selbst zu Pearson. Sagen Sie ihm ruhig, daß Sie mit der Art und Weise, in der hier gearbeitet wird, nicht zufrieden sind.«
Alexander sah den ersten Laboranten fest an. Dann antwortete er ruhig: »Vielleicht tue ich das auch.«
Bannister verzog den Mund. »Ganz wie Sie wollen. Aber vergessen Sie nicht: ich habe Sie gewarnt.«
Nach einem letzten Blick auf die Uhr ging er hinaus und ließ John Alexander allein im Labor zurück.

XII

Vor dem Haupteingang zum Three Counties Hospital blieb Dr. David Coleman stehen, um sich umzusehen. Es war ein paar Minuten nach acht an einem warmen Morgen Mitte August, und jetzt schon stand ein drückend heißer Tag zu erwarten. In diesem Augenblick herrschte vor dem Krankenhaus wenig Leben. Außer ihm waren die einzigen Menschen in Sicht ein Hauswart, der mit einem Schlauch einen Teil des Staubes vom gestrigen Tage von dem Vorplatz schwemmte, und eine Schwester mittleren Alters, die auf der anderen Straßenseite gerade aus einem Bus gestiegen war. Er nahm an, daß der Betrieb des Krankenhauses etwa erst in einer Stunde voll einsetzen würde.

David Coleman ließ seinen Blick über den Gebäudekomplex wandern, der das Three Counties Hospital bildete. Zweifellos konnte man den Erbauern des Krankenhauses nicht vorwerfen, daß sie für ästhetisches Beiwerk Geld vergeudet hätten. Die Architektur war nüchtern, zweckbestimmt, die kahle Ziegelfront wurde durch kein anderes Mauerwerk belebt. Sie bestand aus einer Aneinanderreihung konventioneller Rechtecke: Mauern mit Türen und Fenstern. Nur neben dem Haupteingang fand sich eine Unterbrechung. Dort gab eine einzige behauene Natursteinplatte bekannt: »Der Grundstein wurde von dem ehrenwerten Bürgermeister Hugo Stouting im April 1918 gelegt.« Während David Coleman die Stufen zum Eingang hinaufstieg, fragte er sich, was für eine Art Mensch dieser langvergessene Würdenträger gewesen sein mochte.

Carl Bannister ordnete Papiere auf Dr. Pearsons Schreibtisch, als Coleman an dem Arbeitszimmer des Pathologen anklopfte und eintrat.

»Guten Morgen.«

Überrascht blickte der erste Laborant auf. Es war ungewöhnlich, daß so früh am Morgen Besucher kamen. Die meisten im Krankenhaus wußten, daß Joe Pearson selten vor zehn Uhr erschien, manchmal wurde es noch später.

»Guten Morgen.« Er erwiderte den Gruß nicht allzu freundlich. Am frühen Morgen war Bannister nie in der besten Laune. Er fragte: »Suchen Sie Dr. Pearson?«

»In gewisser Weise, ja. Ich beginne heute hier zu arbeiten.« Als er Bannisters Überraschung bemerkte, fügte er hinzu: »Ich bin Dr. Coleman.«

So ähnlich muß eine Henne reagieren, wenn man ihr Knallfrösche unterschiebt, dachte Coleman. Bannister ließ die Papiere schnell fallen und kam fast im Laufschritt um den Schreibtisch herum. Sein kahler Schädel glänzte. »Oh, verzeihen Sie, Doktor. Das wußte ich nicht. Ich habe zwar gehört, daß Sie kommen, hatte aber keine Ahnung, daß es so bald sein würde.«

Ruhig antwortete Coleman: »Dr. Pearson erwartet mich. Ist er übrigens schon im Haus?«

Bannister schien schockiert. »Dazu ist es noch zu früh. Er wird kaum vor zwei Stunden kommen.« Sein Gesicht verzog sich zu einem vertraulichen Von-Mann-zu-Mann-Lächeln. Er schien zu sagen: Ich erwarte, daß Sie die gleichen Arbeitsstunden einhalten, sobald Sie hier nicht mehr neu sind.

»Ah so.«

Während Coleman sich umsah, fiel Bannister ein, daß er etwas versäumt hatte. Er sagte: »Übrigens, Doktor, ich bin Carl Bannister, der erste Laborant.« Mit wohlüberlegter Liebenswürdigkeit fügte er hinzu:

»Ich nehme an, wir werden viel miteinander zu tun haben.« Aus Prinzip riskierte Bannister gegenüber jedem, der ihm vorgesetzt war, nichts.
»Ja, das nehme ich auch an.« Coleman war sich nicht sicher, ob ihm die Aussicht besonders zusagte. Aber er drückte Bannister die Hand und sah sich dann nach einem Platz um, wo er den leichten Regenmantel aufhängen konnte, den er mitgebracht hatte. Der Wetterbericht hatte am frühen Morgen Gewitter im Verlauf des Tages vorausgesagt. Wieder bemühte Bannister sich eifrig, gefällig zu sein und einen guten Eindruck zu machen.
»Geben Sie mir Ihren Mantel.« Er fand einen Kleiderbügel und hängte den Mantel auf dem Bügel sorgfältig an einen Haken neben der Tür.
»Danke«, sagte Coleman.
»Nichts zu danken, Doktor. Soll ich Sie jetzt durch die Labors führen?« Coleman zögerte. Vielleicht war es richtiger, auf Dr. Pearson zu warten. Andererseits waren zwei Stunden eine lange Zeit, um nur herumzusitzen, und er konnte in der Zwischenzeit ebensogut etwas tun. Die Labors würden ohnehin sein Arbeitsbereich sein. Was machte es also aus? Er antwortete: »Einen Teil der Labors hat mir Dr. Pearson bereits gezeigt, als ich vor ein paar Wochen hier war. Aber ich werde sie mir noch einmal ansehen, falls Sie nicht zuviel zu tun haben.«
»Nun, wir haben natürlich immer viel zu tun, Doktor, aber ich nehme mir gern die Zeit für Sie. Es ist mir sogar ein Vergnügen.« Bannisters Gedanken waren unglaublich leicht zu durchschauen.
»Hier, bitte.« Bannister hatte die Tür zum Labor geöffnet und trat beiseite, um Coleman vorzulassen. John Alexander, der Bannister seit der Auseinandersetzung am Abend vorher noch nicht gesehen hatte, blickte von der Zentrifuge auf, in die er gerade eine Blutprobe einsetzte.
»Das ist John Alexander, Doktor. Er ist kürzlich bei uns eingetreten.« Carl Bannister erwärmte sich an der Rolle des Fremdenführers. Er fügte scherzend hinzu: »Noch nicht ganz trocken hinter den Ohren. Kommt unmittelbar von der Fachschule, nicht wahr, John?«
»Wie Sie meinen«, antwortete Alexander unverbindlich. Die Herablassung ärgerte ihn, aber er wollte nicht grob werden.
Coleman trat vor und streckte seine Hand aus. »Ich bin Dr. Coleman.« Während sie sich die Hände schüttelten, fragte Alexander interessiert: »Dann sind Sie der neue Pathologe, Doktor?«
»Ja, das bin ich.« Coleman sah sich um. Wie bei seinem vorhergehenden Besuch konnte er sehen, daß hier sehr vieles anders werden mußte.
Bannister sagte großspurig: »Sehen Sie sich nur um, Doktor. Betrachten Sie sich alles, was Sie wollen.«
»Danke.« Coleman wandte sich wieder Alexander zu und fragte: »Woran arbeiten Sie gerade?«

»An einem Blutsensibilitätstest.« Er deutete auf die Zentrifuge. »Diese Probe stammt übrigens von meiner Frau.«
Coleman stellte fest, daß dieser junge Laborant ihm erheblich besser gefiel als Bannister, jedenfalls in der äußeren Erscheinung. »Wann erwartet Ihre Frau das Kind?« fragte er.
»In etwas über zwei Monaten.« Alexander balancierte die Zentrifuge aus, schaltete sie ein und griff dann nach der Zeiteinstellung. Coleman bemerkte, daß seine Bewegungen knapp und flink waren. In der Art, wie der junge Mann mit seinen Händen arbeitete, lag etwas Müheloses, Fließendes. Höflich fragte Alexander: »Sind Sie verheiratet, Doktor?«
»Nein.« Coleman schüttelte den Kopf.
Alexander schien im Begriff, eine weitere Frage zu stellen, unterdrückte sie dann aber.
»Wollten Sie noch etwas fragen?«
Für einen Augenblick entstand eine Pause. Dann entschloß sich Alexander. »Ja, Doktor. Das würde ich gern«, antwortete er.
Ob es nun Ärger gibt oder nicht, dachte Alexander, zumindest konnte er seine Zweifel offen aussprechen. Gestern abend nach der Auseinandersetzung mit Bannister, war er versucht gewesen, die ganze Frage des dritten Sensibilitätstests mit den Blutproben, die ins Labor kamen, fallenzulassen. Er entsann sich nur zu gut der Abfuhr, die er von Dr. Pearson bei seinem letzten Vorschlag erhalten hatte. Mit diesem neuen Arzt schien sich allerdings besser reden zu lassen. Und selbst wenn er der Ansicht war, daß Alexander sich irrte, schien es nicht wahrscheinlich, daß er daraus eine große Szene machen würde. Alexander wagte es also. »Es geht um die Bluttests, die wir hier zur Sensibilitätsbestimmung durchführen.«
Als er sprach, wurde ihm bewußt, daß Bannister im Hintergrund stand. Der erste Laborant bewegte seinen Kopf in gespannter Aufmerksamkeit hin und her, damit ihm nichts entging, was gesagt wurde. Jetzt trat er verärgert und aggressiv vor, um Alexander zur Ordnung zu rufen. »Hören Sie mal. Wenn Sie mit der gleichen Geschichte wie gestern abend anfangen wollen, behalten Sie das besser für sich.«
Coleman fragte interessiert: »Über was sprachen Sie gestern abend?«
Bannister ignorierte die Frage und fuhr in zurechtweisendem Ton zu Alexander fort: »Ich will nicht, daß Dr. Coleman mit diesen Geschichten, schon fünf Minuten, nachdem er hier ankommt, belästigt wird. Haben Sie verstanden?« Er wandte sich Coleman zu und setzte sein automatisches Lächeln auf. »Das ist nur eine verrückte Idee von ihm, Doktor. Wenn Sie jetzt mit mir weiterkommen wollen, zeige ich Ihnen das histologische Labor.« Er legte eine Hand auf Colemans Arm, um ihn fortzuführen.

Ein paar Sekunden bewegte Coleman sich nicht. Dann griff er nach unten und schob die Hand nachdrücklich von seinem Arm fort. »Einen Augenblick noch«, sagte er ruhig. Dann zu Alexander: »Handelt es sich um eine medizinische Frage? Hat es mit der Laborarbeit zu tun?«
Alexander vermied geflissentlich, in Bannisters finsteres Gesicht zu sehen und antwortete: »Ja, Doktor.«
»Also gut. Lassen Sie hören.«
»Die Frage wurde durch den Test für meine Frau aufgeworfen«, antwortete Alexander. »Sie ist rh-negativ, und ich bin Rh-positiv.«
Colemann lächelte. »Das ist bei vielen Eheleuten der Fall. Daraus ergibt sich noch kein Problem, solange der Sensibilitätstest negativ ausfällt.«
»Das ist ja gerade der Punkt, Doktor, der Test.«
»Wieso?« Coleman war verwundert. Ihm war durchaus nicht klar, worauf der junge Laborant hinauswollte.
Alexander erklärte: »Ich bin der Ansicht, wir sollten bei Sensibilitätstests mit allen Blutproben einen indirekten Coombs-Test ausführen, nach den Tests in Salzlösung und konzentriertem Protein.«
»Selbstverständlich.«
Darauf folgte Schweigen. Alexander brach es schließlich. »Würden Sie das bitte noch einmal sagen, Doktor?«
»Ich habe gesagt: selbstverständlich. Natürlich muß ein indirekter Coombs durchgeführt werden.« Coleman verstand immer noch nicht, worauf diese Diskussion abzielte. Für ein serologisches Labor war das eine elementare, grundlegende Selbstverständlichkeit.
»Aber hier wird kein indirekter Coombs durchgeführt, Doktor.« Alexander warf Bannister einen triumphierenden Blick zu. »Die Rh-Sensibilitätstests werden hier nur mit Salzlösung und mit konzentriertem Protein vorgenommen. Coombs-Serum wird hier überhaupt nicht verwendet.«
Zunächst war Coleman überzeugt, daß Alexander sich irren müsse. Anscheinend arbeitete der junge Laborant erst seit kurzer Zeit hier, und zweifellos verwechselte er etwas. Aber dann ließ der überzeugte Ton, mit dem Alexander gesprochen hatte, Coleman stutzig werden. »Stimmt das?« fragte er Bannister.
»Wir führen alle unsere Tests entsprechend den Anweisungen von Dr. Pearson durch.« Der alte Laborant gab klar zu erkennen, daß diese ganze Diskussion seiner Meinung nach Zeitverschwendung war.
»Vielleicht weiß Dr. Pearson nicht, daß Sie Tests auf den Rh-Faktor in dieser Weise vornehmen.«
»Das weiß er genau.« Dieses Mal ließ Bannister seinen Verdruß erkennen. Mit neuen Leuten war es immer das gleiche. Sie waren noch keine fünf Minuten an einem neuen Platz, und schon fingen sie an,

Schwierigkeiten zu machen. Er hatte versucht, zu dem neuen Arzt freundlich zu sein, und das hatte er nun davon. Nun, eines war gewiß, Joe Pearson würde den Mann bald in seine Schranken verweisen. Bannister hoffte nur, daß er dabei sein würde.

Coleman entschloß sich, den Ton des ersten Laboranten zu überhören. Ob er wollte oder nicht, er mußte mit diesem Mann einige Zeit arbeiten. Trotzdem, die Frage mußte jetzt sofort geklärt werden. Er sagte: »Ich fürchte, ich verstehe nicht ganz richtig. Sie wissen doch sicher, daß manche Antikörper im Blut einer schwangeren Frau durch die Tests in Salzlösung und konzentriertem Protein nicht entdeckt werden, wohl aber bei einem weiteren Test mit Coombs-Serum.«

Alexander warf dazwischen: »Das habe ich ja auch gesagt.«

Bannister gab keine Antwort. Coleman fuhr fort: »Jedenfalls werde ich es bei Gelegenheit Dr. Pearson unterbreiten. Ich bin überzeugt, daß es ihm nicht bekannt war.«

»Und was sollen wir mit diesem Test und den weiteren von jetzt an tun?« fragte Alexander.

»Sie führen sie selbstverständlich mit allen drei Medien durch – Salzlösung, konzentriertes Protein und Coombs-Serum.«

»Wir haben kein Coombs-Serum im Labor, Doktor.« Alexander war jetzt sehr froh, daß er die Sache vorgebracht hatte. Dieser neue Pathologe gefiel ihm. Vielleicht würde er auch noch einiges andere hier ändern. Der Himmel weiß, dachte er, es gibt eine Menge, das es vertragen kann.

»Dann wird welches beschafft.« Coleman war vorsätzlich knapp. »Es ist schließlich keine Mangelware.«

»Wir können nicht einfach losgehen und Material für das Labor holen«, sagte Bannister. »Dazu muß eine Einkaufsanforderung vorliegen.« Er zeigte ein überlegenes Lächeln. Schließlich gab es doch noch ein paar Dinge, die diese naseweisen Neulinge nicht wußten.

Coleman beherrschte seine Gefühle sorgfältig. Sehr bald konnte es notwendig werden, daß er diesem Bannister seine Stellung eindeutig klarmachen mußte. Auf keinen Fall hatte er die Absicht, sich dieses Betragen ständig bieten zu lassen. Aber der erste Tag in seiner neuen Stellung war offensichtlich nicht der geeignete Zeitpunkt. Immer noch freundlich, aber nachdrücklich sagte er: »Dann geben Sie mir ein Formular. Ich werde es wohl unterschreiben können. Das ist einer der Gründe, weshalb ich hier bin ...«

Der alte Laborant zögerte kurz, öffnete dann eine Schublade und nahm einen Formularblock heraus, den er Coleman reichte.

»Einen Bleistift, bitte.«

Mit dem gleichen Widerwillen zog Bannister einen aus der Tasche.

Während er ihn Coleman reichte, sagte er mürrisch: »Dr. Pearson wünscht alle Bestellungen für Labormaterial selbst zu unterschreiben.«
Coleman kritzelte die Bestellung und unterschrieb sie. Mit einem knappen, kühlen Lächeln antwortete er: »Ich nehme an, daß meine Verantwortung hier etwas weiter reicht als für eine Bestellung von Kaninchenserum im Wert von fünfzehn Dollar. Hier.« Während er Block und Bleistift zurückreichte, klingelte das Telefon auf der anderen Seite des Labors.
Das war für Bannister ein Vorwand, sich umzudrehen. Mit vor Äger über seine Niederlage gerötetem Gesicht ging er an den Wandapparat und meldete sich. Nachdem er kurz zugehört hatte, gab er eine knappe Antwort und hängte den Hörer zurück. »Muß zur ambulanten Abteilung.« Die fast gemurmelten Worte waren an Coleman gerichtet.
Er antwortete eisig: »Gehen Sie nur.«
Nachdem der Zwischenfall vorüber war, erkannte Coleman, daß er wütender geworden war, als er bemerkt hatte. Was war das für eine Disziplin, die Laboranten Unverschämtheiten dieser Art erlaubte? Das unzulängliche Testverfahren war ernsthaft genug. Aber sich erst mit den Einwendungen eines Mannes wie dieses Bannister auseinandersetzen zu müssen, um etwas zu verbessern, war unerträglich. Wenn das ein Beispiel für die allgemein herrschende Ordnung war, dann war die gesamte pathologische Abteilung noch viel verlotterter, als er zunächst angenommen hatte.
Als Bannister fort war, begann er, das gesamte Labor sehr gründlich zu inspizieren. Die abgenutzten Geräte und Instrumente, manche unzulänglich, waren ihm bereits aufgefallen. Jetzt sah er, wie erschreckend schlampig und unorganisiert der ganze Betrieb war. Auf Tischen und Bänken standen und lagen die verschiedensten Apparate und Materialien unordentlich herum. Er bemerkte eine Ansammlung schmutziger Glasgeräte, einen Stapel vergilbter Papiere. Während er durch das Labor ging, fiel ihm auf, daß sich an einer Stelle auf einem Arbeitstisch Schwamm gebildet hatte. Von der anderen Seite des Raumes beobachtete Alexander unbehaglich seinen Rundgang.
»Sieht es in dem Labor immer so aus?« fragte Coleman.
»Es ist nicht gerade sehr ordentlich.« Alexander schämte sich, daß jemand den Raum in diesem Zustand sah. Was er nicht sagen konnte, war, daß er sich schon angeboten hatte, das Labor neu zu ordnen, daß Bannister ihm aber nachdrücklich befohlen hatte, alles so zu lassen, wie es war.
»Ich wüßte einen treffenderen Ausdruck dafür.« Coleman strich mit einem Finger über ein Regal. Er war mit Schmutz bedeckt, als er ihn betrachtete. Angewidert dachte er: Das muß alles anders werden. Dann

sagte er sich allerdings, daß er wahrscheinlich noch eine Weile warten müsse. Ihm war klar, daß er diesen Leuten gegenüber behutsam vorgehen mußte, und aus eigener Erfahrung hatte er gelernt, daß es für alles, was man schnell erreichen konnte, eine Grenze gab. Dennoch wußte er, daß es ihm schwerfallen würde, seine angeborene Ungeduld zu zügeln, insbesondere in Anbetracht der schmutzigen Unordnung, die er hier vor sich hatte.
Während der letzten Minuten hatte Alexander Coleman genau beobachtet. Vom ersten Augenblick an, als er neue Arzt mit Bannister in das Labor kam, glaubte er ihn irgendwoher zu kennen. Er war jung — wahrscheinlich nicht sehr viel älter als Alexander. Aber das allein war es nicht. Jetzt sagte Alexander: »Doktor, entschuldigen Sie, daß ich das sage, aber ich habe das Gefühl, wir sind uns schon einmal begegnet.«
»Gut möglich«, antwortete Coleman absichtlich gleichgültig. Er wollte bei dem Laboranten nicht den Eindruck aufkommen lassen, daß zwischen ihnen in irgendeiner Form eine Allianz bestehe, nur weil er den Mann in einer Sache unterstützt hatte. Dann fragte er sich, ob er vielleicht nicht etwas zu schroff gewesen sei und fügte hinzu: »Ich war als Praktikant im Bellevue, anschließend im Walter Reed und im Massachusetts General.«
»Nein.« Alexander schüttelte den Kopf. »Dann muß es früher gewesen sein. Waren Sie einmal in Indiana, in New Richmond?«
»Ja«, antworte Coleman überrascht, »ich bin dort geboren.«
Alexander strahlte. »Ich hätte mich natürlich an den Namen erinnern müssen. Dann muß Dr. Byron Coleman Ihr Vater gewesen sein.«
»Woher wissen Sie das?« Es war lange her, daß ein anderer als er selbst sich an den Namen seines Vaters erinnert hatte.
»Ich bin auch aus New Richmond«, antwortete Alexander, »und meine Frau auch.«
»Wirklich?« fragte Coleman, »haben wir uns dort gekannt?«
»Ich glaube nicht. Ich erinnere mich aber, Sie ein paarmal gesehen zu haben.« Im gesellschaftlichen Leben New Richmonds hatte John Alexander mehrere Stufen unter den Kreisen des Arztsohnes gestanden. Während ihm das durch den Kopf ging, ertönte ein »Kling« von der der Zentrifuge. Er unterbrach sich, um die geschleuderte Blutprobe herauszunehmen, und fuhr dann fort: »Mein Vater war ein Gemüsefarmer. Wir wohnten ein paar Meilen von der Stadt. Vielleicht erinnern Sie sich aber an meine Frau, Elizabeth Johnson. Ihre Familie besaß die Eisenwarenhandlung.«
Coleman sagte nachdenklich: »Ja, ich glaube, ich erinnere mich wirklich.« In seinem Gedächtnis regte sich etwas. »War da nicht irgend etwas mit ihr . . . hatte sie nicht einen Unfall, oder so etwas?«

»Das stimmt«, antwortete John Alexander. »Ihr Vater kam bei einem Autounfall an der Eisenbahnkreuzung ums Leben. Elizabeth saß bei ihm im Wagen.«
»Ich erinnere mich, daß ich davon gehört habe.« David Colemans Gedanken liefen um Jahre zurück — zu dem Sprechzimmer seines Vaters, der als Landarzt so vielen Kranken geholfen hatte, bis seine eigene Gesundheit versagte. »Ich ging damals aufs College, aber mein Vater hat es mir später erzählt.«
»Elizabeth starb beinahe. Aber sie gaben ihr Bluttransfusionen, und sie kam durch. Ich glaube, das war das erste Mal, daß ich je in einem Krankenhaus war. Ich habe dort fast eine Woche gelebt.« Alexander schwieg. Dann sagte er, immer noch über seine Entdeckung erfreut: »Wenn Sie zufällig mal einen Abend frei haben, Dr. Coleman... Ich bin überzeugt, meine Frau würde sich freuen, Sie zu sehen. Wir haben eine kleine Wohnung...« Er zögerte, weil er die Wahrheit spürte. Obwohl sie beide New Richmond verlassen hatten, lag immer noch eine gesellschaftliche Kluft zwischen ihnen.
Auch Coleman war sich dessen bewußt. Sein Gehirn funkte eine Warnung: Sei vorsichtig im Umgang mit Untergebenen, selbst bei einem wie diesem hier. Nüchtern überlegte er: Das ist diesmal kein Snobismus, das ist nur eine Frage der Krankenhausdisziplin und des gesunden Menschenverstandes. Laut sagte er: »Ich werde zunächst einmal sehr viel Arbeit haben. Wir wollen es vorläufig lassen und sehen, wie sich die Dinge entwickeln.«
Ihm selbst klangen seine Worte falsch und hohl.
Er dachte: das hättest du freundlicher sagen können. Im Geist fügte er für sich die Bemerkung hinzu: du hast dich nicht geändert, mein Freund; du hast dich nicht im geringsten geändert.

Einen Augenblick lang wünschte Harry Tomaselli, daß Mrs. Straughan in ihre Küche zurückgehen und dort bleiben würde. Dann nahm er sich zusammen. Eine gute Küchenleiterin war ein kostbares Juwel. Und Mrs. Straughan war gut. Diese Tatsache war dem Verwaltungsdirektor klar bewußt.
Aber es gab Zeiten, zu denen er sich fragte, ob Hilda Straughan an das Three Counties Hospital je als eine Einheit, als ein Ganzes, dachte. Wenn er mit ihr sprach, gewann er meistens den Eindruck, daß die Küche das Herz des Krankenhauses bildete, um das die anderen, weniger wichtigen Organe sich herumgruppierten. Er berücksichtigte allerdings auch — Harry Tomaselli war in erster Linie ein gerecht denkender Mann —, daß man diese Haltung häufig bei Leuten findet, die ihre Aufgabe ernst nehmen. Und wenn das ein Mangel war, dann zog er ihn

zweifellos der Trägheit und der Gleichgültigkeit vor. Ein anderer Punkt: ein guter Abteilungsleiter war immer bereit, für etwas, an das er glaubte, zu kämpfen und sich dafür einzusetzen, und Mrs. Straughan kämpfte und setzte sich mit jedem Kubikzentimeter ihrer fülligen Person für ihre Sache ein.

In diesem Augenblick füllte ihre umfangreiche Gestalt einen Sessel im Büro des Verwaltungsdirektors mehr als aus. Sie kämpfte verbissen. »Ich frage mich, ob Ihnen klar ist, Mr. T., wie ernst der Fall ist.« Mrs. Straughan verwendete stets den Anfangsbuchstaben des Familiennamens, wenn sie Leute ansprach, die sie kannte. Sie hatte auch die Gewohnheit, ihren eigenen Mann als »Mr. S.« zu bezeichnen.

»Ich glaube schon«, erwiderte Harry Tomaselli.

»Die Geschirrspülmaschinen, die ich habe, sind mindestens schon seit fünf Jahren veraltet. In jedem Jahr, das ich jetzt hier bin, wurde mir versichert: Im nächsten Jahr bekommen Sie neue. Und als das nächste Jahr kam, wo blieben meine Geschirrspülmaschinen? Sie wurden einfach um weitere zwölf Monate aufgeschoben. Das geht nicht, Mr. T., das geht einfach nicht.«

Mrs. Straughan verwendete immer das besitzanzeigende Fürwort »mein«, wenn sie sich auf Dinge bezog, die ihr unterstellt waren. Tomaselli hatte dagegen nichts einzuwenden. Wogegen er allerdings etwas einzuwenden hatte, das war Hilda Straughans mangelhafte Bereitschaft, auch anderer Leute Probleme zu berücksichtigen. Er fand sich damit ab, noch einmal das anzuführen, was er ihr erst vor ein oder zwei Wochen auseinandergesetzt hatte.

»Es steht außer Frage, Mrs. Straughan, daß die Geschirrspüler eines Tages erneuert werden. Mir ist das Problem, vor dem Sie in der Küche stehen, geläufig. Aber es handelt sich dabei um große, teure Maschinen. Erinnern Sie sich doch, nach der letzten Schätzung beliefen sich die Kosten allein für den Umbau der Heißwasseranlage auf knapp elftausend Dollar.«

Mrs. Straughan beugte sich über den Schreibtisch. Mit ihren gewaltigen Brüsten schob sie einen Ablegekorb beiseite. »Und je länger Sie warten, um so teurer wird es werden.«

»Das ist mir zu meinem Bedauern nur zu gut bekannt.« Die steigenden Kosten für alles, was das Krankenhaus brauchte, gehörten zu Tomasellis täglichem Brot. Er fügte hinzu: »Aber gerade in diesem Augenblick sind die Mittel des Krankenhauses für große Anschaffungen sehr begrenzt. Das hängt zum Teil natürlich mit dem geplanten Erweiterungsbau zusammen. Es ist einfach eine Frage der Zuteilung von Prioritäten, und manchen medizinischen Anlagen muß einfach der Vorrang eingeräumt werden.«

»Was nützen Ihnen medizinische Anlagen, wenn die Patienten keine sauberen Teller bekommen, von denen sie essen können.«
»Mrs. Straughan«, antwortete er fest, »ganz so schlimm ist die Lage nicht, und das wissen wir beide genau.«
»Es ist aber nicht sehr weit davon entfernt.« Die Küchenleiterin beugte sich vor, und der Aktenkorb erhielt einen weiteren Stoß. Harry Tomaselli wünschte im stillen, sie würde ihren Busen von seinem Schreibtisch nehmen. Sie fuhr fort: »In der letzten Zeit kamen verschiedentlich ganze Stöße von Tellern schmutzig aus meinen Maschinen heraus. Wir versuchen es zu kontrollieren, so gut wir können, aber wenn großer Andrang beim Essen herrscht, ist das einfach nicht immer möglich.«
»Ja«, antwortete er, »das glaube ich gern.«
»Was mich beunruhigt, ist die Gefahr einer Infektion, Mr. T. Unter unseren Angestellten sind in letzter Zeit viele Fälle von Darmgrippe aufgetreten, und natürlich gibt jeder dann der Küche die Schuld. Aber es würde mich nicht überraschen, wenn da die Ursache läge.«
»Um das sicher zu wissen, brauchen wir erheblich mehr Beweise.« Harry Tomasellis Geduld begann sich zu erschöpfen. Mrs. Straughan war an einem ungewöhnlich arbeitsreichen Morgen zu ihm gekommen. Für den Nachmittag war eine Sitzung des Krankenhausausschusses angesetzt, und im Augenblick hatte er gerade mehrere dringliche Fragen vorliegen, die vorher geklärt werden mußten. In der Hoffnung, damit das Gespräch zu beenden, fragte er: »Wann hat die Pathologie die Geschirrspüler zum letztenmal auf Bakterien untersucht?«
Hilda Straughan überlegte: »Ich kann nachsehen, aber ich glaube, es ist etwa sechs Monate her.«
»Dann wäre es gut, wenn es wieder geschähe. Wir wissen dann, woran wir sind.«
»Also gut, Mr. T.« Mrs. Straughan fand sich damit ab, daß sie heute nicht mehr erreichen konnte. »Soll ich mit Dr. Pearson sprechen?«
»Nein, ich werde es tun.« Der Verwaltungsdirektor machte eine Notiz. Wenigstens, dachte er, kann ich Joe Pearson dadurch eine ähnliche zeitraubende Unterhaltung sparen.
»Danke, Mr. T.« Die Küchenleiterin stemmte sich aus dem Sessel hoch. Er wartete, bis sie aus dem Zimmer war, und schob dann sorgfältig den Aktenkorb an seinen ursprünglichen Platz zurück.

David Coleman kam vom Essen in der Kantine in die Pathologie zurück. Auf seinem Weg durch die Gänge und über die Treppe in das Souterrain dachte er über die Zeit nach, die er bisher mit Dr. Pearson verbracht hatte. Er kam zu dem Ergebnis, daß sie bis zu diesem Augenblick unbefriedigend und ergebnislos verstrichen war.

Pearson hatte sich zwar höflich gezeigt, wenn auch nicht von Anfang an, so doch später. Als er Coleman in seinem Zimmer auf ihn wartend vorfand, war seine erste Bemerkung gewesen: »Sie haben es also ernst gemeint, als Sie schrieben, Sie wollten sofort anfangen.«

»Es schien mir nicht viel Sinn zu haben, länger zu warten«, antwortete Coleman und fügte hinzu: »Ich habe mich inzwischen in den Labors umgesehen. Hoffentlich hatten Sie nichts dagegen.«

»Das ist Ihr gutes Recht.« Pearsons Antwort kam halb knurrend, als ob es sich um eine Invasion handele, die ihm zwar nicht gefiel, mit der er sich aber abfinden mußte. Dann, als ob er seine Unfreundlichkeit erkenne, sagte er: »Nun, ich muß Sie wohl wenigstens willkommen heißen.«

Nachdem sie sich die Hände geschüttelt hatten, fügte der alte Mann hinzu: »Als erstes muß ich jetzt einen Teil von dem hier aufarbeiten.« Er deutete auf einen unordentlichen Stapel von Behältern mit Objektträgern, Aktendeckeln und einzelnen Papieren auf seinem Schreibtisch. »Vielleicht können wir uns anschließend über Ihre Arbeit hier unterhalten.«

Coleman hatte dagesessen, ohne daß er etwas anderes zu tun hatte, als eine medizinische Zeitschrift zu lesen, während Pearson sich durch einen Teil der Papiere wühlte. Dann kam ein Mädchen zum Diktat, und anschließend begleitete er Pearson zu einem Kolloquium im Nebenzimmer des Obduktionsraumes. Als er Pearson und den beiden Assistenten — McNeil und Seddons — an dem Sektionstisch gegenübersaß, kam er sich weitgehend wie ein jüngerer Assistent vor. Er konnte zu dem Kolloquium fast nichts beitragen. Pearson führte das Kolloquium durch, als ob Coleman lediglich ein Zuschauer sei, und der alte Mann erkannte auch mit keiner Andeutung Colemans Stellung als neuer stellvertretender Leiter der gesamten Abteilung an.

Später gingen er und Pearson gemeinsam zum Essen, und im Verlauf der Mahlzeit stellte Pearson ihn ein paar Mitgliedern des Ärztestabes vor. Dann entschuldigte sich der alte Pathologe mit der Bemerkung, er habe eine dringende Arbeit zu erledigen, und verließ den Tisch. Jetzt kehrte Coleman allein in die Pathologie zurück und erwog in Gedanken das Problem, das vor ihm zu stehen schien.

Natürlich hatte er bei Dr. Pearson einen gewissen Widerstand erwartet. Aus den verschiedensten fragmentarischen Informationen hatte er sich zusammengereimt, daß Pearson keinen zweiten Pathologen wünschte, aber auf diese Behandlung war er nicht gefaßt gewesen. Als das mindeste hatte er vorausgesetzt, daß bei seiner Ankunft ein Arbeitszimmer für ihn bereitstand und sein Aufgabengebiet klar umrissen war. Gewiß, er hatte nicht erwartet, daß ihm sofort eine große und wichtige Ver-

antwortung übertragen würde. Er hatte nichts dagegen einzuwenden, daß der alte Pathologe ihn eine Zeitlang kontrollierte. Er selbst hätte an Pearsons Stelle einem Neuling gegenüber die gleiche Vorsichtsmaßnahme ergriffen. Aber darüber ging die Situation, wie die Dinge lagen, weit hinaus. Dem Anschein nach hatte sich trotz Colemans Brief niemand mit der Frage abgegeben, worin seine Pflichten bestehen sollten. Anscheinend herrschte die Vorstellung, daß er herumsitzen solle, bis seine Post und seine anderen Pflichten Dr. Pearson genügend Zeit ließen, um ihm ein paar Aufgaben zu übertragen. Nun, in diesem Falle mußten einige Vorstellungen korrigiert werden — und das bald.
David Coleman kannte die Schwächen seines eigenen Charakters seit langem. Aber ebenso war er sich seiner Qualitäten bewußt; die wichtigsten darunter waren seine Kenntnisse und seine Fähigkeiten als Arzt und Pathologe. Kent O'Donnell hatte nur eine Tatsache festgestellt, als er Coleman als hochqualifiziert bezeichnete. Trotz seiner Jugend verfügte er bereits über ein Können und einen Schatz an Erfahrungen, denen viele praktizierende Pathologen kaum Gleichwertiges gegenüberzustellen vermochten. Gewiß bestand für ihn kein Grund, vor Dr. Joseph Pearson in Ehrfurcht zu erstarren, und wenn er auch gewillt war, das Alter und die vorgesetzte Stellung des alten Pathologen zu respektieren, hatte er andererseits aber nicht die Absicht, sich als unerfahrener Grünschnabel behandeln zu lassen.
Er besaß noch eine andere Stärke: ein Gefühl, das alle anderen Überlegungen, ob es nun den Charakter, den Versuch zur Duldsamkeit oder irgend etwas anderes betraf, beiseite schob. Das war seine Entschlossenheit, Medizin kompromißlos, sauber, ehrlich zu praktizieren — und sogar exakt, soweit Exaktheit auf medizinischem Gebiet möglich war. Für jeden, der sich mit weniger begnügte — und selbst in den kurzen Jahren seiner eigenen Erfahrungen hatte er derartige Leute getroffen und kennengelernt: die Kompromißler, die Politiker, die Trägen, die um jeden Preis Ehrgeizigen —, empfand David Coleman nur Zorn und Abscheu.
Wenn man ihn gefragt hätte, woher dieses Gefühl stammte, wäre ihm die Antwort schwergefallen. Keinesfalls war er sentimental, noch hatte er sich der Medizin zugewandt, weil er offensichtlich von dem Wunsch getrieben wurde, der Menschheit zu helfen. Der Einfluß seines Vaters mochte eine gewisse Rolle spielen, aber, wie David Coleman vermutete, keine allzu große. Sein Vater, das war ihm jetzt bewußt, war innerhalb der Grenzen eines praktischen Arztes ein durchschnittlich guter Arzt gewesen, aber im Wesen der beiden bestand ein auffallender Unterschied. Der ältere Coleman war eine warme, aufgeschlossene Persönlichkeit gewesen, die viele Freunde besessen hatte. Der Sohn war kühl,

schwer zugänglich, häufig zurückhaltend. Der Vater hatte mit seinen Patienten gescherzt und ihnen mühelos sein Bestes gegeben. Der Sohn hatte als Praktikant, ehe die Pathologie ihn von den Patienten absonderte, nie mit ihnen gescherzt, sondern ihnen gewissenhaft, exakt und überlegen etwas mehr gegeben, als viele andere als ihr Bestes zu geben hatten. Und wenn sich als Pathologe sein Verhältnis zu den Patienten auch verändert hatte, seine Einstellung war die gleiche geblieben.

Manchmal empfand David Coleman in Augenblicken ehrlicher Selbstprüfung den Verdacht, seine Einstellung wäre nicht anders, wenn er statt der Medizin irgendeinen anderen Beruf ergriffen hätte. Im Grunde genommen vermutete er, werde sie durch seine Genauigkeit in Verbindung mit seiner Unduldsamkeit gegenüber Fehlern oder Versagern bestimmt — durch das Gefühl, daß die Person oder die Sache, der immer man dienen wolle, berechtigt sei, das Äußerste zu verlangen, das man geben konnte. In gewisser Weise widersprachen sich diese Gefühle vielleicht. Wahrscheinlich war er von einem Studienkameraden treffend charakterisiert worden, der einmal einen angeheiterten Trinkspruch ausbrachte: »Auf David Coleman — den Burschen mit dem antiseptischen Herz.«

Während er jetzt durch den Gang im Souterrain ging, kehrten seine Gedanken zur Gegenwart zurück, und sein Instinkt warnte ihn, daß ein Zusammenstoß nahe bevorstand.

Er trat in das Arbeitszimmer der Pathologie und fand Pearson über ein Mikroskop gebeugt, vor sich einen geöffneten Behälter mit Objektträgern. »Kommen Sie, und sehen Sie sich das an. Was halten Sie davon?« Er machte vor dem Mikroskop Platz und winkte Coleman heran.

»Was ist das für ein Fall?« Coleman schob den ersten Objektträger unter die Halteklammer und stellte das Okular ein.

»Eine Patientin Lucy Graingers. Lucy ist Chirurgin bei uns. Sie werden sie noch kennenlernen.« Pearson blickte in seine Notizen. »Der Fall betrifft ein neunzehnjähriges Mädchen, Vivian Loburton, eine unserer Lernschwestern. Sie hat eine Schwellung unter dem linken Knie, anhaltende Schmerzen. Die Röntgenuntersuchung ergab eine Mißbildung am Knochen. Die Schnitte stammen von der Probeexcision.«

Es waren acht Schnitte, und Coleman studierte sie nacheinander. Er wußte sofort, warum Pearson nach seiner Meinung fragte. Das war ein Grenzfall, so schwierig wie er nur sein konnte. Schließlich sagte er: »Meiner Meinung nach gutartig.«

»Ich halte es für bösartig«, sagte Pearson. »Für ein Osteosarkom.«

Wortlos nahm Coleman noch einmal den ersten Schnitt vor. Geduldig und sorgfältig untersuchte er ihn wieder, wiederholte das gleiche mit den sieben anderen. Bei seiner ersten Untersuchung hatte er die Möglichkeit eines Osteosarkoms erwogen. Jetzt tat er es wieder. Während er die rot und blau eingefärbten, durchscheinenden Schnitte studierte, die dem ausgebildeten Pathologen so vieles verrieten, prüfte er in Gedanken noch einmal die Für und Wider ... Alle Schnitte zeigten umfangreiche Bildung von neuem Knochengewebe – osteoblastisches Wachstum mit Knorpeleinsprengseln dazwischen ... Eine Verletzung mußte in Betracht gezogen werden. Hatte die Verletzung einen Bruch verursacht? War die neue Knochenbildung das Ergebnis der Regeneration – des Versuchs des Körpers, sie zu heilen? Wenn ja, war das Wachstum zweifellos gutartig ... Bestanden Anzeichen für eine Knochenmarkentzündung? Unter dem Mikroskop konnten sie leicht mit dem gefährlichen Osteosarkom verwechselt werden. Aber nein, es waren keine polymorphokernigen Leukozyten in der charakteristischen Weise in dem Mark zwischen den Knochenfasern vorhanden ... Es lagen keine vordringenden Blutgefäße vor ... Folglich hing die Entscheidung von der grundsätzlichen Untersuchung der Osteoblasten, der Knochenbildungszellen, ab. Das war die ewige Frage, vor der alle Pathologen standen. Stellte die Wucherung an einer Verletzung einen natürlichen Heilungsprozeß dar, um eine Lücke in der Abwehr des Körpers auszufüllen? Oder wucherte die Verletzung, weil ein Neoplasma vorhanden war, und war sie folglich bösartig? Bösartig oder gutartig? Man konnte sich so leicht irren, und alles, was man tun konnte, war, sich darauf zu beschränken, die vorliegenden Erscheinungen gegeneinander abzuwägen und dementsprechend zu urteilen.

»Ich fürchte, ich kann Ihnen nicht zustimmen«, sagte er höflich zu Pearson. »Ich möchte immer noch sagen, daß dieses Gewebe gutartig ist.«

Der alte Pathologe stand schweigend und nachdenklich da, offensichtlich wog er seine Ansicht gegen die des jüngeren Mannes ab. Nach einem Augenblick sagte er: »Sie werden aber wohl zugeben, daß man in diesem Fall zweifeln kann, in der einen, wie in der anderen Richtung.«

»Ja, das ist richtig.« Coleman wußte, daß es in Situationen, wie der vorliegenden, Anlaß zu Zweifeln gibt. Die Pathologie war keine exakte Wissenschaft. Sie kannte keine mathematischen Formeln, durch die man beweisen konnte, daß eine Ansicht falsch oder richtig war. Manchmal konnte man sein Urteil nur auf eine wohlerwogene Schätzung stützen. Man konnte es kluges Raten nennen. Er verstand Pearsons Zögern. Auf dem alten Mann lag die Verantwortung für die endgültige Entscheidung. Aber Entscheidungen dieser Art gehörten zur Arbeit des Pathologen. Vor ihnen gab es kein Ausweichen. Man mußte sie auf sich nehmen. Nach einer Pause fügte Coleman hinzu: »Falls Sie recht haben und es tatsächlich Knochenkrebs ist, bedeutet das natürlich Amputation.«

»Das weiß ich.« Die Worte kamen heftig, aber ohne Feindschaft. Coleman erkannte: Wie vernachlässigt die Abteilung in anderer Hinsicht auch sein mochte, Pearson war ein zu erfahrener Pathologe, um eine ehrliche abweichende Meinung zu verübeln. Außerdem wußten sie beide, wie trügerisch die Voraussetzungen bei jeder Diagnose waren. Jetzt ging Pearson durch das Zimmer. Als er sich umdrehte, sagte er grimmig: »Diese verfluchten Grenzfälle. Ich hasse sie. Immer wieder, wenn ich darauf stoße. Man muß eine Entscheidung treffen und weiß genau, daß sie falsch sein kann.«
Ruhig entgegnete Coleman: »Gilt das nicht für einen großen Teil der Pathologie?«
»Aber wer weiß das sonst? Das ist doch der springende Punkt.« Pearsons Erwiderung war laut, fast leidenschaftlich, als ob der Jüngere eine empfindliche Stelle getroffen habe. »Die Öffentlichkeit weiß nichts — nichts ist gewisser als das. Sie sieht den Pathologen nur im Kino oder im Fernsehen, einen Wissenschaftler im weißen Mantel, der vor ein Mikroskop tritt, kurz hineinblickt und dann verkündet: ›gutartig‹ oder ›bösartig‹. Das ist alles. Die Leute glauben, wenn man da hineinsieht« — er deutete auf das Mikroskop, mit dem sie untersuchten —, »hätte man auch ein Schema, das alles klar und übersichtlich einteilt wie bei einer Ziegelmauer. Aber sie haben keine Ahnung, daß es Fälle gibt, bei denen wir nicht im entferntesten sicher sein können.«
David Coleman hatte oft das gleiche gedacht, wenn er es auch nicht so eindeutig formuliert hatte. Ihm kam der Gedanke, daß dieser Ausbruch vielleicht durch etwas verursacht wurde, was der alte Mann schon lange in sich herumtrug. Schließlich war das eine Überlegung, die nur ein Pathologe wirklich verstehen konnte. Behutsam warf er dazwischen: »Sind Sie nicht der Meinung, daß wir meistens richtig urteilen?«
»Gewiß, das stimmt schon.« Pearson ging im Zimmer umher, während er sprach. Jetzt standen sie dicht beieinander. »Aber wie ist es mit den Fällen, bei denen wir uns irren? Was ist mit diesem Fall hier, wie? Wenn ich erkläre: bösartig, wird Lucy Grainger amputieren. Ihr bleibt gar keine andere Wahl. Und wenn ich mich irre, verliert ein neunzehnjähriges Mädchen umsonst ein Bein. Und andererseits: wenn es bösartig ist und keine Amputation vorgenommen wird, stirbt sie wahrscheinlich innerhalb von zwei Jahren.« Er schwieg. Nach einer Pause fügte er bitter hinzu: »Vielleicht stirbt sie auch so. Eine Amputation bedeutet nicht immer die Rettung.«
Damit offenbarte Pearson eine Seite seiner Persönlichkeit, die Coleman nicht bei ihm vermutet hatte: eine tiefe innere Anteilnahme an dem einzelnen Patienten. Selbstverständlich ließ sich dagegen nichts einwenden. Für den Pathologen war es gut, wenn er sich daran erinnerte, daß

er es in vielen Fällen nicht lediglich mit Gewebestückchen zu tun hatte, sondern mit lebenden Menschen, deren Geschick er durch seine Entscheidung im Guten oder im Bösen beeinflußte. Wenn man diese Tatsache nicht vergaß, blieb man wachsam und gewissenhaft. Das heißt, solange man sorgfältig darauf achtete, daß man sein wissenschaftliches Urteil nicht durch seine Gefühle beeinflussen ließ. Coleman hatte schon einige der Zweifel, die Pearson aussprach, selbst erfahren müssen, obwohl er viel jünger war. Seinem Wesen gemäß, behielt er sie für sich selbst. Das besagte aber nicht, daß sie ihn weniger bedrückten. In dem Versuch, dem alten Mann bei seinen Überlegungen zu helfen, sagte er: »Wenn es bösartig ist, darf keine Zeit verloren werden.«
»Ich weiß.« Pearson dachte wieder angestrengt nach.
»Darf ich vorschlagen, daß wir uns einige frühere Fälle ansehen«, sagte Coleman. »Fälle mit den gleichen Symptomen?«
Der alte Mann schüttelte den Kopf. »Das geht nicht. Das dauert zu lange.«
Taktvoll drängte Coleman: »Aber wenn wir das Krankheitsregister durchgehen...?« Er schwieg.
»Wir haben keins.« Das wurde leise gesagt, und zunächst fragte sich Coleman, ob er richtig gehört habe. Dann fuhr Pearson fort, fast als habe er Colemans ungläubige Überraschung erwartet: »Ich habe schon lange die Absicht, eins einzurichten... bin einfach nicht dazu gekommen.«
Coleman glaubte kaum, was er hörte. »Heißt das... wir können keine früheren Fälle studieren?«
»Es würde eine Woche dauern, bis wir sie gefunden haben.« Pearsons Verlegenheit war nicht mehr zu verkennen. »Diese Fälle sind nicht sehr häufig, und wir haben nicht genug Zeit, danach zu suchen.«
Nichts, was Pearson sagen konnte, hätte David Coleman so schockiert wie das. Für ihn und für alle Pathologen, bei denen er gelernt und mit denen er bisher zusammengearbeitet hatte, war das Krankheitsregister ein wichtiges Arbeitsmittel. Es war die Quelle für Hinweise, ein Lehrmittel, die Ergänzung des eigenen Wissens und der eigenen Erfahrung für den Pathologen, ein Detektiv, der Hinweise sammelt und Lösungen anbot, eine Rückversicherung, eine Stütze in Augenblicken des Zweifels.
Das alles bot es und mehr. Es war ein Zeichen für die Leistungen einer pathologischen Abteilung, dafür, daß sie nicht nur in den Tag hineinlebte, sondern auch Wissen für die Zukunft aufbewahrte. Es war die Garantie, daß die Patienten des Krankenhauses von morgen in den Genuß dessen kamen, was man heute lernte. Die pathologischen Abteilungen neuer Krankenhäuser betrachteten die Einrichtung eines Krankheitsregisters als eine primäre Aufgabe. In alten, lange bestehenden In-

stituten unterschieden sich die Register ihrer Art nach. Manche waren schlicht und einfach, andere umständlich und komplex, lieferten Daten für die Forschung und die Statistik neben den Informationen für die tägliche Arbeit. Aber einfach oder umständlich, eines hatten alle gemeinsam: ihren Nutzen für den Vergleich eines vorliegenden Falles mit gleichartigen früheren. David Coleman konnte das Fehlen des Fallregisters im Three Counties Hospital nur mit einem einzigen Wort bezeichnen: Verbrecherisch!
Bis zu diesem Augenblick hatte er trotz des vorherrschenden Eindrucks, daß die pathologische Abteilung des Three Counties Hospitals dringend einer Neuorganisation bedurfte, versucht, sich von jedem persönlichen Urteil über Dr. Joseph Pearson zurückzuhalten. Schließlich hatte der alte Mann lange allein gearbeitet, und der Arbeitsanfall in einem Krankenhaus dieser Größe konnte für einen einzelnen Pathologen nicht leicht zu bewältigen gewesen sein. Diese Belastung konnte die unzulänglichen Verfahren erklären, die Coleman in den Labors bereits entdeckt hatte, und wenn diese Mängel auch nicht entschuldbar waren, wurden sie dadurch doch wenigstens verständlich.
Es war auch möglich, daß Pearson in anderer Hinsicht Format besaß. Nach David Colemans Ansicht gingen im allgemeinen ein hoher medizinischer Standard mit einer guten Verwaltung Hand in Hand. Aber von den beiden war die Medizin — in diesem Fall die Pathologie — wichtiger. Er wußte, daß es viele weißschimmernde Abteilungen gab, die glänzendem Chrom und einer tüchtigen Verwaltung die erste Stelle einräumten und der Medizin erst in weitem Abstand die zweite. Er hatte es für möglich gehalten, daß es hier umgekehrt war — eine schlechte Verwaltung, aber gute Medizin. Das war der Grund gewesen, warum er seine natürliche Neigung unterdrückte, den alten Pathologen auf Grund dessen zu beurteilen, was er bisher gesehen hatte. Aber jetzt fand er es unmöglich, sich länger Illusionen hinzugeben. Dr. Joseph Pearson war nachlässig und unfähig.
Coleman versuchte, die Verachtung in seiner Stimme zu verbergen, und fragte: »Was beabsichtigen Sie zu tun?«
»Ich kann nur eines tun.« Pearson war an seinen Schreibtisch zurückgegangen und hatte das Telefon abgehoben. Er drückte auf einen Knopf. Nach einer Pause sagte er: »Bannister soll kommen.«
Er legte den Hörer zurück und wandte sich an Coleman: »Es gibt zwei Männer, die Experten auf diesem Gebiet sind. Chollingham in Boston und Earnhart in New York.«
Coleman nickte. »Ja, ich habe von ihnen gehört.«
Bannister trat ein. »Sie haben mich gewünscht?« Er sah auf Coleman und ignorierte ihn dann betont.

»Nehmen Sie diese Schnitte.« Pearson schloß den Behälter und schob ihn über den Schreibtisch. »Schicken Sie heute abend noch zwei Sätze fort, mit Luftpost, Eilboten und einem Schild ›Dringend‹ darauf. Der eine Satz geht an Dr. Chollingham in Boston, der andere an Dr. Earnhart in New York. Lassen Sie die üblichen Begleitbriefe schreiben. Fügen Sie Abschriften der Krankengeschichte bei und bitten Sie beide, ihren Befund telegrafisch zu übermitteln.«

»Jawohl.« Den Behälter mit den Objektträgern unter dem Arm ging Bannister hinaus.

Wenigstens hier hat der Alte schnell und richtig gehandelt, dachte Coleman. Krankheitsregister oder nicht, die Ansicht von zwei Experten über diesen Fall einzuholen, war ein guter Gedanke.

Pearson sagte: »In zwei bis drei Tagen müßten wir Antwort haben. Inzwischen muß ich wohl mit Lucy Grainger reden.« Er überlegte. »Ich werde ihr nicht zuviel sagen, nur, daß geringe Zweifel vorhanden sind und wir« — er warf Coleman einen scharfen Blick zu — »eine Bestätigung von anderer Seite einholen.«

XIII

Vivian verhielt sich völlig still — war verwirrt, verständnislos. Das durfte ihr doch nicht geschehen. Es mußte jemand anders sein, von dem Dr. Grainger da sprach. Ihre Gedanken überstürzten sich. Ja, das war es! Irgendwie mußten die Krankenblätter von zwei Patienten verwechselt worden sein. Das war in Krankenhäusern schon vorgekommen. Dr. Grainger hatte sehr viel zu tun. Sie konnte leicht etwas verwechseln. Vielleicht wurde jetzt einem anderen Patienten gesagt, daß . . .

Unvermittelt brach sie diesen Gedankengang ab, hielt bewußt inne, versuchte, sich klarzuwerden. Es war keine Verwechslung. Sie wußte es. Klar und eindeutig erkannte sie es am Gesichtsausdruck von Dr. Grainger und von Mike Seddons, die Vivian jetzt von beiden Seiten ihres Krankenhausbettes beobachteten, in dem sie durch Kissen im Rücken gestützt halb lag, halb saß.

Sie wandte sich an Lucy Grainger. »Wann werden Sie es . . . endgültig wissen?«

»In zwei Tagen. Dr. Pearson wird uns benachrichtigen, sobald das Ergebnis vorliegt.«

»Und er weiß nicht . . .«

»Im Augenblick weiß er es nicht«, antwortete Lucy. »Er weiß es noch nicht mit Gewißheit.«

»Oh, Mike.« Sie griff nach seiner Hand.
Er hielt sie zärtlich. Dann sagte sie: »Entschuldigung ... aber ich glaube ... ich muß weinen.«
Während Seddons seinen Arm um Vivian legte, stand Lucy von ihrem Stuhl auf. »Ich komme später wieder.« Sie fragte Seddons: »Bleiben Sie noch?«
»Ja.«
Lucy sagte: »Machen Sie Vivian ganz klar, daß noch nichts Endgültiges entschieden ist. Ich wollte nur, daß sie darauf vorbereitet ist ... für den Fall ...«
Er nickte langsam mit seinem wirren, roten Haarschopf. »Ich verstehe.«
Als Lucy in den Gang hinaustrat, dachte sie: ja, davon bin ich überzeugt.
Gestern nachmittag, als Joe Pearson sie telefonisch benachrichtigte, konnte Lucy sich nicht entschließen, ob sie Vivian sofort darüber unterrichten solle, welche Möglichkeit bestand, oder ob sie damit bis später warten solle. Wenn sie wartete, und der pathologische Befund über die Probe lautete: »gutartig«, war alles in Ordnung, und Vivian würde nie von dem drohenden Schatten erfahren, der eine Zeitlang über ihr gelegen hatte. Aber auf der anderen Seite, wenn in zwei Tagen der pathologische Befund »bösartig« hieß, war die sofortige Amputation lebenswichtig. Konnte Vivian dann noch rechtzeitig darauf vorbereitet werden oder würde der psychologische Schock zu groß sein? Dieser Schock konnte auf das junge Mädchen, das nicht damit rechnete, daß ihr irgend etwas Ernsthaftes fehle, ungeheuer wirken, wenn er es plötzlich und unvorbereitet traf. Es konnte Tage dauern, ehe Vivian seelisch auf die große Operation vorbereitet war — Tage, die zu verlieren sie nicht riskieren durfte.
Lucy berücksichtigte dabei noch eine weitere Überlegung. Die Tatsache, daß Joe Pearson ein Gutachten von dritter Seite einholte, war an sich schon bezeichnend. Wenn es sich um eine eindeutig gutartige Geschwulst handelte, hätte er das gleich gesagt. Die Tatsache, daß er es nicht tat, trotz seiner Ablehnung, sich in der einen oder der anderen Richtung festzulegen, als er mit ihr sprach, bedeutete, daß zumindest starke Anhaltspunkte für die Bösartigkeit vorlagen.
Nach Berücksichtigung all dieser Argumente entschloß Lucy sich, Vivian gleich über die Situation zu unterrichten. Wenn das Urteil später auf gutartig lautete, hatte sie zwar unnötigerweise Ängste ausgestanden — das war richtig —, das war aber immer noch besser als ein plötzlicher, vernichtender Schlag, der sie völlig unvorbereitet traf.
Dieses unmittelbare Problem wurde auch durch das Auftreten von Dr. Seddons vereinfacht. Der junge Praktikant war am vergangenen Abend

zu Lucy gekommen und hatte zugegeben, daß es zunächst seine Absicht gewesen war, im Hintergrund zu bleiben, daß er es sich jetzt aber überlegt habe. Lucy war froh darüber. Das bedeutete wenigstens, daß Vivian nicht ganz für sich allein stand und jemand hatte, bei dem sie Trost und Unterstützung finden konnte.
Zweifellos würde das Mädchen beides in hohem Maß nötig haben. Lucy hatte ihr so behutsam, wie sie konnte, den Verdacht auf Knochenkrebs mit all seinen tragischen Konsequenzen mitgeteilt. Aber wie behutsam man seine Worte auch wählte, tatsächlich bestand keine Möglichkeit, den Schlag wirklich zu mildern. Nun überlegte Lucy den nächsten Schritt, den sie unternehmen mußte: die Eltern des Mädchens unterrichten. Sie sah auf den Zettel in ihrer Hand mit einer Adresse in Salem, Oregon, die sie von Vivians Krankenkarte als die der nächsten Angehörigen abgeschrieben hatte. Sie hatte schon Vivians Zustimmung, ihre Eltern zu benachrichtigen. Jetzt stand Lucy vor der schweren Aufgabe, ihnen die Nachricht durch ein Ferngespräch so schonend wie möglich zu übermitteln.
Sie überlegte sich, welche Schwierigkeiten sich noch ergeben konnten. Vivian war minderjährig. Nach den Gesetzen war für eine Amputation die Zustimmung der Eltern erforderlich. Wenn die Eltern beabsichtigten, sofort mit dem Flugzeug nach Burlington zu kommen, konnte sie die schriftliche Genehmigung bei ihrer Ankunft erhalten. Wenn nicht, mußten sie überredet werden, ihre Einwilligung telegrafisch zu erteilen und Lucy das Recht einräumen, notfalls davon Gebrauch zu machen.
Sie sah auf ihre Uhr. Ihr ganzer Vormittag war mit Terminen in ihrer Sprechstunde in der Stadt ausgefüllt. Vielleicht war es das beste, gleich zu telefonieren, ehe sie das Krankenhaus verließ. Im zweiten Stock betrat sie das kleine Arbeitszimmer, das sie mit Gil Bartlett teilte. Es war kaum mehr als eine Kammer — so klein, daß sie es selten gleichzeitig benutzten. Im Augenblick war es reichlich besetzt — von Bartlett und Kent O'Donnell. Als O'Donnell sie sah, sagte er: »Verzeihen Sie, Lucy, ich gehe sofort. Für drei Personen ist dieses Zimmer nicht gebaut worden.«
»Das ist nicht nötig.« Sie drückte sich an den beiden Männern vorbei und setzte sich an ihren kleinen Schreibtisch. »Ich muß nur schnell ein oder zwei Dinge erledigen. Dann gehe ich sofort wieder.«
»Ich rate Ihnen, zu bleiben.« Gil Bartletts Bart vollführte das übliche hüpfende Auf und Ab. Sein Ton war scherzhaft. »Kent und ich sind heute morgen außergewöhnlich tiefsinnig. Wir diskutieren gerade über die Zukunft der Chirurgie.«
»Es gibt Leute, die behaupten, daß sie keine Zukunft hat.« Lucy paßte ihren Ton dem Bartletts an. Sie hatte ihre Schreibtischschublade geöffnet

und suchte nach klinischen Unterlagen, die sie für eine Untersuchung in der Stadt brauchte. »Es wird behauptet, daß alle Chirurgen aussterben werden, daß sie in ein paar Jahren so veraltet sind wie Wudu-Zauberer oder Medizinmänner.«

Bartlett bereitete nichts größeres Vergnügen als Gespräche dieser Art. »Und wer, wenn ich fragen darf, soll unsere blutrünstige Knochenschlosserei übernehmen?«

»Die ist dann überflüssig.« Lucy hatte die Aufzeichnungen gefunden und griff nach ihrer Aktentasche. »Alles wird durch Diagnose ersetzt. Die Medizin wird die Kräfte der Natur gegen die Mißfunktionen der Natur einsetzen. Man wird beweisen, daß unsere psychische Gesundheit die Wurzel aller organischen Erkrankungen bildet. Krebs wird durch die Psychiatrie und Gicht durch angewendete Psychologie verhindert.« Sie schloß den Reißverschluß ihrer Aktentasche und fügte in leichterem Ton hinzu: »Wie Sie wohl erraten haben, zitiere ich.«

»Ich kann das kaum erwarten.« Kent O'Donnell lächelte. Wie immer freute er sich über Lucys Nähe. War es töricht oder gar lächerlich von ihm, daß er sich davor scheute, ihr Verhältnis enger und vertrauter werden zu lassen? Was fürchtete er eigentlich? Vielleicht sollten sie noch einen Abend gemeinsam verbringen und dann die Ereignisse ihren Lauf nehmen lassen. Aber hier und jetzt, in Gil Bartletts Gesellschaft, war offensichtlich keine geeignete Gelegenheit, um sich mit ihr zu verabreden.

»Ich bezweifle, daß einer von uns das noch erleben wird.« Während Lucy sprach, summte leise das Telefon auf dem Tisch. Sie nahm den Hörer auf und meldete sich, reichte ihn dann Gil Bartlett. »Für Sie.«

»Ja, bitte«, meldete sich Bartlett.

»Dr. Bartlett?« Sie konnte die Frau am anderen Ende der Leitung verstehen.

»Am Apparat.«

»Hier ist Miss Rawson in der Notaufnahme. Ich habe eine Nachricht von Dr. Clifford.« Clifford war der erste chirurgische Assistent des Krankenhauses.

»Ja, bitte?«

»Er bittet Sie, herunterzukommen und sich auf eine Operation vorzubereiten, falls Sie können. Auf der Autobahn war ein Verkehrsunfall mit mehreren Schwerverletzten, darunter eine gefährliche Brustverletzung. Dr. Clifford bittet Sie, diesen Fall zu übernehmen.«

»Sagen Sie ihm, ich komme sofort.« Bartlett hängte den Hörer auf. »Tut mir leid, Lucy, wir müssen die Diskussion ein andermal weiterführen.« Er ging zur Tür, blieb noch einmal stehen. »Aber eines will ich Ihnen sagen. Ich glaube nicht, daß wir befürchten müssen, arbeitslos zu werden. Solange immer größere und schnellere Autos gebaut werden, gibt es für Chirurgen immer Arbeit.«

Er ging hinaus, und mit einem freundlichen Nicken für Lucy folgte ihm O'Donnell. Als sie allein war, wartete Lucy kurz und nahm dann wieder das Telefon ab. Als sich die Zentrale meldete, sagte sie: »Ich möchte ein Ferngespräch, bitte, mit einem Teilnehmer in Salem, Oregon.«

Mit der Übung langer Praxis suchte sich Kent O'Donnell seinen Weg durch das Hin und Her auf dem Gang und ging zu seinem eigenen Büro im Krankenhaus. Auch sein Vormittag war ausgefüllt. In weniger als einer halben Stunde mußte er in den Operationsräumen erscheinen, danach war eine Sitzung des medizinischen Ausschusses angesetzt, und später erwarteten ihn in der Stadt mehrere Patienten. Sein Programm erstreckte sich bis spät in den Nachmittag.
Auf seinem Weg dachte er wieder an Lucy Grainger. Als er sie vor wenigen Augenblicken sah, ihr nahe war, stiegen wieder die Fragen nach Lucy und sich selbst in ihm auf. Aber gleich bedrängten ihn auch die alten, bekannten Zweifel, das Gefühl, daß sie für eine ständige Verbindung vielleicht zu viele gemeinsame Interessen besaßen.
Er fragte sich, weshalb er in letzter Zeit so viel an Lucy dachte – oder genaugenommen: an Frauen überhaupt. Vielleicht weil Anfang Vierzig von jeher ein Alter ist, in dem Männer ungeduldig sind. Dann lächelte er innerlich, als er sich erinnerte, daß es in seinem Leben selten Perioden gegeben hatte, in denen sich nicht eine gelegentliche Liebesaffäre der einen oder anderen Art ganz natürlich ergab. Jetzt lagen sie nur weiter auseinander. Und er war auch genötigt, dabei erheblich diskreter vorzugehen als in jüngeren Jahren.
Von Lucy sprangen seine Gedanken zu Denise Quantz über. Nach ihrer Einladung, sie in New York aufzusuchen, die sie an dem Abend ausgesprochen hatte, als er ihr in Eustace Swaynes Haus begegnete, hatte O'Donnell seine Teilnahme an dem chirurgischen Kongreß angemeldet. Jetzt fiel ihm ein, daß der Kongreß in der nächsten Woche stattfand. Wenn er Mrs. Quantz sehen wollte, mußte er bald eine Verabredung treffen. Als er in sein Büro kam, sagte ihm ein Blick auf die Uhr, daß er vor seiner ersten Operation noch zwanzig Minuten Zeit hatte. Er nahm das Telefon auf und redete sich dabei selbst ein, es sei immer richtig, Dinge zu erledigen, wenn man an sie dachte.
Er hörte, wie die Zentrale die Nummer von der New Yorker Auskunft erfragte. Dann folgte ein surrender Ton und anschließend ein Knacken. Eine Stimme meldete sich: »Hier ist die Wohnung von Mrs. Quantz.«
»Ich habe ein Ferngespräch für Mrs. Denise Quantz«, meldete sich das Amt in Burlington.

»Mrs. Quantz ist nicht anwesend.«
»Wissen Sie, wo sie zu erreichen ist?« Die Telefongesellschaft war immer bemüht, ihren Kunden zu helfen.
»Mrs. Quantz hält sich in Burlington, Pennsylvania, auf. Wünschen Sie ihre dortige Nummer?«
»Ja, bitte.« Das war wieder das Fernamt in Burlington.
»Die Nummer ist Hunter 6-5735.«
»Danke, New York.« Wieder ein Knacken, dann fragte das Fernamt: »Haben Sie die Nummer verstanden, Teilnehmer?«
»Ja, danke«, antwortete O'Donnell und hängte ein. Mit der anderen Hand hatte er schon nach dem Burlingtoner Telefonbuch gegriffen. Er blätterte darin, bis er zu »Swayne, Eustace R.« kam. Wie erwartet entsprach der Anschluß der Nummer, die er gerade erhalten hatte.
Wieder nahm er den Hörer ab und wählte.
Eine männliche Stimme antwortete: »Hier ist die Wohnung von Mr. Eustace Swayne.«
»Ich möchte mit Mrs. Quantz sprechen.«
»Einen Augenblick, bitte.«
Es folgte eine Pause, dann: »Hier Mrs. Quantz.«
Bis zu diesem Augenblick hatte O'Donnell vergessen, wie sehr ihre Stimme ihn angezogen hatte. Sie war von einer sanften Gedecktheit, die den einfachsten Worten Charme zu verleihen schien.
»Hier ist Kent O'Donnell«, meldete er sich, »ich weiß nicht, ob Sie sich meiner erinnern.«
»Selbstverständlich, Dr. O'Donnell. Wie nett von Ihnen, mich anzurufen.«
In einer plötzlichen Vision sah er sie am Telefon, ihr dunkles Haar, das auf ihre Schultern fiel. Er sagte: »Ich wollte Sie gerade in New York anrufen. Dort nannte man mir Ihren hiesigen Anschluß.«
»Ich bin gestern abend mit dem Flugzeug hergekommen«, antwortete Denise Quantz. »Vater hat eine leichte Bronchitis, und ich wollte für ein oder zwei Tage bei ihm sein.«
Höflich fragte er: »Hoffentlich ist es nichts Ernstes?«
»Durchaus nicht.« Sie lachte. »Vater besitzt auch die Konstitution eines Maultieres, nicht nur seine Bockigkeit.«
Er dachte, das glaube ich gern. Laut sagte er: »Ich wollte Sie bitten, mit mir in New York zu Abend zu essen. Ich werde nächste Woche dort sein.«
»Das können Sie mich jetzt gleich fragen.« Ihre Antwort erfolgte sofort und vorbehaltlos. »Nächste Woche bin ich wieder in New York.«
Einer Eingebung folgend fragte er: »Können wir uns nicht schon vorher sehen? Haben Sie in Burlington noch einen Abend frei?«

Nach einer kurzen Pause antwortete sie: »Die einzige Möglichkeit wäre heute abend.«
O'Donnell überlegte schnell. Die Patienten in seiner Sprechstunde würden ihn bis sieben Uhr festhalten, aber wenn sich nichts weiter ergab ...
Seine Gedanken wurden unterbrochen. »Nein, warten Sie«, sagte Denise Quantz, »ich hatte vergessen, daß Dr. Pearson zum Abendessen zu Vater kommt. Ich glaube, dazu muß ich bleiben.« Sie fügte hinzu: »Vielleicht wollen Sie auch kommen?«
Er lachte lautlos vor sich hin. Joe Pearson würde überrascht sein, wenn er ihm dort begegnete. Sein Instinkt sagte ihm indessen, das sei kein guter Einfall. Er antwortete: »Vielen Dank, aber vielleicht ist es doch besser, wenn wir es verschieben.«
»Wie schade.« Auch ihre Stimme klang enttäuscht; dann war sie wieder munter. »Aber wenn Sie wollen, können wir uns nach dem Abendessen treffen. Vater und Dr. Pearson werden bestimmt Schach spielen, und dann bemerken sie gar nicht, ob jemand anwesend ist.«
Der Vorschlag entzückte ihn. »Das wäre wunderbar. Ab wann sind Sie frei?«
»Gegen halb zehn, denke ich.«
»Soll ich Sie abholen?«
»Wahrscheinlich sparen wir Zeit, wenn wir uns gleich in der Stadt treffen. Bestimmen Sie, wo.«
Er überlegte einen Augenblick und schlug dann vor: »Im Regency Room.«
»Sehr gut. Um halb zehn also. Auf Wiedersehen.«
Als O'Donnell den Hörer zurücklegte, erfüllte ihn eine freudige Erwartung. Er blickte wieder auf die Uhr. Er mußte sich beeilen, wenn er rechtzeitig in den Operationsraum kommen wollte.

Die Schachpartie nach dem Abendessen zwischen Eustace Swayne und Dr. Joseph Pearson war schon seit vierzig Minuten im Gange. Die beiden alten Männer saßen an einem niedrigen Spieltisch aus Rosenholz einander in der eichengetäfelten Bibliothek gegenüber, in der vor drei Wochen O'Donnell und Swayne ihr Wortgefecht geführt hatten. Nur zwei Lampen brannten in dem Raum; eine unter einem Schirm hing unmittelbar über dem Spieltisch, die andere, eine gedämpft schimmernde Rokokolampe, stand neben der Tür zur Halle. Die Köpfe beider Männer lagen im Schatten, das Licht zwischen ihnen fiel unmittelbar auf das eingelegte Schachbrett in der Mitte des Tisches. Nur wenn der eine oder der andere sich vorbeugte, um eine Figur auf dem Brett zu ziehen, ließ der Rand des Lichtscheins kurz ihre Gesichter erkennen.
Im Augenblick schwiegen beide. Die tiefe Stille des Zimmers lag wie

eine dämpfende Hülle über den beiden Louis XV.-Sesseln, in denen sie saßen. Eustace Swayne hatte sich zurückgelehnt. Er hielt ein Kognakglas aus Rubinkristall zwischen den Fingern und überprüfte den Stand der Partie.
Dr. Joseph Pearson war zuletzt am Zug gewesen. Vor ein oder zwei Minuten hatte er die weiße Dame der kostbaren, aus indischem Elfenbein geschnitzten Schachfiguren behutsam aufgenommen und die Figur ein Feld vorgeschoben.
Jetzt stellte Eustace Swayne das Kognakglas ab und schob den Bauern an seinem äußersten rechten Flügel zwei Felder vor. Dann unterbrach er das Schweigen und sagte brummend: »Ich habe gehört, daß es im Krankenhaus Veränderungen gegeben hat.«
Joe Pearson studierte das Schachbrett im Lichtschein der Lampe. Nachdem er überlegt hatte, beugte er sich vor, schob seinen äußersten linken Bauern ein Feld weiter und blockierte damit den Weg des Gegners. Erst dann antwortete er mit dem einzigen geknurrten Wort: »Einige!«
Wieder herrschte Schweigen. Friede, als ob die Zeit stillstehe. Dann regte sich der alte Finanzmann in seinem Stuhl. »Finden diese Veränderungen Ihre Zustimmung?« Er griff vor und schob seinen Läufer zwei Felder diagonal nach rechts. Halb belustigt blickte er über den Tisch in das Halbdämmer; sein Ausdruck besagte: Schlage diesen Aufmarsch, wenn du kannst.
Diesmal antwortete Joe Pearson, ehe er zog.
»Nicht völlig.« Er blieb im Schatten, studierte die Position des Gegners, erwog die vorhandenen Möglichkeiten. Dann griff er wieder behutsam nach den Figuren und schob seinen Turm ein Feld nach links, so daß er eine offene Linie beherrschte.
Eustace Swayne wartete. Eine Minute verging, eine zweite, dann eine dritte. Schließlich griff er nach seinem Turm zu einem ähnlichen Zug auf die gleiche offene Linie, um den Angriff seines Gegners abzuwehren, und sagte: »Sie haben in Zukunft die Möglichkeit, Ihr Veto einzulegen, falls Sie davon Gebrauch machen wollen.«
»So? Was für eine Art Veto?« Die Frage kam beiläufig, aber die Handlung, die sie begleitete, erfolgte schnell. Pearson ergriff seinen Damenspringer und placierte ihn auf eines der Mittelfelder.
Während Swayne das Brett studierte und die Stärke seiner Stellung erwog, antwortete er: »Ich habe Orden Brown und eurem Chef der Chirurgie gesagt, daß ich bereit bin, eine Viertelmillion Dollars für den Baufonds zu geben.« Mit dem letzten Wort machte er einen Zug, der dem Pearsons entsprach, und setzte seinen Königsspringer vor, neben das Feld mit dem stark placierten Springer seines Gegners.
Diesmal dauerte das Schweigen lange. Am Ende nahm der Pathologe

seinen Läufer, zog ihn über das ganze Feld und schlug einen Bauern. Ruhig sagte er: »Schach.« Dann: »Das ist viel Geld.«
»Ich habe eine Bedingung daran geknüpft.« Swayne, jetzt in der Defensive, zog seinen König ein Feld nach rechts. »Das Geld wird nur gegeben, wenn Sie freie Hand behalten, Ihre Abteilung im Krankenhaus in der Weise und so lange zu leiten, wie Sie wünschen.«
Dieses Mal macht Joe Pearson keinen Zug. Er schien nachzudenken, blickte in die Dunkelheit über dem Kopf des anderen. Dann sagte er einfach: »Sie beschämen mich.« Seine Augen wendeten sich wieder dem Schachbrett zu. Nach einer Weile setzte er seinen Springer auf ein Feld, so daß die Figur Swaynes jetzt den in die Enge getriebenen König angriff.
Eustace Swayne hatte den Zug sorgfältig beobachtet. Aber vor seinem Gegenzug griff er nach der Kognakkaraffe, füllte Pearsons Glas, dann sein eigenes. Als er die Karaffe abstellte, sagte er: »Wir leben in einer Welt der jungen Männer, und ich nehme an, daß sie immer eine Welt der jungen Männer war, selbst wenn alte Männer manchmal noch Macht besitzen ... und den Verstand, sie zu benutzen.« Dann griff er mit funkelnden Augen vor, nahm den Bauern vor seinem König und schlug damit den lästigen Springer.
Nachdenklich strich Pearson mit Daumen und Zeigefinger über sein Kinn. Dann nahm er seine Dame, zog sie sechs Felder auf der offenen Linie vor und schlug den Bauern des schwarzen Königs. »Sie sagen ... Orden Brown und O'Donnell wissen das?«
»Ich habe es ihnen eindeutig klargemacht.«
Der alte Finanzmann schlug mit seinem Königsläufer den Läufer seines Gegners auf g5.
Plötzlich schmunzelte Joe Pearson. Es war nicht zu erkennen, ob das Spiel oder die Unterhaltung seine Heiterkeit verursachte. Aber schnell griff er vor. Er schob seine Dame neben den schwarzen König, sagte leise: »Matt.«
Eustace Swayne verhehlte seine Bewunderung für den entscheidenden Überraschungsangriff nicht. Er nickte, wie um sein eigenes Urteil zu bestätigen.
»Ja«, sagte er, »Sie sind ohne Zweifel so gut wie eh und je.«

Die Musik endete, und die Paare auf der Tanzfläche des kleinen, aber eleganten Nachtlokals — einer der wenigen, die Burlington aufweisen konnte — begaben sich langsam zu ihren Tischen zurück.
»Verraten Sie mir, was Sie denken«, forderte Denise Quantz O'Donnell auf. Sie lächelte ihm über die schwarze Platte des kleinen Tisches zu, der zwischen ihnen stand.

»Ehrlich gesagt, ich dachte gerade, daß es hübsch wäre, wenn wir diesen Abend wiederholen könnten.«

Ganz leicht hob sie das Glas in ihrer Hand. Es enthielt den Rest des zweiten Old Fashioned. »Hoffentlich denken Sie es noch öfter.«

»Darauf trinke ich gern.« Er leerte seinen Scotch und Soda, winkte dann dem Kellner und bestellte das gleiche. »Wollen wir tanzen?« Die Musik hatte wieder eingesetzt.

»Sehr gern.« Sie erhob sich, wendete sich ihm halb zu, als er ihr zu der kleinen, gedämpft beleuchteten Tanzfläche folgte. Er hob seine Arme, und sie legte sich in sie hinein. Sie tanzten dicht aneinander.

O'Donnell war nie ein guter Tänzer gewesen, die Medizin hatte ihm dazu zuwenig Zeit gelassen. Aber Denise Quantz folgte jedem seiner Schritte. Während die Minuten verstrichen, spürte er ihren Körper, schlank, biegsam, ihm gehorsam folgend, die Musik und seine Bewegungen vorausahnend. Einmal strich ihr Haar leicht über sein Gesicht und brachte einen Hauch des gleichen Parfüms mit sich, das er schon bei ihrer ersten Begegnung wahrgenommen hatte.

Das Fünf-Mann-Orchester, gedämpft und unaufdringlich, seine Arrangements sorgfältig auf die intime Umgebung abgestimmt, spielte ein einschmeichelndes, ein paar Jahre altes Lied von Pyramiden am Nil, Tropeninseln, Sonnenaufgängen und ewiger Liebe. Einen Augenblick hatte er das Gefühl, als lebe er von geliehener Zeit, als ob er sich in einem Vakuum befinde, als ob er von allem abgeschlossen sei, fern von der Medizin, von dem Three Counties Hospital und den anderen Dingen, mit denen er täglich lebte. Dann ging die Musik in ein schnelleres Tempo über, und er mußte über seine Sentimentalität lächeln.

Während sie tanzten, fragte er: »Kommen Sie oft hierher — nach Burlington, meine ich?«

»Eigentlich nicht«, antwortete sie. »Gelegentlich, um meinen Vater zu besuchen, aber das ist auch alles. Offen gesagt, kann ich die Stadt nicht leiden.« Dann lachend: »Ich hoffe, daß ich damit nicht Ihren Bürgerstolz verletze.«

»Nein«, antwortete er. »Ich bin in der einen oder anderen nicht unabhängig geblieben. Aber sind Sie nicht hier geboren worden...« Er fügte hinzu: »Denise — wenn ich darf?«

»Selbstverständlich, wir wollen nicht formell miteinander sein.« Sie sah gerade zu ihm auf und lächelte. Als Antwort auf seine Frage sagte sie: »Ja, ich wurde hier geboren. Ich bin hier aufgewachsen und ging hier auch zur Schule. Meine Mutter lebte damals noch.«

»Und warum wohnen Sie jetzt in New York?«

»Ich glaube, ich bin New Yorkerin aus Instinkt. Außerdem wohnte mein Mann in New York; er lebt immer noch dort.« Es war das erstemal,

daß sie ihren Mann erwähnte. Sie tat es leichthin und ohne Verlegenheit. »Nachdem wir uns trennten, stellte ich fest, daß ich New York nicht mehr verlassen wollte. Es gibt keine Stadt, die man mit New York vergleichen kann.«
»Ja«, antwortete er, »das stimmt wohl.« Er dachte wieder: Wie schön diese Frau ist. Sie besaß ohne jeden künstlichen Zwang jene Sicherheit, die jüngere Frauen selten erreichen. Aber nichts an ihr ließ erkennen, daß sie auf ihre Fraulichkeit verzichtete, eher im Gegenteil. O'Donnell, der sie jetzt umfaßt hielt, während ihr Körper sich im gleichen Rhythmus mit seinem bewegte, schien sie unendlich begehrenswert.
Bewußt änderte er die Richtung seiner Gedanken. Sie waren voreilig. Wie schon früher, fiel ihm wieder ihr Kleid auf, das sie an diesem Abend trug. Es ließ ihre Schultern frei und bestand aus leuchtend roter, schwerer Peau de Soie, umhüllte eng ihre Figur und fiel erst unter den Hüften weit auseinander. Es wirkte gleichzeitig dramatisch, vornehm und teuer.
Das erinnerte ihn an einen anderen Gedanken, der ihm an diesem Abend zum erstenmal durch den Kopf ging: an die Tatsache, daß Denise offensichtlich reich war. Sie waren vor dem Regency Room fast gleichzeitig angekommen. Er hatte seinen eigenen Wagen geparkt und ging gerade auf den Eingang des Nachtklubs zu, als ein glänzender Cadillac vorfuhr und der uniformierte Chauffeur schnell ausstieg, um für Denise die Tür zu öffnen. Nach der Begrüßung drehte sie sich zu dem Chauffeur um, der diskret zurückgetreten war. »Danke, Tom, Sie brauchen nicht noch einmal herzukommen. Ich nehme an, daß Dr. O'Donnell mich nach Hause bringen wird.«
Höflich hatte der Mann »Danke, Madam« geantwortet, dann zu O'Donnell »Guten Abend, Sir« gesagt und war davongefahren.
Wenn er darüber nachgedacht hätte, wäre O'Donnell selbstverständlich klargewesen, daß die Tochter von Eustace Swayne zweifellos ein großes Vermögen erben würde. Nicht daß diese Erkenntnis ihn sonderlich beeindruckte. Sein eigenes Einkommen reichte für ein bequemes, angenehmes Leben gut aus, und zu mehr als das. Dessenungeachtet war eine wirklich reiche Frau für ihn eine neue Erfahrung. Wieder stellte er fest, daß er in Gedanken Denise und Lucy Grainger miteinander verglich.
Mit einem gedämpften Crescendo beendete das Orchester die Musik. O'Donnell und Denise klatschten kurz, ehe sie die Tanzfläche verließen. Er faßte sie leicht am Arm und führte sie zu ihrem Tisch. Der Kellner wartete schon. Er schob ihnen die Stühle zurecht und servierte die Drinks, die O'Donnell bestellt hatte.
Denise nahm einen Schluck von ihrem neuen Old Fashioned und sagte: »Jetzt haben wir über mich gesprochen. Nun erzählen Sie mir etwas von sich.«

Er goß mehr Soda in seinen Scotch. Er trank seinen Whisky gern mit viel Wasser — eine Praxis, die die meisten Kellner zu verabscheuen schienen. »Bei mir ist alles ziemlich alltäglich.«

»Ich kann gut zuhören, Kent.« Denise war mit ihren Gedanken nur halb bei ihren Worten. Die andere Hälfte dachte: Das ist ein Mann — ein ganzer Mann. Ihre Blicke liefen über die große Gestalt, die breiten Schultern, das kräftige Gesicht. Sie fragte sich, ob er sie zum Abschied küssen werde und zu was das später führen könnte. Sie kam zu der Ansicht, daß Dr. Kent O'Donnell interessante Möglichkeiten bot.

O'Donnell erzählte ihr vom Three Counties Hospital, von seiner Arbeit dort und von dem, was er zu vollbringen hoffte. Sie fragte ihn nach seiner Vergangenheit, seinen Erlebnissen, Menschen, denen er begegnet war, und war von der Tiefe seiner Gedanken und Empfindungen, die aus allem sprach, was er sagte, stark beeindruckt.

Sie tanzten wieder. Der Kellner brachte ihnen frische Drinks. Sie unterhielten sich, sie tanzten, der Kellner kam zurück. Die Reihenfolge wiederholte sich. Denise erzählte ihm von ihrer Ehe. Sie hatte vor achtzehn Jahren geheiratet, die Ehe hatte zehn Jahre gedauert. Ihr Mann war Rechtsanwalt mit einer großen Praxis in New York. Sie hatte zwei Kinder — Zwillinge, Alex und Philippa —, die in Denises Obhut geblieben waren. In ein paar Wochen wurden die Kinder siebzehn.

»Mein Mann ist ein vollkommen rationales Wesen«, sagte sie. »Wir waren einfach völlig unvereinbar miteinander und verschwendeten viel Zeit darauf, zu der offensichtlichen Lösung zu gelangen.«

»Sehen Sie ihn jetzt noch?«

»Ja, oft. Auf Partys und in der Stadt. Gelegentlich verabreden wir uns zum Mittagessen. In mancher Weise kann Geoffrey bezaubernd sein. Ich bin überzeugt, er würde Ihnen gefallen.«

Beide sprachen jetzt unbefangener. Der Kellner brachte ihnen jetzt frische Drinks, ehe er dazu aufgefordert wurde. O'Donnell fragte sie nach einer Scheidung; ob es Hinderungsgründe dafür gebe.

»Eigentlich nicht«, antwortete sie offen. »Geoffrey ist durchaus bereit, sich scheiden zu lassen, besteht aber darauf, daß ich den Scheidungsgrund stelle. Wie Sie wissen, muß das im Staate New York Ehebruch sein. Und so weit bin ich bisher noch nicht gekommen.«

»Hatte Ihr Mann nie den Wunsch, sich wieder zu verheiraten?«

Sie schien überrascht. »Geoffrey? Das kann ich mir nicht vorstellen. Im übrigen ist er mit der Jurisprudenz verheiratet.«

»Ah so.«

»Geoffrey glaubte immer, das Bett sei der richtige Platz, um seine Akten zu studieren.« Sie sagte es leise, fast vertraulich. O'Donnell verstand den Hinweis, weshalb ihre Ehe scheiterte. Er fand den Gedanken erregend.

175

Der Kellner stand neben ihm. »Verzeihen Sie, Sir, die Bar schließt in ein paar Minuten. Wollen Sie jetzt noch einmal bestellen?«
Überrascht sah O'Donnell auf seine Uhr. Es war fast eins. Schon dreieinhalb Stunden waren sie zusammen. Ihm kam die Zeit viel kürzer vor. Er sah Denise an. Sie schüttelte den Kopf.
»Nein, danke«, antwortete er und bezahlte die Rechnung, die der Kellner ihm reichte. Sie tranken ihre Gläser aus und standen auf, um zu gehen. Der Kellner wünschte höflich »Gute Nacht«; sein Trinkgeld war großzügig gewesen. O'Donnell fühlte sich in gehobener Stimmung.
Im Foyer wartete er auf Denise, während ein Page zum Parkplatz ging, um seinen Wagen zu holen. Als sie kam, nahm sie seinen Arm. »Eigentlich schade, daß wir schon gehen. Ich wünschte beinahe, wir hätten uns doch noch einen Drink bestellt.«
Er zögerte und schlug dann unbefangen vor: »Wir können bei mir vorbeifahren, wenn Sie mögen. In meiner Bar ist alles vorhanden, und es liegt auf dem Weg.«
Einen Augenblick fürchtete er, das sei ungeschickt gewesen. Er glaubte, bei ihr eine plötzliche Kühle, die Andeutung einer peinlichen Überraschung zu bemerken. Dann war es verschwunden. Sie erwiderte einfach: »Warum eigentlich nicht?«
Draußen wartete der Buick. Die Türen wurden aufgehalten, der Motor lief. Durch die Stadt fuhr er vorsichtig, langsamer als gewöhnlich, weil er sich bewußt war, daß er eine ganze Menge getrunken hatte. Es war eine warme Nacht, und die Wagenfenster waren heruntergedreht. Von dem Sitz neben sich nahm er wieder den duftigen Hauch ihres Parfüms wahr. Vor seiner Wohnung parkte er den Wagen auf der Straße, und sie fuhren im Fahrstuhl hinauf.
Nachdem er die Drinks gemixt hatte, brachte er sie durch das Zimmer und reichte Denise den Old Fashioned. Sie stand vor dem offenen Wohnzimmerfenster und sah auf die Lichter Burlingtons hinunter. Der Fluß, der durch die Stadt lief, bildete zwischen seinen Ufern eine breite, dunkle Schlucht.
Als er neben ihr stand, sagte er ruhig. »Es ist schon eine Zeitlang her, daß ich einen Old Fashioned gemixt habe. Ich hoffe, daß er nicht zu süß ist.«
Sie probierte ihn. Dann sagte sie leise: »Wie so vieles an Ihnen, ist er absolut richtig, Kent.«
Ihre Blicke begegneten sich. Er nahm ihr das Glas aus der Hand. Als er es abgestellt hatte, trat sie weich, ungezwungen zu ihm. Er umschlang sie fest mit seinen Armen, als sie sich küßten.
Plötzlich schrillte gellend, herrisch, hinter ihnen im Zimmer das Telefon auf. Es ließ sich nicht überhören.

Sanft löste sich Denise von ihm. »Liebster, ich glaube, du mußt dich melden.« Mit ihren Lippen berührte sie leicht seine Stirn.
Während er durch das Zimmer ging, bemerkte er, daß sie ihre Tasche, ihre Stola und ihre Handschuhe aufnahm. Offensichtlich war der Abend vorüber. Fast ärgerlich nahm er den Hörer ab, meldete sich knapp und hörte zu. Sein Ärger schwand schnell. Es war das Krankenhaus, der Praktikant im Nachtdienst. Einer von O'Donnells Patienten zeigte Symptome, die ernst zu sein schienen. Er stellte zwei schnelle Fragen, dann: »Also gut, ich komme sofort. Benachrichtigen Sie inzwischen die Blutbank und bereiten Sie eine Transfusion vor.« Er hängte ein und rief den Nachtportier an, um eine Taxe für Denise zu bestellen.

XIV

Meistens legte Dr. Joseph Pearson Wert darauf, früh schlafen zu gehen. An Abenden, an denen er mit Eustace Swayne Schach spielte, wurde es jedoch zwangsläufig sehr spät. Infolgedessen war er am nächsten Morgen noch müder und reizbarer als gewöhnlich. Unter dieser Wirkung stand er nach dem gestrigen Schachabend auch jetzt.
Augenblicklich sah er gerade die Einkaufsanforderungen für Labormaterial durch, eine Arbeit, die er schlechthin verabscheute und an diesem Tage mehr denn je. Er knurrte und legte eines der Formulare beiseite. Dann kritzelte er ein paar weitere Unterschriften, unterbrach sich und zog ein zweites Formular aus dem Packen. Dieses Mal begleitete ein Stirnrunzeln sein Knurren. Wer ihn kannte, hätte das als Sturmzeichen erkannt. Dr. Pearson stand vor einem Wutausbruch.
Der Augenblick kam, als er über einem dritten Formular zögerte. Dann schleuderte er plötzlich heftig seinen Bleistift auf den Tisch, packte alle Papiere in einem unordentlichen Stoß und eilte zur Tür. Er stürmte in das serologische Labor und sah sich nach Bannister um. Er fand den ersten Laboranten in einer Ecke, wo er eine Stuhlkultur vorbereitete.
»Lassen Sie alles stehen und liegen und kommen Sie her!« Pearson warf den Stoß Papier auf den Tisch. Ein paar flatterten zu Boden, und John Alexander bückte sich, sie aufzuheben. Unwillkürlich war er erleichtert, daß Pearsons Ärger sich gegen Bannister und nicht gegen ihn richtete.
»Was ist denn los?« Bannister kam gelassen näher. Er war an diese Ausbrüche so gewöhnt, daß sie ihn manchmal ruhiger werden ließen.
»Ich will Ihnen sagen, was los ist. Diese ganzen Einkaufsanforderungen hier sind los!« Pearson schien sich zu beherrschen. Seine Wut siedete nur noch, statt zu kochen. »Manchmal scheinen Sie sich einzubilden, wir seien hier in der Mayo-Klinik.«

»Wir müssen doch Labormaterial haben, oder etwa nicht?«
Pearson ignorierte die Frage. »Es scheint fast so, als ob Sie das Zeug fressen. Und habe ich Ihnen nicht immer wieder gesagt, Sie sollen bei jeder außergewöhnlichen Bestellung schriftlich erklären, wozu sie gebraucht wird?«
»Habe ich das vergessen? Das kann mal passieren«, antwortete Bannister resigniert.
»Na schön. Aber Sie könnten anfangen, sich daran zu erinnern.« Pearson nahm das oberste Formular von dem Stoß. »Wozu soll das Kalziumoxyd sein? Wir haben es hier nie verwendet.«
Bannister verzog sein Gesicht zu einem boshaften Grinsen. »Sie haben mich selbst beauftragt, es zu bestellen. Sie brauchen es doch in Ihrem Garten.« Der erste Laborant verwies auf etwas, das ihnen beiden bekannt war, wovon sie aber selten sprachen. Pearson war einer der führenden Rosenzüchter im Gärtnerverein des Counties und zweigte eine ansehnliche Menge Chemikalien aus dem Krankenhaus ab, um seinen Garten zu düngen.
Er besaß den Anstand, verwirrt zu erscheinen. »Oh... ja, richtig. Lassen wir das also.« Er legte das Formular beiseite und nahm ein anderes. »Was soll diese Anforderung hier? Wozu brauchen wir plötzlich Coombs-Serum? Wer hat das bestellt?«
»Das war Dr. Coleman«, antwortete Bannister bereitwillig. Jetzt war der Augenblick gekommen, auf den er gewartet hatte. John Alexander neben ihm wurde es unbehaglich.
»Wann?« Pearsons Frage klang scharf.
»Gestern. Dr. Coleman hat die Anforderung sowieso unterschrieben.« Bannister deutete auf das Formular und fügte boshaft hinzu: »Da, wo Sie sonst unterschreiben.«
Pearson sah auf das Blatt. Er hatte noch nicht bemerkt, daß es eine Unterschrift trug. Er fragte Bannister: »Wozu will er das? Wissen Sie es?«
Der erste Laborant blieb gelassen. Er hatte das Räderwerk der Rache in Bewegung gesetzt und konnte die folgende Szene als Zuschauer genießen. Zu John Alexander sagte er: »Los, erklären Sie es.«
Etwas unbehaglich sagte Alexander: »Es ist für einen Blutsensibilitätstest, Dr. Pearson. Für meine Frau. Dr. Dornberger hat ihn angefordert.«
»Weshalb Coombs-Serum?«
»Es ist für einen indirekten Coombs-Test, Doktor.«
»Sagen Sie mal, ist Ihre Frau etwas Besonderes?« Pearsons Stimme hatte einen sarkastischen Ton. »Was ist an den Tests mit Salzlösung und konzentriertem Protein verkehrt, die wir in allen anderen Fällen anwenden?«

Alexander schluckte nervös. Es entstand eine Pause. Pearson drängte: »Ich . . . warte auf Antwort.«
»Nun, Sir.« Alexander zögerte. Dann platzte er heraus: »Ich habe Dr. Coleman vorgeschlagen – und er stimmte mir zu –, es wäre zuverlässiger, wenn wir nach den anderen Tests einen . . .«
»Sie haben Dr. Coleman vorgeschlagen? So!« Der Ton der Frage ließ keinen Zweifel darüber, was jetzt kommen mußte. Alexander, der es spürte, fuhr schnell fort:
»Ja, Sir, wir sind der Ansicht, daß Antikörper in Salzlösung und konzentriertem Protein manchmal nicht festgestellt werden können, und der zusätzliche Test . . .«
»Nun aber Schluß!« Die Worte kamen laut, scharf und brutal. Während Pearson sie aussprach, klatschte er seine Hand hart auf die Formulare auf dem Tisch. In dem Labor herrschte eisiges Schweigen. Mühsam atmend wartete der alte Mann und musterte Alexander. Als er sich so weit gefaßt hatte, erklärte er grimmig: »Sie haben einen großen Fehler. Sie nehmen sich etwas zuviel heraus mit dem Zeug, das Sie da auf der Fachschule gelernt haben.«
Pearsons Erbitterung brach durch seine Worte hindurch – die Erbitterung gegen alle, die jünger waren, die sich einmischten, die versuchten, seine Autorität zu beschneiden – seine Autorität, die bisher unbedingt und unantastbar gewesen war. In einer anderen Stimmung und zu einer anderen Zeit hätte er sich vielleicht duldsamer gezeigt, aber jetzt entschloß er sich, diesen jungen Anfänger ein und für allemal in seine Schranken zu verweisen.
»Hören Sie mir zu und passen Sie genau auf. Ich habe es Ihnen schon einmal gesagt, und ich beabsichtige nicht, es noch einmal zu wiederholen.« Jetzt sprach die Autorität, der Leiter der Abteilung, der mit harter Hand einer kleinen Hilfskraft klarmachte, daß von nun an keine weiteren Warnungen mehr erfolgen würden, sondern nur Aktionen. Das Gesicht dicht vor dem Alexanders sagte Pearson: »Ich bin derjenige, der diese Abteilung leitet. Und wenn Sie oder jemand anders Fragen haben, werden sie mir vorgelegt, verstehen Sie mich?«
»Ja, Sir.« In diesem Augenblick wünschte Alexander, die Szene wäre vorüber. Er wußte schon, daß er zum letztenmal einen Vorschlag gemacht hatte. Wenn das der Lohn dafür war, daß man mitdachte, würde er von jetzt an nur still seine Arbeit tun und seine Gedanken für sich behalten. Sollten sich doch andere Leute den Kopf zerbrechen, sollten sie doch die Verantwortung tragen.
Aber Pearson war noch nicht zu Ende. »Unternehmen Sie nichts hinter meinem Rücken«, drohte er, »und versuchen Sie nicht, Dr. Coleman auszunutzen, weil er neu ist.«

Kurz flackerte Alexanders Widerspruch auf. »Ich habe niemand ausgenutzt...«
»Das taten Sie doch, sage ich, und ich rate Ihnen, das zu unterlassen«, schrie der alte Mann wütend. Seine Gesichtsmuskeln arbeiteten, seine Augen funkelten.
Alexander stand vernichtet und schweigend da.
Einen Augenblick noch musterte Pearson den jungen Mann grimmig. Dann, als ob er sich überzeugt habe, daß er den gewünschten Eindruck erreicht hatte, sprach er weiter: »Nun will ich Ihnen noch etwas über diesen Test sagen.« Sein Ton war jetzt zwar nicht freundlich, aber doch zumindest weniger schroff. »Aus dem Test in Salzlösung und konzentriertem Protein ist alles zu erkennen, was wir brauchen, und ich will Sie daran erinnern, daß ich Pathologe bin und weiß, worüber ich spreche. Haben Sie das begriffen?«
Mürrisch antwortete Alexander: »Ja, Sir.«
»Nun gut. Ich will Ihnen sagen, was ich tun werde.« Pearsons Ton wurde noch gemäßigter. Es war fast, als biete er eine Versöhnung an. »Da Sie so begierig darauf sind, daß dieser Test richtig vorgenommen wird, übernehme ich ihn selbst. Jetzt sofort. Wo ist die Blutprobe?«
»Im Kühlschrank«, sagte Bannister.
»Bringen Sie sie her.«
Unzufrieden ging Bannister durch das Labor zum Kühlschrank. Die Szene war nicht ganz so verlaufen, wie er gewünscht hatte. Richtig war allerdings, daß dieser Bursche Alexander eine Abfuhr nötig gehabt hatte. Aber der alte Mann hatte den Jungen etwas scharf angefaßt. Bannister hätte es lieber gesehen, wenn ein Teil des Sturmes über den angeberischen jungen Arzt niedergebrochen wäre. Aber vielleicht bewahrte der alte Mann das für später auf. Er nahm die Blutprobe mit der Aufschrift »Alexander, Mrs. E.« heraus und schloß den Kühlschrank.
Pearson nahm die Blutprobe, aus der das geronnene Blut bereits entfernt war. Während er das tat, fiel Bannisters Blick auf die Einkaufsanforderung, die den Sturm verursacht hatte. Sie war zu Boden gefallen. Er fragte Pearson: »Was soll ich damit machen?«
Der alte Pathologe hatte zwei saubere Reagenzgläser genommen, in die er einen Teil des Blutserums verteilte. Ohne aufzusehen fragte er gereizt: »Womit machen?«
»Mit der Bestellung für das Coombs-Serum.«
»Die brauchen wir nicht. Zerreißen Sie sie!«
Pearson kontrollierte das Schild auf einer kleinen Flasche, die Rh-positive Zellen enthielt. Das von einer pharmazeutischen Fabrik hergestellte Präparat wurde als Reagenz bei der Untersuchung von rh-negativem Blut verwendet.

Bannister zögerte. Er hatte zwar gegen Coleman sehr viel einzuwenden, aber er wußte auch, daß es hierbei um eine Frage des ärztlichen Protokolls ging. »Sie sollten es Dr. Coleman aber mitteilen«, sagte er zweifelnd. »Oder soll ich es ihm sagen?«
Pearson hatte Mühe, den Korken aus der Flasche zu ziehen. Ungeduldig antwortete er: »Nein, nein. Das sage ich ihm schon selbst.«
Bannister hob die Schultern. Er hatte Pearson darauf hingewiesen. Wenn es jetzt Ärger gab, war er nicht dafür verantwortlich. Er nahm die Einkaufsanforderung, zerriß sie und ließ die Fetzen in einen Abfallkübel fallen.

Roger McNeil, der pathologische Assistent, war überzeugt, daß er, ungeachtet, wie lange er Medizin praktizieren würde, sich niemals an die Obduktion von Kindern gewöhnen könne. Er hatte gerade eine abgeschlossen, und jetzt lag im Obduktionsraum der rot klaffende Körper eines vierjährigen Jungen offen und anklagend vor ihm. Der Anblick verfolgte McNeil jedesmal. Er wußte schon, daß er, wie immer in diesen Fällen, in der Nacht wenig Schlaf finden würde. Ständig würde das Bild wieder vor seinen Augen auftauchen — insbesondere, wenn er daran dachte — und dagegen konnte er sich nicht wehren —, wie unnötig und sinnlos der vorliegende Todesfall war.
Er blickte auf und bemerkte, daß Mike Seddons ihn beobachtete. Der chirurgische Assistent sagte: »Das arme kleine Wurm.« Dann fügte er erbittert hinzu: »Wie dumm die Menschen doch sind.«
McNeil fragte: »Wartet der Polizist noch?«
Seddons nickte. »Ja, und die anderen auch.«
»Am besten benachrichtigen Sie Pearson.«
»Ja.« Im Nebenzimmer des Obduktionsraumes befand sich ein Telefon, und Seddons ging hinüber.
McNeil fragte sich, ob es Feigheit war, daß er dieser heiklen Aufgabe aus dem Wege ging. Aber der alte Mann mußte ja über den Fall unterrichtet werden. Also sollte er entscheiden, wer den Befund weitergab.
Seddons kam vom Telefon zurück. »Pearson war in der Serologie«, sagte er, »er kommt gleich herüber.«
Die beiden Männer warteten schweigend. Dann vernahmen sie Pearsons schlurfende Schritte, und der alte Mann trat ein. Er sah auf die Leiche, während McNeil die Einzelheiten des Falles darlegte. »Vor ein bis zwei Stunden ist das Kind vor dem Hause seiner Eltern von einem Auto angefahren worden. Es wurde mit einem Krankenwagen in das Krankenhaus gebracht, war aber bei der Ankunft schon tot. Daraufhin wurde eine Obduktion angeordnet.« McNeil informierte Pearson über seinen Befund.

Der alte Mann fragte ungläubig: »Und das war alles?«
»Das allein war die Todesursache«, antwortete McNeil. »Sonst nichts.«
Pearson trat näher an die Leiche, blieb dann stehen. Er kannte McNeil gut genug, um zu wissen, daß der Assistent keinen Fehler beging. Er sagte: »Dann müssen sie einfach danebengestanden ... und zugesehen haben.«
Seddons warf ein: »Höchstwahrscheinlich wußte niemand, was geschah.«
Pearson nickte langsam. Seddons fragte sich, was der alte Mann wohl dachte. Dann fragte Pearson: »Wie alt war das Kind?«
»Vier«, antwortete McNeil. »Ein hübscher Junge.«
Sie blickten stumm auf den stillen, kleinen Körper auf dem Obduktionstisch. Die Augen waren geschlossen, das blonde, verwirrte Haar wieder an seine Stelle geschoben, nachdem das Gehirn entfernt worden war. Pearson schüttelte den Kopf, wendete sich dann zur Tür. Über die Schulter sagte er: »Also gut. Ich gehe hinauf und sage es ihnen.«
Die drei Personen, die sich in einem Wartezimmer des Krankenhauses aufhielten, sahen auf, als Pearson eintrat. Einer war ein uniformierter Beamter der städtischen Polizei. Neben ihm stand ein großer Mann mit geröteten Augen. Der dritte — ein grauer, kleiner Mann, mit einem großen Schnurrbart — saß niedergeschlagen für sich in einer Ecke.
Pearson stellte sich vor. Der Polizist sagte: »Ich bin Stevens vom fünften Revier, Sir.« Er zog ein Notizbuch und einen Bleistift.
Pearson fragte: »Waren Sie bei dem Unfall dabei?«
»Ich kam unmittelbar danach.« Er deutete auf den großen Mann. »Das ist der Vater des Jungen. Der andere ist der Fahrer des Wagens.«
Der graue Mann blickte auf. Flehend sagte er zu Pearson: »Er kam gerade herausgelaufen, direkt hinter dem Haus hervor. Ich bin kein rücksichtsloser Fahrer. Ich habe selbst Kinder. Ich fuhr nicht schnell. Ich stand fast, als es geschah.«
»Und ich sage, Sie sind ein verfluchter Lügner!« Die Stimme des Vaters schwankte vor Schmerz und Erbitterung. »Sie haben ihn getötet, und hoffentlich kommen Sie dafür ins Gefängnis.«
Pearson sagte beruhigend: »Einen Augenblick, bitte.« Es herrschte Schweigen. Die drei Männer sahen ihn an. Er deutete auf das Notizbuch des Polizisten. »Die Polzei erhält von uns den vollständigen Befund. Aber die wesentlichen Ergebnisse kann ich Ihnen jetzt schon sagen.« Er machte eine Pause. »Die Obduktion hat ergeben, daß der Junge nicht von dem Auto getötet wurde.«
Der Polizist sah ihn überrascht an. Der Vater sagte: »Aber ich war doch dabei. Ich sage Ihnen ...«
»Ich wünschte, ich könnte es Ihnen schonender beibringen«, unterbrach

Pearson ihn, »aber leider geht das nicht.« Er wendete sich unmittelbar an den Vater. »Der Stoß, den Ihr Junge erhielt, warf ihn zwar auf die Straße, und er erlitt eine leichte Gehirnerschütterung, die ihn bewußtlos machte. Er erlitt auch einen Nasenbeinbruch — nicht sehr schlimm, aber unglücklicherweise verursachte er starkes Nasenbluten.« Pearson wandte sich an den Polizisten. »Ich nehme an, das Kind wurde auf dem Rücken liegengelassen — so, wie es hingefallen war.«
»Ja, Sir«, antwortete der Polizist. »Das stimmt. Wir wollten ihn nicht bewegen, bis der Krankenwagen kam.«
»Und wie lange dauerte das?«
»Etwa zehn Minuten.«
Pearson nickte langsam. »Das war mehr als ausreichend. Fünf Minuten hätten genügt.« Er sagte: »Ich fürchte, das hat den Tod veranlaßt. Das Blut aus der Nase lief dem Jungen den Rachen hinunter. Er bekam keine Luft und sog das Blut in die Lungen ein. Daran ist er erstickt.«
Das Gesicht des Vaters verriet Entsetzen, Unglauben. Er sagte: »Sie meinen, wenn wir ihn nur umgedreht hätten...«
Pearson hob abwehrend seine Hände. »Ich meine, was ich sage. Ich wünschte, ich könnte es Ihnen auf andere Weise mitteilen, aber ich kann nur die Wahrheit berichten: die ursprünglichen Verletzungen Ihres Sohnes waren geringfügig.«
Der Polizist fragte: »Dann war der Stoß von dem Wagen...?«
»Man kann natürlich nicht sicher sein, aber meine Meinung ist, daß er nur gestreift und verhältnismäßig leicht getroffen wurde.« Pearson deutete auf den grauen Mann, der jetzt dicht vor ihm stand. »Ich nehme an, daß dieser Mann hier die Wahrheit sagt, wenn er behauptet, daß er langsam fuhr.«
»Heilige Mutter Gottes«, stieß der Vater aus, eine verzweifelte, gequälte Klage. Die Hände vor das Gesicht geschlagen schluchzte er. Nach einem Augenblick führte ihn der graue Mann zu einer Bank, den Arm um die Schultern des anderen gelegt, mit feuchten Augen.
Das Gesicht des Polizisten war weiß. Heiser sagte er: »Doktor, ich stand die ganze Zeit dabei. Ich hätte den Jungen umdrehen können... aber ich wußte es nicht.«
»Ich glaube nicht, daß Sie sich etwas vorzuwerfen haben.«
Der Mann schien ihn nicht zu hören. Wie im Trancezustand fuhr er fort: »Ich habe einen Kurs für Erste Hilfe absolviert und ein Abzeichen dafür bekommen. Immer wieder haben sie uns gelehrt, keinen Verletzten zu bewegen; was man auch täte, bewegen dürfe man sie nicht.«
»Ich weiß.« Pearson legte dem Polizisten seine Hand auf den Arm. Langsam sagte er: »Unglücklicherweise gibt es für diese Regel einige Ausnahmen. Eine davon ist, wenn ein Verletzter im Mund blutet.«

Auf dem Korridor im ersten Stock sah David Coleman auf dem Weg zum Essen Pearson aus dem Wartezimmer kommen. Zuerst fragte sich Coleman, ob der alte Pathologe krank sei. Er schien verstört zu sein, seine Umgebung nicht wahrzunehmen. Dann erblickte Pearson ihn und trat auf ihn zu. Coleman blieb stehen.
»Ah ja ... Dr. Coleman ... Ich wollte Ihnen noch etwas sagen.« Coleman spürte, daß es Pearson aus irgendeinem Grund schwer fiel, seine Gedanken zu ordnen. Wie geistesabwesend streckte er seine Hand aus und ergriff den Aufschlag von Colemans weißem Arztmantel. Coleman bemerkte, daß die Hände des alten Mannes nervös und fahrig waren. Er machte sich von dem Griff unauffällig los.
»Ja, bitte, Dr. Pearson?«
»Was war es noch? Hatte etwas mit dem Labor zu tun.« Pearson schüttelte den Kopf. »Nun, jetzt ist es fort ... Es wird mir wieder einfallen.«
Er war im Begriff, sich abzuwenden, als ihm ein anderer Gedanke kam. »Ich glaube, es wäre gut, wenn Sie den Obduktionsraum übernähmen, von morgen an. Sorgen Sie dafür, daß anständig gearbeitet wird.«
»Sehr gut, ich werde das gern tun.« David Coleman hatte eine ganze Reihe klarer Vorstellungen, wie Obduktionen ausgeführt werden sollten, und hier bot sich ihm eine Gelegenheit, sie zu verwirklichen. Ihm fiel ein, daß er einen anderen Punkt vorbringen konnte, da sie gerade miteinander sprachen. »Ich wollte mit Ihnen über etwas sprechen, Dr. Pearson. Es betrifft die Labors.«
»Die Labors?« Die Gedanken des alten Mannes schienen immer noch mit anderen Dingen beschäftigt zu sein.
»Sie erinnern sich vielleicht, daß ich Ihnen in meinem Brief vorschlug, mir einen Teil der Labors zu unterstellen.« Es erschien Coleman etwas merkwürdig, die Frage in diesem Augenblick und an dieser Stelle zu besprechen, aber er spürte, daß sich nicht so bald wieder eine Gelegenheit ergeben mochte.
»Ja ... ja. Ich erinnere mich, daß etwas darin stand.« Pearson schien drei Männer zu beobachten, die vor ihnen durch den Korridor davongingen — ein Polizist und ein kleiner, grauer Mann, die einen großen zwischen sich stützten.
»Ich wüßte gern, ob ich in der Serologie beginnen kann«, fuhr Coleman fort. »Ich würde gern einige Überprüfungen der Verfahren vornehmen — ich meine Normüberprüfungen.«
»Hm, wie meinten Sie?«
Es war lästig, seine Worte zu wiederholen. »Ich sagte, ich würde gern einige Überprüfungen in der Serologie vornehmen.«
»Oh? Ja, ja. Tun Sie das.« Pearson antwortete gedankenverloren. Er sah immer noch den Gang entlang, als Coleman ihn verließ.

Elizabeth Alexander ging es sehr gut. Sie wollte gerade mit ihrem Mittagessen in der Kantine des Three Counties Hospitals anfangen, als ihr bewußt wurde, daß sie sich schon seit Tagen sehr wohl fühlte, ganz besonders aber an diesem Vormittag. Das Kind in ihr lebte und regte sich. Selbst in diesem Augenblick konnte sie seine Bewegungen schwach spüren. Sie kam gerade aus einem Warenhaus, wo sie im Gedränge eines Ausverkaufs siegreich ein paar farbenfrohe Stoffe für ihre Wohnung erobert hatte, darunter ein Stück für das winzige zweite Schlafzimmer, in dem das Baby schlafen sollte. Und nun hatte sie sich mit John getroffen.

Es war das erste Mal, daß sie gemeinsam in dem Krankenhaus aßen. Das Krankenhaus gestattete den Familienangehörigen seiner Angestellten stillschweigend, daß sie in der Kantine aßen, wie John vor ein paar Tagen erfahren hatte. Vor wenigen Minuten hatten sie sich der Schlange angeschlossen, um sich ihr Essen zu holen, und Elizabeth hatte sich einen Salat, Suppe, ein Brötchen, Hammelbraten mit Kartoffeln und Kohl, Käsekuchen und Milch ausgesucht. Gutgelaunt hatte John gesagt: »Glaubst du wirklich, daß dir das reicht?«

Elizabeth nahm einen Selleriestengel und biß hinein. Sie sagte: »Ich habe ein sehr hungriges Baby.«

John lächelte. Noch vor ein paar Minuten auf dem Weg zur Kantine war er bedrückt und niedergeschlagen über die Zurechtweisung durch Dr. Pearson gewesen. Er hatte sie noch nicht verwunden. Aber Elizabeths ansteckend gute Laune hatte ihn seine Mißstimmung vergessen lassen, wenigstens für den Augenblick. Von jetzt an, dachte er, gibt es im Labor für mich keinen Ärger mehr, denn in Zukunft werde ich sehr vorsichtig sein. Auf jeden Fall hatte Dr. Pearson inzwischen den Sensibilitätstest selbst durchgeführt – in Salzlösung und in konzentriertem Protein – und beide Testergebnisse als negativ bezeichnet.

»Was das Blut Ihrer Frau angeht«, hatte er gesagt, »besteht keinerlei Grund zur Beunruhigung.« Tatsächlich war er fast freundlich gewesen. Zum mindesten schien es nach seinem vorhergehenden Ausbruch so.

Es war noch etwas anderes zu bedenken. Dr. Pearson war Pathologe, und John war es nicht. Vielleicht hatte Dr. Pearson recht. Vielleicht maß John manchem, was er auf der Fachschule gelernt hatte, zu große Bedeutung bei. Es war doch eine allgemein bekannte Tatsache, daß Schulen immer einen Haufen theoretischen Zeugs in einen hineinpumpten, für den man draußen in der Praxis keine Verwendung hatte. Der Himmel weiß, dachte er, es gibt viele Fächer auf der Oberschule und im College, mit denen man niemals etwas anfangen kann, wenn man das Abschlußexamen hinter sich hat. Konnte es hier nicht genauso sein? Konnte John nicht selbst die in der Schule gelehrte Theorie über die

Notwendigkeit eines dritten Sensibilitätstests zu wichtig nehmen, während Dr. Pearson aus seiner langen praktischen Erfahrung wußte, daß er unnötig war?
Was hatte Dr. Pearson noch gesagt, während er den Test ausführte?
»Wenn wir die Methoden in unseren Labors jedesmal änderten, wenn etwas Neues herauskommt, fänden wir nie ein Ende. In der Medizin werden täglich neue Gedanken entwickelt, aber in einem Krankenhaus müssen wir uns vergewissern, daß sie erprobt sind und einen Wert haben, ehe wir sie anwenden können. Wir haben es hier mit Menschenleben zu tun und können uns nicht erlauben, Risiken einzugehen.«
John hatte zwar nicht ganz einsehen können, wieso durch einen zusätzlichen Bluttest das Leben irgendeines Patienten bedroht werden könne, trotzdem räumte er aber ein, daß an dieser Bemerkung Dr. Pearsons über neue Ideen etwas dran sei. John wußte aus seiner Lektüre, daß es ständig viel Neues gab, und nicht alles davon war brauchbar. Natürlich hatte Dr. Coleman sich ziemlich eindeutig über die Notwendigkeit des dritten Sensibilitätstests geäußert, aber er war viel jünger als Dr. Pearson und besaß ganz gewiß keine so große Erfahrung ...
»Deine Suppe wird kalt«, unterbrach Elizabeth seine Gedanken. »Worüber bist du so nachdenklich?«
»Nichts Besonderes, Liebling.« Er entschloß sich, die ganze Angelegenheit zu vergessen. Elizabeth zeigte manchmal eine beunruhigende Hartnäckigkeit, aus ihm herauszufragen, woran er gerade dachte. »Ich wollte dich schon vergangene Woche danach fragen«, sagte er, »wieviel du jetzt wiegst.«
»Ziemlich genau gerade so viel, wie ich soll«, antwortete Elizabeth fröhlich. »Aber Dr. Dornberger sagte, ich müsse gut essen.« Sie war mit ihrer Suppe fertig und wendete sich hungrig dem Hammelbraten zu. Als John Alexander aufblickte, bemerkte er Dr. Coleman in der Nähe. Der neue Pathologe ging auf die Tische zu, an denen die Ärzte im allgemeinen saßen. Einem Impuls folgend, stand Alexander auf. »Dr. Coleman.«
David Coleman wandte sich ihm zu. »Ja, bitte?«
»Doktor, ich möchte Sie mit meiner Frau bekannt machen.« Als Coleman näherkam, sagte er: »Elizabeth, das ist Dr. Coleman.«
»Guten Tag, Mrs. Alexander.« Coleman blieb stehen, das Tablett in den Händen, das er sich an der Ausgabe geholt hatte.
Etwas verlegen sagte Alexander: »Du erinnerst dich, Liebling. Ich habe dir erzählt, daß Dr. Coleman auch aus New Richmond kommt.«
»Ja, natürlich«, antwortete Elizabeth. Dann lächelnd zu Coleman: »Guten Tag, Dr. Coleman. Ich erinnere mich sehr gut an Sie. Sie kamen doch auch manchmal in das Geschäft meines Vaters.«

»Ja, das stimmt.« Er erinnerte sich jetzt deutlich an sie. Ein fröhliches, langbeiniges Mädchen, das hilfsbereit in dem überfüllten, altmodischen Laden herumsuchte und die Dinge fand, die in dem allgemeinen Durcheinander verschwunden waren. Sie schien sich nicht sehr verändert zu haben. Er sagte: »Ich glaube, Sie verkauften mir einmal eine Wäscheleine.«
Sie antwortete vergnügt: »Ich erinnere mich daran. War sie gut?«
Er schien nachzudenken. »Ich fürchte nein. Soviel ich weiß, ist sie gerissen.«
Elizabeth lachte. »Ich bin überzeugt, meine Mutter tauscht sie um, wenn sie ihr zurückgebracht wird. Sie führt das Geschäft noch, und es ist jetzt noch unordentlicher als je.« Ihre gute Laune war ansteckend. Coleman lächelte.
John Alexander rückte einen Stuhl zurecht. »Wollen Sie sich zu uns setzen, Doktor?«
Einen Augenblick zögerte Coleman. Dann wurde ihm bewußt, daß es unhöflich wäre, wenn er sich weigerte. »Gern«, sagte er. Er stellte sein Tablett hin — einen spartanischen Lunch aus einer Schale Fruchtsalat und einem Glas Milch — und nahm Platz. Während er Elizabeth ansah, sagte er: »Wenn ich mich recht entsinne, trugen Sie damals Zöpfe.«
»Ja«, antwortete sie bereitwillig, »und auch eine Zahnspange. Ich bin aber über beides hinausgewachsen.«
David Coleman gefiel die junge Frau, und als er sie heute vor sich sah, hatte er das Gefühl, als sei plötzlich eine Seite aus der Vergangenheit aufgeschlagen worden. Sie erinnerte ihn an die vergangenen Jahre. Indiana war ein Land, in dem es sich gut leben ließ. Die Sommerferien seiner Schulzeit fielen ihm wieder ein, in denen er seinen Vater in dem alten, abgeklapperten Chevrolet bei den Fahrten zu seinen Patienten begleitet hatte. Nachdenklich sagte er: »Es ist lange her, daß ich in New Richmond war. Mein Vater starb, wie Sie wissen, und Mutter zog an die Westküste. Daher gibt es nichts, was mich dorthin zurückbringt.« Dann wendete er seine Gedanken in eine andere Richtung. »Erzählen Sie mir, wie es Ihnen gefällt«, fragte er Elizabeth, »mit einem Mediziner verheiratet zu sein?«
Schnell warf John Alexander dazwischen: »Kein Mediziner — nur ein Laborant.« Als er die Worte ausgesprochen hatte, fragte er sich, warum? Vielleicht war es eine Reflexhandlung auf die Ereignisse am Vormittag. Vor ein paar Minuten, als Coleman zu ihnen an den Tisch trat, hatte John noch überlegt, ob er ihm von dem Zwischenfall berichten solle, sich aber sofort dagegen entschieden. Er hatte schon genug Ärger gehabt, weil er offen mit Dr. Coleman sprach. Er zog vor, die Sache auf sich beruhen zu lassen.

»Unterschätzen Sie die technische Laborarbeit nicht. Sie ist sehr wichtig«, sagte Coleman.
»Das tut er bestimmt nicht«, antwortete Elizabeth, »aber manchmal wünscht er sich doch, er hätte statt dessen Medizin studiert.«
Coleman wande sich Alexander zu. »Stimmt das?«
Alexander wäre lieber gewesen, Elizabeth hätte nicht darüber gesprochen. Zögernd antwortete er: »Ich hatte eine Zeitlang daran gedacht.«
Coleman spießte mit seiner Gabel ein Stück von seinem Obstsalat auf. »Und warum haben Sie es nicht getan?«
»Aus den üblichen Gründen, in erster Linie Geld. Ich hatte keins und wollte verdienen.«
Zwischen zwei Bissen sagte Coleman: »Sie könnten es noch schaffen. Wie alt sind Sie?«
Elizabeth antwortete für ihn: »John wird dreiundzwanzig. In zwei Monaten.«
»Das ist natürlich schon ein erhebliches Alter.« Sie lachten alle, dann fügte Coleman hinzu: »Sie haben noch die Zeit dazu.«
»Ja, ich weiß.« John Alexander sprach langsam, nachdenklich, als wisse er im voraus, daß seine eigenen Argumente ihn nicht überzeugen konnten. »Die Schwierigkeit ist, daß es einen schweren finanziellen Kampf bedeuten würde und wir doch gerade anfangen, in geordnete Verhältnisse zu kommen. Und außerdem mit einem Kind...« Er ließ den Satz unvollendet.
Coleman nahm sein Glas Milch und trank langsam. Dann entgegnete er: »Viele Leute mit einem Baby haben Medizin studiert. Und mit finanziellen Problemen.«
»Genau das sage ich auch immer«, erklärte Elizabeth nachdrücklich und beugte sich über den Tisch. »Ich bin froh, daß er es auch einmal von jemand anderem hört.«
Coleman betupfte sich mit der Serviette den Mund, legte sie dann hin. Er sah Alexander gerade an. Er hatte das Gefühl, als ob sein erster Eindruck von dem jungen Laboranten richtig gewesen sei. Er schien intelligent und gewissenhaft zu sein, und zweifellos war er an seiner Arbeit ehrlich interessiert. Das war gestern klar zu erkennen gewesen. »Wollen Sie meine Ansicht wissen, John? Wenn Sie so empfinden, aber nicht Medizin studieren, solange Sie die Möglichkeit dazu haben, werden Sie es wahrscheinlich für den Rest Ihres Lebens bereuen.«
Alexander sah vor sich hin und aß in Gedanken verloren weiter.
Elizabeth fragte: »Es besteht doch immer noch ein großer Bedarf an Pathologen, nicht wahr?«
»Aber ja!« Coleman nickte nachdrücklich. »Bei den Pathologen vielleicht mehr als auf jedem anderen Gebiet.«

»Wie kommt das?«
»Zunächst einmal, weil noch viele Forschungsaufgaben gelöst werden müssen, um die Medizin weiterzubringen, um die offengebliebenen Lücken zu füllen.«
Sie fragte: »Was meinen Sie mit den offengebliebenen Lücken?«
David Coleman erkannte flüchtig, daß er unbefangener sprach als sonst. Er überraschte sich dabei, Gedanken auszusprechen, die er meistens für sich behielt. Aber die Gesellschaft der beiden Alexanders erschien ihm erfrischend, möglicherweise weil es eine Entspannung war, nach der Begegnung mit Dr. Pearson mit jüngeren Menschen zusammenzusein. Er antwortete auf Elizabeths Frage: »In gewisser Weise ist es in der Medizin wie im Krieg. Genau wie im Kriege werden manchmal eindrucksvolle Siege errungen. In diesen Fällen drängen alle — Ärzte meine ich damit — an die neue Front, aber hinterlassen dabei Lücken im Wissen, die ausgefüllt werden müssen.«
Elizabeth fragte: »Und das ist die Aufgabe der Pathologen? Diese Lücken zu füllen?«
»Es ist die Aufgabe jedes Zweiges der Medizin. Aber mitunter bieten sich der Pathologie bessere Möglichkeiten.« Coleman dachte einen Augenblick nach, ehe er fortfuhr. »Und noch etwas anderes. Die ganze Forschung in der Medizin gleicht weitgehend dem Bau einer Mauer. Jemand bringt eine neue Erkenntnis, fügt einen weiteren Ziegel hinzu. Ein anderer schafft den nächsten Stein bei, und so wächst die Mauer, Stein für Stein, bis schließlich einer kommt und den letzten Ziegel obenaufsetzt.« Er lächelte. »Es ist nicht vielen vergönnt, etwas weithin Sichtbares zu leisten, ein Fleming oder ein Salk zu sein. Das Größte, was ein Pathologe im allgemeinen leisten kann, besteht in irgendeinem bescheidenen Beitrag zu den medizinischen Erkenntnissen. Etwas, das innerhalb seines eigenen Bereiches, innerhalb seiner eigenen Zeit liegt. Aber das sollte er wenigstens tun.«
John Alexander hatte gespannt zugehört. Jetzt fragte er begierig: »Werden Sie hier Forschungsarbeiten durchführen?«
»Ich hoffe es.«
»Auf welchem Gebiet?«
Coleman zögerte. Das war ein Punkt, über den er noch nie gesprochen hatte. Aber er hatte schon so vieles gesagt, daß er glaubte, es komme auf etwas mehr nicht an. »Nun, zunächst einmal über Lipome — gutartige Tumore des Fettgewebes. Wir wissen sehr wenig über sie.« Ohne es zu bemerken, hatte er sich an seinem Thema erwärmt. Seine normale Kühle und Zurückhaltung waren von ihm abgefallen.
»Wissen Sie, daß es Fälle gibt, in denen Menschen verhungern, während sich in ihnen trotzdem diese Geschwülste bilden? Was ich zu er-

reichen hoffe, ist...« Er brach plötzlich ab. »Fehlt Ihnen etwas, Mrs. Alexander?«
Elizabeth hatte plötzlich gestöhnt und ihr Gesicht mit den Händen bedeckt. Jetzt senkte sie ihre Hände wieder und schüttelte den Kopf, wie um ihn klar zu bekommen.
»Elizabeth? Was ist dir?« Alarmiert sprang John Alexander von seinem Stuhl auf. Er ging um den Tisch herum.
»Es ist... es ist schon in Ordnung.« Elizabeth winkte ihn auf seinen Platz zurück. Sie schloß einen Augenblick die Augen, öffnete sie wieder. »Es war nur... einen Augenblick ein Schmerz, dann Schwindel. Es ist schon vorbei.«
Sie trank einen Schluck Wasser. Ja, es stimmte, es war vorbei. Aber einen Augenblick lang hatte sie geglaubt, spitze, glühende Nadeln in sich zu spüren — innen, wo sich das Kind bewegte —, dann war ihr schwindelig geworden und die Kantine hatte sich im Kreis um sie herum gedreht.
»Ist das schon einmal vorgekommen?« fragte Coleman.
Sie schüttelte den Kopf. »Nein.«
»Ganz bestimmt nicht, Liebling?« John fragte mit ängstlicher Stimme.
Elizabeth griff über den Tisch und legte ihr Hand auf die seine. »Mach dir keine Sorgen. Es ist zu früh für das Kind. Es dauert mindestens noch zwei Monate.«
»Trotzdem«, warnte Coleman ernst, »rate ich Ihnen, Ihren Arzt anzurufen und ihm zu berichten, was geschehen ist. Vielleicht will er Sie untersuchen.«
»Das werde ich tun.« Sie lächelte ihm herzlich zu. »Ich verspreche es Ihnen.«
In diesem Augenblick meinte Elizabeth, was sie sagte. Aber später, als sie nicht mehr im Krankenhaus war, schien es ihr zu albern, Dr. Dornberger wegen eines einzigen Schmerzes zu belästigen, der ganz kurz aufgetreten und so schnell wieder verschwunden war. Wenn er wiederkam, war gewiß noch Zeit genug, ihn anzurufen — aber nicht jetzt schon. Sie entschloß sich also zu warten.

XV

»Gibt es etwas Neues?«
Von ihrem Rollstuhl blickte Vivian zu Dr. Grainger auf, als Lucy in das Krankenzimmer trat. Vier Tage waren seit der Probeexcision vergangen, drei, seit Pearson die Schnitte nach New York und Boston geschickt hatte.

Lucy schüttelte den Kopf. »Ich sage Ihnen Bescheid, sobald ich etwas weiß, Vivian.«

»Wann ... wann werden Sie es wissen ... endgültig?«

»Wahrscheinlich heute noch.« Lucy antwortete sachlich. Sie wollte nicht verraten, daß auch sie das Warten beunruhigte. Gestern abend hatte sie noch einmal mit Joe Pearson gesprochen. Dabei hatte er versprochen, die beiden Spezialisten anzurufen und zu bitten, ihren Befund sofort abzuschicken, wenn ihre Antwort bis heute mittag nicht eintreffe. Das Warten fiel allen schwer, auch Vivians Eltern, die am Tage vorher aus Oregon in Burlington angekommen waren.

Lucy nahm den Verband von Vivians Knie ab. Die Schnittnarbe schien gut zu verheilen. Während sie den Verband erneuerte, sagte sie: »Es ist schwer. Das weiß ich. Versuchen Sie, soviel wie möglich an anderes zu denken.«

Das Mädchen lächelte schwach. »Es ist wirklich nicht leicht.«

Lucy stand jetzt an der Tür. Sie sagte: »Vielleicht lenkt ein Besuch Sie ab. Hier kommt schon ein sehr früher.« Sie öffnete die Tür und winkte. Seddons trug seinen weißen Krankenhausanzug. Er sagte: »Ich habe mir zehn Minuten gestohlen. Sie sind ganz für dich.«

Er kam zu ihr herüber und küßte sie. Einen Augenblick schloß sie die Augen und schmiegte sich fest an ihn. Er strich ihr mit der Hand über das Haar. Seine Stimme an ihrem Ohr war sanft. »Es fällt einem schwer, nicht wahr, so zu warten?«

»Oh, Mike, wenn ich nur wüßte, was kommt. Ich glaube nicht, daß ich es nicht ertragen kann. Es ist dieses ständige ... Sich-fragen ... diese Ungewißheit.«

Er hielt sie etwas von sich ab und sah ihr ins Gesicht. »Vivian, Liebling, ich wünsche so, daß ich etwas für dich tun könnte, und sei es noch so wenig.«

»Du hast schon sehr viel getan.« Vivian lächelte schwach. »Schon daß du da bist – daß du bei mir bist. Ich wüßte nicht, wie ich es ohne dich ...«

Sie schwieg, als er die Hand ausstreckte und ihr einen Finger auf die Lippen legte.

»Sprich es nicht aus. Ich mußte hier sein. Es war vorausbestimmt, alles durch das kosmische Geschehen festgelegt.« Er zeigte ihr sein strahlendes, breites Lächeln. Nur er selbst spürte die Hohlheit hinter seinen Worten. Mike Seddons wußte wie Lucy genau, was die Verzögerung des pathologischen Befundes zu bedeuten hatte.

Es gelang ihm jedoch, Vivian zum Lachen zu bringen. »Unsinn«, sagte sie. »Wenn ich nicht zu dieser alten Obduktion gekommen wäre oder eine andere Lernschwester dich zuerst ...«

»Na ja.« Dann schüttelte er den Kopf. »Es sieht vielleicht so aus, aber man kann seinem vorausbestimmten Geschick nicht entgehen. Seit unsere Urahnen sich von Baum zu Baum schwangen und sich die Unterarme kratzten, haben unsere Gene sich durch die sandigen Wüsten von Zeit, Leben und Schicksal einander genähert.« Er redete nur, um etwas zu sagen, sprach die ersten Worte aus, die ihm in den Kopf kamen, aber sie erzielten die gewünschte Wirkung.

Vivian sagte: »Oh, Mike, du redest so einen großartigen Quatsch, und ich liebe dich so.«

»Das kann ich verstehen.« Er küßte sie wieder sanft. »Ich glaube, deine Mutter mag mich auch.«

Sie legte eine Hand auf ihren Mund. »Da kannst du sehen, was du mit mir machst. Danach hätte ich als erstes fragen sollen. Ging alles gut, nachdem ihr gestern abend hier fortgegangen seid?«

»Aber sicher. Ich brachte deine Eltern zum Hotel zurück. Wir saßen dann noch eine Weile zusammen und unterhielten uns. Deine Mutter sagte nicht viel, aber ich merkte genau, wie dein Vater mich abschätzte und bei sich dachte: was ist das für ein Bursche, der daherkommt und behauptet, er werde meine schöne Tochter heiraten?«

»Das werde ich ihm heute genau erklären«, antwortete Vivian.

»Und was wirst du ihm sagen?«

»Oh, das weiß ich noch nicht.« Sie streckte die Hände aus, faßte Seddons bei den Ohren, drehte seinen Kopf hin und her und betrachtete ihn prüfend. »Vielleicht sage ich, er hat das hübscheste rote Haar, das ich kenne. Es ist immer unordentlich, aber man kann mit den Fingern hindurchfahren, und es ist sehr weich.« Sie begleitete ihre Worte mit den entsprechenden Bewegungen.

»Das ist natürlich alles sehr wichtig. Ohne das wäre keine Ehe vollkommen. Was weiter?«

»Ich werde sagen: ›Natürlich sieht er nicht besonders gut aus, aber er hat ein Herz aus Gold und wird einmal ein brillanter Chirurg.‹«

Seddons runzelte die Stirn. »Könntest du nicht sagen: außerordentlich brillant?«

»Vielleicht, wenn . . .«

»Wenn was?«

»Wenn du mich noch einmal küßt — jetzt gleich.«

In der zweiten Etage des Krankenhauses klopfte Lucy Grainger leicht an die Tür des Chefs der Chirurgie und trat ein.

Kent O'Donnell blickte von seinem Bericht auf und grüßte: »Hallo, Lucy. Machen Sie es Ihren müden Knochen bequem.«

»Da Sie mich darauf aufmerksam machen, merke ich: sie sind wirklich

etwas müde.« Sie ließ sich in den großen Ledersessel fallen, der O'Donnells Schreibtisch gegenüberstand.
»Als erstes heute morgen erhielt ich den Besuch von Mr. Loburton.« O'Donnell kam um seinen Schreibtisch herum und setzte sich ungezwungen auf die Schreibtischkante vor Lucy. »Zigarette?« Er reichte ihr sein gehämmertes, goldenes Zigarettenetui.
»Danke.« Sie griff nach einer Zigarette. »Ja, Vivians Vater.« Lucy nahm das Feuer, das O'Donnell ihr anbot und atmete tief ein. Der Rauch war kühl, beruhigend. »Ihre Eltern kamen gestern an«, fuhr sie fort. »Natürlich sind sie sehr beunruhigt, und selbstverständlich wissen sie nicht das geringste über mich. Ich riet Mr. Loburton, mit Ihnen zu sprechen.«
»Das hat er auch getan«, antwortete O'Donnell ruhig. »Ich erklärte ihm, daß seine Tochter meiner Meinung nach kaum in besseren Händen sein könne, daß es unter den Ärzten des Krankenhauses keinen gebe, zu dem ich größeres Vertrauen hätte. Ich kann Ihnen versichern, daß er sehr beruhigt erschien.«
»Danke.« Lucy war O'Donnell für seine Worte ungemein dankbar.
Der Chef der Chirurgie lächelte. »Danken Sie mir nicht. Das ist meine ehrliche Meinung.« Nach einer Pause fragte er: »Und was ist nun mit dem Mädchen, Lucy? Wie sieht die Sache aus?«
In wenigen Worten schilderte sie ihm ihren Untersuchungsbefund, ihre vorläufige Diagnose, die Probeexcision.
O'Donnell nickte. »Hat es Schwierigkeiten mit der Pathologie gegeben? Hat Joe Pearson seinen Befund prompt geliefert?« fragte er.
Lucy berichtete ihm über die Verzögerung und deren Gründe. Er überlegte kurz. »Nun, mir scheint das sehr vernünftig. Ich glaube nicht, daß dagegen etwas einzuwenden ist. Aber drängen Sie Joe. Sie dürfen es nicht noch länger hinauszögern.«
»Das werde ich auch nicht.« Lucy blickte auf ihre Uhr. »Ich beabsichtige, Joe nach dem Mittagessen wieder zu fragen. Bis dahin erwartet er die endgültige Nachricht.«
O'Donnell verzog das Gesicht. »So endgültig, wie es in diesem Fall sein kann.« Er wurde nachdenklich. »Das Mädchen ist zu bedauern. Wie alt ist sie?«
»Neunzehn.« Lucy beobachtete Kent O'Donnells Gesicht. Ihr erschien es wie ein Spiegel, der seine Gedanken, seinen Charakter, sein Verständnis verriet. Sie dachte: Er besitzt Format, und er zeigt es unaufdringlich, weil es echt ist und zu ihm gehört. Das schien seinem Urteil über ihre eigenen Fähigkeiten, das er vor einigen Augenblicken ausgesprochen hatte, noch mehr Wärme und größere Bedeutung zu verleihen. Dann erkannte Lucy, plötzlich durch eine Offenbarung überwältigt, das, was sie sich in den vergangenen Monaten einzugestehen

versagt hatte: daß sie diesen Mann liebte — tief und leidenschaftlich. Mit überraschender Klarheit wurde ihr bewußt, daß sie sich gegen diese Erkenntnis gewehrt hatte, vielleicht aus der instinktiven Furcht, verletzt zu werden. Aber, was auch geschah, jetzt konnte sie es sich nicht länger verhehlen. Für einen Augenblick wurde ihr bei dem Gedanken schwach. Sie fragte sich, ob ihr Gesicht sie verraten habe.
O'Donnell sagte entschuldigend: »Ich muß Sie jetzt verlassen, Lucy. Ich habe wieder einen arbeitsreichen Tag vor mir.« Er lächelte. »Aber ist das nicht ständig so?«
Mit schneller klopfendem Herzen und aufwallenden Gefühlen stand sie auf und ging zur Tür. Während O'Donnell sie öffnete, legte er seinen Arm um ihre Schultern. Es war eine zwanglose, freundschaftliche Geste, die auch jeder andere ihrer Kollegen machen konnte. Aber in diesem Augenblick wirkte sie elektrisierend, machte sie atemlos und verwirrt.
»Geben Sie mir Bescheid, Lucy, falls Probleme auftauchen«, sagte O'Donnell. »Und wenn Sie nichts dagegen haben, gehe ich vielleicht heute zu Ihrer Patientin und sehe sie mir an.«
Sie riß ihre Gedanken zusammen und antwortete: »Das würde sie bestimmt freuen, und mich auch.« Als die Tür hinter ihr zufiel, schloß Lucy die Augen, um ihre aufwallenden Gefühle zu beherrschen.

Die Qual des Wartens auf Vivians Diagnose übte auf Mike Seddons eine tiefgreifende Wirkung aus. Von Natur aus war er heiter und aufgeschlossen. In normalen Zeiten galt er als einer der lebhaftesten unter den jungen Ärzten des Three Counties Hospitals, und es war nicht ungewöhnlich, ihn im Brennpunkt einer lauten, ausgelassenen Gruppe in den Wohnräumen der Assistenzärzte anzutreffen. In den letzten Tagen hatte er jedoch meistens die Gesellschaft anderer gemieden. Das Wissen, was eine schicksalsvolle Entscheidung der Pathologie für Vivian und ihn selbst bedeutete, lastete schwer auf ihm.
Seine Empfindungen für Vivian waren unerschüttert. Wenn überhaupt, waren sie noch stärker geworden. Er hoffte, daß Vivians Eltern das in der Zeit, die er am vergangenen Abend nach der ersten Begegnung im Krankenhaus mit ihnen verbrachte, erkannt hatten. Wie zu erwarten, waren zunächst alle — Mr. und Mrs. Loburton, Vivian und er selbst — etwas verlegen gewesen. Ihre Unterhaltung war gezwungen und gelegentlich sogar förmlich. Selbst nachher schien es, daß die Loburtons der Begegnung mit dem künftigen Schwiegersohn, die unter anderen Umständen große Bedeutung gehabt hätte, nur eine zweitrangige Rolle hinter ihrer vordringlichen Sorge um Vivians Gesundheit zuerkannten. In gewissem Sinn spürte Mike Seddons, daß er hingenommen wurde, weil für irgend etwas anderes keine Zeit vorhanden war.

In dem Hotel hatten sich die Loburtons allerdings kurz mit ihm über Vivian und ihn selbst unterhalten. Henry Loburton, dessen große Gestalt den Polstersessel im Wohnzimmer ihrer Hotelsuite ausfüllte, fragte Mike Seddons nach dessen Zukunftsplänen, mehr aus Höflichkeit allerdings, wie Seddons vermutete, als aus echter Anteilnahme. Seddons schilderte darauf kurz seine Absicht, sich in Philadelphia als Chirurg niederzulassen, nachdem er seine Assistenzzeit im Three Counties Hospital beendet habe. Die Loburtons nickten höflich und ließen das Thema dann fallen.

Gewiß war von ihrer Seite kein Widerstand gegen die Heirat zu erwarten. »Vivian wußte immer, was sie wollte«, sagte Henry Loburton. »Das war auch so, als sie sich entschloß, Krankenschwester zu werden. Wir hatten unsere Zweifel, sie ließ sich aber nicht davon abbringen, und später blieb uns dann nicht mehr viel zu sagen übrig.«

Mike Seddons sprach die Hoffnung aus, daß sie Vivian nicht für zu jung hielten, um zu heiraten. Bei diesen Worten lächelte Angela Loburton. »Ich fürchte, daß wir aus diesem Grund kaum einen Einwand erheben können«, antwortete sie. »Denn, sehen Sie, ich selbst habe mit siebzehn geheiratet. Ich bin deswegen von zu Hause fortgelaufen.« Sie lächelte ihrem Mann zu. »Wir hatten zwar kein Geld, aber wir sind durchgekommen.«

Mit einem breiten Lächeln antwortete Seddons: »Nun, das haben wir dann gemeinsam. Jedenfalls, bis ich meine Praxis in Schwung gebracht habe.«

Das war gestern abend gewesen. Heute morgen, nach seinem Besuch bei Vivian, fühlte er sich aus irgendeinem Grund erleichtert und erlöst. Vielleicht hatte seine Depression schon zu lange gedauert, und seine natürliche Heiterkeit setzte sich wieder durch. Aber was auch der Grund war, er war wohlgemut und innerlich überzeugt, daß alles gutgehen werde. Dieses Gefühl beherrschte ihn auch jetzt im Obduktionsraum, wo er Roger McNeil bei der Obduktion einer älteren Frau assistierte, die in der vergangenen Nacht gestorben war. Es hatte ihn veranlaßt, McNeil witzige Anekdoten zu erzählen. Mike Seddons verfügte über ein ansehnliches Repertoire, und das war mit ein Grund für seinen Ruf als Witzbold.

Mitten in seiner Erzählung unterbrach er sich und fragte McNeil: »Haben Sie eine Zigarette?«

Der pathologische Assistent deutete mit dem Kopf. Er sezierte gerade das Herz, das er eben aus dem Körper herausgenommen hatte.

Seddons ging durch den Raum, fand die Zigaretten in McNeils Jacke und zündete eine an. Während er zurückkam, fuhr er fort: »Sie sagte also zu dem Leichenbestatter: ›Dafür danke ich Ihnen sehr, es muß aber doch sehr schwierig für Sie gewesen sein.‹ Und der Leichenbestatter antwortete: ›Oh, so schwer war es gar nicht. Ich brauchte nur die Köpfe auszutauschen.‹«

So makaber der Scherz in dieser Umgebung auch klang, McNeil lachte laut auf. Er lachte immer noch, als die Tür des Obduktionsraumes geöffnet wurde und David Coleman eintrat.

»Dr. Seddons, wollen Sie bitte die Zigarette ausmachen.« Colemans Stimme schnitt kühl durch den Raum.

Mike Seddons sah sich um. Liebenswürdig antwortete er: »Oh, guten Morgen, Dr. Coleman. Ich habe Sie nicht gleich erkannt.«

»Die Zigarette, Dr. Seddons.« Colemans Ton war eisig, sein Blick hart.

Seddons begriff nicht sofort. »Wie? ... Ah ja«, sagte er und sah sich nach einer Stelle um, an der er seine Zigarette ausdrücken konnte, und als er keinen geeigneten Platz fand, streckte er die Hand nach dem Obduktionstisch aus, auf dem die Leiche lag.

»Dort nicht.« Mit scharfer Stimme wies Coleman den chirurgischen Assistenten zurecht. Nach einem Augenblick ging Seddons durch den Raum, fand einen Aschenbecher und drückte die Zigarette darin zusammen.

»Dr. McNeil.«

»Bitte, Dr. Coleman?« antwortete Roger McNeil ruhig.

»Wollen Sie bitte das Gesicht bedecken.«

Voller Unbehagen, weil er wußte, was in Coleman vorging, griff McNeil nach einem Handtuch. Er hatte es schon vorher benutzt, und mehrere große Blutflecken waren darauf. Mit dem gleichen, keinen Widerspruch duldenden Ton sagte Coleman: »Ein sauberes Handtuch, bitte. Und tun Sie das gleiche mit dem Geschlecht.«

McNeil nickte Seddons zu, der zwei saubere Handtücher brachte. McNeil breitete eines behutsam über das Gesicht der toten Frau, mit dem anderen bedeckte er ihr Geschlecht.

Jetzt standen die beiden Assistenten vor Coleman. Beiden war ihre Verlegenheit anzumerken, beide ahnten, was als nächstes kommen mußte.

»Meine Herren, mir scheint, daß ich Ihnen etwas ins Bewußtsein zurückrufen muß.« David Coleman sprach ruhig – nicht ein Mal, seit er den Raum betrat, hatte er seine Stimme erhoben –, aber worauf er abzielte und die Autorität, die hinter seiner Forderung stand, waren unverkennbar. Nachdrücklich fuhr er fort: »Wenn wir eine Obduktion vornehmen, tun wir das mit der Erlaubnis der Familie des Verstorbenen. Ohne diese Erlaubnis gäbe es keine Obduktion. Ich nehme an, das ist Ihnen völlig klar.«

»Völlig klar«, bestätigte Seddons. McNeil nickte.

»Also gut.« Coleman blickte auf den Obduktionstisch, dann auf die beiden Assistenten. »Unser eigenes Ziel ist, unsere medizinischen Kenntnisse zu vervollkommnen. Die Familie des Verstorbenen ihrerseits vertraut uns den Körper in der Erwartung an, daß er mit Anstand, Respekt und Würde behandelt wird.« Hörbar stand das Schweigen nach seinen Worten im Raum. McNeil und Seddons standen völlig regungslos.

»Und so, meine Herren, werden wir ihn behandeln.« Coleman betonte seine Worte wieder: »Mit Anstand, Respekt und Würde.« Er fuhr fort: »Bei allen Obduktionen werden Gesicht und Genitalien bedeckt, und in diesem Raum wird nicht geraucht. Was Ihr eigenes Verhalten und insbesondere das Erzählen von Witzen« — bei diesen Worten lief Mike Seddons dunkelrot an — »angeht, ich glaube, das darf ich in Zukunft Ihrem eigenen Urteil überlassen.«

Einen Augenblick sah Coleman jeden der beiden unmittelbar an. Dann: »Ich danke Ihnen, meine Herren. Wollen Sie bitte fortfahren.« Er nickte und ging hinaus.

Nachdem sich die Tür hinter ihm geschlossen hatte, schwiegen beide noch ein paar Sekunden lang. Dann sagte Seddons leise: »Mir scheint, daß wir gerade nach allen Regeln der Kunst auseinandergenommen worden sind.«

Beschämt fügte McNeil hinzu: »Nicht ganz ohne Grund, glaube ich. Wie?«

Sobald sie es sich leisten könnten, beschloß Elizabeth, würde sie einen Staubsauger kaufen. Der altmodische Teppichkehrer, den sie besaß, nahm nur den oberflächlichsten Schmutz weg, aber das war auch alles. Sie schob ihn noch ein paarmal über den Teppich hin und her und musterte kritisch das Ergebnis. Nicht sehr befriedigend, aber es mußte genügen. Sie durfte nicht vergessen, heute abend mit John darüber zu sprechen. Staubsauger waren nicht so schrecklich teuer, und eine monatliche Rate sollte auch noch zu tragen sein. Eine Schwierigkeit war allerdings, daß sie noch so viele Dinge brauchten. Immer standen sie vor dem Problem, was zuerst an die Reihe kommen sollte.

In gewisser Weise war sie geneigt, John recht zu geben. Es war alles schön und gut, von Opfern zu sprechen und auf Dinge zu verzichten, damit John Medizin studieren konnte. Aber wenn man es genau überlegte, war es schwer mit einem geringen Einkommen durchzukommen, wenn man sich erst einmal an einen bestimmten Lebensstandard gewöhnt hatte. Zum Beispiel Johns Gehalt im Krankenhaus. Es versetzte sie gewiß noch nicht in die höhere Einkommensschicht, aber es genügte, um erträglich zu leben, und ermöglichte ihnen, sich einen bescheidenen

Luxus zu leisten, der vor ein paar Monaten noch unerreichbar gewesen war. Konnten sie auf diese Dinge jetzt wieder verzichten? Elizabeth glaubte es, wenn es ihr auch schwerfallen würde. Das Medizinstudium bedeutete vier weitere Jahre kämpfen, und selbst dann würden die Jahre als Praktikant und vielleicht noch die Zeit als Assistenzarzt folgen, falls John sich entschied, sich zu spezialisieren. War es den Aufwand wert? War es nicht vielleicht besser, wenn sie sich mit dem Glück begnügten, das sie gegenwärtig gefunden hatten, wenn sie sich mit ihrer gegenwärtigen Situation — trotz aller Bescheidenheit — abfanden?

Das war doch eine vernünftige Überlegung, oder nicht? Trotzdem war Elizabeth sich ihrer Sache irgendwie nicht sicher. Sollte sie John weiterdrängen, sein Ziel höherzustecken und um jeden Preis auf die Universität zu gehen? Dr. Coleman war offensichtlich dieser Ansicht. Was hatte er noch zu John gesagt? »Wenn Sie so empfinden, aber nicht Medizin studieren, solange Sie noch die Möglichkeit dazu haben, werden Sie es wahrscheinlich für den Rest Ihres Lebens bereuen.« Als Dr. Coleman diese Worte aussprach, hatten sie Elizabeth tief beeindruckt, und, wie sie vermutete, auch John. Als sie sich jetzt an sie erinnerte, kamen sie ihr bedeutungsvoller denn je vor. Sie runzelte nachdenklich die Stirn. Vielleicht war es das richtigste, heute abend die ganze Angelegenheit noch einmal durchzusprechen. Wenn sie sich davon überzeugte, daß John es wirklich wünschte, konnte sie ihn vielleicht zu einer Entscheidung drängen. Es wäre nicht das erste Mal, daß sich Elizabeth in einer Frage, die sie beide betraf, durchsetzte.

Elizabeth stellte den Teppichkehrer fort und ging rund durch die Wohnung, räumte auf und staubte ab. Sie sang während ihrer Arbeit und schob ihre ernsten Gedanken für den Augenblick von sich. Es war ein schöner Morgen. Die warme Augustsonne, die hell in das kleine, aber behagliche Wohnzimmer schien, zeigte die neuen Vorhänge, die sie gestern abend genäht und aufgehängt hatte, im besten Licht. Elizabeth blieb vor dem Mitteltisch stehen, um die Blumen in einer Vase neu zu ordnen. Sie entfernte zwei Blüten, die zu welken begannen, und war im Begriff, in die winzige Küche zu gehen, als der Schmerz sie überfiel. Er kam plötzlich, ohne Vorwarnung, traf sie wie ein sengendes Feuer und war schlimmer, viel schlimmer, als am Tage vorher in der Krankenhauskantine. Elizabeth holte tief Atem, biß sich auf die Lippe, um einen Schrei zu unterdrücken, und ließ sich in einen Sessel sinken. Der Schmerz legte sich kurz, kehrte dann, wie ihr schien, noch stärker wieder. Er kam wie in einem Zyklus. Dann erkannte sie seine Bedeutung. Unwillkürlich sagte sie laut: »Nein, o nein.«

Trotz der Qual, die Elizabeth ergriff, wußte sie, daß sie schnell handeln mußte. Die Nummer des Krankenhauses stand auf der Liste neben

dem Telefon. Der Apparat auf der anderen Seite des Zimmers wurde plötzlich das einzige Ziel ihrer Gedanken. Sie nutzte die Pause zwischen den Anfällen, griff nach dem Tisch als Stütze, zog sich aus dem Sessel und näherte sich mühevoll dem Apparat. Als sie gewählt hatte und sich das Krankenhaus meldete, sagte sie keuchend: »Dr. Dornberger ... es ist dringend.«
Darauf folgte eine Pause, ehe er sich meldete: »Hier ist ... Mrs. Alexander«, stöhnte Elizabeth mühsam. »Es hat angefangen ... Mein Kind kommt ...«

David Coleman klopfte an die Tür zu Dr. Pearsons Zimmer und trat ein. Er fand den Leiter der Pathologie hinter seinem Schreibtisch vor. Neben ihm stand Carl Bannister. Der Laborant zeigte ein finsteres Gesicht. Nach einem kurzen Blick vermied er vorsätzlich, Coleman anzusehen.
»Sie wollten mich sprechen, wurde mir gesagt.« Coleman kam aus der chirurgischen Abteilung, wo er einen Gefrierschnitt ausführte, als sein Name durch die Lautsprecheranlage aufgerufen wurde.
»Jawohl.« Pearsons Verhalten war kühl und förmlich. »Dr. Coleman, mir wurde von einem Mitarbeiter eine Beschwerde vorgebracht. Von Carl Bannister hier.«
»So?« Coleman zog die Augenbrauen hoch. Bannister sah unbewegt vor sich hin.
Pearson fuhr fort: »Ich habe gehört, daß Sie beide heute morgen eine kleine Meinungsverschiedenheit hatten.«
»So würde ich es nicht gerade nennen.« Colemans Stimme klang sicher und gelassen.
»Und wie würden Sie es nennen?« Die Schärfe im Ton des alten Mannes war nicht zu verkennen.
Coleman antwortete geduldig: »Offen gesagt hatte ich nicht die Absicht, Ihnen die Angelegenheit vorzutragen. Aber da Bannister es für richtig hielt, ist es wohl das beste, wenn Sie den Vorfall im vollen Umfang erfahren.«
»Wenn Ihnen das nicht zu viele Umstände macht ...«
Coleman ignorierte den Sarkasmus und fuhr fort: »Gestern abend teilte ich den beiden serologischen Laboranten mit, daß ich beabsichtige, gelegentliche Stichproben zur Überprüfung der Arbeit im Labor durchzuführen. Heute vormittag nahm ich eine solche Überprüfung vor.« Coleman sah Bannister an. »Ich hielt die Probe eines Patienten vor der Ablieferung in das serologische Labor auf und teilte sie. Dann fügte ich die zusätzliche Probe auf der Anforderungsliste hinzu, so daß sie als besonderer Test erschien. Als ich später die Ergebnisse kontrollierte,

stellte ich fest, daß Mr. Bannister zwei verschiedene Testbefunde erzielt hatte, obwohl sie selbstverständlich hätten identisch sein müssen.« Er fügte hinzu: »Falls Sie wünschen, können wir die Einzelheiten aus den Aufzeichnungen im Labor sofort ersehen.«
Pearson schüttelte den Kopf. Er hatte sich von seinem Stuhl erhoben und halb abgewendet. Er schien nachzudenken. Coleman fragte sich gespannt, was er als nächstes tun würde. Er wußte, daß er auf vollkommen sicherem Boden stand. Das von ihm eingeschlagene Verfahren war in den meisten Krankenhauslabors üblich. Es stellte einen Schutz für die Patienten und eine Sicherheitsmaßnahme gegen Unachtsamkeit dar. Gewissenhafte Laboranten nahmen derartige Überprüfungen widerspruchslos als einen Teil ihrer Arbeit hin. Außerdem hatte Coleman die Gepflogenheiten gewahrt, indem er gestern sowohl Bannister als auch John Alexander mitteilte, daß derartige Prüfungen erfolgen würden.
Plötzlich fuhr Pearson auf Bannister los: »Nun und? Was haben Sie dazu zu sagen?«
»Mir paßt nicht, daß hinter mir herspioniert wird.« Die Antwort erfolgte gereizt und aggressiv. »Ich habe nie so zu arbeiten brauchen, und ich finde nicht, daß ich jetzt noch anfangen soll, es mir gefallen zu lassen.«
»Ich sage Ihnen, Sie sind ein Idiot«, schrie Pearson Bannister an. »Sie sind ein Idiot, weil Sie so einen dummen Schnitzer gemacht haben, und Sie sind noch ein größerer Idiot, sich bei mir zu beschweren, weil man Sie dabei erwischt hat.« Schwer atmend schwieg er mit zusammengepreßten Lippen. Coleman spürte, daß der Ärger des alten Mannes zum großen Teil darauf beruhte, daß er keine andere Wahl hatte, als sein Vorgehen gutzuheißen, wie sehr es ihm auch widerstreben mochte.
Jetzt trat Pearson direkt vor Bannister und knurrte ihn an: »Was haben Sie sich denn eingebildet? Soll ich Ihnen vielleicht noch auf den Rücken klopfen oder einen Orden umhängen?«
Bannisters Gesichtsmuskeln arbeiteten. Zum erstenmal schien er keine Antwort zu finden. Pearson musterte ihn grimmig und schien weiterschreien zu wollen, zwang sich dann aber plötzlich zur Ruhe. Er wendete sich halb ab und wies mit der Hand zur Tür. »Hinaus mit Ihnen! Hinaus!«
Wortlos, mit starrem Gesicht, ohne nach rechts oder links zu sehen, verließ Bannister das Zimmer und schloß die Tür hinter sich.
Jetzt wandte sich Pearson scharf an Coleman. »Was, zum Donnerwetter, soll das bedeuten?«
David Coleman nahm den brennenden Zorn in den Augen des alten Mannes wahr. Er erkannte, daß die Angelegenheit mit Bannister ledig-

lich ein Vorspiel war. Entschlossen, nicht die Selbstbeherrschung zu verlieren, antwortete er maßvoll: »Was soll was bedeuten, Dr. Pearson?«
»Sie wissen verdammt gut, was ich meine. Ich meine die Durchführung von Überprüfungen im Labor – ohne meine Genehmigung.«
»Benötige ich in reinen Routinefragen dieser Art wirklich Ihre Genehmigung?«
Pearson schlug mit der Faust auf den Tisch. »Wenn ich eine Überprüfung im Labor wünsche, werde ich sie anordnen.«
»Falls es Sie interessieren sollte«, erwiderte Coleman immer noch ruhig, »ich besitze zufällig Ihre Genehmigung. Um der Form zu genügen und aus Respekt vor Ihnen, erwähnte ich gestern Ihnen gegenüber, daß ich Standardüberprüfungen im serologischen Labor durchführen wollte, und Sie gaben Ihre Zustimmung.«
Argwöhnisch antwortete Pearson: »Daran erinnere ich mich nicht.«
»Ich versichere Ihnen, daß diese Vereinbarung getroffen wurde. Im übrigen gehört es nicht zu meinen Gepflogenheiten, derartiges zu erfinden.« David Coleman spürte, wie der Ärger in ihm aufwallte. Es fiel ihm schwer, seine Verachtung für diesen unfähigen alten Mann zu verbergen. Er fügte hinzu: »Ich darf dazu bemerken, daß Sie allerdings bei dieser Gelegenheit mit Ihren Gedanken ziemlich beschäftigt erschienen.«
Es hatte den Anschein, als hätte er Pearson zum mindesten teilweise überzeugt. Knurrend erwiderte der alte Mann: »Wenn Sie es sagen, glaube ich Ihnen, aber es ist das letztemal, daß Sie etwas von sich aus unternehmen. Haben Sie verstanden?«
Coleman wußte, daß jetzt der kritische Augenblick gekommen war, sowohl für Pearson als auch für ihn selbst. Eisig fragte er: »Würden Sie die Güte haben und mir mitteilen, welche Art Verantwortung ich hier übernommen habe?«
»Sie werden die Verantwortungen übernehmen, die Ihnen zuzuweisen ich für richtig halte.«
»Ich fürchte, daß ich mich damit nicht zufriedengeben kann.«
»So, das können Sie nicht?« Pearson stand jetzt unmittelbar vor dem jüngeren Mann, den Kopf vorgeschoben. »Nun, es gibt auch ein paar Dinge, die mir unbefriedigend erscheinen.«
»Zum Beispiel?« David Coleman hatte nicht die Absicht, sich einschüchtern zu lassen. Und wenn der alte Mann eine grundsätzliche Auseinandersetzung wünschte, war er durchaus bereit, gleich und an Ort und Stelle.
»Zum Beispiel habe ich erfahren, daß Sie für den Obduktionsraum Regeln erlassen haben.«

»Sie haben mir die Leitung des Obduktionsraumes übertragen.«
»Ich habe Sie beauftragt, die Obduktionen zu überwachen, aber nicht irgendwelche phantastischen Regeln aufzustellen. Rauchen verboten, habe ich gehört. Ich nehme an, daß auch mich das betrifft?«
»Darüber zu entscheiden, steht bei Ihnen, Dr. Pearson.«
»Das will ich auch meinen, daß das bei mir steht.« Die Ruhe des anderen schien Dr. Pearsons Ärger zu steigern. »Nun hören Sie mir zu, und hören Sie mir gut zu: Sie mögen einige recht eindrucksvolle Empfehlungen besitzen, Herr, aber Sie haben immer noch eine Menge zu lernen, und der Leiter dieser Abteilung bin immer noch ich. Wichtiger noch, es bestehen gute Gründe für die Annahme, daß ich auch noch recht lange hierbleiben werde. Sie können sich also gleich entscheiden. Wenn Ihnen meine Arbeitsweise nicht paßt, wissen Sie, welche Wege Ihnen offenstehen.«
Ehe Coleman antworten konnte, wurde an die Tür geklopft. Ungeduldig rief Pearson: »Ja?«
Eine Sekretärin trat ein und sah neugierig von einem zum anderen. Coleman fiel ein, daß zum mindesten Pearson auf dem Gang draußen deutlich verständlich gewesen sein mußte. Das Mädchen sagte: »Entschuldigung, Dr. Pearson, hier sind zwei Telegramme für Sie. Sie sind gerade angekommen.«
Pearson nahm die beiden gelblichen Umschläge, die das Mädchen ihm reichte.
Als sie gegangen war, wollte Coleman antworten. Aber Pearson unterbrach ihn mit einer Handbewegung. Während er den ersten Umschlag aufriß, sagte er: »Das müssen die Antworten auf unsere Anfrage sein – wegen Lucy Graingers Patientin.« Er sprach in einem völlig anderen Ton als vor wenigen Sekunden. »Hat lange genug gedauert«, fügte er hinzu.
David Coleman spürte, daß sein Interesse automatisch wach wurde. Stillschweigend akzeptierte er Pearsons Haltung, daß ihre Auseinandersetzung vertagt war. Das Vorliegende war wichtiger. Als Pearson den ersten Umschlag geöffnet hatte, klingelte schrill das Telefon. Mit einem unmutigen Ausruf legte er die Umschläge hin, um den Hörer abzunehmen.
»Ja?«
»Dr. Pearson, hier ist die Entbindungsstation«, sagte eine Stimme. »Dr. Dornberger möchte Sie sprechen. Einen Augenblick, bitte.«
Es folgte eine Pause, dann meldete sich Dornberger. Drängend sagte er: »Joe, was ist denn bei euch in der Pathologie los?« Ohne auf eine Antwort zu warten: »Bei der Frau deines Technikers, Mrs. Alexander, haben Wehen eingesetzt, und das Kind wird eine Frühgeburt. Sie ist

in einem Krankenwagen auf dem Weg hierher, und ich habe noch keinen Befund über den Blutsensibilitätstest. Jetzt schickt ihn aber schnell herauf.«
»Sofort, Charlie.« Pearson ließ den Hörer auf die Gabel zurückfallen und griff nach einem Stoß Formulare in dem Korb mit der Aufschrift: »Zur Unterschrift«. Dabei fiel sein Blick auf die beiden Telegrammumschläge. Schnell reichte er sie Coleman. »Machen Sie auf, sehen Sie nach, was darin steht.«
Pearson blätterte durch die Formulare. Beim erstenmal blätterte er über das Gesuchte hinweg, erst beim zweiten Durchblättern fand er es. Er nahm den Telefonhörer wieder ab, lauschte und sagte dann schroff: »Schicken Sie Bannister.« Nachdem er den Hörer zurückgelegt hatte, kritzelte er seine Unterschrift auf das Formular, das er herausgesucht hatte.
»Sollte ich herkommen?« Bannisters Ton und Ausdruck verkündeten deutlich, daß er die Zurechtweisung von vorhin noch nicht verschmerzt hatte.
»Selbstverständlich sollten Sie kommen.« Pearson hielt ihm das unterschriebene Formular hin. »Bringen Sie das zu Dr. Dornberger hinauf — schnell. Er ist in der Entbindungsstation. John Alexanders Frau liegt in Wehen. Sie erwartet eine Frühgeburt.«
Bannisters Ausdruck veränderte sich.« »Weiß der Junge es schon? Er ist drüben in . . .«
Ungeduldig schnitt Pearson ihm das Wort ab: »Gehen Sie schon! So gehen Sie doch endlich!« Eilig lief Bannister mit dem Formular hinaus.
David Coleman nahm nur undeutlich wahr, was um ihn herum vorging, ohne daß er die Einzelheiten voll erfaßte. Im Augenblick wurde er von der furchtbaren Bedeutung der beiden Telegramme, die er in seinen Händen hielt, in Anspruch genommen.
Pearson wandte sich zu ihm. Der alte Mann sagte: »Nun, verliert das Mädchen sein Bein oder nicht? Sind beide eindeutig?«
Coleman dachte: Hier fängt Pathologie an, und hier endet sie. Hier liegt das Grenzgebiet, hier müssen wir erkennen, wie wenig wir in Wahrheit wirklich wissen. Hier verläuft die Trennungslinie, hier ist das Ufer der dunklen, rauschenden Wasser des noch Unbekannten. Ruhig antwortete er: »Ja. Sie sind beide völlig eindeutig. Dr. Chollingham in Boston sagt: Probe eindeutig bösartig. Dr. Earnhart in New York telegrafiert: Das Gebe ist gutartig, keine Anzeichen für Bösartigkeit.«
Es folgte ein langes Schweigen. Langsam und gedämpft sagte Pearson dann: »Die beiden besten Männer im Lande. Der eine stimmt dafür, der andere dagegen.« Er sah Coleman an, und als er wieder sprach, lag in seinem Ton wohl Ironie, aber keine Feindschaft. »Nun, mein

junger pathologischer Kollege, Lucy Grainger erwartet heute unsere Antwort. Sie muß eine haben, und sie muß endgültig sein.« Mit einem schiefen Lächeln: »Ist Ihnen danach, Gott zu spielen?«

XVI

Der Polizist, der an der Kreuzung der Main und der Liberty Street Dienst hatte, hörte die Sirene des Krankenwagens schon, als sie noch sechs Blocks entfernt war. Er trat vom Bürgersteig hinunter, und mit der Übung langer Praxis begann er, den Verkehrsstrom so zu lenken, daß er flüssig über die Kreuzung lief. Als die Sirene lauter und das blinkende Warnlicht sichtbar wurde, das auf ihn zu kam, blähte er seine Backen auf und ließ auf seiner Pfeife zwei grelle Pfiffe ertönen. Dann stoppte er den ganzen Verkehr in der Querstraße und winkte im Bewußtsein seiner Amtsgewalt dem Fahrer des Krankenwagens zu, über das rote Licht hinwegzufahren. Passanten an der Kreuzung drehten neugierig ihre Köpfe, erhaschten mit einem kurzen Blick das weiße Gesicht einer jungen Frau, als der Krankenwagen vorbeifegte.
Elizabeth im Wagen nahm ihre Fahrt durch den dichten Verkehr der Stadt nur undeutlich wahr. Sie spürte, daß sie schnell fuhr, aber Häuser und Menschen draußen boten nur ein verwischtes Bild, das hinter dem Fenster neben ihrem Kopf vorbeiflog. Im Augenblick blickte sie zwischen zwei Schmerzwellen zu dem Fahrer hinter sich hinauf, sah seine beiden großen Hände am Steuerrad, die es schnell erst nach rechts, dann nach links drehten, um jede Lücke im Verkehr auszunutzen, die vor ihm auftauchte. Dann kam der Schmerz wieder, und sie konnte nur noch daran denken, nicht laut herauszuschreien und sich irgendwo festzuklammern.
»Nehmen Sie meine Hände, und halten Sie sich so fest, wie Sie wollen.« Das war der Beifahrer des Krankenwagens, der sich über sie beugte. Er hatte Bartstoppeln und ein Grübchen am Kinn, und einen Augenblick glaubte Elizabeth, er sei ihr Vater, der gekommen war, um sie zu trösten. Aber ihr Vater war tot. War er nicht bei der Eisenbahnkreuzung umgekommen? Oder vielleicht doch nicht? Und er war jetzt hier bei ihr in diesem Krankenwagen, um zu einem Ort gebracht zu werden, wo sie beide gesund gepflegt würden? Dann wurde ihr Kopf wieder klar, und sie erkannte, daß es ein Fremder war und nicht ihr Vater, der da vor ihr saß und dessen Handgelenke rote Kratzspuren von ihren Fingernägeln zeigten.
Sie hatte Zeit, über die Kratzer zu streichen, ehe der Schmerz wieder über sie kam. Es war nur eine Geste, zu mehr war sie nicht fähig.

Der Mann schüttelte den Kopf. »Macht nichts. Halten Sie so fest, wie Sie wollen. Wir sind bald da. Joe da vorn ist der beste Fahrer in der Stadt.« Dann kamen wieder Schmerzen, schlimmer als vorher. Die Pausen zwischen den Wehen wurden kürzer. In ihrem Rücken bohrte es, als ob ihre Knochen über alles Erträgliche hinaus verdreht würden, mit einem tödlichen Schmerz, dessen überwältigende Qual ihr flammend vor Augen brannte. Ihre Nägel gruben sich tiefer, und sie schrie.
»Können Sie spüren, ob das Kind kommt?« Das war wieder der Begleiter. Er hatte gewartet, bis die letzte Wehe verklungen war, und sich dann vorgebeugt. Es gelang ihr, mit dem Kopf zu nicken und zu keuchen: »Ich . . . ich glaube, ja.«
»Also gut.« Er löste seine Hände sanft. »Halten Sie sich einen Augenblick hieran fest.« Er gab ihr ein Handtuch, das er fest zusammengedreht hatte, schlug dann die Decke über der Bahre zurück und begann, ihr Kleid aufzuknöpfen. Dabei sagte er sanft: »Wir tun alles, was wir können, wenn es sein muß. Es ist nicht das erste, das ich hier zur Welt bringe. Ich bin Großvater, verstehen Sie, und kenne mich aus.« Seine letzten Worte wurden von ihrem Schrei übertönt. Wieder setzte in ihrem Rücken blendend, überwältigend das Crescendo tödlicher Qual ein, überflutete sie, vernichtend, unaufhaltsam. »Bitte.« Sie packte wieder seine Handgelenke, und er überließ sie ihr. Dünne Blutspuren erschienen, als sich ihre Nägel in seine Haut gruben. Er wendete den Kopf und rief nach vorn: »Wie kommen wir vorwärts, Joe?«
»Wir haben gerade Main und Liberty hinter uns.« Die großen Hände drehten scharf das Steuerrad. »Da war ein Polizist, der hat den Verkehr angehalten und uns dadurch eine Minute erspart.« Wieder eine Drehung nach links, dann beugte er den Kopf zurück. »Bist du schon Pate?«
»Noch nicht ganz, Joe, aber ich stehe dicht davor, glaube ich.«
Wieder wurde das Steuer gedreht, eine scharfe Wendung nach rechts. Dann: »Wir haben es gleich geschafft, Alter, versuche es noch, eine Minute aufzuschieben.«
Alles, was Elizabeth in dem roten Nebel, der sie umgab, denken konnte, war: Mein Kind — es wird zu früh geboren. Es wird sterben. O Gott, laß es nicht sterben! Diesmal nicht! Bitte nicht wieder!

Auf der Entbindungsstation stand Dr. Dornberger gewaschen und im Operationsanzug bereit. Als er aus dem Waschraum in den belebten Zwischengang kam, der die Labors von den Entbindungsräumen trennte, sah er sich um. Durch die Glaswand ihres Büros erkannte ihn Mrs. Yeo, die Stationsschwester. Sie stand auf und brachte ihm ein Formular.

»Hier ist der Befund über den Sensibilitätstest Ihrer Patientin, Dr. Dornberger. Er kam gerade aus der Pathologie herauf.« Sie hielt ihm das Formular hin, so daß er lesen konnte, ohne es anzufassen.

»Es war auch Zeit.« Die Worte kamen für ihn ungewöhnlich knurrend heraus. Er überflog das Formular und sagte: »Sensibilität negativ, wie? Nun, von dieser Seite ist also keine Komplikation zu erwarten. Ist alles bereit?«

»Ja, Doktor.« Mrs. Yeo lächelte. Sie war eine nachsichtige Frau und vertrat die Ansicht, daß jeder Mann, einschließlich ihres eigenen, hin und wieder ein Recht hatte, brummig zu sein.

»Was ist mit dem Brutkasten?«

»Er ist schon da.«

Als Dornberger sich umsah, hielt eine Schwester die Außentür weit auf, während eine Helferin einen Isolette-Brutkasten hereinrollte. Die Schwester hielt das elektrische Kabel hoch, damit es nicht auf dem Boden schleife, und warf Mrs. Yeo einen fragenden Blick zu.

»Ja, nach Nummer zwei, bitte.«

Die Schwester nickte und schob den Brutkasten durch eine Pendeltür unmittelbar vor sich. Als die Tür hinter ihr zufiel, kam ein Mädchen aus dem Schwesternzimmer.

»Entschuldigen Sie, Mrs. Yeo.«

»Ja, was gibt's?«

»Die Aufnahme hat gerade angerufen.« Das Mädchen wandte sich an Dr. Dornberger. »Ihre Patientin ist gerade angekommen, Doktor, und befindet sich auf dem Weg nach oben. Die Aufnahme sagt, daß die Wehen schon ziemlich weit fortgeschritten sind.«

Vor der fahrbaren Trage, auf die Elizabeth aus dem Krankenwagen umgebettet worden war, konnte sie den jungen Praktikanten sehen, der sie bei ihrer Ankunft in Empfang genommen hatte. Er ging mit schnellen, aber ruhigen Schritten voraus, bahnte gelassen und methodisch durch die Menschengruppen in dem belebten Gang des Erdgeschosses den Weg. »Treten Sie zur Seite, bitte, ein eiliger Fall.« Seine Worte klangen ruhig, fast gelassen, aber sie wirkten sofort. Vorbeigehende blieben stehen, Gruppen traten zur Wand zurück, um die kleine Prozession — den Praktikanten, die Trage und die Schwester, die sie schob — vorbeizulassen. Vom anderen Ende des Ganges hatte der Fahrstuhlführer sie kommen sehen und den Fahrstuhl freigehalten.

»Warten Sie auf die nächste Fahrt, bitte. Wir brauchen den Fahrstuhl für einen dringenden Fall.« Folgsam traten die Wartenden beiseite, und der Wagen wurde hineingeschoben. Reibungslos lief die vielgeübte Prozedur des Krankenhauses ab, um einen neuen Patienten aufzunehmen.

Etwas von der Ruhe übertrug sich auch auf Elizabeth. Obwohl sie jetzt die Schmerzen ständig spürte und sich in ihrem Leib ein neuer Druck ankündigte, konnte sie beides besser ertragen. Sie entdeckte, daß sie den fast unüberwindlichen Drang, laut herauszuschreien, besser unterdrücken konnte, wenn sie in ihre Unterlippe biß und sich in den Saum der Decke, die über sie gebreitet war, hineinkrallte. Sie wußte allerdings, daß die letzte Phase der Geburt eingesetzt hatte. Unwillkürlich begann sie zu pressen und spürte zwischen ihren Oberschenkeln das herausdrängende Kind.

Nun befanden sie sich im Fahrstuhl, die Türen glitten zu, und die Schwester hinter ihr beugte sich zu ihr und ergriff ihre Hand. »Jetzt dauert es nur noch ein oder zwei Minuten.« Dann wurden die Türen wieder geöffnet, und sie sah Dr. Dornberger, der schon auf sie wartete.

Als ob es eine Hoffnung gebe, daß er sie vorher falsch verstanden habe, nahm Dr. Pearson die beiden Telegramme wieder auf. Er las sie noch einmal, legte sie dann eins nach dem anderen wieder hin. »Bösartig! Gutartig! Und keiner von beiden hat einen Zweifel. Wir sind wieder da, wo wir angefangen haben.«

»Nicht ganz«, entgegnete Coleman ruhig. »Wir haben fast drei Tage verloren.«

»Ich weiß, ich weiß!« Joe Pearson schlug mit einer schweren Faust in seine andere offene Hand. Unsicherheit umhüllte ihn wie ein Mantel. »Wenn es bösartig ist, muß das Bein schnell amputiert werden, sonst kann es zu spät sein.« Er drehte sich um und sah Coleman gerade an. »Aber das Mädchen ist neunzehn. Wäre sie fünfzig, würde ich sagen ›bösartig‹ und mir weiter keine Sorgen machen. Aber neunzehn! — Und womöglich ein Bein verlieren, ohne daß es notwendig ist.«

Trotz seiner Ansichten über Pearson, trotz seiner eigenen Überzeugung, daß die Geschwulst, von der sie sprachen, gutartig und nicht bösartig war, spürte Coleman, wie seine Sympathie für Pearson wuchs. Der alte Mann trug in diesem Falle die letzte Verantwortung. Es war verständlich, daß er in Bedrängnis war. Die Entscheidung, die er treffen mußte, war ungewöhnlich schwer. Er sagte langsam: »Die Diagnose verlangt in einem derartigen Fall sehr großen Mut.«

Pearson loderte auf, als ob er ein brennendes Streichholz in einen leicht entzündlichen Stoff geworfen hätte. »Bleiben Sie mir doch mit Ihren Sekundanerklischees vom Halse. Ich tue das seit dreißig Jahren.« Er starrte Coleman mit funkelnden Augen an. Die frühere Feindschaft war zurückgekehrt. In diesem Augenblick klingelte das Telefon.

»Ja?« Pearsons Antwort war zwar schroff, aber sein Ausdruck besänftigte sich, während er zuhörte. Dann sagte er: »Also gut, Lucy. Das beste ist, Sie kommen herunter. Ich warte hier auf Sie.« Er legte den Hörer zurück und starrte auf einen Punkt in der Mitte des Schreibtisches. Dann sagte er, ohne den Kopf zu heben, zu Coleman: »Lucy Grainger ist auf dem Wege hierher. Sie können bleiben, wenn Sie wollen.«

Fast als ob er ihn nicht gehört habe, sagte Coleman nachdenklich: »Wissen Sie, es gibt vielleicht noch einen anderen Weg, der uns einen brauchbaren Hinweis liefern kann.«

»Welchen?« Pearson hob scharf den Kopf.

»Diese Röntgenaufnahmen.« Coleman sprach immer noch langsam, als überlegte er, während er sprach. »Sie wurden schon vor zwei Wochen aufgenommen. Wenn ein Tumor vorliegt, und wenn er sich weiterentwickelt hat, könnte eine neue Röntgenuntersuchung das zeigen.«

Ohne ein Wort beugte Pearson sich wieder vor und griff noch einmal nach dem Telefon. Das Knacken in der Leitung war zu hören. Dann sagte er: »Geben Sie mir Dr. Bell in der Röntgenabteilung.«

Während der alte Mann wartete, musterte er Coleman mit seltsamem Ausdruck. Dann bedeckte er die Sprechmuschel und sagte widerwillig anerkennend: »Das muß man Ihnen lassen. Sie denken nach — ständig.«

In dem Zimmer, das der Krankenhausstab scherzhaft als den »Schwitzkasten für werdende Väter« bezeichnete, drückte John Alexander eine halbgerauchte Zigarette in einem Aschenbecher aus. Er stand auf, klopfte auf den Ledersessel, in dem er die letzten anderthalb Stunden gesessen hatte, und von dem er jedesmal, wenn sich die Tür öffnete und jemand von dem Gang draußen hereinkam, aufgefahren war. Aber immer war die Nachricht für einen anderen bestimmt gewesen, und jetzt waren von den fünf Männern, die sich vor neunzig Minuten in dem Raum aufgehalten hatten, nur noch er und ein anderer übriggeblieben.

Er trat an das große Fenster, von dem man den Vorhof des Krankenhauses überblickte und über andere Gebäude hinweg auf das Industrieviertel Burlingtons sah, und stellte fest, daß Straßen und Dächer naß waren. Seit er hierhergekommen war, mußte es also geregnet haben, ohne daß er es bemerkt hatte. Jetzt bot die Umgebung des Krankenhauses den unerfreulichsten Anblick. Schmutzig und deprimierend erstreckten sich die Dächer vernachlässigter Häuser und billiger Wohnblocks bis zu den Fabriken mit ihren verrußten Schloten zu beiden Ufern des Flusses. Als er auf die Straße vor dem Krankenhaus hinunterblickte, sah er eine Gruppe Kinder, die aus einer Seitengasse herausgelaufen kam und über die Pfützen, die auf dem unebenen, zerrissenen

Pflaster des Bürgersteiges standen, hinweghüpfte oder sie umging. Während er die Kinder beobachtete, bemerkte er, wie ein größerer Junge stehenblieb und einem Kind hinter sich ein Bein stellte. Es war ein kleines Mädchen, vielleicht vier oder fünf. Sie fiel mit dem Gesicht in eine große Pfütze. Schmutziges Wasser spritzte um sie auf. Weinend erhob sie sich, wischte sich Schlamm aus dem Gesicht und versuchte, das Wasser aus ihrem verdreckten, durchnäßten Kleid zu wringen. Die anderen waren stehengeblieben, sprangen im Kreis um sie herum, ihrem Gesichtsausdruck nach zu schließen hingerissen vor Schadenfreude.

»So sind Kinder.« Die angewiderte Stimme sprach unmittelbar neben ihm, und erst jetzt bemerkte John, daß der andere Mann in dem Raum neben ihn ans Fenster getreten war. Er blickte zur Seite und sah eine große, spindeldürre Gestalt vor sich. Das Gesicht mit den hohlen Wangen war ungewöhnlich hager. Der Mann war unrasiert. Vermutlich war er zwanzig Jahre älter als John. Er trug eine fleckige Cordjacke über einem schmutzigen Overall. John nahm einen Dunst von Schmieröl und abgestandenem Bier wahr, der den Mann umgab.

»Kinder sind alle gleich.« Der Mann wendete sich vom Fenster ab und wühlte in seinen Taschen. Gleich darauf zog er Papier und Tabak heraus und begann, sich eine Zigarette zu drehen. Er sah John scharf an, als er fragte: »Ihr erstes?«

»Eigentlich nicht. Es ist unser zweites. Unser erstes Baby starb.«

»Wir verloren auch eins in dem Alter, das zwischen dem vierten und dem fünften. Ganz gut so.« Der Mann suchte wieder in seinen Taschen. Er fragte: »Haben Sie Feuer?«

John zog sein Feuerzeug heraus und hielt es ihm hin. »Sie erwarten schon Ihr sechstes?«

»Nein – das achte.« Der hagere Mann hatte jetzt seine Zigarette in Brand. »Manchmal finde ich, es sind acht zuviel.« Dann fragte er schroff: »Sie wollten Ihres wohl, was?«

»Meinen Sie das Kind?«

»Ja.«

»Selbstverständlich.« John war überrascht.

»Wir wollten sie nie. Nach dem ersten nicht mehr. Das hat mir gelangt.«

»Warum haben Sie dann acht?« John konnte die Frage nicht unterdrücken. Die Unterhaltung übte einen fast hypnotischen Zwang auf ihn aus.

»Fragen Sie besser meine Frau. Bei der ist es immer heiß in der Hose. Wenn sie zwei Glas Bier in sich hat und mit ihrem Hintern eine Weile über eine Tanzfläche gewackelt ist, muß sie es immer gleich besorgt haben. Dann kann sie einfach nicht warten, bis sie zu Hause ist.« Der

Hagere stieß Rauch aus und fuhr ruhig fort: »Wir haben alle unsere Kinder an den komischsten Stellen gemacht. Einmal waren wir im Warenhaus Macy einkaufen, und da trieben wir es in einer Besenkammer im Souterrain. Da kommt unser viertes her, glaube ich. Aus dem Souterrain bei Macy. War aber kein Gelegenheitskauf.«

John war nahe daran, laut herauszulachen, aber dann fiel ihm wieder ein, weshalb er hier war. Statt dessen sagte er: »Ich hoffe nur, daß bei Ihnen alles gut geht – ich meine dieses Mal.«

Der Hagere antwortete finster: »Es geht immer gut. Das ist ja unser Ärger.« Er ging auf die andere Seite des Zimmers zurück und nahm eine Zeitung.

Als John wieder allein am Fenster stand, sah er noch einmal auf seine Uhr. Nun wartete er schon eindreiviertel Stunden hier oben. Bestimmt mußte er bald etwas erfahren. Er wünschte, er hätte Elizabeth gesehen, bevor sie in das Entbindungszimmer gebracht worden war. Aber alles ging so schnell, daß er keine Gelegenheit mehr dazu hatte. Er befand sich in der Krankenhausküche, wohin er auf Dr. Pearsons Anweisung gegangen war, als Carl Bannister ihm die Nachricht überbrachte. Pearson hatte ihm befohlen, von den Tellern Kulturen abzunehmen, nachdem sie durch die Geschirrspülmaschinen gelaufen waren. John vermutete, daß der Verdacht bestand, die Maschinen würden nicht hygienisch einwandfrei arbeiten. Aber sobald Bannister ihn über Elizabeths Aufnahme im Krankenhaus benachrichtigt hatte, ließ er die Arbeit liegen und lief in die Aufnahme, in der Hoffnung, sie dort noch anzutreffen. Sie war aber schon im Krankenwagen angekommen und in die Entbindungsstation gebracht worden. Danach war er sofort hier hinaufgekommen, um zu warten.

Jetzt öffnete sich wieder die Tür, und diesmal war es Dr. Dornberger. John versuchte, auf seinem Gesicht zu lesen, aber vergeblich. Dornberger fragte: »Sind Sie John Alexander?«

»Ja, Sir.« John hatte den alten Geburtshelfer schon mehrere Male im Krankenhaus gesehen, aber es war das erstemal, daß er mit ihm sprach.

»Ihre Frau wird alles gut überstehen.« Dornberger war erfahren genug, um keine langen Umschweife zu machen.

Johns erste Reaktion war die Empfindung überwältigender Dankbarkeit. Dann fragte er: »Und das Kind?«

Dornberger antwortete ruhig: »Sie haben einen Jungen. Er ist natürlich zu früh geboren, und ich muß Sie darauf aufmerksam machen, John, daß er sehr schwach ist.«

»Ist er lebensfähig?« Erst als er die Frage ausgesprochen hatte, wurde ihm bewußt, wieviel für ihn von der Antwort abhing.

Dornberger hatte seine Pfeife aus der Tasche gezogen und stopfte sie.

Ruhig antwortete er: »Wir wollen sagen, daß seine Chancen nicht so günstig sind, als wenn er voll ausgetragen wäre.«
John nickte betrübt. Mehr gab es nicht zu sagen, jedenfalls nichts, was jetzt Bedeutung hatte.
Der alte Arzt schwieg, während er seinen Tabaksbeutel wieder einsteckte. Dann sagte er im gleichen bedachtsamen Ton: »Soweit ich es beurteilen kann, ist Ihr Kind zweiunddreißig Wochen alt, das heißt, er wurde acht Wochen zu früh geboren.« Mitfühlend fügte er hinzu: »Der Junge ist für die Welt noch nicht fertig, John. So früh ist das keiner von uns.«
»Nein, wahrscheinlich nicht.« John war sich kaum bewußt, was er antwortete. Seine Gedanken waren bei Elizabeth und bei dem, was dieses Kind ihnen beiden bedeutete.
Dr. Dornberger hatte Streichhölzer aus der Tasche gezogen und zündete seine Pfeife an. Als sie brannte, sagte er: »Ihr Kind wog bei der Geburt tausendfünfhundertfünfzig Gramm. Das sagt Ihnen vielleicht mehr, wenn ich Ihnen erkläre, daß wir heute jedes Kind unter zweitausendfünfhundert Gramm Gewicht bei der Geburt als nicht ausgetragen ansehen.«
»Ich verstehe.«
»Wir haben das Baby natürlich in einen Brutkasten gelegt. Selbstverständlich tun wir alles, was in unserer Macht steht.«
John sah den Geburtshelfer fest an. »Dann besteht also Hoffnung?«
»Hoffnung besteht immer, mein Sohn«, sagte Dornberger still. »Wenn wir auch sonst nicht viel haben, hoffen dürfen wir wohl immer.«
Es entstand eine Pause. Dann fragte John: »Kann ich meine Frau jetzt sehen?«
»Ja«, antwortete Dornberger, »ich komme mit Ihnen auf die Station.«
Als sie hinausgingen, bemerkte John, daß der große, hagere Mann ihn neugierig musterte.

Vivian begriff nicht ganz, was geschah. Sie wußte nur, daß eine der Stationsschwestern in ihr Zimmer gekommen war und ihr gesagt hatte, sie würde sofort in die Röntgenabteilung gebracht. Mit Hilfe einer Lernschwester war sie auf eine Trage gebettet worden und wurde durch den Gang gerollt, durch den sie vor kurzer Zeit erst selbst noch gegangen war. Ihr Weg durch das Krankenhaus erschien ihr wie ein Traum, brachte die Unwirklichkeit von allem, was bisher geschehen war, auf den Höhepunkt. Vivian entdeckte, daß ihre Angst sie im Augenblick verlassen hatte, als ob alles, was folgte, sie letzten Endes nicht berührte, weil das, was kam, unvermeidlich und unabänderlich war. Sie überraschte sich bei der Frage, ob diese Empfindung das Ergebnis ihrer De-

pression sei, ob sie die Hoffnung aufgegeben habe. Sie wußte bereits, daß dieser Tag das Urteil bringen mußte, das sie fürchtete: das Urteil, das sie zum Krüppel machte, ihr die Bewegungsfreiheit raubte, ihr mit einem harten Schlag so vieles nahm, was sie bisher als selbstverständlich hingenommen hatte. Bei diesem letzten Gedanken verließ ihre Gelassenheit sie wieder, und die Angst kam zurück. Sie wünschte verzweifelt, daß Mike in diesem Augenblick bei ihr wäre.
Lucy Grainger erwartete sie am Eingang der Röntgenabteilung.
»Wir haben beschlossen, noch einmal zu röntgen, Vivian«, sagte sie. »Es dauert nicht lange.« Sie wandte sich an den Arzt im weißen Mantel neben ihr. »Dies ist Dr. Bell.«
»'n Tag, Vivian.« Bell lächelte ihr durch seine dicken, horngefaßten Brillengläser zu, wandte sich dann an die Schwester: »Kann ich bitte das Krankenblatt haben?« Während er es durchsah, die daran geklammerten Befunde schnell durchblätterte, drehte Vivian den Kopf hin und her und sah sich um. Sie befanden sich in einem kleinen Empfangsraum, ein durch Glaswände abgeteiltes Schwesternzimmer in der Ecke. An der Wand erblickte sie andere Patienten — zwei Männer in Rollstühlen, die Pyjamas und Krankenhausmäntel trugen, und eine Frau und einen Mann in Straßenkleidung, der Mann mit einem Gipsverband um ein Handgelenk. Diese beiden, das wußte sie, mußten entweder aus der ambulanten Abteilung oder von der Notaufnahme hergeschickt worden sein. Dem Mann mit dem Gipsverband war sichtlich unbehaglich, und er wirkte fehl am Platz. In seiner gesunden Hand hielt er ein vorgedrucktes Formular. Er schien sich daran zu klammern, als sei es ein Paß, den er brauche, um aus dieser fremdartigen Umgebung wieder hinauszugelangen.
Bell hatte die Krankenpapiere durchgesehen und reichte sie zurück. Er sagte zu Lucy: »Joe Pearson hat mich schon angerufen. Wenn ich richtig verstanden habe, wollen Sie durch die zweite Röntgenaufnahme feststellen, ob an dem Knochen inzwischen eine Veränderung eingetreten ist?«
»Ja«, nickte Lucy. »Es ist Joes Gedanke, daß in der Zwischenzeit etwas« — sie zögerte, weil Vivian sie hören konnte — »etwas erkennbar geworden sein könnte.«
»Es wäre möglich.« Bell war zu dem Schwesternzimmer hinübergegangen und füllte eine Röntgenanforderung aus. Er fragte das Mädchen hinter dem Schreibtisch: »Welche Techniker sind frei?«
Sie sah in eine Liste. »Jane und Mr. Firban.«
»Dann lassen wir das am besten Firban machen. Wollen Sie ihn bitte herrufen.« Zu Lucy gewendet sagte er, als er zu dem Wagen zurückkam: »Firban ist einer unserer besten Techniker, und wir wollen ja

gute Filme haben.« Er lächelte Lucy zu. »Dr. Pearson hat mich gebeten, mich persönlich um Ihren Fall zu kümmern. Darum bin ich hier. Jetzt wollen wir hier hineingehen.«

Mit Bells Hilfe schob die Schwester die Trage aus dem Vorraum in ein größeres Zimmer. Die Mitte wurde von einem Röntgentisch eingenommen, über dem das Gehäuse mit der Röntgenröhre an Schienen und Rollen schwebte. Ein kleinerer Teil des Raumes wurde durch eine dicke Glaswand abgetrennt, hinter der Vivian eine elektrische Schalttafel erkennen konnte. Fast gleich darauf kam ein kleiner, jüngerer Mann mit kurzgeschnittenem Haar in einem weißen Labormantel zu ihnen in den Raum. Seine Bewegungen waren knapp und flink, als ob er alles, was er tat, schnell, aber mit einem Minimum an Kraftaufwand tun wolle. Er sah Vivian an und wandte sich dann an Bell.

»Sie wünschen, Dr. Bell?«

»Ah, Karl, da sind Sie ja. Ich möchte, daß Sie diesen Fall übernehmen. Kennen Sie übrigens Dr. Grainger?« Und zu Lucy gewandt: »Das ist Karl Firban.«

»Ich glaube nicht, daß wir uns kennen.« Lucy streckte ihre Hand aus, und der Techniker ergriff sie.

»Sehr angenehm, Doktor.«

»Und unsere Patientin ist Vivian Loburton.« Bell lächelte auf die Trage hinunter. »Sie ist eine unserer Lernschwestern. Darum geben wir uns solche Mühe mit ihr.«

»Wie geht's, Vivian.« Firbans Gruß war knapp wie seine Bewegungen. Er schwenkte jetzt den Röntgentisch aus seiner senkrechten Stellung in die Waagrechte und sagte mit einer forschen Munterkeit: »Unseren Vorzugskunden stellen wir die Wahl zwischen Vista Vision und Cinemascope — alles in prächtigem Grau und Schwarz.« Er las die Anforderung, die Bell ihm hingelegt hatte. »Das linke Knie also. Besondere Wünsche, Doktor?«

»Wir brauchen ein paar gute, frontale, seitliche und weiche Aufnahmen. Und dann glaube ich, eine Schrägaufnahme des Kniegebietes von oben.« Bell schwieg, um nachzudenken. »Ich würde sagen, fünf oder sechs Filme, und dazu die entsprechenden Aufnahmen des anderen Knies.«

»Wünschen Sie Aufnahmen auf dreißig mal vierzig, um auch das angrenzende Schien- und Wadenbein auf den Film zu bekommen?«

Bell überlegte kurz und nickte dann. »Das ist ein guter Gedanke.« Zu Lucy sagte er: »Wenn eine Knochenmarkentzündung vorliegt, könnten weiter unten am Knochen Veränderungen an der Knochenhaut erkennbar sein.«

»Also gut, Doktor. In einer halben Stunde ist alles fertig.«

Das war ein höflicher Wink Firbans, der es vorzog, allein und ungestört zu arbeiten, und der Röntgenarzt respektierte seinen Wunsch.
»Wir trinken eben eine Tasse Kaffee und kommen wieder her.« Bell lächelte Vivian wieder zu. »Sie sind in guten Händen.« Dann folgte er Lucy hinaus.
»Also an die Arbeit.« Der Techniker winkte der Schwester, und gemeinsam halfen sie Vivian von der Trage auf den Röntgentisch hinüber. Im Vergleich mit der Auflage der Trage war die schwarze Ebonitplatte des Tisches hart und unnachgiebig.
»Nicht sehr bequem bei uns, wie?« Firban schob Vivian behutsam in die Stellung, die er wünschte, und ließ ihr linkes Knie unbedeckt. Als sie den Kopf schüttelte, fuhr er fort: »Man gewöhnt sich daran. Ich habe auf diesem Tisch schon oft geschlafen, wenn ich Nachtdienst hatte und nichts zu tun war.« Er nickte der Schwester zu, und das Mädchen trat hinter die Glaswand.
Vivian beobachtete den Techniker, der routiniert die Vorbereitungen für die Aufnahme traf. Mit flinken, ruckartigen Bewegungen nahm er eine Filmkassette aus einem in die Wand eingebauten Behälter und setzte sie mit geübtem Griff in einen Schlitten unter dem Röntgentisch ein, den er unter Vivians Knie schob. Dann steuerte er durch herabhängende Knopfschalter die schwere Röntgenröhre auf ihren Schienen und Rollen an der Decke über Vivians Knie und ließ sie bis dicht darüber herunter. Die Nadel auf dem Höhenanzeiger der Maschine zeigte vierzig Zoll an.
Wie fremdartig und unwirklich hier alles ist, dachte Vivian, so ganz anders als das übrige Krankenhaus. Als sich die schimmernde Anlage aus schwarzem Lack und blankem Chrom langsam und mit einem sanften Surren über ihr bewegte, kam sie ihr fast wie ein Ungeheuer vor. Hier herrschte eine wissenschaftliche und seelenlose Atmosphäre. Dieser Raum schien in gewisser Weise von der Medizin so weit entfernt zu sein wie der Maschinenraum eines Ozeanschiffes von dem hochgelegenen, sonnenbestrahlten Promenadendeck. Aber mit diesen geheimnisvollen und einschüchternden Geräten wurde ein großer Teil der wirklichen Forschungsarbeiten der Medizin verrichtet. Der Gedanke ängstigte sie einen Augenblick. Über all dem schwebte eine bedrohliche Unpersönlichkeit, an diesen Maschinen war so wenig Menschliches. Was sie auch aufdecken mochten, wurde ohne Wärme oder Freude, ohne Trauer oder Anteilnahme registriert und übermittelt. Gut oder schlecht, es spielte keine Rolle. Einen Augenblick erschien ihr die Öffnung vor der Röntgenröhre, die jetzt über ihr hing, wie das Auge des Gesetzes, unbeugsam, leidenschaftslos. Wie würde seine Entscheidung jetzt ausfallen? Durfte sie hoffen, oder wurde sie gar erlöst — oder würde es

ein Verdammnisurteil fällen, gegen das es keine Berufung gab? Wieder sehnte sie Mike herbei. Sie nahm sich vor, ihn anzurufen, sobald sie wieder in ihr Zimmer kam.

Der Techniker hatte seine Vorbereitungen beendet. »So wird es wohl gehen.« Er warf einen letzten überprüfenden Blick auf den Apparat. »Ich sage Ihnen Bescheid, wenn Sie völlig ruhig bleiben müssen. Sie müssen wissen, wir sind die einzigen im Krankenhaus, die den Patienten versprechen können, daß sie nichts spüren, und es stimmt auch wirklich.«

Jetzt trat er hinter die zolldicke Glaswand, die die Röntgentechniker vor der Strahlung schützte. Aus dem Augenwinkel konnte Vivian erkennen, wie er, eine Liste in der Hand, hierhin und dorthin griff und Schalter einstellte.

Vor dem Schaltbrett dachte Firban: ein hübsches Mädchen. Was ihr wohl fehlt? Es muß etwas Ernstes sein, wenn Bell sich selbst um sie kümmert. Im allgemeinen interessiert sich der Chef nicht für Patienten, ehe die Filme vorliegen. Er überprüfte noch einmal das Schaltbrett. Bei dieser Arbeit lernte man bald, nichts zu riskieren. Die Einstellungen stimmten — vierundachtzig Kilovolt, zweihundert Milliampere, Belichtungszeit eine fünfzehnhundertstel Sekunde. Er drückte auf den Knopf, der die Drehanode der Röhre in Bewegung setzte. Dann rief er das übliche: »Nicht bewegen! Ganz stillhalten!« preßte mit dem Daumen auf den zweiten Knopf und wußte: was es auch zu sehen gab, war jetzt durch die durchdringenden Röntgenstrahlen festgehalten, um von anderen beurteilt zu werden.

Im Vorführraum der Röntgenabteilung waren die Jalousien heruntergelassen, um das Tageslicht auszuschalten. Dr. Bell und Lucy Grainger warteten. In ein paar Minuten mußten die Filme, die Firban aufgenommen hatte zum Vergleich mit den Aufnahmen von vor zwei Wochen, vorliegen. Der Techniker hatte die belichteten Negative bereits in die automatische Entwicklungsanlage eingeschoben, die in diesem Augenblick — sie sah wie eine etwas groß geratene Ölheizung aus — noch leise vor sich hinsummte. Dann begannen, einer nach dem anderen, die entwickelten Filme aus einem Schlitz am Vorderteil der Maschine herauszufallen.

Bell nahm jeden Film sofort auf und klammerte ihn vor einem Betrachter fest, der durch Leuchtröhren erhellt wurde. Vor einem zweiten Betrachter unmittelbar darüber hatte er schon die früheren Aufnahmen aufgehängt.

»Sind die Aufnahmen nicht schön geworden?« Der Ton des Technikers verriet einen Anflug von Stolz.

»Ausgezeichnet.« Die Antwort kam mechanisch. Bell betrachtete schon konzentriert die neuen Filme, verglich sie mit den entsprechenden Stellen auf den alten Aufnahmen. Dabei deutete er mit einem Bleistift auf diese Stellen, um sich bei seinen Überlegungen zu helfen und gleichzeitig Lucy seine Gedanken zu erläutern.
Nachdem sie beide Serien gründlich verglichen hatten, fragte Lucy: »Sehen Sie einen Unterschied? Ich fürchte, ich kann keinen erkennen.«
Der Röntgenarzt schüttelte den Kopf. »Hier liegen Anzeichen einer geringfügigen Reizung der Knochenhaut vor.« Er deutete mit dem Bleistift auf einen kleinen Unterschied in der grauen Schattierung auf zweien der Filme. »Das sind aber wahrscheinlich Folgen Ihrer Probeexcision. Sonst sind keine Veränderungen festzustellen, die irgendwelche Schlüsse zulassen.« Bell nahm seine dicke Brille ab und rieb sein rechtes Auge. Fast wie um Entschuldigung bittend, sagte er: »Es tut mir leid, Lucy, ich glaube, die Entscheidung liegt nach wie vor bei der Pathologie. Wollen Sie Joe Pearson benachrichtigen, oder soll ich es tun?« Er begann, die beiden Serien Filme von den Haltern abzunehmen.
»Ich tue es selbst«, antwortete Lucy ernst. »Ich gehe gleich zu Joe und sage es ihm.«

XVII

Die Stationsschwester Mrs. Wilding schob eine Strähne grauer Haare, die immer wieder unter ihrer gestärkten Haube hervorkroch, zurück und ging rasch vor John Alexander durch den Gang der Entbindungsstation im vierten Stock. Vor der fünften Tür blieb sie stehen und blickte hinein. Dann verkündete sie fröhlich: »Ein Besucher für Sie, Mrs. Alexander«, und ließ John in das kleine Krankenzimmer eintreten.
»Johnny, Liebster.« Elizabeth streckte ihre Arme aus. Sie zuckte unwillkürlich etwas zusammen, als sie dabei ihre Stellung veränderte. Er trat schnell zu ihr und küßte sie zärtlich. Einen Augenblick hielt sie ihn fest umschlungen. Er spürte ihre Wärme und unter seiner Hand das frische, saubere, leicht gestärkte Krankenhausnachthemd, das sie trug. Ihr Haar hatte einen Geruch, der an eine Mischung von Schweiß und Äther erinnerte. Es gemahnte ihn an das, was er nicht mit ihr hatte teilen können, etwas, das wie der fremde Hauch eines fernen Landes über ihr lag, von dem sie jetzt zurückgekehrt war. Einen Augenblick empfand er eine Spannung zwischen ihnen, als ob sie sich nach einer langen Trennung wiederfinden und von neuem kennenlernen müßten. Dann löste sich Elizabeth sanft von ihm.

»Ich muß schrecklich aussehen.«
»Du bist wunderschön«, versicherte er.
»Ich hatte gar keine Zeit mehr, etwas mitzunehmen.« Sie sah auf das formlose Krankenhaushemd hinunter. »Nicht mal ein Nachthemd oder einen Lippenstift.«
Mitfühlend sagte er: »Ich weiß.«
»Ich werde eine Liste aufstellen, dann kannst du mir alles bringen.«
Hinter ihnen hatte Schwester Wilding den Vorhang zugezogen, der das andere Bett in dem kleinen Zimmer abtrennte.
»So. Jetzt sind Sie so ungestört, wie Sie sein können.« Sie nahm ein Glas von Elizabeths Nachttisch und füllte es aus einem Krug mit Eiswasser.
»Ich komme gleich wieder, Mr. Alexander, dann können Sie Ihr Baby sehen.«
»Danke.« Beide lächelten der Schwester dankbar zu, als sie hinausging.
Nachdem die Tür geschlossen war, wandte Elizabeth sich John wieder zu. Ihr Ausdruck war gespannt, ihr Blick forschend. »Johnny, Liebster, du mußt es mir sagen: welche Chancen hat das Kind?«
»Nun, Liebste ...« Er zögerte.
Sie streckte ihre Hand aus und legte sie auf die seine. »Johnny, ich will die Wahrheit wissen. Die Schwestern werden sie mir nicht sagen. Ich muß sie von dir erfahren.« Ihre Stimme schwankte. Er sah ihr an, daß ihr die Tränen nahe waren.
Leise antwortete er: »Es ist ungewiß.« Er wählte seine nächsten Worte vorsichtig. »Ich habe mit Dr. Dornberger gesprochen, die Aussichten stehen eins zu eins. Das Baby kann leben oder ...« John vollendete seinen Satz nicht und schwieg.
Elizabeth ließ den Kopf in die Kissen zurücksinken. Sie blickte zur Decke. Ihre Stimme war kaum mehr als ein Flüstern, als sie fragte: »Dann besteht nicht sehr viel Hoffnung?«
John erwog die Wirkung seiner nächsten Worte sorgfältig, ehe er antwortete. Vielleicht war es für sie beide besser, wenn sie sich jetzt schon auf die Möglichkeit gefaßt machten, daß das Kind starb, besser jedenfalls, als bei Elizabeth Hoffnungen zu wecken, die dann in ein oder zwei Tagen womöglich grausam enttäuscht wurden. Behutsam sagte er: »Es ist ... schrecklich klein, verstehst du? Er wurde zwei Monate zu früh geboren. Wenn irgendeine Infektion eintritt ... wenn es auch nur das Geringste ist ... Er ist eben nicht sehr kräftig.«
»Danke.« Elizabeth lag völlig regungslos. Sie sah ihn nicht an, sondern drückte nur fest seine Hand. Auf ihren Wangen standen Tränen, und John spürte, daß auch seine Augen feucht wurden.

Er versuchte, seiner Stimme einen festen Klang zu geben und sagte: »Elizabeth, Liebling, was auch geschieht... Wir sind noch jung. Wir haben noch so vieles vor uns.«
»Ich weiß.« Ihre Worte waren kaum hörbar. Er legte wieder seine Arme um sie, drückte ihren Kopf an sich und hörte sie zwischen unterdrücktem Schluchzen flüstern: »Aber zwei Babys... auf diese Weise...« Sie hob den Kopf und schrie verzweifelt auf: »Es ist nicht gerecht!«
Er fühlte, wie ihm die Tränen in die Augen traten. Zärtlich flüsterte er: »Es ist schwer zu begreifen... aber wir haben immer noch uns.«
Er hielt sie noch eine Minute umschlungen. Ihr Schluchzen wurde ruhiger, dann spürte er, wie sie sich bewegte. Sie murmelte: »Taschentuch, bitte.« Er zog eines aus seiner Tasche und reichte es ihr.
»Es ist jetzt schon gut.« Sie wischte sich über die Augen. »Es ist manchmal nur so...«
Liebevoll erwiderte er: »Wenn es dir hilft, Liebling, dann weine so viel, wie du willst.«
Sie lächelte unsicher und gab ihm das Taschentuch zurück. »Ich fürchte, du kannst es nicht mehr gebrauchen.« Dann sagte sie in gefaßterem Ton: »Johnny, während ich hier lag, habe ich nachgedacht.«
»Worüber?«
»Ich möchte, daß du Medizin studierst.«
Vorsichtig protestierte er: »Aber, Liebling, darüber haben wir schon so oft...«
»Nein«, unterbrach Elizabeth ihn. Ihre Stimme war immer noch schwach, hatte aber einen entschiedenen Klang. »Ich habe es immer gewünscht, und jetzt sagt auch Dr. Coleman, du solltest es tun.«
»Hast du denn eine Vorstellung, was das kosten würde?«
»Ja, das habe ich. Ich kann mir ja wieder eine Stellung suchen.«
Behutsam warf er ein: »Aber mit einem Baby?«
Einen Augenblick herrschte Schweigen. Dann antwortete Elizabeth leise: »Vielleicht behalten wir es nicht.«
Die Tür öffnete sich geräuschlos, und Schwester Wilding kam herein. Sie bemerkte Elizabeths rotgeränderte Augen und vermied taktvoll, sie anzusehen. Zu John sagte sie: »Wenn Sie wollen, Mr. Alexander, zeige ich Ihnen jetzt Ihr Baby.«

Nachdem Dr. Dornberger John Alexander auf der Pflegestation zurückgelassen hatte, ging er zu dem Säuglingszimmer.
Der Raum lag am Ende eines langen, hellen, in fröhlichen Pastelltönen gestrichenen Ganges. Er lag in einem Teil des Krankenhauses, der vor zwei Jahren renoviert worden war und in dem der neue Zug zur Geräumigkeit und Helligkeit sich durchgesetzt hatte. Auf seinem Weg

durch den Gang vernahm Dornberger wie immer das Schreien der Säuglinge, dessen Ausdruck und Tonstärke von einem kräftigen, ungehaltenen Protest bis zum schwächlichen Vorsichhinwimmern reichte. Mehr aus Gewohnheit als aus einem unmittelbaren Anlaß blieb er stehen und sah durch die dicken Glasscheiben, die das Säuglingszimmer auf drei Seiten abschlossen. Der gleiche Andrang wie immer, ging es ihm durch den Kopf, als er bemerkte, daß die meisten Bettchen belegt waren, und ließ seinen Blick über die ordentlich ausgerichteten Reihen wandern.
Das hier sind die normalen, gesunden Wesen, dachte er. Zunächst haben sie ihren Kampf ums Dasein einmal gewonnen. Und in ein paar Tagen ziehen sie weiter in die auf sie wartende Welt hinaus. Vor ihnen liegt das Zuhause, die Schule, der Lebenskampf, der Wettstreit um Ruhm und Besitz. Manche von ihnen werden Erfolge genießen und unter Niederlagen leiden. Da waren welche, die, wenn sie alles überstanden, sich ihrer Jugend erfreuen, sich mit den mittleren Lebensjahren abfinden und traurig altern würden. Da waren welche, für die stärkere und glänzendere Autos entworfen wurden, denen schnellere und weiter fliegende Flugzeuge dienen, denen jedes Bedürfnis und jede Anwandlung von anderen ihresgleichen erfüllt werden würden. Sie würden alle einer unbekannten Zukunft gegenübertreten, die meisten mit Unbehagen, viele tapfer, ein paar zaghaft und ängstlich. Vielleicht würden einige von ihnen die Grenzen des Weltraums durchbrechen, andere durch die Gabe der Rede ihre Mitmenschen vielleicht zu Wut und Verzweiflung anstacheln. Die meisten würden in zwanzig Jahren erwachsen sein und dem gleichen uralten, angeborenen Drang, der ihren eigenen Samen gesät und sie wimmernd und begehrend in diese Welt gebracht hatte, gehorchen und sich paaren. Im Augenblick waren sie aber die Sieger, die Geborenen, die Fordernden. Das erste und größte Hindernis hatten sie überwunden, die anderen Kämpfe standen ihnen noch bevor.
Auf der anderen Seite des Ganges befand sich eine andere Abteilung, an die sich ein kleineres Säuglingszimmer anschloß. Dort lagen still und für sich, jede in einem Brutkasten, die Frühgeburten. Sie, über deren Anfang Fragezeichen standen, deren Existenz ungewiß war, hatten ihre erste Schlacht noch nicht gewonnen. Dr. Dornberger wandte sich von dem Hauptsäuglingszimmer ab und ging in diese Abteilung.
Als er seinen jüngsten Patienten betrachtete — ein winziges Fragment schwacher Menschlichkeit —, schob er die Lippen vor und schüttelte zweifelnd den Kopf. Dann schrieb er, methodisch wie immer, sorgfältig seine Behandlungsvorschriften auf.
Später, als Dornberger die Abteilung verließ, traten Schwester Wilding und John Alexander zusammen durch eine andere Tür ein.
Wie jeder, der in die Station der Frühgeburten kam, hatten sie sterile

Kittel und Gesichtsmasken angelegt, obwohl gläserne Trennwände sie von dem Raum, dessen Wärme und Luftfeuchtigkeit streng kontrolliert wurde, abschlossen. Als sie jetzt stehenblieben, beugte Schwester Wilding sich vor und klopfte leicht an das Glas. Die junge Schwester in dem abgeteilten Raum blickte auf und trat mit fragenden Augen über ihrer Maske vor sie.

»Baby Alexander.« Schwester Wilding erhob ihre Stimme laut genug, daß die andere Schwester sie verstehen konnte, und deutete auf John. Die Schwester nickte und winkte ihnen. Sie folgten ihr auf der anderen Seite der Glaswand und blieben mit ihr stehen. Sie deutete auf einen Brutkasten – einen von dem Dutzend in dem Raum – und drehte ihn etwas, damit sie hineinsehen konnten.

»Mein Gott, ist das alles?« rief John unwillkürlich aus.

Schwester Wilding sah ihn mitfühlend an. »Er ist wirklich nicht sehr groß.«

John starrte ungläubig auf sein Kind. »Ich habe noch nie ein so unglaublich kleines Kind gesehen.«

Gebannt blickte er in den Isolette-Brutkasten. Konnte das ein Mensch sein? Dieses winzige, runzlige, affenartige Etwas, nur wenig größer als seine beiden Hände?

Das Baby lag völlig still, mit geschlossenen Augen. Nur ein leichtes, regelmäßiges Heben und Senken der winzigen Brust verriet, daß es atmete. Selbst in dem Brutkasten, der für kleinste Säuglinge gebaut war, wirkte der kleine, hilflose Körper verloren. Es schien unverständlich, daß es bei seiner Schwächlichkeit überhaupt leben konnte.

Die jüngere Schwester war zu ihnen hinausgekommen. Schwester Wilding fragte: »Wie hoch war sein Gewicht bei der Geburt?«

»Drei Pfund und fünfzig Gramm.« Die junge Schwester wandte sich an John. »Verstehen Sie, was hier vor sich geht, Mr. Alexander? Wie Ihr Kind versorgt wird?«

Er schüttelte den Kopf. Es fiel ihm schwer, seine Augen auch nur für einen Augenblick von dem winzigen Körper abzuwenden.

Die junge Schwester sagte sachlich: »Manche wollen es gern wissen. Sie fühlen sich dann ruhiger.«

John nickte. »Ja, wenn Sie mir es bitte erklären wollen.«

Die Schwester deutete auf den Brutkasten. »Die Temperatur in dem Kasten beträgt immer 36,7 Grad. Der Luft wird Sauerstoff zugeführt, etwa vierzig Prozent. Der Sauerstoff erleichtert dem Kind das Atmen. Seine Lungen sind zu klein, verstehen Sie? Sie waren noch nicht fertig entwickelt, als es zur Welt kam.«

»Ja, ich verstehe.« Seine Blicke ruhten wieder auf der schwachen, pulsierenden Bewegung der Brust. Solange sie anhielt, bezeugte sie Leben, daß das winzige, schwerbelastete Herz schlug, daß der Lebensfaden nicht gerissen war.

Die Schwester fuhr fort: »Ihr Kind hat nicht so viel Kraft, daß es saugen kann, darum wird es durch einen dünnen Schlauch ernährt. Sehen Sie ihn?« Sie deutete auf einen Plastikschlauch, der von oben von dem Brutkasten in den Mund des Säuglings führte. »Er geht direkt in den Magen. Alle anderthalb Stunden bekommt er dadurch Dextrose und Wasser.«

John zögerte, ehe er fragte: »Haben Sie viele solcher Fälle gesehen?«

»Ja.« Die Schwester nickte ernst, als wenn sie die kommende Frage erraten hätte. Er bemerkte, daß sie klein und hübsch war, mit rotem Haar unter ihrer Haube. Sie war auch überraschend jung, vielleicht zwanzig, sicherlich nicht viel älter. Aber ihr Auftreten verriet Fähigkeit und Erfahrung.

»Glauben Sie, daß er am Leben bleibt?« John sah wieder durch die Glasscheibe.

»Das kann man nicht mit Sicherheit sagen.« Die junge Schwester zog nachdenklich die Stirn kraus. Er spürte, daß sie versuchte, ehrlich zu sein, seine Hoffnungen weder zu zerstören noch zu heben. »Manche kommen durch, andere nicht. Manchmal scheint es, daß Babys den Willen zum Leben haben. Sie kämpfen um ihr Leben.«

Er fragte sie: »Und er – kämpft er?«

Vorsichtig antwortete sie: »Es ist noch zu früh, um das zu sagen. Aber die acht Wochen, die er zu früh geboren wurde, fehlen ihm sehr.« Still fügte sie hinzu: »Es wird ein harter Kampf werden.«

Wieder wanderten seine Blicke zu dem winzigen Körper zurück. Zum erstenmal wurde ihm klar bewußt: Das da ist mein Sohn, mein eigen, ein Teil meines Lebens. Plötzlich wurde er von einer überwältigenden Liebe für dieses gebrechliche Wesen ergriffen, das seinen einsamen Kampf in dem kleinen gewärmten Kasten da unten führte. Der absurde Impuls packte ihn, ihm durch das Glas zuzurufen: Du bist nicht allein, Junge, ich bin hier, um dir zu helfen. Er wünschte, er könnte zu dem Brutkasten laufen und sagen: Hier sind meine Hände, nimm sie, um Kraft zu schöpfen, hier sind meine Lungen, benutze sie und laß sie für dich atmen. Gib nicht auf, Junge, gib nur nicht auf! Vor uns liegt so viel, was wir zusammen tun können, wenn du nur lebst. Hör auf mich und halte durch. Ich bin dein Vater, und ich liebe dich.

Er konnte nicht verhindern, daß ihm die Tränen aus den Augen traten. Er spürte Schwester Wildings Hand auf seinem Arm. Freundlich sagte sie: »Es ist besser, wir gehen jetzt.«

Unfähig zu sprechen, nickte er. Nach einem letzten Blick durch die Glaswand wendeten sie sich ab.

Lucy Grainger klopfte und trat in das Arbeitszimmer des Pathologen. Joe Pearson saß hinter seinem Schreibtisch. David Coleman auf der anderen Seite des Zimmers studierte ein Aktenstück. Er drehte sich um, als Lucy eintrat. »Ich habe die neuen Röntgenfilme von Vivian Loburton«, sagte sie.
»Was zeigen sie?« Pearsons Interesse war sofort geweckt. Er schob ein paar Papiere beiseite und stand auf.
»Sehr wenig, fürchte ich.« Lucy war vor den Filmbetrachter getreten, der an der Wand hing, und beide Männer folgten ihr. Coleman streckte die Hand aus und knipste einen Schalter an. Nach ein oder zwei Sekunden begannen die Leuchtröhren hinter der Mattscheibe aufzuflackern. Paarweise verglichen sie die Röntgenaufnahmen. Lucy wies, wie Dr. Bell in der Röntgenabteilung, auf das Gebiet, wo nach der Probeexcision an der Knochenhaut Wachstum erkennbar war. Im übrigen, berichtete sie, habe sich nichts verändert. Schließlich rieb sich Pearson nachdenklich das Kinn zwischen Daumen und Zeigefinger. Er sah Coleman an und sagte: »Mir scheint, Ihr Gedanke hat uns nicht geholfen.«
»Offenbar nicht.« Colemans Ton verriet nichts. Trotz aller Bemühungen standen sie vor dem gleichen Problem: sie waren entgegengesetzter Meinung. Er war gespannt, wie sich der alte Mann entscheiden würde.
»Der Versuch war es auf jeden Fall wert.« Pearson hatte eine eigentümliche Art, die geringste Anerkennung widerwillig klingen zu lassen, aber Coleman vermutete, daß er nur sprach, um Zeit zu gewinnen und seine Unschlüssigkeit zu verbergen.
Jetzt wandte sich der alte Mann an Lucy. Fast höhnisch sagte er: »Die Röntgenabteilung weiß also auch nichts?«
Sie antwortete ausdruckslos: »Man kann es so bezeichnen.«
»Und damit bleibt es an mir hängen, an der Pathologie?«
»Ja, Joe«, sagte sie ruhig und wartete.
Zehn Sekunden lang herrschte Schweigen, ehe Pearson wieder sprach. Dann sagte er klar und selbstsicher: »Meine Diagnose lautet, daß Ihre Patientin einen bösartigen Tumor hat – einen Knochenkrebs, Lucy.«
Lucy sah ihn an. Sie fragte: »Ist das endgültig? Ganz eindeutig?«
»Ganz eindeutig.« Die Stimme des Pathologen verriet nicht eine Spur des Zweifels oder des Zögerns. Er fuhr fort: »Ich war von Anfang an davon überzeugt. Ich hoffte, das hier« – er deutete auf die Röntgenfilme – »würde uns eine zusätzliche Bestätigung geben.«
»Also gut.« Lucy nickte ergeben. Ihre Gedanken richteten sich auf die unmittelbaren nächsten Dinge.
Pearson fragte sachlich: »Wann werden Sie amputieren?«
»Morgen vormittag, denke ich.« Lucy nahm die Röntgenfilme an sich und ging zur Tür. Sie sah auch Coleman an, als sie sagte: »Jetzt muß ich

ihr wohl die Nachricht bringen.« Sie verzog das Gesicht etwas. »Das ist eine der schwersten Aufgaben.«

Nachdem sich die Tür hinter ihr geschlossen hatte, wandte Pearson sich an Coleman. Überraschend höflich sagte er: »Einer mußte es entscheiden. Ich bat Sie jetzt nicht um Ihre Ansicht, weil ich nicht wagen durfte, durchblicken zu lassen, daß Zweifel bestanden. Wenn Lucy Grainger das erfuhr, war sie verpflichtet, das Mädchen und seine Eltern darüber zu unterrichten. Und wenn sie das hören, werden sie die Operation hinauszögern wollen. Das wollen alle immer hinausschieben. Man kann ihnen daraus keinen Vorwurf machen.« Er schwieg und fügte schließlich hinzu: »Ich brauche Ihnen nicht zu erklären, was eine Verzögerung bei einem Osteosarkom bedeutet.«

Coleman nickte. Er konnte Pearson keinen Vorwurf daraus machen, daß er eine Entscheidung gefällt hatte. Wie der alte Mann richtig sagte: Einer mußte es tun. Dennoch fragte er sich, ob die Amputation, die morgen vollzogen wurde, unerläßlich notwendig war oder nicht. Gewiß, am Ende würde man es erfahren. Wenn das amputierte Glied in das Labor herunterkam, würde sich bei der Sektion zeigen, ob die Diagnose »bösartig« richtig oder falsch war. Unglücklicherweise war es dann zu spät, der Patientin noch zu helfen, wenn sie auf einem Irrtum beruhte. Die Chirurgie hatte viele Methoden gelernt, Glieder zu amputieren, aber sie besaß kein Verfahren, sie wieder anzusetzen.

Das Nachmittagsflugzeug von Burlington landete kurz nach vier auf dem La Guardia-Flughafen, und vom Flugplatz nahm Kent O'Donnell ein Taxi nach Manhattan. Auf dem Weg in die Stadt lehnte er sich zurück. Zum erstenmal seit einigen Tagen fühlte er sich entspannt. Er bemühte sich immer, in den New Yorker Taxis abzuschalten, hauptsächlich, weil jeder Versuch, den Verkehr oder das Vorwärtskommen durch die Straßen zu beobachten, ihn im allgemeinen nervös werden ließ. Er hatte schon vor langem erkannt, daß hier Fatalismus die einzig richtige Einstellung war. Man fand sich mit der Möglichkeit eines Unfalls ab. Wenn er dann nicht eintrat, gratulierte man sich selbst zu seinem großen Glück.

Ein weiterer Grund für seine Entspannung war, daß er in den vergangenen Wochen mit höchster Anstrengung gearbeitet hatte, sowohl im Krankenhaus selbst als auch außerhalb. Seine Privatpraxis war gewachsen, und er hatte ein paar zusätzliche Operationen angesetzt, um für die vier Tage, die vor ihm lagen, vom Three Counties Hospital abwesend sein zu können. Ferner hatte er vor zwei Tagen eine Sondersitzung des Ärztestabes des Krankenhauses geleitet, auf der er mit Hilfe der von Harry Tomaselli ausgearbeiteten Unterlagen den Umfang der vorge-

schlagenen Spenden der Ärzte für den Baufonds des Krankenhauses bekanntgegeben hatte. Seinen Erwartungen entsprechend, wurde reichlich dagegen gemurrt, aber er zweifelte nicht, daß die Verpflichtungserklärungen und anschließend auch das Geld eingehen würden.
Obwohl O'Donnell bewußt den lebhaften Straßenverkehr New Yorks nicht beachtete, sah er die vertraute, gezackte Silhouette Manhattans näherkommen. Sie überquerten die Queensborough Bridge. Die Strahlen der warmen Nachmittagssonne stießen wie Lanzen zwischen den schmutziggrünen Stahlträgern hindurch, und tief unten konnte er Welfare Island mit seinen finster und nüchtern zusammengedrängten städtischen Kliniken mitten im grauen East River liegen sehen. Er überlegte, daß ihm New York jedesmal, wenn er es wieder sah, häßlicher erschien und seine Unordnung und sein Schmutz auffälliger zutage traten. Und dennoch wurde das alles selbst dem Nicht-New Yorker nach einiger Zeit geläufig und vertraut. Es schien den Reisenden wie ein altvertrauter Freund, dem für den Empfang des Gastes ein alter, abgetragener Anzug gut genug ist, ihn willkommen zu heißen. Er lächelte, hielt sich selbst sein unmedizinisches Denken vor — die Art Denken, die die Überwachung der Luftverschmutzung und die Beseitigung von Slums behinderte. Den Gegnern des Fortschritts ist Sentimentalität eine Hilfe und ein Trost, dachte er.
Das Taxi ließ die Brücke hinter sich und fuhr durch die 60th Street zur Madison Avenue, mühte sich dann einen Block weiter, bog nach Westen in die 59th Street ein. An der Ecke Seventh Avenue und Central-Park bog es wieder links in den dichten Verkehr ein und hielt vier Blocks weiter vor dem Park Sheraton Hotel.
O'Donnell trug sich in dem Hotel ein, anschließend duschte er und zog sich um. Aus seinem Koffer nahm er das Tagungsprogramm des chirurgischen Kongresses, den äußeren Anlaß für seine Reise nach New York. Drei der Vorträge wollte er sich anhören, zwei über Herzchirurgie und einen dritten über die Ersetzung erkrankter Arterien durch Verpflanzung. Aber der erste Vortrag war erst für elf am nächsten Vormittag angesetzt. Das ließ ihm morgen reichlich Zeit. Er sah auf seine Uhr. Es war kurz vor sieben, noch über eine Stunde, bis er mit Denise verabredet war. Er fuhr mit dem Fahrstuhl hinunter, schlenderte durch das Foyer zur Pyramid Lounge.
Es war die Cocktailstunde, und die Bar begann sich mit Gästen zu füllen, die später essen und ins Theater wollten, die meisten, vermutete er, wie er fremd in der Stadt. Ein Kellner führte ihn zu einem Tisch, und während er durch den Raum ging, bemerkte er eine anziehende Frau, die allein an einem Tisch saß und ihn interessiert betrachtete. Das war ihm nicht ungewohnt, und in der Vergangenheit hatten ähnliche

Begegnungen gelegentlich zu willkommenen Erlebnissen geführt. Aber heute dachte er: bedaure, ich habe andere Pläne.
Der Kellner nahm seine Bestellung für einen Whisky Soda entgegen, und nachdem er den Drink erhalten hatte, trank er ihn langsam.
Solche Minuten, dachte er, gibt es in Burlington zu selten. Darum war es ganz gut, ein paar Tage herauszukommen. Es schärfte den Sinn für die Perspektive, ließ einen erkennen, daß manche Dinge der eigenen Umgebung aus einiger Distanz betrachtet sich als bedeutend weniger wichtig erwiesen, als man sie sonst einschätzte. Erst kürzlich war ihm die Vermutung gekommen, daß die Nähe zu dem Krankenhaus sein Denken in manchem aus dem Gleichgewicht gebracht hatte. Er blickte sich um.
Seit er in die Bar gekommen war, hatte sie sich gefüllt. Kellner eilten umher, um die Getränke zu servieren, die drei Mixer in Gläser füllten. Eine oder zwei Gruppen der ersten Gäste gingen gerade. Wie viele dieser Leute, fragte er sich — der Mann und die Frau am Nebentisch etwa, der Kellner bei der Tür, die Vierergruppe, die gerade ging — hatten je etwas vom Three Counties Hospital gehört? Und falls doch, interessierte es sie wirklich, was dort vorging? Trotzdem schien ihm selbst das Krankenhaus mit seinen Problemen in letzter Zeit fast zum Lebensinhalt geworden zu sein. War das ein gutes Zeichen? War es für seinen Beruf gut? O'Donnell hatte immer Menschen mißtraut, die sich restlos hingaben. Sie neigten zur Besessenheit, ihre Urteilskraft wurde durch die Begeisterung für ihre Sache beeinträchtigt. Stand er in Gefahr, selbst so zu werden?
Beispielsweise das Problem Joe Pearson. War O'Donnell durch seine Nähe zu den Vorgängen hier fehlgeleitet worden? Für das Krankenhaus war es notwendig, daß ein zweiter Pathologe eingestellt wurde. Davon war er überzeugt. Aber hatte er sich dazu verleiten lassen, den alten Mann ungerecht zu kritisieren und die Mängel bei der Leitung seiner Abteilung — und in jeder Abteilung eines Krankenhauses bestanden Mängel — ungerechtfertigt scharf zu beurteilen? Zeitweise hatte O'Donnell schon erwogen, Pearson zum Rücktritt aufzufordern. War das etwa ein Symptom für ein unausgeglichenes Urteil, die voreilige Verdammung eines älteren Mannes durch einen viel jüngeren?
Selbstverständlich war das, bevor Eustace Swayne ihm klargemacht hatte, daß seine Viertelmillion-Dollar-Spende davon abhing, ob Pearson die Leitung der Pathologie beibehielt oder nicht. Überdies hatte Swayne seinen Beitrag noch nicht bestätigt. Aber O'Donnell glaubte, in seinem Urteil von Überlegungen dieser Art, so wichtig sie dem Anschein nach auch waren, unabhängig zu sein. Höchstwahrscheinlich konnte Joe Pearson dem Three Counties Hospital noch vieles geben. Seine reiche Erfahrung besaß zweifellos ihren Wert.

Es stimmt schon, entschied er, man dachte klarer, wenn man fort war — selbst wenn man sich in eine Cocktailbar setzen mußte, um in Ruhe zu überlegen.
Ein Kellner war an seinem Tisch stehengeblieben: »Noch einmal das gleiche, Sir?«
O'Donnell schüttelte den Kopf. »Nein, danke.«
Der Kellner legte ihm seine Rechnung vor. O'Donnell fügte ein Trinkgeld hinzu und zeichnete sie ab.
Es war sieben Uhr dreißig, als er das Hotel verließ. Er hatte immer noch reichlich Zeit und ging über die 55th Street quer durch die Stadt bis zur Fifth Avenue. Dann winkte er einem Taxi und fuhr weiter hinaus zu der Adresse, die Denise ihm angegeben hatte.
Der Fahrer hielt nahe der 86th Street vor einem Apartmenthaus aus grauem Stein. O'Donnell bezahlte und trat ein.
Er wurde von einem uniformierten Portier respektvoll in der Halle begrüßt, der ihn nach seinem Namen fragte, dann in eine Liste sah und sagte: »Mrs. Quantz hat hinterlassen, Sie möchten bitte hinaufkommen, Sir.« Er deutete auf einen Fahrstuhl, neben dem ein Liftboy in der gleichen Uniform wie er stand. »Es ist das oberste Stockwerk, das zwanzigste, Sir. Ich werde Mrs. Quantz benachrichtigen, daß Sie kommen.«
Im zwanzigsten Stockwerk glitten die Fahrstuhltüren leise vor einem breiten, mit Teppichen ausgelegten Gang auf. Den größten Teil der einen Wand bedeckte ein Gobelin mit einer Jagdszene. Gegenüber befanden sich geschnitzte, eichene Doppeltüren. Eine von ihnen öffnete sich und ein Diener erschien. Er sagte: »Guten Abend, Sir. Mrs. Quantz läßt Sie in die Diele bitten. Sie wird sofort kommen.«
Er folgte dem Mann durch einen Gang und in einen Wohnraum, der fast so groß wie sein gesamtes Apartment in Burlington war. Er war in beigen, braunen und korallenfarbenen Tönen dekoriert. Eine Reihe Sessel ohne Armstützen war zu einem Sofa zusammengeschoben, das an beiden Seiten durch Walnußtische begrenzt wurde. Das reiche Dunkelbraun des Holzes hob sich wirkungsvoll von dem blassen Beige des schweren Teppichs ab. An den Wohnraum schloß sich eine Terrasse an, hinter der er die letzten Strahlen der Abendsonne wahrnahm.
»Darf ich Ihnen etwas zu trinken bringen, Sir?« fragte der Diener.
»Nein, danke«, antwortete er, »ich werde auf Mrs. Quantz warten.«
»Das brauchst du nicht«, sagte eine Stimme. Und da war Denise. Mit ausgestreckten Händen kam sie auf ihn zu. »Kent, mein Lieber, ich freue mich so, dich zu sehen.«
Einen Augenblick betrachtete er sie, dann sagte er langsam: »Ich mich auch.« Und wahrheitsgemäß fügte er hinzu: »Bis zu diesem Augenblick habe ich nicht gewußt, wie sehr.«

Denise lächelte und beugte sich vor, um ihn leicht auf die Wange zu küssen. O'Donnell verspürte den plötzlichen Impuls, sie in seine Arme zu nehmen, unterdrückte ihn aber.

Sie war noch schöner, als er sich erinnerte, von einem lächelnden Strahlen, das ihm den Atem benahm. Sie trug ein kurzes Abendkleid mit weit schwingendem Rock aus jetschwarzer Spitze über einem schulterfreien Unterkleid aus schwarzer Seide. Der Hauch der Spitzen über ihren Schultern hob den sanften Schimmer ihrer weißen Haut darunter hervor. An ihrem Gürtel steckte eine einzelne rote Rose.

Sie ließ seine Hand los, und sie traten auf die Terrasse. Der Diener war ihnen mit einem silbernen Tablett mit Gläsern und einem Cocktailshaker vorausgegangen. Jetzt zog er sich unauffällig zurück.

»Die Martinis sind schon gemixt.« Denise sah O'Donnell fragend an. »Aber wenn du willst, kannst du etwas anderes trinken.«

»Martini ist ausgezeichnet.«

Denise füllte zwei Gläser und reichte ihm das eine. Sie lächelte mit einem warmen Leuchten in den Augen. Leise sagte sie: »Als mein persönliches Empfangskomitee heiße ich dich in New York willkommen.«

Er schlürfte an dem Martini, er war kühl und trocken. Unbeschwert antwortete er: »Ich danke dem Komitee für den Empfang.«

Für einen kurzen Augenblick hielt ihr Blick den seinen fest. Dann nahm sie ihn am Arm, führte ihn über die Terrasse auf die niedrige Säulenbalustrade zu, die sie abschloß.

»Wie geht es deinem Vater, Denise?« fragte O'Donnell.

»Danke, es geht ihm gut. Wie alle echten Konservativen hat er sich natürlich eingegraben, aber gesundheitlich geht es ihm gut. Manchmal glaube ich, er wird uns alle überleben.« Sie fügte hinzu: »Ich liebe ihn sehr.«

Sie waren stehengeblieben und blickten hinunter. Die Dämmerung hatte eingesetzt, die warme, milde Spätsommerdämmerung, und die Lichter New Yorks leuchteten auf. Von der Straße unten drang das stetige und durchdringende Pulsieren des Abendverkehrs herauf, von dem plötzlichen Aufbrausen der Dieselbusse und dem Stakkato ungeduldiger Hupen synkopisiert. Gegenüber lag der Central-Park, dessen Umrisse im Schatten verschwanden. Nur die in das Dunkel hineingestreuten Straßenlampen ließen den Verlauf der hindurchführenden Straßen erkennen. Jenseits lösten sich die Straßen der West-Side im Dunkel zum Hudson River auf, und auf dem Fluß schlugen die Lichtpünktchen der Schiffslampen eine Brücke zwischen der Schwärze und den fernen Lichtern des Ufers von New Jersey. Oberhalb der Stadt konnte O'Donnell die George-Washington-Brücke erkennen, ihre hochgespannten Bogenlampen eine Kette heller, weißer Perlen, und darunter die Scheinwerfer der

Wagen, die in mehreren Reihen nebeneinander über die Brücke aus der Stadt hinausströmten, Menschen, die nach Hause fahren, dachte O'Donnell.
Eine sanfte, warme Brise umstrich sie, und er spürte Denises Nähe. Leise sagte sie: »Das ist doch schön, nicht wahr? Selbst wenn man weiß, daß unter diesen Lichtern schlechte und abscheuliche Dinge geschehen. Es ist trotzdem schön. Ich liebe das alles, besonders um diese Tageszeit.«
»Hast du je daran gedacht, zurückzugehen — nach Burlington, meine ich?« fragte er.
»Um dort zu leben?«
»Ja.«
»Man kann nie zurück«, antwortete Denise ruhig. »Das ist eines der wenigen Dinge, die ich gelernt habe. Oh, ich meine damit nicht nur Burlington, sondern alles andere auch — die Zeit, Menschen, Orte. Man kann sie wieder besuchen oder Bekanntschaften erneuern, aber es ist niemals wirklich das gleiche. Man hat sich gelöst, ist darüber hinausgewachsen. Man gehört nicht mehr dazu, weil man weitergegangen ist.« Sie schwieg. »Ich gehöre jetzt hierher. Ich glaube nicht, daß ich New York je verlassen könnte. Klingt das furchtbar unrealistisch?«
»Nein«, antwortete er, »es klingt schrecklich weise.«
Er spürte ihre Hand auf seinem Arm. »Laß uns noch einen Cocktail trinken«, sagte sie, »dann kannst du mich zum Essen mitnehmen.«
Anschließend waren sie in den Maisonette gegangen, einen gediegenen Nachtklub in der Fifth Avenue mit angenehmem Publikum. Dort aßen sie und tanzten später. Als sie wieder einmal an ihren Tisch zurückkamen, fragte Denise: »Wie lange bleibst du in New York?«
»In drei Tagen fliege ich zurück«, antwortete er.
Sie senkte den Kopf. »Warum so bald?«
»Ich habe meine Arbeit.« Er lächelte. »Meine Patienten erwarten, daß ich bei ihnen bin, und auch im Krankenhaus ist viel zu tun.«
Denise sagte: »Ich glaube, ich werde dich vermissen.«
Er überlegte einen Augenblick. Dann wandte er sich zu ihr. Ohne Vorbereitung sagte er: »Du weißt, daß ich nie verheiratet war.«
»Ja.« Sie nickte ernst.
»Ich bin zweiundvierzig«, sagte er. »Wenn man allein lebt, entwickelt man in dieser Zeit Gewohnheiten und eine Lebensweise, die schwer zu ändern und für einen anderen schwer zu akzeptieren sind.« Er schwieg. »Was ich damit sagen will, ist, glaube ich, ein Versuch, darauf hinzuweisen, daß das Leben mit mir schwierig sein kann.«
Denise streckte ihre Hand aus und legte sie auf seine. »Kent, Lieber, darf ich in einem Punkt klar sehen?« Sie zeigte den schwächsten Anflug eines Lächelns. »Soll das etwa ein Heiratsantrag sein?«

O'Donnell lächelte sie voll an. Er fühlte sich gelöst, übermütig, jungenhaft. »Da du danach fragst«, antwortete er, »es scheint mir beinahe so.«
Nach einem Augenblick des Schweigens antwortete Denise erst. Und als sie sprach, spürte er, daß sie Zeit gewinnen wollte. »Ich bin sehr geschmeichelt. Aber bist du nicht etwas — voreilig? Schließlich kennen wir uns kaum.«
»Ich liebe dich, Denise«, sagte er einfach. Er spürte, daß sie ihn forschend ansah.
»Ich könnte dich auch lieben«, antwortete sie, fügte dann, ihre Worte sorgsam wählend, hinzu: »In diesem Augenblick drängt alles in mir, ja zu sagen und mit zwei gierigen Händen nach dir zu greifen, Liebster, aber da ist auch eine heimliche Warnung. Wenn man einmal einen Fehler begangen hat, spürt man die Notwendigkeit, vorsichtig zu sein, ehe man sich wieder bindet.«
»Ja, das kann ich verstehen«, antwortete er.
»Ich habe nie etwas für die weitverbreitete Vorstellung übriggehabt, daß man einen Partner schnell fallenlassen und dann alles von sich wegschieben kann, etwa wie das sprichwörtliche Hemd. Das ist wahrscheinlich einer der Gründe, warum ich mich nicht scheiden ließ.«
»Wäre die Scheidung schwierig?«
»Eigentlich nicht. Ich glaube, ich könnte dazu nach Nevada gehen oder in eine ähnliche Gegend. Aber es gibt noch mehr. Du lebst in Burlington — ich lebe in New York.«
Behutsam fragte er: »Ist das wirklich wahr, Denise, daß du nicht in Burlington leben kannst?«
Sie dachte nach, ehe sie antwortete: »Ja, ich fürchte, es ist so. Ich kann dort nicht leben. Nie! Es hat keinen Sinn, daß ich mir etwas vormache, Kent, ich kenne mich selbst nur zu gut.«
Ein Kellner kam mit Kaffee und füllte ihre Tassen. O'Donnell sagte: »Wäre es für uns nicht besser, wenn wir zwei jetzt allein wären?«
Leise antwortete Denise: »Warum gehen wir dann nicht?«
Er verlangte die Rechnung, bezahlte und half Denise in ihren Umhang. Draußen winkte der Portier ein Taxi herbei, und O'Donnell gab die Adresse ihrer Wohnung an der Fifth Avenue an. Als sie sich in die Polster zurücklehnten, sagte Denise: »Jetzt kommt eine selbstsüchtige Frage, aber hast du je erwogen, deine Praxis nach New York zu verlegen?«
»Doch«, antwortete er, »ich denke jetzt gerade daran.«
Darüber dachte er noch nach, als sie das Apartmenthaus betraten und im Fahrstuhl nach oben fuhren. Seit Denise ihre Frage gestellt hatte, fragte er sich selbst: Warum sollte ich nicht nach New York gehen? Es gibt hier gute Krankenhäuser; New York ist ein medizinisches Zen-

trum, es kann mir nicht schwerfallen, irgendwo Anschluß zu finden. Die Einrichtung der Praxis wäre verhältnismäßig einfach. Seine bisherige Laufbahn sowie die Freunde, die er in New York besaß, würden ihn empfehlen. Er überlegte: Was fesselt mich wirklich an Burlington? Liegt dort mein Leben? Jetzt und für immer? Ist es vielleicht nicht Zeit für einen Ortswechsel, eine neue Umgebung? Ich bin weder mit dem Three Counties Hospital verheiratet, noch bin ich dort unentbehrlich. Gewiß, es gibt dort Dinge, die ich vermissen würde. Das ist richtig. Das Gefühl des Aufbauens, des Schaffens, und die Menschen, mit denen ich gearbeitet habe. Aber ich habe eine Menge erreicht. Das kann niemand bestreiten. Und New York bedeutet Denise. Wäre es das nicht wert — alles zusammen?

Im zwanzigsten Stock öffnete Denise mit ihrem Schlüssel die Tür. Von dem Diener, den O'Donnell am frühen Abend gesehen hatte, war nichts zu bemerken.

Wie auf Verabredung traten sie auf die Terrasse. Denise fragte: »Möchtest du etwas trinken, Kent?«

»Vielleicht später«, antwortete er und streckte seine Arme nach ihr aus. Ohne Scheu trat sie auf ihn zu, und ihre Lippen begegneten sich. Es war ein langer Kuß. Seine Arme schlossen sich fester um sie, und er spürte, wie sie sich an ihn drängte. Dann löste sie sich behutsam von ihm.

Halb abgewendet sagte sie: »Es gibt so vieles, woran man denken muß.« Ihre Stimme klang beunruhigt.

»Wirklich?« Sein Ton war ungläubig.

»Du weißt nicht sehr viel über mich«, antwortete Denise. »Zunächst, ich bin schrecklich besitzgierig. Wußtest du das?«

Er antwortete: »Das klingt nicht besonders schrecklich.«

»Wenn wir verheiratet wären«, sagte sie, »würde ich dich ganz für mich haben wollen, nicht nur einen Teil. Ich könnte es nicht ändern. Und ich könnte dich nicht teilen — nicht einmal mit einem Krankenhaus.«

Er lachte. »Ich kann mir vorstellen, daß wir einen Kompromiß finden würden. Andere Leute tun es auch.«

Sie wandte ihm den Rücken zu. »Wie du das so sagst, könnte ich dir fast glauben.« Denise schwieg. »Wirst du nach New York zurückkommen — bald?«

»Ja.«

»Wie bald?«

Er antwortete: »Sobald du mich rufst.«

Als ob sie ihrem Instinkt folge, trat sie zu ihm, und sie küßten sich wieder, dieses Mal mit wachsender Leidenschaft. Dann hörten sie hinter sich ein Geräusch, und ein Lichtstrahl fiel durch die sich öffnende Tür des Wohnraums. Denise schob ihn sanft von sich ab, und einen Augen-

blick später trat eine schmale Gestalt im Pyjama auf die Terrasse. Eine Stimme sagte: »Mir kam es so vor, als hätte ich hier jemand sprechen hören.«
»Ich denke, du schläfst«, antwortete Denise. »Das ist Dr. O'Donnell.« Und zu O'Donnell gewandt: »Dies ist meine Tochter Philippa.« Zärtlich fügte sie hinzu: »Die eine Hälfte meiner unmöglichen Zwillinge.«
Das Mädchen sah O'Donnell mit unverhohlener Neugierde an. »Hallo«, sagte sie, »ich habe von Ihnen schon gehört.«
O'Donnell erinnerte sich, daß Denise ihm gesagt hatte, ihre beiden Kinder seien siebzehn. Das Mädchen erschien klein für ihr Alter, ihr Körper begann gerade erst weibliche Formen anzunehmen. Aber sie bewegte sich mit einer Anmut und Sicherheit, die unverkennbar von ihrer Mutter stammte.
»Hallo, Philippa«, sagte er, »es tut mir leid, daß wir Sie gestört haben.«
»Ich konnte nicht schlafen und habe noch gelesen.« Das Mädchen sah auf ein Buch in ihrer Hand. »Herrick. Haben Sie ihn je gelesen?«
»Ich glaube nicht«, antwortete O'Donnell. »Ich muß gestehen, daß mir das Studium nicht viel Zeit für Gedichte gelassen hat, und später bin ich auch nie mehr dazu gekommen.«
Philippa hob das Buch und öffnete es. »Hier ist etwas für dich, Mutter.« Mit sicherem Gefühl für Vers und Betonung und einer sympathischen Unbefangenheit las sie vor:

»Das sind des Lebens reichste Jahre,
wenn jung und heiß die Pulse schlagen.
Einmal erschöpft von schlimmen und von schlimmsten Tagen
bleibt nur vergangene Jugend zu bedauern.
Sei drum nicht scheu, verfolg das Wunderbare,
solang' es dir gegeben, finde Liebe,
denn sind verloren erst die frischen Triebe,
kannst um Versäumtes du nur trauern.«

»Ich verstehe, was du damit sagen willst«, sagte Denise. Sie wandte sich zu O'Donnell. »Ich kann dir versichern, Kent, daß meine Kinder mich ständig bedrängen, wieder zu heiraten.«
»Ja, es ist einfach das beste für dich«, warf Philippa dazwischen. Sie legte das Buch hin.
»Sie tun es unter dem Vorwand, es sei das praktischste«, fuhr Denise fort. »Tatsächlich sind sie beide schrecklich sentimental.« Sie wandte sich zu Philippa. »Was würdest du sagen, wenn ich Dr. O'Donnell heirate?«
»Hat er dich darum gebeten?« Philippas Interesse war sofort wach.

Ohne auf eine Antwort zu warten, rief sie aus: »Du tust es doch natürlich?«
»Das hängt von vielem ab, mein Kind«, antwortete Denise. »Selbstverständlich müssen erst ein paar Kleinigkeiten, wie meine Scheidung, geordnet werden.«
»Ach das. Es ist sehr unvernünftig von Daddy, daß er es von dir verlangt. Aber abgesehen davon, worauf braucht ihr zu warten?« Sie sah O'Donnell offen an. »Warum lebt ihr nicht einfach zusammen. Dann liegt der Scheidungsgrund schon vor, und Mutter braucht nicht nach einem dieser scheußlichen Orte wie Reno zu fahren.«
»Es gibt Augenblicke«, sagte Denise, »an denen mir ernste Zweifel am Wert der fortschrittlichen Erziehung kommen. Nun ist es aber genug.« Sie trat auf Philippa zu. »Gute Nacht, mein Kind.«
»Oh, Mutter«, antwortete das Mädchen, »manchmal benimmst du dich geradezu vorsintflutlich.«
»Gute Nacht, mein Kind«, wiederholte Denise nachdrücklich.
Philippa wandte sich an O'Donnell. »Dann muß ich wohl gehen.«
Er antwortete: »Ich habe mich sehr gefreut, Sie zu sehen, Philippa.«
Das Mädchen kam zu ihm. Ungekünstelt sagte sie: »Wenn Sie doch mein Stiefvater werden, kann ich Sie ja ruhig küssen.«
Er beugte sich zu ihr, und sie küßte ihn auf die Lippen, trat dann zurück. Sie lächelte leicht. Dann sagte sie: »Sie gefallen mir.« Und warnend zu Denise: »Mutter, was du auch tust, laß dir den nicht entgehen.«
»Philippa!« Diesmal war der tadelnde Ton unverkennbar.
Philippa lachte und küßte ihre Mutter. Mit einem übermütigen Winken nahm sie ihren Gedichtband und ging.
O'Donnell lehnte sich an die Wand auf der Terrasse und lachte. In diesem Augenblick erschien ihm sein Junggesellendasein in Burlington unglaubwürdig leer und langweilig.

XVIII

Die Amputation von Vivians linkem Bein begann Punkt halb neun. Pünktlichkeit in den Operationsräumen gehörte zu den Dingen, auf denen Dr. O'Donnell bestanden hatte, als er Chef der Chirurgie im Three Counties Hospital wurde, und die meisten der Chirurgen fügten sich seiner Forderung.
Die Operation war nicht schwierig, und Lucy Grainger rechnete mit keinen besonderen Komplikationen. Sie plante, das Bein ziemlich weit über dem Knie im Oberteil des Oberschenkelknochens zu amputieren. Sie hatte auch erwogen, das Bein im Hüftgelenk abzunehmen, in der

Meinung, daß damit bessere Aussichten bestanden, den sich vom Knie ausbreitenden bösartigen Zellen zuvorzukommen. Aber das hatte den Nachteil, daß es später außerordentlich schwierig war, an einem ungenügenden Stumpf eine Prothese anzubringen. Darum hatte sie sich entschlossen, einen Teil des Oberschenkels zu erhalten.

Sie hatte auch schon geplant, wie sie die Muskellappen schneiden wollte, die später den Stumpf ausreichend bedecken konnten. Tatsächlich hatte sie schon am Abend vorher in Gedanken die erforderlichen Schnitte vollzogen, wobei sie Vivian in dem Glauben ließ, daß sie nur eine weitere Routineuntersuchung vornähme. Das war, nachdem sie Vivian die Nachricht überbracht hatte. Natürlich war es ein ergreifendes und bedrückendes Gespräch gewesen. Zuerst hatte das Mädchen sich gefaßt gezeigt, aber war dann zusammengebrochen. Sie klammerte sich an Lucy, und ihr verzweifeltes Schluchzen verriet, daß sie die letzte, ungewisse Hoffnung verloren hatte. Obwohl Lucy durch ihre Ausbildung und ihre Tätigkeit darin geschult war, sich in solchen Augenblicken klinisch und unsentimental zu geben, fand sie sich stark bewegt.

Die anschließende Unterhaltung mit den Eltern und mit dem jungen Dr. Seddons, der später zu ihr kam, war weniger persönlich, aber immer noch bedrückend gewesen. Lucy glaubte, es würde ihr nie gelingen, ihre Gefühle für ihre Patienten völlig zu beherrschen, wie manche andere das konnten, und mitunter mußte sie sich selbst zugeben, daß ihre äußerliche Kühle nur eine Pose, wenn auch eine notwendige, war. Allerdings war ihre Sachlichkeit hier im Operationsraum keine Pose. An diesem Ort war Sachlichkeit eine Notwendigkeit, und sie fand sich jetzt kühl und ohne persönliche Empfindungen dabei, die unmittelbaren Aufgaben der Operation zu überdenken.

Der Narkosearzt am Kopf des Operationstisches hatte schon sein Zeichen gegeben, daß sie beginnen könne. Bereits seit einigen Minuten hielt Lucys Assistent — heute einer der Praktikanten des Krankenhauses — das Bein, das amputiert werden mußte, hoch, damit das Blut soweit wie möglich in den Körper zurückfloß. Jetzt begann Lucy weit oben am Oberschenkel eine pneumatische Aderpresse anzulegen, ließ sie aber im Augenblick noch locker.

Ohne aufgefordert zu werden, reichte ihr die Operationsschwester eine Schere über den Tisch, und Lucy begann den Verband aufzuschneiden, der das Bein umhüllte, seit es am Abend vorher rasiert und anschließend zur Desinfektion mit Hexachlorophen bestrichen worden war. Der Verband fiel zu Boden, und die zweite Operationsschwester hob ihn auf.

Lucy sah auf die Uhr. Das Bein war jetzt fünf Minuten lang fast senkrecht hochgehalten worden, das Fleisch erschien bleich. Der Praktikant wechselte den Griff, und sie fragte ihn: »Strengt es die Arme an?«

Er lächelte hinter seiner Gesichtsmaske. »Ich möchte es nicht eine Stunde lang so halten.«
Der Narkosearzt war zu der Aderpresse getreten und sah Lucy an. Sie nickte und sagte: »Ja, bitte.« Der Narkosearzt begann Luft in den Gummischlauch zu pumpen und unterband damit die Blutzufuhr in das Bein. Als er fertig war, ließ der Praktikant das Bein sinken, bis es ausgestreckt auf dem Operationstisch lag. Die Operationsschwester und der Praktikant bedeckten die Patientin mit einem sterilen, grünen Laken, so daß nur das linke Bein frei blieb. Dann begann Lucy mit den letzten Vorbereitungen und bestrich das Operationsfeld am Oberschenkel mit einer alkoholischen Lösung von Zephiran.
In dem Operationsraum waren heute Gäste anwesend — zwei Medizinstudenten von der Universität —, und Lucy winkte sie näher heran. Die Operationsschwester reichte ihr ein Messer, und Lucy ritzte mit der Spitze der Klinge in die Haut des freiliegenden Oberschenkels und erklärte dabei:
»Beachten Sie, daß ich die Umrisse der Muskellappen zunächst durch Kratzer markiere. Das gibt uns Anhaltspunkte.«
Jetzt begann sie tiefer zu schneiden, legte sofort die Muskelfascien unter der Haut und ihrer Fettgewebeschicht frei. »Es ist immer wichtig, den vorderen Lappen länger als den hinteren zu machen, damit die Nahtlinie später etwas nach rückwärts liegt. Auf diese Weise hat der Patient keine Narbe unmittelbar am Ende des Stumpfes. Eine Narbe an dieser Stelle kann sich später als außerordentlich schmerzhaft und empfindlich erweisen, wenn sie durch Gewicht belastet wird.«
Nun schnitt sie tief in das Fleisch. Die Umrisse beider Lappen wurden durch das Blut erkennbar, das hervorzusickern begann. Das Ergebnis war vorn und hinten, ähnlich zwei Hemdschößen, ein langer und ein kurzer Lappen, die zum Schluß zusammengezogen und an den Rändern sauber vernäht wurden.
Mit kurzen, scharfen Bewegungen begann Lucy mit dem Skalpell die Muskel zurück und nach oben zu schieben und legte die blutigrote Masse des darunterliegenden Gewebes bloß.
»Klemme, bitte.« Die Operationsschwester reichte ihr das Instrument. Lucy brachte es an, so daß es die gelösten Muskeln von der nächsten darunterliegenden Schicht zurückhielt. Sie winkte ihrem Assistenten, die Klemme zu halten, und schnitt tiefer durch die oberste Schicht des vierköpfigen Oberschenkelmuskels.
»Gleich werden wir die Hauptarterien freilegen. Ja. Hier haben wir das erste femorale Gefäß.« Während Lucy darauf deutete, beugten sich die beiden Medizinstudenten interessiert vor. Ruhig fuhr sie fort, das, was sie tat, zu erklären: »Wir wollen die Gefäße so hoch wie möglich frei-

legen, sie dann herunterziehen und abbinden, so daß sie sich möglichst weit von dem Stumpf zurückziehen.« Die Nadel, die die Operationsschwester gereicht hatte, fuhr herein und heraus. Lucy band die großen Gefäße zweimal ab, um sicherzugehen, daß sie gut abgedichtet waren und blieben. Jede spätere Blutung in diesem Gebiet konnte für den Patienten eine Katastrophe bedeuten. Dann streckte sie ihre Hand nach der Schere aus, nahm sie und durchtrennte die Hauptschlagader, die zum Unterteil des Gliedes führte. Der erste unwiderrufliche Schnitt der Amputation war damit geschehen.

Schnell wiederholte sie das gleiche an anderen Arterien und den Venen. Dann durchtrennte Lucy weitere Muskeln, griff herunter und legte den Nerv frei, der parallel nach unten verlief. Während ihre behandschuhten Hände prüfend darüber tasteten, regte sich Vivian plötzlich, und aller Augen richteten sich schnell auf den Narkosearzt am Kopfende des Tisches. Er nickte beruhigend. »Der Patientin geht es gut, keine Komplikationen.« Eine seiner Hände lag auf Vivians Wange. Sie war bleich, aber ihr Atem ging tief und regelmäßig. Ihre Augen standen offen, ohne etwas zu sehen. Ihr Kopf lag gerade weit zurück, nicht zur Seite geneigt, die Augenwinkel waren mit Wasser gefüllt, Tränen, die sie in der Bewußtlosigkeit geweint hatte.

»Mit dem Nerv verfahren wir in gleicher Weise wie mit den Arterien und den Venen, ziehen ihn also soweit wie möglich am Oberschenkel herunter, durchtrennen ihn und lassen ihn sich zurückziehen.«

Lucy sprach fast automatisch, ihre Handbewegungen begleiteten ihre Worte und verrieten ihre Gewohnheit, zu unterrichten. Ruhig fuhr sie fort: »Zwischen Chirurgen wird immer viel über die beste Methode diskutiert, Nervenenden bei einer Amputation zu behandeln. Die Absicht ist selbstverständlich, später im Stumpf Schmerzen zu vermeiden.« Gewandt knüpfte sie einen Knoten und nickte dem Assistenten zu, der das überstehende Ende des Fadens abschnitt. »Eine ganze Reihe von Methoden sind erprobt worden — Injektion von Alkohol, Abbrennen des Nervenendes mit elektrischem Strom. Aber die Methode, die wir heute anwenden, ist immer noch die einfachste und die am häufigsten befolgte.«

Lucy sah auf die Uhr an der Wand des Operationsraumes. Sie wies auf neun Uhr fünfzehn. Fünfundvierzig Minuten waren verstrichen, seit sie angefangen hatte. Sie sah zu dem Narkosearzt.

»Noch alles in Ordnung?«

Der Narkosearzt nickte. »Könnte nicht besser sein, Lucy. Sie ist ein wirklich gesundes Mädchen.« Boshaft fragte er: »Sind Sie sicher, daß Sie der richtigen Patientin das Bein abnehmen?«

»Keine Sorge.« Lucy hatte nie etwas dafür übrig, wenn im Operations-

raum über die Patienten auf dem Tisch Scherze gemacht wurden, obwohl sie manche Chirurgen kannte, die die ganze Zeit, vom ersten Einschnitt bis zur letzten Naht, witzelten. Es war alles eine Frage des Standpunktes, nahm sie an. Leichtfertigkeit war für manche vielleicht ein Mittel, tiefere Empfindungen zu verbergen. Vielleicht auch nicht. Jedenfalls zog sie es vor, das Thema zu wechseln. Während sie begann, die hinteren Muskeln des Beines zu durchschneiden, fragte sie den Narkosearzt: »Wie geht es Ihrer Familie?« Lucy unterbrach sich, um eine zweite Klemme anzusetzen, die das Gewebe von dem neuen Einschnitt zurückzog.
»Ausgezeichnet. Wir ziehen nächste Woche in ein neues Haus.«
»Wirklich? In welcher Gegend?« Zu dem Assistenten sagte sie: »Etwas höher, bitte. Versuchen Sie, es mir aus dem Weg zu halten.«
»Somersets Heights. Es ist die neue Siedlung im Norden.«
Die hinteren Beinmuskeln waren fast durchtrennt. »Ich glaube, ich habe davon gehört. Ihrer Frau wird es sicher sehr gefallen«, antwortete sie.
Jetzt war der Knochen sichtbar. Der ganze große Schnitt klaffte rot. Der Narkosearzt antwortete: »Sie ist im siebten Himmel. Kauft Teppiche, sucht Vorhänge aus und all das andere. Es gibt nur ein Problem.«
Lucys Finger griffen um den Beinknochen herum, arbeiteten nach oben, lösten die umgebenden Muskeln. Den Studenten erklärte sie: »Sie werden bemerken, daß ich die Muskeln soweit wie möglich zurückschiebe. Dann können wir den Knochen recht hoch durchtrennen, und er ist nachher vollständig von Muskeln umgeben.«
Der Assistent hatte Schwierigkeiten, die Muskellappen mit den beiden Klemmen zurückzuhalten. Sie half ihm, die Stellung zu verbessern, und er murmelte: »Das nächste Mal bringe ich mir eine dritte Hand mit.«
»Säge, bitte.« Die Operationsschwester war schon bereit, legte den Griff der Knochensäge in Lucys ausgestreckte Hand. Zu dem Narkosearzt sagte Lucy: »Was ist das für ein Problem?«
Lucy setzte die Säge so hoch an, wie sie konnte, und begann mit kurzen, gleichmäßigen Strichen zu sägen. Ein dumpfes, durchdringendes, knirschendes Geräusch wurde hörbar, als die Sägezähne sich in den Knochen hineinfraßen. Der Narkosearzt antwortete: »Ich muß das alles bezahlen.«
Lucy lachte. »Wir werden Sie öfter beschäftigen müssen, mehr Operationen ansetzen.« Sie hatte den Knochen halb durchgesägt, er erwies sich zäher als andere, aber selbstverständlich waren junge Knochen von Natur aus härter. Plötzlich kam ihr der Gedanke, wie tragisch dieser Augenblick war und sie sich trotzdem ungeniert unterhielten und sogar über alltägliche Dinge scherzten. In ein oder zwei Sekunden, länger dauerte es nicht mehr, war dieses Bein abgetrennt, und ein junges Mäd-

chen — kaum mehr als ein Kind — hatte für immer einen Teils seines Lebens verloren. Nie mehr könnte sie frei laufen, unbehindert wie andere, oder tanzen oder schwimmen oder reiten oder unbefangen lieben. Schließlich würde sie wohl das eine oder andere wieder tun, vieles aber nur mühsam und mit mechanischen Hilfen. Aber nichts konnte je wieder ganz das gleiche wie früher sein. Niemals würde sie wieder so fröhlich, unbeschwert und sorglos sein wie vorher, als ihr Körper noch ganz gewesen war. Hier lag der Kern der Tragödie: sie trat zu früh ein.
Lucy hielt inne. Ihre sensiblen Fingerspitzen verrieten ihr, daß die Säge den Knochen fast durchgeschnitten hatte. Dann erfolgte unvermittelt ein knirschendes Geräusch, auf den ein scharfes Knacken folgte. Im letzten Augenblick war der letzte Teil des Knochens unter dem Gewicht des fast abgetrennten Gliedes gebrochen. Das Bein war lose und fiel auf den Tisch. Zum erstenmal hob Lucy ihre Stimme und rief: »Halten Sie es! Schnell!«
Aber die Warnung kam zu spät. Als der Assistent zugriff, entglitt das Bein seinen Händen und fiel von dem Operationstisch auf den Boden.
»Lassen Sie es liegen!« Lucys Ton war scharf, als der Assistent vergaß, daß er dadurch unsteril werden würde, und sich niederbeugte, um das Bein aufzuheben.
Die zweite Schwester trat hinzu, nahm das amputierte Glied auf und hüllte es in Gaze und Papier ein. Später würde es mit anderen Paketen, die chirurgische Proben enthielten, von einem Boten abgeholt und in die Pathologie gebracht werden.
»Halten Sie den Stumpf von dem Tisch fort, bitte.« Lucy winkte dem Assistenten, und er trat näher, um ihre Anweisung zu befolgen. Die Operationsschwester hielt eine Raspel bereit, und Lucy nahm sie, tastete nach den scharfen Spitzen am Knochen, die durch den Bruch entstanden waren, und beseitig.e sie mit der Raspel. Wieder erklärte sie den Studenten: »Vergessen Sie nicht, das Knochenende zu glätten. Überzeugen Sie sich, daß keine kleinen Spitzen herausstehen, denn wenn das der Fall ist, besteht die Wahrscheinlichkeit, daß sie wachsen und für den Patienten äußerst schmerzhaft werden.« Ohne aufzublicken fragte sie: »Wie lange dauert es schon?«
Der Narkosearzt antwortete: »Es sind jetzt siebzig Minuten.«
Lucy reichte die Raspel zurück. »Gut«, sagte sie, »jetzt können wir anfangen zu nähen.« Das Ende der Operation vor Augen, dachte sie dankbar an den Kaffee, der im Chirurgenzimmer unten am Gang auf sie wartete.

Mike Seddons hatte die Zeit über, in der Vivian operiert wurde, im wahrsten Sinne des Wortes geschwitzt. Mit den Loburtons — Vivians

Eltern hielten sich noch in Burlington auf und beabsichtigten, vorläufig zu bleiben — wartete er in einem der kleinen Wartezimmer, die den Angehörigen von Patienten, die operiert wurden, vorbehalten waren. Am frühen Morgen, als das Leben im Hospital gerade erst zu erwachen begann, hatte er sie im Hauptgang getroffen und in Vivians Krankenzimmer hinaufgebracht, um Vivian zu besuchen. Es war aber nicht mehr viel zu sagen gewesen, und Vivian, von einem Betäubungsmittel bereits benommen, schien sie kaum wahrzunehmen. Schon nach ein paar Minuten war sie abgeholt und in die Operationsabteilung gebracht worden.

Jetzt hatten sie in der unbehaglichen Hinterhofstimmung des spärlich möblierten Raumes mit seinen unbequemen Kunstlederstühlen und den lackierten Tischen ihre alltäglichen Unterhaltungsthemen erschöpft. Henry Loburton, groß und kräftig, mit dünn gewordenem, eisgrauem Haar, das Gesicht von den Jahren, die er im Freien verbracht hatte, gerunzelt und gegerbt, stand am Fenster und sah auf die Straße hinunter. Mike Seddons konnte voraussagen, daß er sich in ein oder zwei Minuten vom Fenster abwenden und zu seinem Kunstlederstuhl zurückkehren würde. Nach einer Weile würde er dann wieder aufstehen, um an das Fenster zu treten. Es war ein monotones Hin und Her, das der alte Mann schon seit über einer Stunde befolgte, in einer langsamen, auf die Nerven gehenden Monotonie, von der Seddons verzweifelt wünschte, daß er endlich eine Abwechslung hineinbringen würde — entweder seine Schritte beschleunigen oder den Abstand zwischen jedem Platzwechsel variieren.

Im Gegensatz dazu verhielt sich Vivians Mutter still. Fast schien es, als ob sie sich nicht bewegt habe, seit sie hierhergekommen waren. Sie hatte einen geradlehnigen Stuhl einer der anderen, scheinbar bequemeren Sitzgelegenheiten, vorgezogen und hielt sich in einer Weise aufrecht, die auf eine altgewohnte bewußte Selbstbeherrschung hinwies. Schon seit einiger Zeit sah Angela Loburton gerade vor sich hin, ihr Blick, wie es schien, in die Unendlichkeit gerichtet, die Hände auf dem Schoß leicht gekreuzt. Sie war heute noch blasser als sonst, aber die hohen Backenknochen, die ihre natürliche Würde und Haltung betonten, traten wie immer hervor. Diese Frau erschien gleichzeitig zerbrechlich und unzerstörbar.

Seit ihrer ersten Begegnung vor ein paar Tagen hatte Mike Seddons viel über Mrs. Loburton nachgedacht. Ihre Gefühle für Vivian und die Sorge um ihre Tochter traten bei ihr viel weniger offensichtlich zutage als bei ihrem Mann, und doch spürte Seddons im Verlauf dieser Tage, daß sie ebenso tief, vielleicht noch tiefer waren. Er vermutete auch, daß trotz der unverkennbaren Männlichkeit, die Vivians Vater zeigte, ihre

Mutter bei weitem den stärkeren Charakter besaß, daß sie das solide Fundament dieser Ehe bildete, von dem ihr Mann im Lauf der Jahre abhängig geworden war.

Seddons überraschte sich bei dem Gedanken, wie es zwischen ihm und Vivian in der vor ihnen liegenden Zeit sein würde. Wer von ihnen würde sich am Ende als entschlossener und ausdauernder erweisen? Er wußte, daß es keine zwei Menschen gab, die sich ganz gleich waren, weder in der Charakterstärke noch in der Gabe zu führen, nicht einmal in der Fähigkeit zu lieben. Er wußte auch, daß das mit dem Geschlecht wenig zu tun hatte, daß bei Frauen Verstand und Herz oft stärker waren als bei Männern und daß nach außen gezeigte Männlichkeit manchmal nur eine hohle Pose war, um innere Schwäche zu verbergen.

War Vivian stärker als er selbst? War ihr Charakter besser, ihr Mut größer? Diese Frage hatte er sich am Abend vorher gestellt, und seither hatte sie ihn nicht losgelassen. Als er erfuhr, daß die Entscheidung für die Amputation gefallen war, und er wußte, daß Vivian unterrichtet war, war er zu ihr gegangen. Er hatte sie nicht in Tränen aufgelöst, sondern lächelnd angetroffen. »Komm herein, Mike, Liebling«, hatte sie gesagt, »und mache bitte kein so düsteres Gesicht. Dr. Grainger hat mir alles gesagt, und ich habe mich ausgeweint. Jetzt ist es vorüber, oder wird es morgen wenigstens sein.«

Bei diesen Worten fühlte er, wie seine Liebe für sie sich vertiefte. Er preßte sie an sich und küßte sie leidenschaftlich. Sie wühlte zärtlich in seinem Haar, bog seinen Kopf zurück und sah ihm gerade in die Augen.

»Für den Rest meines Lebens werde ich nur ein Bein haben, Mike«, sagte sie. »Ich werde nicht mehr das Mädchen sein, das du kennengelernt hast. Nicht mehr so, wie du mich zum erstenmal gesehen hast, und nicht mehr so, wie du mich jetzt kennst. Wenn du zurück willst – ich kann es verstehen.«

Voller Nachdruck erwiderte er: »Du sollst so etwas nicht sagen.«

»Warum?« fragte sie. »Fürchtest du dich, darüber zu sprechen?«

»Nein!« Es war ein lauter, harter Protest, aber im gleichen Augenblick, als er ihn aussprach, wußte er, daß er log. Er fürchtete sich. Ebenso, wie er spürte, daß Vivian sich nicht fürchtete – jetzt nicht, jetzt nicht mehr.

Es war das Abbild Vivians, erkannte er, das er jetzt in ihrer Mutter sehen konnte, oder richtiger umgekehrt. Die Kraft, die sie beide besaßen, war unverkennbar. War seine Kraft ebenso groß? Zum erstenmal beschlichen ihn unbehagliche Zweifel.

Mr. Loburton hatte sein monotones Hin und Her unterbrochen. Mitten im Raum war er stehengeblieben. »Michael«, sagte er, »es sind jetzt anderthalb Stunden. Kann es noch viel länger dauern?«

Seddons bemerkte, daß auch Vivians Mutter ihn ansah. Er schüttelte den Kopf. »Das glaube ich nicht. Dr. Grainger sagte, sie wolle sofort herkommen, wenn... unmittelbar danach.« Er schwieg, fügte dann hinzu: »Wir werden es bald wissen — sehr bald.«

XIX

Dr. Dornberger griff durch die beiden runden Öffnungen an den Seiten des Brutkastens und untersuchte das Kind der Alexanders gründlich. Dreieinhalb Tage waren seit der Geburt vergangen, eine Tatsache, die normalerweise als ein hoffnungsvolles Zeichen gewertet werden konnte. Aber es zeigten sich Symptome, die ständig deutlicher wurden, von denen Dornberger wußte, daß sie bedenklich waren.
Er ließ sich Zeit bei seiner Untersuchung, trat dann nachdenklich zurück, erwog in Gedanken die vorliegenden Anzeichen, filterte sie durch seine in langen Jahren und bei den zahllosen von ihm behandelten Fällen gesammelten Erfahrungen. Am Ende bestätigten seine Überlegungen, was ihm sein Instinkt bereits sagte. Die Prognose war außerordentlich ungünstig. »Wissen Sie«, sagte er, »eine Zeitlang habe ich geglaubt, er würde es schaffen.«
Die junge Schwester, die das Säuglingszimmer mit den Frühgeburten unter sich hatte — die gleiche, mit der John Alexander vor ein paar Tagen gesprochen hatte —, sah Dornberger erwartungsvoll an. Sie sagte: »Sein Atem war bis vor einer Stunde noch ganz regelmäßig. Dann wurde er schwächer. Deshalb rief ich Sie an.«
Eine Lernschwester auf der anderen Seite des Brutkastens folgte aufmerksam der Unterhaltung. Ihre Augen über der Gazemaske wanderten zwischen Dornberger und der Stationsschwester hin und her.
»Nein, die Atmung ist nicht gut«, bestätigte Dornberger langsam. Er dachte laut weiter, versuchte sich zu vergewissern, daß er nichts übersah. »Die gelbe Verfärbung ist stärker geworden, als sie sein dürfte, und die Füßchen scheinen geschwollen zu sein. Geben Sie mir noch einmal das Ergebnis der Blutzählung.«
Die Stationsschwester blickte auf ihre Notiztafel: »4,9 Millionen rote Blutkörperchen, sieben rote Blutkörperchen mit Kernen auf je hundert weiße Blutkörperchen.«
Wieder entstand eine Pause, während die beiden Schwestern Dr. Dornberger beobachteten, der über den Befund nachdachte. Er überlegte: Im ganzen ist die Anämie zu groß, obwohl sie natürlich eine überstarke Reaktion normaler Art sein kann. Laut sagte er: »Wissen Sie, wenn der Sensibilitätsbefund nicht vorläge, würde ich vermuten, daß das Kind Erythroblastose hat.«

Die Stationsschwester sah ihn überrascht an. »Aber zweifellos, Doktor...«, dann brach sie ab.
»Ich weiß, das kann nicht passieren.« Er deutete auf die Notiztafel. »Trotzdem. Zeigen Sie mir den Laborbefund. Das Original über das Blut der Mutter.«
Die Stationsschwester schlug ein paar Blätter um, fand das Formular und zog es heraus. Es war der Bericht, den Dr. Pearson nach seinem Zusammenstoß mit David Coleman unterschrieben hatte. Dornberger studierte ihn sorgfältig, reichte ihn zurück. »Nun, das ist eindeutig genug — Sensibilität negativ.«
Natürlich sollte das eindeutig sein, aber er konnte einen nagenden Zweifel nicht unterdrücken. War der Befund etwa doch falsch? Unmöglich! sagte er sich, die pathologische Abteilung kann niemals einen so groben Fehler begehen. Trotzdem entschloß er sich, nach seiner Visite Pearson aufzusuchen und mit ihm zu sprechen. Zu der Stationsschwester sagte er: »Im Augenblick können wir nichts weiter tun. Benachrichtigen Sie mich bitte sofort, wenn eine Veränderung eintritt.«
»Ja, Doktor.«
Als Dornberger fort war, fragte die Lernschwester: »Was hat der Doktor gesagt? Erythro...?« Sie stolperte über das Wort.
»Erythroblastose. Das ist eine Blutkrankheit bei Säuglingen. Sie tritt manchmal auf, wenn das Blut der Mutter rh-negativ und das des Vaters Rh-positiv ist.« Die junge Stationsschwester mit dem roten Haar beantwortete die Frage genau und sachlich wie immer. Die Lernschwestern ließen sich bei der Verteilung der Arbeit gern ihr zuweisen, da sie nicht nur im Ruf stand, eine der besten Schwestern des Krankenhauses zu sein, sondern weil es auch nur wenig über zwölf Monate her war, daß sie ihre eigene Lehrzeit als Beste ihres Kursus abgeschlossen hatte. Das wußten die Lernschwestern und zögerten deshalb nicht, sie auszufragen.
»Ich dachte, in diesen Fällen würde das Blut des Kindes gleich nach der Geburt ausgetauscht.«
»Sie meinen durch eine Austauschtransfusion?«
»Ja.«
»Nur in manchen Fällen«, erklärte die Stationsschwester bereitwillig. »Es hängt von dem Sensibilitätsbefund über das Blut der Mutter ab. Wenn der Befund positiv ist, bedeutet es im allgemeinen, daß das Kind mit Erythroblastose geboren wird und daß unmittelbar nach der Geburt eine Austauschtransfusion vorgenommen werden muß. In dem vorliegenden Fall war der Laboratoriumsbefund aber negativ, so daß die Austauschtransfusion nicht notwendig war.« Die Stationsschwester schwieg. Dann fügte sie nachdenklich, halb zu sich selbst, hinzu: »Die Symptome sind allerdings auffällig.«

Seit der Auseinandersetzung über die Frage der Laborüberprüfungen vor einigen Tagen war der alte Pathologe mit keinem Wort auf David Colemans Arbeit im serologischen Labor zurückgekommen. Coleman hatte keine Ahnung, was das Schweigen bedeutete — ob er seinen Standpunkt durchgesetzt hatte und ihm die Serologie nun unmittelbar unterstand oder ob Pearson beabsichtigte, die Frage später wieder aufzugreifen. Inzwischen hatte der junge Pathologe allerdings die Gewohnheit angenommen, regelmäßig im Labor zu erscheinen und die in Arbeit befindlichen Untersuchungen zu überprüfen. Das Ergebnis war, daß er schon verschiedene klare Vorstellungen davon besaß, wo und wie die Verfahren geändert werden mußten, und einige der geringfügigeren Änderungen in den letzten beiden Tagen bereits angeordnet hatte.

Zwischen ihm und Carl Bannister, dem alten Laboranten, herrschte etwas, das man fast als einen latenten Waffenstillstand bezeichnen konnte. John Alexander hatte andererseits klar zu erkennen gegeben, daß er Colemans Aufmerksamkeit gegenüber dem Labor begrüßte, und hatte in den beiden letzten Tagen ein paar Anregungen vorgebracht, die von Coleman gebilligt worden waren.

Alexander hatte am Tag, nachdem seine Frau in das Krankenhaus gebracht worden war, trotz einer geknurrten, aber freundlichen Bemerkung Pearsons, er könne Urlaub nehmen, wenn er wolle, seine Arbeit wiederaufgenommen. Coleman hatte gehört, wie Alexander dem alten Pathologen sagte: »Trotzdem vielen Dank, Doktor, aber wenn ich nicht arbeite, denke ich zuviel nach, und das macht es nicht besser.« Pearson hatte genickt und geantwortet, Alexander könne tun, was ihm behage, und wenn er wolle, aus dem Labor nach oben gehen, um seine Frau und das Kind zu besuchen.

Jetzt öffnete David Coleman die Tür zum serologischen Labor und trat ein. Er fand John Alexander an dem mittleren Arbeitstisch vor einem Mikroskop, und ihm gegenüber stand eine Frau mit außergewöhnlich großen Brüsten in einem weißen Mantel, die er, wie Coleman sich undeutlich erinnerte, schon ein paarmal nach seiner Ankunft im Krankenhaus gesehen hatte.

Als er eintrat, sagte Alexander: »Sie sollten Dr. Pearson oder Dr. Coleman fragen. Ich leite den Befund an sie weiter.«

»Um was handelt es sich?« Als Coleman gleichmütig fragte, wendeten ihm beide die Köpfe zu.

Die Frau sprach zuerst: »Oh, Doktor.« Sie sah ihn forschend an. »Sind Sie Dr. Coleman?«

»Ja.«

»Ich bin Hilda Straughan.« Sie reichte ihm die Hand und fügte hinzu: »Die Küchenleiterin.«

»Freut mich sehr.« Während sie ihm die Hand schüttelte, bemerkte er fasziniert, daß ihre prachtvollen Brüste die Bewegung ihrer Arme mitmachten — ein wallendes, wogendes, rollendes Auf und Ab. Er riß sich von diesem Anblick los und fragte: »Kann ich Ihnen behilflich sein?« Er wußte aus eigener Erfahrung, daß die Pathologie mit der Küchenleitung im allgemeinen in Fragen der Ernährungshygiene eng zusammenarbeitete.

»In den letzten Wochen hatten wir einige Fälle von Darmgrippe«, erklärte die Küchenleiterin. Sie fügte hinzu: »Hauptsächlich unter den Angestellten des Krankenhauses.«

Coleman lachte. »Nennen Sie mir ein Krankenhaus, in dem das nicht hin und wieder auftritt.«

»Oh, ich weiß.« Nur ganz schwach gab Mrs. Straughan ihre Mißbilligung über diese Leichtfertigkeit zu verstehen. »Aber falls Lebensmittel die Ursache sind — und im allgemeinen sind sie es —, lege ich Wert darauf, daß es festgestellt wird, wenn es möglich ist. Man kann dann versuchen zu verhindern, daß es wieder passiert.«

Diese Frau sprach mit einem Ernst, der David Coleman Respekt abnötigte. Höflich fragte er: »Haben Sie einen bestimmten Verdacht?«

»Es sind ganz eindeutig meine Geschirrspülmaschinen, Dr. C.«

Einen Augenblick lang war Coleman über diese Anrede verblüfft. Als er sich gefaßt hatte, fragte er: »Und warum?« Aus dem Augenwinkel sah er Bannister eintreten. Jetzt hörten beide Laboranten der Unterhaltung zu.

Die Küchenleiterin erklärte: »Meine Heißwasseranlage ist völlig unzureichend.«

Diese Formulierung führte ihn in Versuchung zu lächeln, aber er unterdrückte es und fragte statt dessen: »Haben Sie darauf schon hingewiesen?«

»Davon können Sie überzeugt sein, Dr. C.« Offensichtlich handelte es sich um eine Frage, die Mrs. Straughan auf der Seele brannte. Sie fuhr fort: »Ich habe mehrmals mit dem Verwaltungsdirektor, Mr. Tomaselli, darüber gesprochen. Tatsächlich hat meine letzte Unterredung mit Mr. T. ihn veranlaßt, Dr. Pearson um eine neue Untersuchung der Geschirrspüler zu bitten.«

»Ich verstehe.« Coleman wandte sich an John Alexander. »Haben Sie die Untersuchung vorgenommen?«

»Ja, Doktor.«

»Was haben Sie festgestellt?«

»Die Wassertemperatur ist nicht hoch genug.« Alexander sah auf eine Notiztafel, auf der mehrere Blätter mit Notizen festgeklammert waren. »Ich führte an jeder Maschine zu verschiedenen Tageszeiten drei Mes-

sungen durch, die Temperatur lag zwischen dreiundvierzig und vierundfünfzig Grad.«
»Sehen Sie!« Die Küchenleiterin hob nachdrücklich ihre Hände.
»Ja, ja.« Coleman nickte. »Das ist viel zu niedrig.«
»Das ist noch nicht alles, Doktor.« John Alexander hatte die Notiztafel hingelegt und einen Objektträger von dem Labortisch genommen. »Ich fürchte, ich habe auf den Tellern, nachdem sie durch die Maschine gelaufen sind, verschiedene gasbildende Bakterien der fäkalen Gruppe gefunden.«
»Lassen Sie mich sehen.« Coleman nahm den Objektträger und trat vor das Mikroskop. Als er das Okular eingestellt hatte, wurden sofort die charakteristischen, wurmartigen Bakterien sichtbar. Er richtete sich auf.
Mrs. Straughan fragte: »Was ist das? Was bedeutet es?«
Coleman sagte nachdenklich: »Die Kultur zeigt gasbildende Bakterien. Heißes Wasser vernichtet sie normalerweise, aber wie es scheint, kommen sie durch die Maschine und bleiben auf Ihren sauberen Tellern.«
»Ist das bedenklich?«
Er überlegte sorgfältig, ehe er antwortete: »Ja und nein. Wahrscheinlich ist ein Teil der Darmgrippe, von der Sie sprachen, darauf zurückzuführen. Aber das ist an sich nichts Ernstes. Ernst werden könnte es, wenn wir zufällig im Krankenhaus einen Infektionsträger haben.«
»Einen Infektionsträger?«
Coleman erklärte: »Das ist jemand, der Krankheitserreger in seinem Körper trägt, ohne selbst im klinischen Sinn erkrankt zu sein. Es kann ein anscheinend völlig normaler und gesunder Mensch sein. Das kommt häufiger vor, als Sie glauben.«
»Aha, ich verstehe«, antwortete Mrs. Straughan nachdenklich.
Coleman wandte sich zu den beiden Laboranten. Er fragte: »Ich nehme an, daß wir regelmäßig Laboruntersuchungen von allen Personen im Krankenhaus durchführen, die mit Nahrungsmitteln zu tun haben?«
Gewichtig antwortete Bannister: »Aber ja. Dr. Pearson ist darin sehr genau.«
»Sind wir damit auf dem laufenden?«
»Aber ja.« Der erste Laborant dachte nach und meinte dann: »Ich glaube, eine ganze Zeitlang haben wir keine mehr gemacht.«
»Wann war die letzte?« Dr. Coleman fragte beiläufig, als habe es keine besondere Bedeutung.
»Einen Augenblick. Das muß ich im Buch nachsehen.« Bannister ging auf die andere Seite des Labors.
In Gedanken erwog David Coleman, was auf dem Spiel stand. Wenn die Geschirrspüler unzulänglich arbeiteten — und das schien so zu sein —, mußte sofort etwas geschehen. Darüber bestand keine Frage. Andererer-

seits, solange alle Personen, die mit Lebensmitteln zu tun hatten, sorgfältig überprüft wurden — und das behauptete Bannister —, bestand kein wirklicher Anlaß zur Beunruhigung. Anders lagen die Dinge aber, wenn hier etwas versäumt worden war. Er sagte zu John Alexander: »Legen Sie Dr. Pearson den Befund so schnell wie möglich vor.«
»Ja, Doktor.« Alexander wandte sich wieder seinen Notizen zu.
Auf der anderen Seite des Raumes sah Bannister von einem Buch auf, das aufgeschlagen vor ihm auf dem Aktenschrank lag. »Am 24. Februar«, rief er herüber.
Überrascht fragte Coleman zurück: »Sagten Sie Februar?«
»Ja, Februar ist richtig.«
»Das ist fast sechs Monate her.« Zu der Küchenleiterin gewandt: »Sie haben wohl keinen starken Wechsel in Ihrem Küchenpersonal?«
»Aber ja. Bedauerlicherweise doch.« Mrs. Straughan schüttelte nachdrücklich den Kopf. »Wir haben seit Februar eine ganze Menge neue Leute eingestellt, Dr. C.«
Immer noch verständnislos fragte Coleman Bannister: »Ist das Datum auch richtig?«
»Das war das letztemal.« Bannister war seiner Sache ganz sicher. Er fand es angenehm, einmal in der Lage zu sein, diesem allwissenden jungen Arzt Bescheid zu sagen. Er fügte hinzu: »Sie können ja selbst nachsehen, wenn Sie wollen.«
Coleman ignorierte die Bemerkung und fragte: »Was ist aber mit den neuen Leuten, die inzwischen eingestellt wurden?«
»Hier steht weiter nichts.« Bannister zuckte mit den Schultern. »Wenn das Gesundheitsbüro uns keine Proben zur Untersuchung schickt, erfahren wir nichts von neuen Leuten in der Küche.« Seine Haltung verriet völlige Gleichgültigkeit, fast Verachtung.
Langsam stieg die Wut in Coleman auf. Er beherrschte sich und sagte gelassen zu der Küchenleiterin: »Ich glaube, das ist eine Sache, um die Sie sich kümmern müssen.« Zum erstenmal begann ihm bewußt zu werden, daß hier irgend etwas irgendwo ernsthaft nicht stimmt.
Mrs. Straughan schien den gleichen Gedanken zu haben. Sie sagte: »Das werde ich sofort tun. Vielen Dank, Dr. C.« Bei jedem Schritt wogten ihre Brüste auf und ab, als sie das Labor verließ.
Einen Augenblick lang herrschte Schweigen. Zum erstenmal nahm Coleman wahr, daß Bannister sich unbehaglich zu fühlen schien. Als sich ihre Blicke begegneten, fragte er den Laboranten eisig: »Ist Ihnen denn überhaupt nicht aufgefallen, daß keine Untersuchungen des Küchenpersonals durchgeführt wurden?«
»Nun...« Bannister zögerte. Sein früheres Selbstvertrauen war verflogen. »Früher oder später vermutlich schon.«

Coleman musterte den Mann verächtlich. Sarkastisch antwortete er: »Sagen wir lieber später, meinen Sie nicht auch? Besonders da es von Ihnen Nachdenken verlangt hätte.« An der Tür drehte er sich um. »Ich bin bei Dr. Pearson.«

Aus dem Gesicht des alten Laboranten war alle Farbe verschwunden. Er stand da und starrte auf die Tür, durch die Coleman hinausgegangen war. »Der da weiß auch alles. Alles, was es gibt. Jeden Dreck«, stieß er erbittert, aber geschlagen hervor.

In diesem Augenblick umgab Bannister eine Aura des Untergangs. Die ihm vertraute Welt — eine Welt, die er für unverletzbar gehalten und für die er deshalb nichts getan hatte, um sie zu verteidigen — zerbrach. Eine neue Ordnung entstand, und in dieser neuen Ordnung war durch sein eigenes Versagen kein Platz mehr für ihn. Vernichtet, überlebt, erschien er nur eine schwache, bedauernswerte Gestalt, die die Zeit auf der Strecke gelassen hatte.

Joe Pearson sah von seinem Schreibtisch auf, als Coleman eintrat.

Ohne Umschweife verkündete der junge Pathologe: »John Alexander hat gasbildende Bakterien gefunden — auf sauberen Tellern, die durch die Geschirrspüler gelaufen sind.«

Pearson schien nicht überrascht. Er sagte ernst: »Das liegt an der Heißwasseranlage.«

»Das weiß ich.« David Coleman versuchte, den sarkastischen Ton in seiner Stimme zu unterdrücken, aber es gelang ihm nicht. »Hat jemals jemand versucht, etwas dagegen zu unternehmen?«

Der alte Mann warf ihm einen spöttischen Blick zu. Überraschend ruhig antwortete er: »Vermutlich denken Sie, daß hier alles sehr unfähig geleitet wird.«

»Da Sie mich danach fragen, ja!« Coleman preßte die Lippen zusammen. Er fragte sich, wie lange sie beide in dieser Art Atmosphäre zusammenarbeiten könnten.

Pearson hatte eine der unteren Schubladen seines Schreibtisches aufgezogen und wühlte zwischen Akten und Papieren. Während er suchte, sagte er in einem Ton, in dem sich Zorn und Depression in seltsamer Weise zu mischen schienen: »Sie sind so jung und grün und voller großer Rosinen. Sie kommen her, und zufällig zu einer Zeit, in der wir hier eine neue Verwaltung bekommen haben, in der mehr Geld als seit Jahren zur Verfügung steht. Folglich glauben Sie, hier sei alles nur deshalb falsch, weil nie jemand daran dachte, etwas zu verbessern, es nie jemand versucht hätte.« Er hatte gefunden, was er suchte, und warf ein umfangreiches Aktenstück auf den Schreibtisch.

»Das habe ich nicht gesagt.« Colemans Antwort kam scharf.

Pearson schob ihm das Aktenstück hin. »Hier haben Sie die Korrespon-

denz wegen der Heißwasseranlage in der Küche. Wenn Sie sich die Mühe machen und sie lesen, können Sie feststellen, daß ich schon seit Jahren für eine neue Heißwasseranlage kämpfe.« Pearson hob herausfordernd seine Stimme: »Nur zu. Sehen Sie sich das ruhig an.«
Coleman schlug den Aktendeckel auf und las das oberste Schreiben. Er blätterte um, dann weiter, überflog die folgenden Seiten. Sofort erkannte er, wie gründlich er sich geirrt hatte. Die Briefe enthielten verdammende Urteile Pearsons über die hygienischen Verhältnisse in der Krankenhausküche, waren in noch schärferen Ausdrücken gehalten, als er selbst verwendet hätte. Die Korrespondenz reichte mehrere Jahre zurück.
»Nun?« Pearson hatte ihn beobachtet, während er las.
Ohne zu zögern erklärte Coleman: »Es tut mir leid. Ich muß mich bei Ihnen entschuldigen. Jedenfalls in diesem Punkt.«
»Lassen Sie nur.« Pearson winkte gereizt ab. Dann, als er den Sinn der Worte verstanden hatte: »Wollen Sie sagen, es gäbe noch mehr?«
Zurückhaltend antwortete Coleman: »Als ich die Mängel der Geschirrspülmaschine feststellte, entdeckte ich auch, daß seit nahezu sechs Monaten keine Laboruntersuchungen des Küchenpersonals mehr vorgenommen wurden.«
»Warum?« Die Frage kam scharf wie eine Explosion.
»Anscheinend wurden von dem Gesundheitsbüro keine Proben heruntergeschickt. Die Küchenleiterin geht dem jetzt nach.«
»Und wollen Sie behaupten, daß wir nicht zurückgefragt haben, daß niemand in der Pathologie sich darum kümmerte, wo sie blieben?«
»Offensichtlich nicht.«
»Dieser Idiot Bannister. Das ist ernst.« Pearson war ehrlich erschrocken, seine Feindschaft gegen Coleman schien vergessen.
Coleman sagte ruhig: »Ich dachte, es würde Sie interessieren.«
Pearson hatte das Telefon aufgenommen. Nach einer Pause sagte er: »Geben Sie mir den Verwaltungsdirektor.«
Das Gespräch, das folgte, war knapp und sachlich. Pearson legte den Hörer zurück und stand auf. Er sagte zu Coleman: »Tomaselli kommt herunter. Wir wollen ihn im Labor treffen.«

Es dauerte nur wenige Minuten, um im Labor noch zu bestätigen, was Coleman bereits festgestellt hatte. John Alexander trug Tomaselli und Pearson aus seinen Aufzeichnungen nochmals seine Untersuchungsergebnisse vor, und Pearson betrachtete die Präparate durch das Mikroskop. Als er sich aufrichtete, kam gerade die Küchenleiterin ins Labor. Der Verwaltungsdirektor wendete sich zu ihr. »Was haben Sie festgestellt?«

»Es ist unglaublich, aber wahr.« Mrs. Straughan schüttelte verständnislos den Kopf. Sie wandte sich an Pearson. »Anfang des Jahres wurde im Gesundheitsbüro eine neue Arbeitskraft eingestellt, Dr. P. Niemand hat ihr etwas von den Laboruntersuchungen für das Küchenpersonal gesagt. Aus diesem Grund wurden keine Proben mehr heruntergeschickt.«
Tomaselli sagte: »Es sind also seit einiger Zeit keine Untersuchungen mehr durchgeführt worden. Wie lange nicht?«
»Annähernd sechs Monate.«
Coleman bemerkte Carl Bannister, der mit ernstem Gesicht abseits der Gruppe stand. Scheinbar war er beschäftigt, aber Coleman beobachtete, daß der erste Laborant sich nichts entgehen ließ.
Der Verwaltungsdirektor fragte Pearson: »Was schlagen Sie vor?«
»Als erstes sollten alle, die seither eingestellt wurden, so schnell wie möglich untersucht werden«, antwortete der alte Pathologe nachdrücklich und knapp. »Danach müssen alle anderen nachuntersucht werden. Das bedeutet: Stuhlkulturen, Röntgenaufnahmen der Brust und eine allgemeine Untersuchung. Und das gesamte Küchenpersonal und jeder, der irgendwie mit Lebensmitteln zu tun hat, muß erfaßt werden.«
»Wollen Sie das organisieren, Mrs. Straughan?« fragte Tomaselli. »Arbeiten Sie mit dem Gesundheitsbüro zusammen, es kann den größten Teil der Einzelheiten übernehmen.«
»Ja, Mr. T, ich gehe sofort daran.« Sie wogte aus dem Labor.
»Sonst noch etwas?« Tomaselli hatte sich wieder Pearson zugewandt.
»Wir brauchen einen neuen Dampferhitzer für die Geschirrspülmaschinen. Entweder das, oder sie müssen ganz herausgerissen und durch neue ersetzt werden.« Pearson erhob erregt seine Stimme. »Das erkläre ich nun jedem seit Jahren.«
»Ich weiß.« Tomaselli nickte. »Ich habe die Akte geerbt, und es steht obenan auf unserer Liste. Die Schwierigkeit ist, daß wir so viele hohe Ausgaben für Anschaffungen hatten.« Er überlegte. »Ich wüßte gern, wie groß der Unterschied in den Kosten ist.«
Ungerechtfertigt gereizt antwortete Pearson: »Woher soll ich das wissen? Ich bin kein Installateur.«
»Etwas verstehe ich davon. Vielleicht kann ich helfen.« Auf die milde gesprochenen Worte hin, drehten die anderen sich um. Es war Dr. Dornberger, der mit seinen Händen an seiner unvermeidlichen Pfeife fingerte. Er war still und unbemerkt in das Labor gekommen. Als er Harry Tomaselli sah, fragte er: »Ich störe doch nicht?«
Pearson antwortete knurrend: »Nein, durchaus nicht.«
Dornberger bemerkte, daß John Alexander ihn ansah. Er sagte: »Ich war gerade bei Ihrem Kind. Ich fürchte, es geht ihm nicht sehr gut.«

»Besteht denn Hoffnung, Doktor?« Alexanders Stimme klang ruhig. Die anderen sahen zu ihm hin. Ihr Ausdruck war etwas besänftigt. Bannister legte seine Pipette hin und trat näher.
»Ich fürchte, nicht sehr viel«, antwortete Dornberger langsam. Es entstand ein Schweigen. Dann wendete sich Dornberger, als ob ihm wieder etwas eingefallen sei, an Pearson: »Ich nehme an, Joe, daß an dem Blutsensibilitätstest für Mrs. Alexander kein Zweifel besteht?«
»Zweifel?«
»Ich meine, daß das Ergebnis richtig ist?«
Pearson schüttelte den Kopf. »Es ist völlig in Ordnung, Charlie. Ich habe ihn selbst durchgeführt — sehr sorgfältig sogar.« Verwundert fügte er hinzu: »Warum fragst du?«
»Nur um mich zu vergewissern.« Dornberger paffte an seiner Pfeife. »Heute morgen hatte ich eine Zeitlang den Verdacht, das Kind habe Erythroblastose. Es scheint aber eine weit hergeholte Vermutung zu sein.«
»Das ist völlig unwahrscheinlich«, erklärte Pearson nachdrücklich.
Dornberger antwortete: »Ja, ich glaube es auch.«
Wieder herrschte Schweigen. Sie blickten auf Alexander. David Coleman wollte etwas sagen — irgend etwas, um die Aufmerksamkeit von John abzulenken, um es dem jungen Laboranten zu erleichtern. Fast ohne zu überlegen erklärte er Dornberger. »Es bestanden einmal gewisse Zweifel an den Sensibilitätstests, als in den Labors nur Salzlösung und konzentriertes Protein verwendet wurde. Damals wurden positive Fälle gelegentlich als negativ bezeichnet. Heute allerdings sind die Ergebnisse mit einem indirekten Coombs-Test absolut sicher.« Als er zu Ende gesprochen hatte, wurde ihm bewußt, daß dieser Test in dem Labor hier erst nach seiner Ankunft eingeführt worden war. Er hatte nicht die Absicht gehabt, Pearson eins auszuwischen. Im Augenblick hoffte er, der alte Mann würde es nicht bemerken. Es hatte schon genug Streit zwischen ihnen gegeben, und die Lage brauchte nicht unnötig verschärft zu werden.
»Aber, Dr. Coleman...« Alexander stand mit offenem Mund und entsetzten Augen da.
»Ja, was ist denn?« Coleman verstand nicht. Keines seiner Worte konnte diese Reaktion erklären.
»Wir haben keinen indirekten Coombs-Test durchgeführt.«
Trotz seiner Sympathie für Alexander ärgerte sich Coleman. Pearsons wegen wünschte er, jetzt nicht weiter über das Thema zu sprechen. Nun blieb ihm keine andere Wahl. »Aber ja, Sie taten es doch selbst«, sagte er von oben herab. »Ich erinnere mich, daß ich die Anforderung für Coombs-Serum unterschrieben habe.«

Alexander sah ihn verzweifelt mit flehenden Augen an. Er antwortete: »Aber Dr. Pearson sagte, es sei nicht notwendig. Der Test wurde nur in Salzlösung und konzentriertem Protein vorgenommen.«
Es dauerte ein paar Sekunden, ehe Coleman aufnahm, was Alexander gesagt hatte. Er bemerkte, daß Harry Tomaselli, der nicht verstand, um was es ging, die Szene neugierig beobachtete. Dornberger hatte aufhorchend den Kopf gehoben.
Pearson schien das Ganze nicht zu behagen. Mit einem Anflug von Verlegenheit sagte er zu Coleman: »Ich wollte es Ihnen die ganze Zeit sagen. Es ist mir nur entfallen.«
David Colemans Verstand war jetzt eisklar. Aber ehe er weiterging, wollte er eine Tatsache eindeutig geklärt haben. »Habe ich richtig verstanden«, fragte er Alexander, »daß überhaupt kein indirekter Coombs-Test durchgeführt wurde?«
Als Alexander nickte, warf Dornberger scharf dazwischen: »Einen Augenblick. Das will ich genau wissen. Meinen Sie, daß die Mutter — Mrs. Alexander — doch sensibilisiertes Blut haben kann?«
»Selbstverständlich kann sie das.« Rücksichtslos schlug Coleman mit scharf erhobener Stimme zu. »Die Tests in Salzlösung und konzentriertem Protein sind in vielen Fällen ausreichend, aber nicht in allen. Jeder, der in der Hematologie auf dem laufenden ist, weiß das.« Er warf einen Seitenblick auf Pearson, der sich nicht gerührt zu haben schien. Zu Dornberger gewandt fuhr er fort: »Deshalb habe ich einen indirekten Coombs-Test angeordnet.«
Der Verwaltungsdirektor versuchte immer noch, die medizinische Bedeutung zu verstehen. »Wenn Sie diesen Test angeordnet haben, warum wurde er dann nicht ausgeführt?«
Coleman fuhr auf Bannister los. Mit erbarmungslosen Augen fragte er: »Was ist mit der Einkaufsanforderung geschehen, die ich unterschrieben habe — die Anforderung für Coombs-Serum?« Als der Laborant zögerte: »Nun?«
Bannister zitterte. Kaum hörbar murmelte er: »Ich habe sie zerrissen.«
Ungläubig rief Dornberger aus: »Was? Sie haben die Anforderung eines Arztes zerrissen? Und ohne es ihm zu sagen?«
Rücksichtslos fuhr Coleman fort: »Auf wessen Anweisung hin haben Sie das getan?«
Bannister sah zu Boden. Widerwillig antwortete er: »Dr. Pearson hat es befohlen.«
Dornberger überlegte schnell. Zu Coleman sagte er: »Das bedeutet, daß das Kind Erythroblastose haben kann. Alles deutet auch darauf hin.«
»Werden Sie eine Austauschtransfusion vornehmen?«
Bitter erwiderte Dornberger: »Wenn es überhaupt nötig war, hätte es

gleich nach der Geburt geschehen müssen. Aber vielleicht besteht noch eine Chance, so spät, wie es schon ist.« Er sah den jungen Pathologen an, als wolle er ausdrücken, daß nur auf Colemans Urteil vertraut werden könne. »Aber ich will sicher sein. Das Kind hat nicht mehr sehr viel Kraft einzusetzen.«
»Wir brauchen einen direkten Coombs-Test mit dem Blut des Kindes.« Colemann reagierte schnell und sachlich. Jetzt spielte die Szene zwischen Dornberger und ihm. Pearson stand immer noch da, als ob er von der Schnelligkeit, in der sich alles abspielte, betäubt sei. Coleman fuhr Bannister an: »Gibt es Coombs-Serum hier im Krankenhaus?«
Der Laborant schluckte. »Nein.«
Hier ging es um eine Frage, die in den Bereich des Verwaltungsdirektors gehörte. Er fragte knapp: »Wo kann man es bekommen?«
»Dazu fehlt uns die Zeit.« Coleman schüttelte den Kopf. »Wir müssen den Test woanders durchführen lassen, bei jemand, der die Möglichkeit dazu hat.«
»Die Universität wird es tun. Ihr Labor ist sowieso größer als unseres.« Harry Tomaselli ging zum Telefon. Er sagte zu der Zentrale: »Geben Sie mir das Universitätskrankenhaus, bitte.« Zu den anderen gewandt: »Wer leitet dort die pathologische Abteilung?«
Dornberger sagte: »Dr. Franz.«
»Dr. Franz, bitte.« Tomaselli fragte: »Wer will mit ihm sprechen?«
»Ich.« Coleman nahm den Hörer. Die anderen hörten ihm zu: »Dr. Franz? Hier spricht Dr. Coleman, stellvertretender Pathologe am Three Counties Hospital. Können Sie für uns dringend einen Coombs-Test durchführen?« Es folgte eine Pause, in der Coleman zuhörte. Dann sagte er: »Ja, wir schicken die Probe sofort hinüber. Danke, Doktor. Guten Tag.« Er drehte sich wieder um. »Wir brauchen sofort eine Blutprobe.«
»Ich werde Ihnen helfen, Doktor.« Das war Bannister, der schon ein Tablett mit den erforderlichen Geräten in den Händen hielt.
Coleman war im Begriff abzulehnen, als er das stumme Flehen im Blick des alten Laboranten erkannte. Er zögerte noch, ehe er zustimmte: »Also gut, kommen Sie mit.« Als sie hinausgingen, rief der Verwaltungsdirektor ihnen nach: »Ich organisiere einen Streifenwagen der Polizei. Dann kriegen Sie die Probe schneller hin.«
»Bitte, ich möchte sie hinbringen — mit dem Polizeiwagen fahren.« Das war John Alexander.
»Gut.« Der Verwaltungsdirektor hatte den Hörer am Ohr. Kurz sagte er in den Apparat: »Geben Sie mir die städtische Polizei.« Zu Alexander gewandt: »Gehen Sie mit den anderen und bringen Sie die Blutprobe in die Notaufnahme hinunter. Ich werde den Streifenwagen dort warten lassen.«

»Ja, Sir.« Alexander ging schnell hinaus.
»Hier ist der Verwaltungsdirektor des Three Counties Hospitals.« Tomaselli sprach wieder in das Telefon. »Ich bitte Sie um einen Polizeiwagen, um eine dringende Blutprobe zu befördern.« Er hörte kurz zu. »Ja, unsere Leute werden an dem Eingang der Notaufnahme warten.« Als er den Hörer einhängte, sagte er: »Ich überzeuge mich am besten selbst davon, daß alles klappt.« Er ging hinaus und ließ Pearson und Dornberger allein.
In den letzten Sekunden hatten sich im Kopf des alten Geburtshelfers die Gedanken gehetzt. Es war unvermeidlich gewesen, daß Charles Dornberger während der vielen Jahre, in denen er Medizin praktiziert hatte, Patienten nicht am Leben erhalten konnte. Manchmal schien ihr Tod fast vorausbestimmt zu sein. Aber immer hatte er um ihr Leben gekämpft, zeitweise wild und verbissen, und nie vor dem endgültigen Ende aufgegeben. Und in allen Fällen — ob er Erfolg gehabt hatte oder nicht — konnte er von sich selbst aufrichtig sagen, daß er in Ehren bestanden, daß er hohe Anforderungen an sich gestellt, daß er nichts dem Zufall überlassen, daß er sich immer mit seinen ganzen Kräften eingesetzt hatte. Es gab Ärzte, die es manchmal weniger genau nahmen, das wußte er. Aber nach seinem besten Wissen und Gewissen hatte er niemals einen Patienten durch Versäumnisse oder Nachlässigkeit verloren.
Bis zu diesem Augenblick.
Jetzt schien ihm, daß er vor dem Ende seiner eigenen Laufbahn stand, daß er die traurige und bittere Ernte der Unfähigkeit eines anderen teilen mußte. Und das schlimmste war — eines Mannes, der sein Freund war.
»Joe«, begann er, »ich muß dir etwas sagen.«
Pearson hatte sich auf einen Laborhocker sinken lassen. Sein Gesicht hatte jede Farbe verloren, sein Blick ging ins Leere. Nun sah er langsam auf.
»Dieses Kind war eine Frühgeburt, Joe, aber es war normal, und wir hätten sofort nach der Geburt eine Austauschtransfusion vornehmen können.« Dornberger schwieg. Und als er fortfuhr, lag der ganze Aufruhr seiner Gefühle in seiner Stimme: »Joe, wir sind sehr lange Freunde gewesen. Und manches Mal bin ich für dich aufgestanden und habe dir geholfen, deine Kämpfe auszufechten. Aber dieses Mal, wenn dieses Kind stirbt, so wahr mir Gott helfe, werde ich dich schonungslos vor den medizinischen Ausschuß bringen.«

XX

»Du lieber Himmel, was machen die da drüben nur. Warum haben wir noch nichts gehört?« Dr. Joseph Pearsons Finger trommelten einen kurzen Wirbel auf seiner Schreibtischplatte. Es war eineinviertel Stunden her, seit dem Kind der Alexanders die Blutprobe abgenommen und sofort ins Universitätskrankenhaus gebracht worden war. Nun warteten der alte Pathologe und David Coleman in Pearsons Arbeitszimmer.
Coleman sagte ruhig: »Ich habe Dr. Franz noch einmal angerufen. Er versprach, uns das Ergebnis sofort telefonisch durchzugeben.«
Pearson nickte dumpf. »Wo ist der Junge — Alexander?« fragte er.
»Die Polizei hat ihn wieder zurückgebracht. Er ist bei seiner Frau.«
Coleman zögerte. »Meinen Sie nicht, daß wir uns mit dem Gesundheitsbüro über die Situation in der Küche auseinandersetzen sollten, solange wir doch warten müssen? Und uns vergewissern, ob die Untersuchung des Küchenpersonals begonnen hat?«
Pearson schüttelte den Kopf. »Später. Erst wenn das vorüber ist.« Er sagte heftig: »Ich kann an nichts anderes denken, solange der Fall nicht geklärt ist.«
Zum erstenmal, seit an diesem Vormittag in dem Labor die Ereignisse so unvermittelt ihren Anfang genommen hatten, dachte David Coleman über Pearson und das, was der alte Mann empfinden mochte, nach. Colemans Erklärung über den Sensibilitätstest war mit keinem Wort angezweifelt worden, und durch sein Schweigen schien Pearson stillschweigend zuzugeben, daß sein jüngerer Kollege besser informiert war als er selbst, zumindest auf diesem Gebiet. Coleman dachte: es muß bitter für ihn sein, das einzugestehen, und zum erstenmal empfand er für den alten Mann eine Regung der Sympathie.
Pearson hörte auf zu trommeln und schlug mit der flachen Hand hart auf den Tisch. »Warum rufen sie denn nicht an, verdammt noch mal?« rief er ungeduldig aus.

»Etwas Neues von der Pathologie?«
Dr. Charles Dornberger wartete, gewaschen und im Operationsanzug, für den Eingriff bereit in dem kleinen Operationsraum neben der Entbindungsstation. Die Frage war an die Stationsschwester gerichtet, die gerade hereingekommen war.
Sie schüttelte den Kopf. »Nein, Doktor.«
»Wie weit sind wir mit den Vorbereitungen?«
Die Schwester füllte zwei Gummiwärmflaschen und legte sie unter die Decke auf dem kleinen Operationstisch, der für Säuglinge benutzt wurde. Sie antwortete: »In ein paar Minuten ist alles fertig.«

Ein Praktikant trat ein und fragte Dr. Dornberger: »Beabsichtigen Sie, mit der Austauschtransfusion zu beginnen, auch wenn das Ergebnis des Coombs-Tests noch nicht vorliegt?«
»Ja«, antwortete er. »Wir haben schon zuviel Zeit verloren, und ich will nicht noch länger warten.« Er überlegte, dann fuhr er fort: »Jedenfalls ist die Anämie an dem Kind jetzt so deutlich erkennbar, daß die Austauschtransfusion auch ohne den Test gerechtfertigt ist.«
Die Schwester sagte: »Übrigens, Doktor, die Nabelschnur des Kindes ist sehr kurz abgeschnitten worden. Ich weiß nicht, ob Ihnen das bekannt ist.«
»Doch. Ich weiß es. Danke.« Dem Praktikanten erklärte Dornberger: »Wenn wir vorher wissen, daß eine Austauschtransfusion notwendig ist, lassen wir die Nabelschnur bei der Geburt lang, um einen leicht zugänglichen Verbindungspunkt zu haben. Bedauerlicherweise wußten wir in diesem Fall nicht rechtzeitig Bescheid, und darum wurde sie kurz abgeschnitten.
»Wie werden Sie vorgehen?« fragte der Praktikant.
»Ich werde unter örtlicher Betäubung einen Schnitt unmittelbar über der Nabelvene machen.« Zu der Schwester gewandt fragte Dornberger: »Ist das Blut vorgewärmt?«
Sie nickte. »Ja, Doktor.«
Dornberger erklärte dem Praktikanten: »Es ist wichtig, daß das neue Blut Körpertemperatur hat, sonst ist die Gefahr eines Schocks größer.«
Dornberger war sich bewußt, daß er mit seinen Worten sich selbst ebenso vergewissern wie den Praktikanten belehren wollte. Das Sprechen hielt ihn mindestens davon ab, zu gründlich nachzudenken, und gründlich nachdenken war etwas, das Dornberger im Augenblick vermeiden wollte. Seit er Pearson nach der Auseinandersetzung im Labor verlassen hatte, folterte ihn ein Sturm von Befürchtungen und Selbstvorwürfen. Die Tatsache, daß technisch gesehen ihn selbst kein Vorwurf für das Geschehene traf, erschien ihm nebensächlich. Es ging um seinen Patienten, der sich in Gefahr befand, es war sein Patient, der wegen einer ärztlichen Nachlässigkeit schlimmster Art sterben konnte, und die letzte Verantwortung lag allein bei ihm.
Im Begriff weiterzusprechen, hielt er plötzlich inne. Etwas stimmte nicht. Ihm schwindelte. Sein Kopf schmerzte, der Raum schwankte um ihn. Er schloß einen Augenblick die Augen, öffnete sie wieder. Alles in Ordnung. Seine Umgebung war wieder klar, das Schwindelgefühl fast verschwunden. Aber als er auf seine Hände sah, stellte er fest, daß sie zitterten. Er versuchte es zu unterdrücken. Es gelang ihm nicht.
Der Brutkasten mit dem Säugling wurde hereingerollt. Er hörte den Praktikanten fragen: »Dr. Dornberger, fehlt Ihnen etwas?«

Es lag ihm auf der Zunge, nein zu sagen. Er wußte, wenn er es tat, konnte er es durchstehen, verbergen, was in ihm vorging, ohne daß jemand anders als er selbst etwas bemerkte. Und vielleicht konnte er selbst noch zu dieser späten Stunde dank seines Könnens und Wissens dieses Kind retten, im letzten Augenblick wenigstens im gewissen Maß sein Gewissen entlasten und seine Integrität bewahren.

Aber dann fiel ihm ein, was er selbst in all den Jahren immer wieder gesagt und woran er geglaubt hatte: von den alten Männern, die sich zu lange an ihre Macht klammern, seine Behauptung, er würde wissen, wann es für ihn an der Zeit sei, zurückzutreten, seine Überzeugung, daß er nie einen Patienten behandeln würde, wenn er nicht mehr seine vollen Fähigkeiten besaß. Daran dachte er. Dann sah er wieder auf seine zitternden Hände hinunter.

»Nein«, sagte er. »Ich glaube, ich bin nicht in Ordnung.« Er schwieg. Und zum erstenmal ergriff ihn ein überwältigendes Gefühl, das es ihm schwermachte, seine Stimme zu beherrschen. Er bat: »Bitte, rufen Sie Dr. O'Donnell an. Sagen Sie ihm, ich sei nicht in der Lage, die Transfusion durchzuführen, und bäte ihn, sie für mich zu übernehmen.«

In diesem Augenblick hatte Dr. Charles Dornberger es aufgegeben, Arzt zu sein, und das wußte er.

Als das Telefon klingelte, riß Pearson den Hörer von der Gabel. »Ja?« Eine Pause. »Hier spricht Dr. Pearson.« Er hörte zu. »Gut, danke.« Ohne den Hörer zurückzulegen, drückte er auf die Gabel, und als die Zentrale antwortete, sagte er: »Geben Sie mir Dr. Dornberger. Hier Dr. Pearson.«

Eine Stimme meldete sich kurz, dann sagte Pearson: »Also gut, dann teilen Sie ihm mit, ich hätte gerade die Nachricht von der Universitätsklinik erhalten. Der Bluttest für den Säugling Alexander ist positiv. Das Kind hat Erythroblastose.«

Pearson legte den Hörer zurück. Dann sah er auf und bemerkte, daß David Colemans Blick auf ihm ruhte.

Dr. Kent O'Donnell ging durch den Hauptgang des Krankenhauses zur Neurologie. Er hatte dort eine Konsultation verabredet, um sich über eine partielle Lähmung bei einem seiner Patienten beraten zu lassen.

Es war der erste Tag, an dem O'Donnell nach seiner Rückkehr von New York am Abend vorher wieder im Three Counties Hospital war. Er empfand noch den Auftrieb und die Anregung, die ihm diese Reise gegeben hatten. Er sagte sich, daß jeder Arzt hin und wieder eine Luftveränderung brauche. Mitunter wirkte der tägliche Umgang mit der Medizin und mit Krankheiten deprimierend, erschöpfte nach einiger

Zeit die Kräfte, ohne daß man selbst es bemerkte. Und im weitesten Sinn erwies sich die Abwechslung als belebend und stärkend für seinen Verstand. In diesem Zusammenhang drängte sich ihm immer wieder unausweichlich die Frage auf, ob er seine Tätigkeit im Three Counties Hospital aufgeben und Burlington endgültig verlassen solle, und jedesmal erschienen ihm die Argumente zugunsten des Entschlusses überzeugender.

Natürlich wußte er, daß er durch seine Gefühle für Denise stark beeinflußt wurde und daß vor der letzten Begegnung mit ihr der Gedanke, Burlington zu verlassen, nie in ihm aufgetaucht war. Aber, fragte er sich, was sprach dagegen, daß ein Mann eine berufliche Entscheidung traf, die seinem persönlichen Glück entgegenkam? Sie bedeutete nicht, daß er die Medizin aufgab. Er würde lediglich den Ort seiner Arbeit wechseln und einfach an einer anderen Stelle sein Bestes geben. Schließlich bestand das Leben eines Menschen aus der Summe aller seiner Teile. Ohne Liebe, wenn er sie einmal gefunden hatte, konnte der Rest verdorren und wertlos werden. Mit Liebe konnte er ein besserer Mensch sein — fleißig und hingebungsvoll —, weil sein Leben ein geschlossenes Ganzes war. Wieder dachte er an Denise, und seine Erregung und Erwartung stiegen.

»Dr. O'Donnell, Dr. O'Donnell!« Der Klang seines Namens aus dem Lautsprecher des Krankenhauses riß ihn in die Wirklichkeit zurück. Er blieb stehen, sah sich nach einem Telefon um, um sich zu melden. Er entdeckte eins in einem durch Glaswände abgetrennten Büro, ein paar Schritte entfernt. Er meldete sich und nahm Dr. Dornbergers Mitteilung entgegen. Er folgte ihr sofort, änderte seine Richtung und ging zu den Fahrstühlen, um sich in die vierte Etage zur Entbindungsstation bringen zu lassen.

Während Kent O'Donnell sich für die Operation die Hände wusch, stand Dornberger neben ihm, schilderte ihm den Fall und erklärte ihm seine Gründe, weshalb er nach dem Chef der Chirurgie hatte rufen lassen. Dornberger dramatisierte nichts, noch hielt er irgend etwas zurück. Er beschrieb die Szene im Labor der Pathologie und die Ereignisse, die dazu geführt hatten, genau und sachlich. Nur an zwei Punkten unterbrach O'Donnell ihn, um scharfe Zwischenfragen zu stellen. Im übrigen hörte er aufmerksam zu, und sein Gesichtsausdruck wurde immer grimmiger, während Dornberger berichtete.

O'Donnells gehobene Stimmung war verflogen, plötzlich und unerwartet durch das, was er erfuhr, zerschlagen, durch die Erkenntnis, daß in seinem Krankenhaus ein Patient durch Nachlässigkeit und Unfähigkeit — für die er in einer sehr realen Weise selbst verantwortlich war — das Leben verlieren konnte. Erbittert dachte er: Ich hätte Joe Pearson

entlassen können. Dafür lagen ausreichend Gründe vor. Aber nein, ich spielte und zauderte, betrieb Hauspolitik, redete mir ein, das sei vernünftig, während ich die ganze Zeit meine ärztliche Aufgabe vernachlässigte. Er nahm ein steriles Handtuch und trocknete seine Hände, schob sie dann in Handschuhe, die eine Schwester bereithielt. »Also gut«, sagte er zu Dornberger, »gehen wir hinein.«
Nachdem sie den kleinen Operationsraum betreten hatten, warf O'Donnell einen prüfenden Blick über die bereitstehenden Instrumente und Vorrichtungen. Die Technik der Austauschtransfusion war ihm vertraut. Das wußte Dornberger, und das war der Grund, daß er den Chef der Chirurgie rufen ließ, denn O'Donnell hatte gemeinsam mit den Leitern der Kinderklinik und der Entbindungsstation die Richtlinien für Austauschtransfusionen im Three Counties Hospital ausgearbeitet, wobei sie sich auf die Erfahrungen in anderen Krankenhäusern gestützt hatten.
Das winzige, gebrechliche Baby wurde aus seinem Brutkasten genommen und auf den vorgewärmten Operationstisch gelegt. Dann sicherte die assistierende Schwester mit Hilfe des Praktikanten das Kind mit Windeln, die zu schmalen langen Streifen gefaltet um die Arme und Beine des Säuglings geschlungen und mit Sicherheitsnadeln an der Auflage des Tisches festgesteckt wurden. O'Donnell fiel auf, daß das Kind sehr ruhig lag, nur ganz schwach auf das, was mit ihm geschah, reagierte. Das war bei seinem Zustand und seiner Winzigkeit kein ermutigendes Zeichen.
Die Schwester entfaltete ein steriles Tuch und legte es über den Säugling. Nur Kopf und Nabel, an dem die Stelle, wo bei der Geburt die Nabelschnur durchtrennt worden war, noch heilte, ließ sie unbedeckt. Die örtliche Betäubung war bereits erfolgt. Nun reichte das Mädchen O'Donnell eine Pinzette. Er nahm sie, hob damit den Gazetupfer ab und begann, die Operationsstelle vorzubereiten. Der Praktikant hatte eine Notiztafel und einen Bleistift aufgenommen. O'Donnell fragte ihn: »Schreiben Sie mit?«
»Ja, Sir.«
O'Donnell bemerkte den respektvollen Ton, und unter anderen Umständen hätte er innerlich darüber gelächelt. Praktikanten und Assistenten, die zum festen Stab des Krankenhauses gehörten, waren eine notorisch respektlose Bande. Sie fanden Schwächen bei den älteren Ärzten des Krankenhauses schnell heraus, und von einem von ihnen mit »Sir« angeredet zu werden, kam fast einem Ritterschlag gleich.
Ein paar Minuten vorher waren zwei Lernschwestern in das Zimmer geglitten, und O'Donnell, der es gewöhnt war zu unterrichten, erklärte ihnen seine Handlungen.
»Eine Austauschtransfusion ist, wie Sie wahrscheinlich wissen« —

O'Donnell sah die beiden Lernschwestern an —, »tatsächlich eine Durchspülung. Wir entnehmen zunächst dem Kind eine kleine Menge Blut und ersetzten es sofort durch die gleiche Menge Spenderblut. Dann wiederholen wir das gleiche und fahren so lange damit fort, bis der größte Teil des ursprünglichen kranken Blutes entfernt und ersetzt ist.«
Die assistierende Schwester befestigte eine Halbliterflasche mit Blut an einem Ständer über dem Tisch. O'Donnell erklärte: »Die Blutbank hat bereits das Blut des Patienten mit dem des Spenders verglichen, um sicherzugehen, daß beide die gleiche Blutgruppe haben. Ferner müssen wir auch sicher sein, daß wir genau die gleiche Blutmenge ersetzen, die wir entfernen. Aus diesem Grunde schreiben wir mit.« Er deutete auf die Notiztafel des Praktikanten.
»Temperatur 35,5«, verkündete die assistierende Schwester.
O'Donnell sagte: »Skalpell, bitte«, und streckte die Hand aus.
Behutsam entfernte er mit dem Messer den getrockneten Teil der Nabelvene und legte das frische Gewebe bloß. Er reichte das Messer zurück und sagte leise: »Haemostat.«
Der Praktikant reckte beobachtend den Kopf vor. O'Donnell erklärte: »Wir haben die Nabelvene freigelegt. Ich werde sie jetzt öffnen und das Blutgerinnsel entfernen.« Er streckte die Hand aus, und die Schwester reichte ihm eine Pinzette. Das Blutgerinnsel war winzig, kaum sichtbar, und er zog es behutsam und vorsichtig heraus. Ein so kleines Kind zu behandeln war, als ob man an einer Puppe arbeitete. Wie groß sind die Chancen für einen Erfolg? fragte sich O'Donnell. Welche Aussichten bestanden für das Überleben des Kindes? Ursprünglich mochten sie durchschnittlich, vielleicht sogar gut gewesen sein, aber jetzt, nach tagelanger Verzögerung, waren die Hoffnungen auf Erfolg erheblich geringer. Er blickte auf das Gesicht des Kindes. Seltsamerweise war es kein häßliches Gesicht, wie die Gesichter von Frühgeburten es oft sind. Es war sogar fast hübsch. Eine kräftige Kieferlinie deutete auf eine ihm innewohnende Stärke hin. Einen Augenblick ließ er, ganz gegen seine Natur, seine Gedanken abschweifen. Wie schändlich war das doch, in eine so feindselige Umgebung hineingeboren zu werden.
Die assistierende Schwester hielt ein Kunststoffkatheter, an das eine Nadel befestigt war, bereit. Dadurch wurde das Blut entnommen und wieder ersetzt. O'Donnell nahm das Katheter und führte die Nadel mit äußerster Behutsamkeit in die Nabelvene ein. Er sagte: »Prüfen Sie den venösen Druck, bitte.«
Während er das Katheter senkrecht hielt, las die Schwester an der Millimeterskala die Höhe der Blutsäule ab. Sie verkündete: »Sechzig Millimeter.« Der Praktikant notierte es.

Ein zweiter Kunststoffschlauch führte zu der Flasche mit Blut über ihnen, ein dritter zu einem der zwei Metallbecken am Fußende des Operationstisches. O'Donnell schloß die drei Schläuche an einen Dreiwegehahn an, der an einer Zwanzig-Kubikzentimeter-Spritze angebracht war. Er drehte den Hahn um neunzig Grad. »Jetzt fangen wir an, das Blut abzunehmen«, erklärte er. Behutsam begann er, den Kolben der Spritze herauszuziehen. Dies war der kritische Augenblick bei einer Austauschtransfusion. Wenn das Blut nicht glatt floß, mußte das Katheter zurückgezogen und von neuem in die Vene eingeführt werden. O'Donnell bemerkte, daß Dornberger sich hinter ihm vorbeugte. Dann begann glatt und gleichmäßig das Blut zu fließen, füllte den Hohlraum des Katheters und trat in die Spritze ein.

O'Donnell erklärte: »Sie werden bemerken, daß ich das Blut sehr langsam und vorsichtig entnehme. In diesem Falle werden wir auch immer nur eine sehr kleine Menge entnehmen, weil es ein besonders kleiner Säugling ist. Normalerweise kann man einem voll ausgetragenen Kind zwanzig Kubikzentimeter auf einmal abnehmen, aber in diesem Fall beschränke ich mich auf zehn, um zu große Schwankungen des venösen Drucks zu vermeiden.«

Der Praktikant notierte auf seinem Blatt »10 ccm aus«.

O'Donnell stellte den Hahn an der Spritze um und drückte dann den Kolben hinein, wodurch das dem Kind entzogene Blut in eines der Metallbecken abfloß.

Wieder stellte er den Hahn um, zog Spenderblut in die Spritze ein und injizierte es dann langsam und vorsichtig in das Kind.

Auf seinem Blatt notierte der Praktikant: »10 ccm ein.«

Mit peinlicher Sorgfalt fuhr O'Donnell fort. Jede Entnahme und Zufuhr wurde langsam und sorgfältig vollzogen, nahm ganze fünf Minuten in Anspruch. Er war versucht, sich zu beeilen, besonders in einem kritischen Fall wie dem vorliegenden. Aber O'Donnell wußte genau, daß er sich vor Eile hüten mußte. Der kleine Körper auf dem Tisch besaß nur noch geringe Widerstandskraft. Der geringste Schock mußte sofort tödlich wirken.

Dann, fünfundzwanzig Minuten, nachdem sie begonnen hatten, rührte sich das Baby und schrie. Es war ein dünner, unendlich schwacher Schrei, ein ohnmächtiger, kraftloser Protest, der schon im gleichen Moment endete, als er begann. Aber es war ein Lebenszeichen, und über den Masken stand in den Augen der im Raum Anwesenden ein Lächeln. Irgendwie schien die Hoffnung um eine Spur gewachsen.

O'Donnell wußte zu gut Bescheid, um voreilige Schlüsse zu ziehen. Trotzdem sagte er über die Schulter zu Dornberger: »Klingt, als ob er sich über uns ärgert. Das kann ein gutes Zeichen sein.«

Auch Dornberger hatte reagiert. Er beugte sich vor, um auf das Notizblatt des Praktikanten zu sehen, und regte dann vorsichtig an, bewußt, daß er selbst nicht die Leitung in Händen hatte: »Ein bißchen Kalziumgluconat, was meinen Sie?«

»Ja.« O'Donnell löste die Spritze von dem Hahn und brachte eine Zehn-Kubikzentimeter-Spritze an, die die Schwester ihm gereicht hatte. Er injizierte einen Kubikzentimeter, reichte die Spritze wieder zurück. Die Schwester tauschte sie gegen die ursprüngliche Spritze aus, die sie inzwischen in dem zweiten Metallbecken gespült hatte.

O'Donnell war sich bewußt, daß die Spannung in dem Raum nachließ. Er begann sich zu fragen, ob das Kind es nach allem doch überstehen würde. Er hatte Merkwürdiges erlebt, schon vor langem erfahren, daß nichts unmöglich war, daß man in der Medizin das Unfaßliche ebenso oft auf seiner Seite wie gegen sich hatte.

»Gut, machen wir weiter.«

Er entnahm zehn Kubikzentimeter, ersetzte sie, entnahm weitere zehn und ersetzte sie. Wieder zehn heraus und hinein, und wieder.

Dann fünfzig Minuten, nachdem sie begonnen hatten, verkündete die Schwester ruhig: »Die Temperatur sinkt, Doktor, sie ist 34,5.«

Er sagte schnell: »Prüfen Sie den venösen Druck.«

Er stand auf 35 — viel zu niedrig.

»Die Atmung ist schlecht«, sagte der Praktikant, »seine Farbe ist auch nicht gut.«

O'Donnell befahl: »Prüfen Sie den Puls.« Zu der Schwester sagte er: »Sauerstoff.«

Sie griff nach einer Gummimaske und hielt sie über das Gesicht des Säuglings. Einen Augenblick später erklang das Zischen des ausströmenden Sauerstoffs.

»Der Puls ist sehr schwach«, sagte der Praktikant.

Die Schwester: »Die Temperatur ist auf 33,9 gefallen.«

Der Praktikant horchte den Säugling mit dem Stethoskop ab. Er sah auf: »Die Atmung wird schwächer.« Dann einen Augenblick später: »Sie hat ausgesetzt.«

O'Donnell nahm das Stethoskop, hörte selbst. Er konnte einen Herzschlag vernehmen, aber er war sehr schwach. Scharf befahl er: »Coramin, ein Kubikzentimeter.«

Während der Praktikant sich von dem Tisch abwandte, zog O'Donnell das bedeckende Laken zurück und begann mit künstlicher Atmung. Einen Augenblick später war der Praktikant zurück. Er hatte keine Zeit verloren. In seiner Hand hielt er eine Spritze bereit.

»Direkt ins Herz«, befahl O'Donnell, »das ist die einzige Chance.«

In der Pathologie begann Dr. David Coleman, ruhelos zu werden. Er war dort geblieben, hatte seit dem Anruf, der das Ergebnis des Bluttests mitteilte, mit Pearson gewartet. Gemeinsam hatten sie einige pathologische Befunde aufgearbeitet, die sich angesammelt hatten, aber die Arbeit war nur langsam vorwärtsgegangen. Beide Männer wußten, daß ihre Gedanken woanders waren. Nun war fast eine Stunde vergangen, und sie hatten noch nichts gehört.

Vor fünfzehn Minuten war Coleman aufgestanden und hatte überlegend gesagt: »Vielleicht sollte ich nachsehen, ob im Labor etwas vorliegt.«

Der alte Mann hatte mit Hundeaugen zu ihm aufgesehen und fast flehend gebeten: »Wollen Sie nicht lieber bleiben?«

Überrascht hatte Coleman geantwortet: »Gewiß, wenn Sie wünschen?« Und dann hatten sie sich wieder an die Aufgabe gemacht, die Zeit auszufüllen.

Auch David Coleman fiel das Warten schwer. Ihm war bewußt, daß seine Nerven fast so angespannt wie die Pearsons waren, wenn der alte Mann in diesem Augenblick seine Ängstlichkeit auch deutlicher zeigte. Jetzt erst erkannte Coleman, in welchem Maß er selbst an diesem Fall inneren Anteil nahm. Die Tatsache, daß er in der Frage des Bluttests recht behalten und Pearson sich geirrt hatte, gab ihm keine Befriedigung. Alles, was er jetzt um Alexander und seiner Frau willen inbrünstig wünschte, war, daß ihr Kind am Leben blieb. Die Kraft seiner eigenen Gefühle überraschte ihn. Es war ungewöhnlich, daß ihn irgend etwas so tief ergriff. Allerdings hatte er John Alexander von Anfang an gut leiden können, und als er später seine Frau kennenlernte und erfuhr, daß sie alle drei aus der gleichen Stadt stammten, schien eine stillschweigende, aber echte Art von Zusammengehörigkeit entstanden zu sein.

Die Zeit verstrich langsam. Jede Minute des Wartens schien länger zu dauern als die vorherige. Er versuchte, an ein Problem zu denken, um seine Gedanken abzulenken. Das half immer, wenn er Zeit totschlagen mußte. Er entschloß sich, sich auf einige der Aspekte des Falles Alexander zu konzentrieren. Die Tatsache, daß das Ergebnis des Coombs-Tests mit dem Blut des Säuglings positiv ausfiel, bedeutet: auch die Mutter hat Rh-sensibilisiertes Blut. Er überlegte, wie das eingetreten sein konnte.

Die Mutter, Elizabeth Alexander, konnte natürlich während ihrer ersten Schwangerschaft sensibilisiert worden sein. David Coleman überlegte. Das brauchte das erste Kind nicht beeinflußt zu haben. Das war das Kind, das an – was hatte sie doch noch gesagt? – ah ja, Bronchitis gestorben war. Es kam viel häufiger vor, daß sich die Rh-Sensibilisierung erst während einer zweiten Schwangerschaft auswirkte.

Eine andere Möglichkeit war natürlich, daß Elizabeth einmal bei einer Gelegenheit eine Transfusion mit Rh-positivem Blut empfangen hatte. Er hielt inne. In seinem Kopf regte sich nagend, aber noch unklar, ein Gedanke, das unbehagliche Gefühl, daß er dicht vor etwas stand, was er noch nicht ganz erkannt hatte. Er runzelte die Stirn und konzentrierte sich. Dann wurde das Bild plötzlich klar. Das, wonach er getastet hatte, lag vor ihm, deutlich und scharf erkennbar. Sein Verstand registrierte: Transfusion. Der Unfall in New Richmond, die Eisenbahnkreuzung, an der Elizabeths Vater getötet, sie selbst schwer verletzt worden, aber am Leben geblieben war.

Wieder konzentrierte Coleman sich. Er versuchte sich zu erinnern, was John Alexander an jenem Tag über Elizabeth gesagt hatte. Er hörte die Worte wieder: »Elizabeth starb beinahe. Aber sie gaben ihr Bluttransfusionen, und sie kam durch. Ich glaube, das war das erstemal, daß ich je in einem Krankenhaus war. Ich habe dort fast eine Woche gelebt.«

Er würde es natürlich nie beweisen können, nicht nach all den Jahren, aber er war bereit, alles, was er besaß, darauf zu setzen, daß folgendes geschehen war: Das Vorhandensein des Rh-Faktors wurde der Medizin erst in den vierziger Jahren bekannt. Danach dauerte es weitere zehn Jahre, bis Rh-Tests von allen Krankenhäusern und Ärzten allgemein übernommen wurden. In der Zwischenzeit wurden an vielen Orten Bluttransfusionen durchgeführt, ohne daß der Rh-Faktor überprüft wurde. In New Richmond wahrscheinlich auch. Der Zeitpunkt stimmte. Elizabeths Unfall mußte 1949 gewesen sein. Er erinnerte sich, daß sein Vater ihm später davon erzählt hatte.

Sein Vater! Ein neuer Gedanke überkam ihm: Es war sein eigener Vater – Dr. Byron Coleman –, der die Alexanders behandelt und der die Transfusionen angeordnet haben mußte, die Elizabeth Alexander erhalten hatte. Wenn sie mehrere Transfusionen erhalten hatte, stammte das Blut von mehr als einem Spender. Die Möglichkeit, daß wenigstens ein Teil des Blutes Rh-positiv war, konnte fast nicht ausgeschlossen werden. Das war also die Gelegenheit gewesen, bei der Elizabeths Blut sensibilisiert worden war. Dessen war er jetzt sicher. Damals konnte natürlich keine sichtbare Wirkung aufgetreten sein. Das heißt keine andere, außer, daß ihr eigenes Blut Antikörper entwickelte – Antikörper, die verborgen und unvermutet gelauert hatten, bis sie sich neun Jahre später gereizt, virulent und stark entwickelten, um ihr Kind zu vernichten.

Natürlich traf damit Colemans Vater kein Vorwurf, selbst wenn seine Hypothese richtig war. Er hatte ihre Behandlung im guten Glauben nach den letzten Kenntnissen der Medizin angeordnet. Richtig war, daß zu dieser Zeit der Rh-Faktor schon bekannt war und an manchen Orten der Rh-Faktor bereits ermittelt und berücksichtigt wurde. Aber von einem vielbeschäftigten Landarzt konnte kaum erwartet werden, sich über alles Neue sofort auf dem laufenden zu halten. Oder etwa doch? Manchen Ärzten dieser Zeit — darunter auch praktischen Ärzten — war der neue Horizont bekannt, den die moderne Einteilung der Blutgruppen geöffnet hatte. Sie handelten sofort, berücksichtigten die letzten Erkenntnisse. Aber möglicherweise, überlegte Coleman, waren das jüngere Männer. Sein Vater war zu dieser Zeit schon alt. Er arbeitete zu angestrengt, um genügend Zeit zum Lesen zu finden. Aber war das eine ausreichende Entschuldigung? War es eine Entschuldigung, die er selbst — David Coleman — bei einem anderen gelten lassen würde? Oder gab es vielleicht zwei verschiedene Normen — galten nachsichtigere, weniger strenge Gesetze, wenn es darum ging, über einen Verwandten und gar den eigenen verstorbenen Vater zu urteilen? Der Gedanke beunruhigte ihn. Mit Unbehagen empfand er, daß durch seine persönliche Zuneigung einige seiner Ansichten beeinträchtigt wurden, die er am höchsten hielt. David Coleman wünschte sich, daß er nicht darüber nachgedacht hätte. Es löste nagenden Zweifel aus, daß er sich doch nicht absolut sicher war ... über gar nichts mehr sicher war.

Pearson sah ihn an. Er fragte: »Wie lange dauert es schon?«

Coleman blickte auf die Uhr: »Etwas über eine Stunde.«

»Dann werde ich anrufen.« Ungeduldig griff er nach dem Telefon. Dann zögerte er und zog seine Hand wieder zurück. »Nein«, sagte er, »es ist wohl besser, ich lasse es.«

Auch John Alexander im serologischen Labor konnte die Uhr nicht aus den Augen lassen. Vor einer Stunde war er von einem Besuch bei Elizabeth zurückgekommen und hatte seither mehrere halbherzige Versuche unternommen, zu arbeiten. Aber er hatte selbst bemerkt, daß seine Gedanken immer wieder weit von seiner Arbeit abirrten, und hatte es lieber aufgegeben als zu riskieren, einen Fehler zu begehen. Jetzt griff er wieder nach einem Reagenzglas, um es noch einmal zu versuchen, aber Bannister trat zu ihm und nahm es ihm aus der Hand.

Der alte Laborant las die Anforderung und sagte freundlich: »Lassen Sie mich das nur machen, John.«

Alexander protestierte, aber Bannister bestand darauf. »Überlassen Sie es ruhig mir. Warum gehen Sie nicht zu Ihrer Frau?«

»Danke, aber ich bleibe lieber hier. Dr. Coleman sagte, sobald er etwas erfahre, wolle er herkommen und mich benachrichtigen.« Alexanders Blick wanderte wieder zur Uhr an der Wand. Mit gepreßter Stimme fügte er hinzu: »Es kann doch nicht mehr lange dauern?«

Bannister wandte sich ab. »Nein«, erwiderte er langsam, »ich glaube nicht.«

Elizabeth Alexander war allein in ihrem Krankenzimmer. Regungslos, den Kopf tief in den Kissen, die Augen geöffnet, lag sie da, als Schwester Wilding hereinkam. Elizabeth fragte: »Weiß man schon etwas?«
Die ältliche, grauhaarige Schwester schüttelte den Kopf. »Ich sage Ihnen Bescheid, sobald ich etwas erfahre.« Sie stellte das Glas Orangensaft, das sie hereingebracht hatte, neben Elizabeth und fügte hinzu: »Ich kann ein paar Minuten bei Ihnen bleiben, wenn Sie mögen.«
»Ja, bitte.« Elizabeth lächelte schwach, und die Schwester zog sich einen Stuhl an das Bett und setzte sich. Schwester Wilding war froh, daß sie eine Weile ihre Füße ausruhen konnte. Gerade in letzter Zeit schmerzten sie ihr häufig, und sie vermutete, daß ihre Füße sie wahrscheinlich zwingen würden, die Krankenpflege aufzugeben, ob sie wollte oder nicht. Nun, sie hatte das Gefühl, daß sie dazu ohnehin bald bereit war.
Schwester Wilding wünschte, daß sie etwas für die beiden jungen Leute tun könne. Sie hatte sie von Anfang an ins Herz geschlossen. Ihr kamen die beiden Alexanders fast noch wie Kinder vor. In gewisser Weise hatte sie bei der Pflege dieser jungen Frau, die jetzt allem Anschein nach ihr Baby verlor, fast das Gefühl, als pflege sie die Tochter, die sie sich vor vielen Jahren gewünscht, aber nie bekommen hatte. War das nicht geradezu albern? Nach all den Jahren als Krankenpflegerin wurde sie auf ihre alten Tage noch sentimental. Sie fragte Elizabeth: »Woran dachten Sie gerade, als ich zu Ihnen hereinkam?«
»Ich dachte an Kinder, an dicke, gesunde Kinder, die auf einem grünen Rasen in der Nachmittagssonne herumtollen.« Elizabeths Stimme klang träumerisch. »So war es in Indiana im Sommer, als ich noch Kind war. Schon damals dachte ich oft daran, daß ich eines Tages selbst Kinder haben würde und daß ich bei ihnen säße, wenn sie, genau wie ich damals, in der Sonne auf dem Gras herumtollen.«
»Es ist merkwürdig mit Kindern«, antwortete Schwester Wilding. »Manchmal kommt es so ganz anders, als man es sich denkt. Ich habe einen Sohn, wissen Sie. Er ist jetzt schon erwachsen.«
»Nein«, sagte Elizabeth, »das wußte ich nicht.«
»Verstehen Sie mich nicht falsch«, sagte die Schwester. »Er ist ein guter Junge, Offizier bei der Marine. Vor ein oder zwei Monaten hat er geheiratet. Er schrieb es mir in einem Brief.«
Elizabeth fragte sich verwundert, wie es wohl sein mochte, wenn man einen Sohn zur Welt brachte und dann später einen Brief von ihm bekam, in dem er schrieb, daß er geheiratet habe.

»Ich hatte nie das Gefühl, daß wir uns sehr gut kannten«, sagte Schwester Wilding. »Ich fürchte, in gewisser Weise war es mein Fehler — ich ließ mich scheiden und bot ihm nie ein wirkliches Heim.«
»Aber manchmal können Sie doch zu ihm fahren und ihn besuchen«, antwortete Elizabeth. »Wahrscheinlich werden doch Enkel kommen.«
»Daran habe ich oft gedacht«, sagte Schwester Wilding. »Ich glaubte immer, es müßte eine große Freude für mich sein. Ich meine, Enkel zu haben, verstehen Sie. Irgendwo in der Nähe zu wohnen und abends hinüberzugehen und auf die Kinder aufzupassen und all das.«
»Aber können Sie das denn nicht?«
Schwester Wilding schüttelte den Kopf. »Ich habe das Gefühl, wenn ich dort hinkomme, wird es wie ein Besuch bei Fremden sein, und oft kann es auch nicht sein. Mein Sohn ist nämlich nach Hawaii versetzt worden. In der vergangenen Woche sind sie dorthin abgereist.« Mit einem Anflug trotziger Rechtfertigung fügte sie hinzu: »Er wollte mich vorher noch mit seiner Frau besuchen, aber im letzten Augenblick kam dann etwas dazwischen, und sie schafften es nicht mehr.«
Darauf herrschte Schweigen, bis Schwester Wilding sagte: »Nun, ich muß wieder an meine Arbeit.« Sie erhob sich und sagte an der Tür noch: »Trinken Sie Ihren Saft, Mrs. Alexander. Ich komme wieder und gebe Ihnen Bescheid, sobald wir etwas erfahren.«

Kent O'Donnell lief der Schweiß über das Gesicht, und die assistierende Schwester beugte sich vor, um ihm die Stirn abzuwischen. Fünf Minuten waren vergangen, seit er mit der künstlichen Atmung angefangen hatte, und der winzige Körper unter seinen Händen zeigte noch keine Reaktion. Seine Daumen lagen auf der kleinen Brust, die anderen Finger griffen zum Rücken herum. Das Kind war so klein, daß sich O'Donnells Hände überdeckten. Er mußte sehr behutsam sein, weil ein bißchen zuviel Druck die gebrechlichen Knochen wie dünne Zweige zerdrücken würde. Sanft drückte er noch einmal zu, ließ wieder locker. Der Sauerstoff zischte, versuchte den Atem zu wecken, die schwachen, winzigen Lungen ins Leben zurückzurufen und zu eigener Tätigkeit anzuspornen.
O'Donnell wünschte brennend, daß dieses Kind lebte. Ihm stand vor Augen, wenn es starb, bedeutete das, daß Three Counties Hospital, sein Krankenhaus, in seiner wichtigsten Aufgabe versagt hatte: Selbstlos für die Kranken und die Schwachen zu sorgen. Für dieses Kind war nicht selbstlos gesorgt worden. Es hatte das Schlechteste bekommen, als es das Beste brauchte, und Pflichtvergessenheit hatte über Können gesiegt. Er entdeckte, daß er versuchte, seinen eigenen, brennenden Willen durch seine Fingerspitzen auf das kleine versagende Herz unter seinen

Händen zu übertragen, sich ihm verständlich zu machen. »Du brauchtest uns, und wir haben versagt. Du erprobtest unsere Stärke, und du fandest uns schwach. Aber bitte, laß es uns noch einmal versuchen, gemeinsam. Manchmal machen wir es besser als jetzt. Verurteile uns nicht für immer, nur weil wir einmal versagten. Unwissenheit und Torheit herrschen in der Welt, und Vorurteil und Blindheit. Das haben wir dir schon gezeigt. Aber es gibt auch andere Dinge, gute, warme Dinge, für die es sich zu leben lohnt. Darum atme! Es ist so einfach und so wichtig!«

O'Donnells Hände bewegten sich, vor und zurück ... drückten zusammen ... lockerten sich ... drückten zusammen ... lockerten sich ... drückten zusammen ...

Weitere fünf Minuten waren vergangen, und der Praktikant setzte wieder das Stethoskop an, lauschte angestrengt. Jetzt richtete er sich auf. Sein Blick begegnete dem O'Donnells. Er schüttelte den Kopf. O'Donnell hielt inne. Er wußte, jede weitere Mühe war vergeblich.

Er wandte sich zu Dornberger und sagte gefaßt: »Ich fürchte, es ist vorbei.«

Die beiden sahen sich an, und beide wußten, daß sie das gleiche empfanden. O'Donnell spürte, wie weißglühender Zorn in ihm aufstieg. Wütend riß er Maske und Kappe ab. Er zerrte an den Gummihandschuhen und warf sie wild zu Boden.

Er bemerkte, daß die anderen ihn aufmerksam beobachteten. Seine Lippen bildeten eine schmale, grimmige Linie. Er sagte zu Dornberger: »Also gut, gehen wir.« Dann fügte er schroff zu dem Praktikanten gewendet hinzu: »Wenn jemand nach mir fragt, ich bin bei Dr. Pearson.«

XXI

In der Pathologie schrillte das Telefon auf, und Pearson griff nach dem Hörer. Dann hielt er inne. Sein blasses Gesicht verriet seine Nervosität. Er sagte zu Coleman: »Nehmen Sie es an.«

Während David Coleman an den Apparat ging, klingelte das Telefon ungeduldig zum zweitenmal. Gleich darauf sagte er: »Hier Dr. Coleman.« Er lauschte ausdruckslos, sagte dann »Danke« und hängte ein. Sein Blick begegnete dem Pearsons. Still sagte er: »Das Kind ist gerade gestorben.«

Pearson antwortete nicht. Er schlug den Blick nieder. In seinem Bürosessel regungslos in sich zusammengesunken, das zerfurchte, schroffe Gesicht halb im Schatten, sah er alt und geschlagen aus.

Coleman sagte halblaut: »Ich glaube, ich gehe ins Labor hinüber. Einer muß mit John sprechen.«

Er erhielt keine Antwort. Als er den Raum verließ, saß Pearson immer noch schweigend und regungslos, mit Augen, die nichts sahen, und Gedanken, die nur er selbst kannte.

Carl Bannister hatte das Labor verlassen, als David Coleman hereinkam. John Alexander war allein, saß auf einem Hocker vor einem Arbeitstisch an der Wand, die Uhr unmittelbar über seinem Kopf. Er drehte sich nicht um, als Coleman sich mit zögernden Schritten näherte, wobei das Leder seiner Sohlen knirschte.

Eine Weile herrschte Schweigen. Schließlich fragte Alexander, ohne sich umzudrehen, leise: »Ist es ... vorüber?«

Wortlos streckte Coleman seine Hand aus und legte sie auf Alexanders Schulter.

Mit verhaltener Stimme fragte Alexander noch einmal: »Er ist tot, nicht wahr?«

»Ja, John«, antwortete Coleman sanft. »Er ist tot. Es tut mir leid.«

Er zog seine Hand zurück, als Alexander sich langsam umwandte. Das Gesicht des jungen Mannes verriet seinen Schmerz. Tränen liefen ihm aus den Augen. Leise, aber eindringlich fragte er: »Warum, Dr. Coleman, warum?«

David Coleman suchte nach Worten, versuchte, es zu erklären. »Ihr Baby wurde zu früh geboren, John. Seine Chancen waren nicht günstig, selbst wenn ... das andere ... nicht geschehen wäre.«

Alexander sah ihm gerade in die Augen und sagte: »Aber er hätte leben können.«

Dies war der Augenblick, in dem er der Wahrheit nicht ausweichen konnte. »Ja«, gab Coleman zu, »er hätte leben können.«

John Alexander war aufgestanden. Sein Gesicht war dicht vor Colemans, sein Blick flehte. »Wie konnte es nur geschehen ...? In einem Krankenhaus ...? Mit Ärzten ...?«

»John«, entgegnete Coleman, »das kann ich Ihnen in diesem Augenblick nicht beantworten.« Leiser fügte er hinzu: »Ich kann es mir jetzt selbst nicht beantworten.«

Alexander nickte stumm. Er zog sein Taschentuch und wischte sich über die Augen. Dann sagte er still: »Danke, daß Sie zu mir gekommen sind, um es mir zu sagen. Ich werde jetzt zu Elizabeth gehen.«

Kent O'Donnell hatte auf dem Weg durch das Krankenhaus mit Dr. Dornberger nicht gesprochen. Der wilde Zorn und die Enttäuschung, die wie eine Woge über ihm zusammengeschlagen waren, als er das

tote Kind sah, machten ihn verschlossen und schweigsam. Während sie durch die Gänge und über die Treppen hinuntereilten, weil sie nicht die Ruhe besaßen, auf den langsamen Fahrstuhl zu warten, warf sich O'Donnell wieder erbittert seine Passivität gegenüber Joe Pearson und der pathologischen Abteilung des Three Counties Hospitals vor. Gott weiß, dachte er, ich bin oft genug auf die drohende Gefahr hingewiesen worden. Rufus und Reubens hatten ihn gewarnt, und er hatte es mit seinen eigenen Augen gesehen, daß Pearson immer mehr nachließ, je älter er wurde, daß die Verantwortung für die Pathologie in dem vielbeschäftigten, wachsenden Krankenhaus über seine Kräfte ging. Aber nein! Er, Dr. med. Kent O'Donnell, Mitglied der Königlich-britischen Chirurgischen Gesellschaft, Mitglied der Amerikanischen Chirurgischen Gesellschaft, Chef der Chirurgie und Präsident des medizinischen Ausschusses des Three Counties Hospitals — Hut ab vor einem feinen, großartigen Mann! — »Lasse ihn siegreich sein, glücklich und ruhmbedeckt, lang herrsche er, Gott schütze O'Donnell!« —, er war zu beschäftigt gewesen, um sich um seine eigentliche Aufgabe zu kümmern, um die Härte einzusetzen, die seine Stellung verlangte, um es mit den Ungelegenheiten aufzunehmen, die auf Taten folgen mußten. Darum hatte er sich lieber abgewendet, sich eingeredet, es sei alles in Ordnung, als ihm Erfahrung und Instinkt in seinem Innersten sagen mußten, daß er das nur hoffte. Und wo war er die ganze Zeit gewesen — er, der große Mann der Medizin? Er hatte Krankenhauspolitik getrieben, hatte Eustace Swayne umschmeichelt, in der Hoffnung, wenn er nur leisetrete, wenn er den Status quo dulde, wenn er Swaynes Freund Joe Pearson völlig unbehelligt ließe, daß dann der alte Finanzhai dankbar sein Geld für den prächtigen Neubau des Krankenhauses spenden würde — für O'Donnells Traum von einem Reich, in dem er selbst König wäre. Nun, es mochte sein, daß das Krankenhaus das Geld trotzdem bekam, vielleicht aber auch nicht. Doch ob ja oder nein, ein Preis zum mindesten war dafür schon bezahlt. Die Quittung kannst du oben finden: eine kleine Leiche in einem Operationsraum in der vierten Etage. Als sie dann vor Joe Pearsons Tür ankamen, fühlte er, daß sein Zorn verraucht und Trauer an seine Stelle getreten war. Er klopfte und Dornberger folgte ihm hinein.
Pearson saß immer noch so an seinem Platz, wie Coleman ihn verlassen hatte. Er sah auf, machte aber keine Anstalten, sich zu erheben.
Dornberger sprach als erster. Er sprach ruhig, ohne Feindschaft, so, als wolle er den Ton für die Unterhaltung bestimmen, als einen Dienst für einen alten Freund. Er sagte: »Das Kind ist tot, Joe. Ich nehme an, du hast es schon erfahren.«
Pearson antwortete langsam: »Ja, ich habe es gehört.«

»Ich habe Dr. O'Donnell alles berichtet, was geschehen ist.« Dornbergers Stimme schwankte. »Es tut mir leid, Joe. Es blieb mir nichts anderes übrig.«
Pearson machte eine kleine, hilflose Bewegung mit seinen Händen. Von seiner alten Aggressivität war keine Spur übriggeblieben. Ausdruckslos antwortete er: »Es ist gut.«
O'Donnell paßte seinen Ton dem Dornbergers an. Er fragte: »Haben Sie irgend etwas zu sagen, Joe?«
Zweimal schüttelte Pearson langsam den Kopf.
»Joe, wenn es nur dieser Fall wäre ...« O'Donnell suchte nach den richtigen Worten, von denen er wußte, daß es sie nicht gab. »Wir begehen alle Fehler. Vielleicht würde ich ...« Das hatte er gar nicht sagen wollen. Er festigte seine Stimme und fuhr strenger fort: »Aber es ist eine lange Liste, Joe. Wenn ich das vor den medizinischen Ausschuß bringen muß ... Ich glaube, Sie wissen genau, was die Kollegen sagen werden. Sie würden es sich und uns allen erleichtern, wenn morgen vormittag um zehn Uhr Ihre Rücktrittserklärung bei der Verwaltung vorläge.«
Pearson sah O'Donnell an. »Zehn Uhr«, bestätigte er. »Sie sollen sie haben.«
Es entstand eine Pause. O'Donnell wandte sich ab, drehte sich wieder um. »Joe«, sagte er, »es tut mir leid. Aber Sie wissen ja selbst, daß ich keine Wahl habe.«
»Ja.« Die Antwort kam flüsternd, während Pearson dumpf nickte.
»Natürlich steht Ihnen Ihre Pension zu. Das ist nach zweiunddreißig Jahren nur recht und billig.« O'Donnell hörte deutlich, wie hohl seine Worte klangen.
Zum erstenmal, seit sie hereingekommen waren, veränderte sich Pearsons Ausdruck. Mit dem Anflug eines gequälten Lächelns sah er O'Donnell an. »Danke.«
Zweiunddreißig Jahre! O'Donnell dachte: Mein Gott, das ist der größte Teil der Lebensarbeit eines Mannes. Und so muß es enden. Er hätte gern mehr gesagt, versucht, es für alle leichter zu machen, Worte zu finden, um das Gute anzuerkennen, das Joe Pearson geleistet hatte — er mußte viel Gutes in seinem Leben geleistet haben. Während er noch nach Worten suchte, kam Harry Tomaselli herein.
Der Verwaltungsdirektor war in Eile. Er hatte sich nicht damit aufgehalten, erst anzuklopfen. Er sah zuerst Pearson an. Dann fiel sein Blick auf Dornberger und O'Donnell. »Kent«, sagte er gehetzt, »ich bin froh, daß Sie hier sind.«
Ehe O'Donnell antworten konnte, wandte Tomaselli sich wieder Pearson zu. »Joe«, begann er, »können Sie sofort mit in mein Büro kommen?

In einer Stunde habe ich eine dringende Sitzung des Stabes einberufen. Ich wollte nur vorher noch mit Ihnen sprechen.«
Scharf fragte O'Donnell: »Eine Sondersitzung? Weshalb?«
Tomaselli drehte sich um. Sein Gesicht war ernst, seine Augen besorgt. »Im Krankenhaus wurde Typhus entdeckt«, verkündete er. »Dr. Chandler hat zwei Fälle gemeldet, und vier weitere sind typhusverdächtig. Es liegt eine Epidemie vor, und wir müssen den Ursprung finden.«

Elizabeth sah auf, als sich die Tür öffnete und John eintrat. Er schloß die Tür hinter sich, lehnte sich einen Augenblick mit dem Rücken dagegen. Es wurde kein Wort gesagt, nur ihre Augen sprachen — Trauer, flehende Bitten und eine überwältigende Liebe.
Sie streckte die Arme aus, und er eilte zu ihr. »Johnny, Johnny.« Das war alles, was sie murmeln konnte, ehe sie leise zu weinen begann.
Nach einer Weile, während der er sie fest umfangen hielt, löste er sich von ihr und trocknete ihre Tränen mit demselben Taschentuch, das er selbst schon dazu benutzt hatte.
Später sagte er: »Elizabeth, Liebste, wenn du es immer noch willst... Jetzt würde ich es gern versuchen.«
»Was es auch ist«, antwortete sie, »selbstverständlich: ja.«
»Ich glaube, du hast es immer gewünscht«, sagte er, »jetzt will ich es auch. Ich schreibe morgen um die Papiere. Ich will versuchen, doch noch Medizin zu studieren.«

Mike Seddons stand von seinem Stuhl auf und ging in dem kleinen Krankenzimmer auf und ab. »Aber das ist lächerlich«, sagte er hitzig. »Es ist absurd, es ist sinnlos, und ich werde es nicht tun.«
»Um meinetwillen, Liebling.«
»Aber es nützt dir nicht im geringsten, Vivian. Das ist nur eine alberne, dumme Idee, die du irgendwo in einem viertklassigen, sentimentalen Roman aufgelesen hast.«
»Mike, Liebling, ich liebe dich so sehr, wenn du wütend bist. Es paßt so gut zu deinem schönen, roten Haar.« Sie lächelte ihm zärtlich zu, als ihre Gedanken sich zum erstenmal von der unmittelbaren Gegenwart abwandten. »Versprich mir etwas!«
»Was?« Er war immer noch ärgerlich, seine Antwort kurz.
»Versprich mir, daß du manchmal wütend bist, wenn wir verheiratet sind — wirklich wütend —, damit wir uns streiten können und nachher die Freude haben, uns wieder zu versöhnen.«
Unwillig antwortete er: »Das ist ein genauso alberner Einfall wie der andere. Und überhaupt, was hat es für einen Sinn, von Heiraten zu reden, wenn du willst, daß ich mich von dir fernhalte?«

»Nur für eine Woche, Mike, Liebling. Gerade eine Woche, das ist alles.«
»Nein.«
»Hör mich an, Liebling.« Sie drängte. »Bitte, komm her und setz dich und hör mich an. Bitte.«
Er zögerte, kam dann widerwillig zu dem Stuhl neben dem Bett zurück. Vivian ließ ihren Kopf in die Kissen zurücksinken, das Gesicht ihm zugewandt. Sie lächelte und streckte ihre Hand aus. Er nahm sie zärtlich, sein Ärger verflog. Nur ein unbestimmter, beunruhigender Zweifel blieb.
Es war der vierte Tag, nachdem Vivian nach der Operation in ihr Zimmer zurückgebracht worden war. Der Stumpf an ihrem Oberschenkel verheilte gut. Sie hatte immer noch lokale Schmerzen und die unvermeidliche Druckempfindlichkeit. Aber das große, überwältigende Leiden der ersten zwei Tage der Genesung hatte aufgehört, und gestern hatte Dr. Grainger mit Vivians Wissen und Zustimmung die zuerst verordneten Injektionen abgesetzt, durch die die Schmerzen während der schlimmsten, jetzt überwundenen Zeit gemildert worden waren. Nur eines fand Vivian entsetzlich – etwas Überraschendes, womit sie nicht gerechnet hatte. Der Fuß an ihrem amputierten Bein – ein Fuß, den sie nicht mehr besaß – juckte häufig mit bösartiger, immer wieder auftretender Heftigkeit. Es war eine Qual, ihn nicht kratzen zu können. Als das Jucken zum erstenmal auftrat, hatte sie mit ihrem rechten Fuß nach der Sohle des anderen getastet. Dann hatte sie eine Zeitlang erleichtert geglaubt, die Amputation sei doch nicht vorgenommen worden. Erst als Dr. Grainger ihr versicherte, daß die Erscheinung völlig normal sei und bei den meisten Patienten auftrete, die ein Glied verloren hatten, wurde ihr klar, daß ihre Hoffnung eine Illusion gewesen war. Dessenungeachtet war es ein unerfreuliches Gefühl, und Vivian hoffte, daß es bald verschwinden würde.
Auch psychologisch schien ihre Genesung gute Fortschritte zu machen. Von dem Augenblick an, als Vivian am Tag vor der Operation mit der schlichten Tapferkeit, die Mike Seddons so tief beeindruckte, sich mit dem Unausweichlichen abfand, hatte ihre Gemütsverfassung sich nicht verändert und sie aufrecht gehalten. Noch gab es Augenblicke der Finsternis und Verzweiflung. Sie kamen über sie, wenn sie allein war, und zweimal, als sie in der Nacht erwachte, das Krankenhaus um sie herum still und unheimlich, hatte sie still um das geweint, was sie verloren hatte. Aber meistens verbannte sie deprimierte Stimmungen, und die ihr innewohnende Kraft half ihr, sie zu überwinden.
Lucy Grainger hatte das beobachtet und war dankbar dafür. Es erleichterte ihr die Aufgabe, den Heilungsprozeß zu überwachen. Nichtsdestoweniger wußte Lucy, daß Vivian die wirkliche Probe für ihre Gefühle

und ihre Haltung erst noch bestehen mußte. Sie würde kommen, wenn der erste Schock überwunden war, wenn sie Zeit gehabt hatte, die wirkliche Bedeutung des Eingriffs nach und nach zu erfassen, und wenn seine Auswirkungen auf ihre Zukunft näher und deutlicher vor ihr standen. Vielleicht kam dieser Augenblick erst in sechs Monaten oder sogar erst in einem Jahr. Aber früher oder später mußte er kommen, und Lucy wußte, daß Vivian dann eine tiefe, finstere Verzweiflung durchstehen mußte, um für später eine feste Haltung zu gewinnen, welcher Art sie auch sein würde. Aber das lag in der Zukunft. Im Augenblick erschien ihr die Prognose für die nächste Zeit recht günstig.

Lucy wußte natürlich — und sie war sich bewußt, daß es auch Vivian bekannt war —, bei einem Osteosarkom, das Dr. Pearson diagnostiziert hatte, bestand die Möglichkeit, daß sich schon vor der Amputation Metastasen gebildet und mit heimtückischer Bösartigkeit in Vivians Körper verbreitet hatten. In diesem Fall konnte das Three Counties Hospital und die Medizin überhaupt für Vivian kaum mehr tun, als vorübergehend ihre Leiden zu lindern. Aber ob das zutraf oder nicht, mußte sich später herausstellen. Für den Patienten schien es im Augenblick das beste und klügste, anzunehmen, daß Vivian als gesund entlassen werden konnte, und ihr zu helfen, sich aktiv auf ihr zukünftiges Leben einzustellen.

Auch heute war die fortschreitende Genesung an Vivians äußerer Erscheinung sofort zu erkennen. Zum erstenmal nach der Operation hatte sie Make-up aufgelegt und damit Farbe in ihr Gesicht gebracht. Am Morgen war ihre Mutter bei ihr gewesen und hatte ihr beim Frisieren geholfen. Sie trug jetzt das gleiche Nachthemd, das Mike bei einem früheren Besuch in Versuchung geführt hatte, und ein großer Teil ihrer jugendlichen Lieblichkeit war zurückgekehrt.

Als Mike jetzt ihre Hand nahm, sagte sie: »Verstehst du denn nicht, Liebling? Ich will sicher sein. Um meiner selbst willen ebensosehr wie um deinetwillen.«

»Wessen willst du sicher sein?« Auf Mikes Gesicht standen zwei hochrote Flecken.

Leise und fest antwortete sie: »Ich will sicher sein, daß du mich wirklich liebst.«

»Natürlich liebe ich dich.« Heftig fuhr er fort: »Erkläre ich dir das nicht seit einer halben Stunde? Habe ich dir nicht gesagt, ich will, daß wir heiraten? Wie wir es beschlossen haben« — er zögerte —, »ehe das geschah? Selbst deine Mutter und dein Vater sind dafür. Sie haben mich akzeptiert. Warum kannst du es nicht?«

»Aber Mike, ich akzeptiere dich doch. Dankbar und froh. Aber was auch zwischen uns geschieht, ich glaube nicht, daß jemals etwas zwischen

uns wieder ganz so sein kann, wie es war. Wenigstens« — einen Augenblick schwankte ihre Stimme — »nicht für mich.«
»Warum denn . . .«
Sie bat: »Bitte, Mike, höre mich zu Ende an. Du hast es versprochen.«
Ungeduldig antwortete er: »Also weiter.«
»Du kannst sagen, was du willst, Mike, ich bin nicht die gleiche, die du kennengelernt hast, als wir uns das erstemal sahen. Ich kann es nie wieder sein.« Leise und eindringlich fuhr sie fort: »Deswegen muß ich sicher sein. Sicher, daß du mich liebst, so, wie ich bin, nicht so, wie ich war. Verstehst du denn nicht, Liebling? Wenn wir den Rest unseres Lebens gemeinsam verbringen wollen, könnte ich den Gedanken nicht ertragen — auch später nicht, niemals —, daß du mich aus . . . Mitleid geheiratet hast. Unterbrich mich nicht, hör mir nur zu. Ich weiß, daß du das nicht für wahr hältst, und vielleicht ist es das auch nicht. Ich hoffe es jedenfalls von ganzem Herzen. Aber, Mike, du bist freundlich und gut und großmütig, und du könntest es tun, gerade aus diesem Grunde, ohne es dir selbst zuzugeben.«
Er entgegnete ärgerlich: »Willst du damit sagen, daß ich meine Gefühle nicht kenne?«
Vivian antwortete leise: »Wer von uns kennt sie wirklich?«
»Ich kenne meine.« Er nahm zärtlich ihre Hand, sein Gesicht war dicht vor dem ihren. »Ich weiß, daß ich dich liebe. Ganz oder geteilt, gestern, heute oder morgen. Und ich weiß, daß ich dich heiraten will, ganz bestimmt nicht aus Mitleid, ohne einen Tag länger warten zu wollen, als wir müssen.«
»Dann tue mir diesen einen Gefallen, weil du mich liebst. Verlasse mich jetzt, obwohl du hier im Krankenhaus bist, komme eine Woche lang nicht wieder — ganze sieben Tage.« Vivian sah ihn fest an. Ruhig fuhr sie fort: »In dieser Zeit überlege dir alles. Denke an mich und daran, wie unser Zusammenleben sein würde, wie es für dich sein würde, mit einem Krüppel zusammenzuleben. An die Dinge, die wir nicht gemeinsam haben können, und an die, die wir gemeinsam tragen müssen. An unsere Kinder, wie sie es beeinflussen wird, und damit auch dich. Denke an alles, Mike, an alles, was es gibt. Wenn du das getan hast, dann komme wieder und sage mir, zu welchem Ergebnis du gekommen bist. Und wenn du dann deiner immer noch sicher bist, verspreche ich dir, daß ich dich nie mehr fragen werde. Es sind nur sieben Tage, Liebling. Sieben Tage aus unserem Leben. Das ist nicht sehr viel.«
»Du bist verdammt bockbeinig«, antwortete er.
»Ich weiß.« Sie lächelte. »Du bist also einverstanden?«
»Mit vier Tagen. Keinen mehr.«
Vivian schüttelte den Kopf. »Sechs. Keinen weniger.«

»Sagen wir fünf«, sagte er, »und wir sind einig.«
Sie zögerte, und Mike erklärte: »Das ist mein letztes Angebot.«
Vivian lachte. Es war das erstemal. »Also gut, fünf Tage von jetzt an.«
»Keineswegs von jetzt an«, antwortete Mike. »In zehn Minuten vielleicht. Erst brauche ich noch eine Rücklage. Für einen jungen Burschen mit meinem heißen Blut sind fünf Tage eine lange Zeit.«
Er zog den Stuhl näher an das Bett und streckte die Arme nach ihr aus. Es war ein Kuß, in dem sich Leidenschaft und Zärtlichkeit abwechselten. Als er ein Ende gefunden hatte, zog Vivian eine Grimasse und schob ihn zurück. Sie seufzte und schob sich in eine andere Lage.
Mike fragte besorgt: »Fehlt dir etwas?«
Vivian schüttelte den Kopf. »Nein, es ist nichts.« Dann fragte sie: »Mike, wo haben sie mein Bein? Das verlorene, meine ich.«
Er war überrascht. Dann sagte er: »In der Pathologie. In einem Kühlschrank vermutlich.«
Vivian holte tief Atem, ließ die Luft dann langsam wieder aus. »Mike, Liebling«, bat sie, »gehe bitte hinunter und kratze den Fuß.«

Das Sitzungszimmer des Krankenhauses war überfüllt. Die Nachricht von der dringenden Sondersitzung hatte sich schnell in dem Krankenhaus verbreitet, und die Ärzte, die an diesem Tage im Three Counties Hospital nicht anwesend waren, hatte man in ihren Sprechstunden in der Stadt oder zu Hause benachrichtigt. Gerüchte über Joe Pearsons Versagen und sein bevorstehendes Ausscheiden hatten sich ebenso schnell herumgesprochen und waren das Thema einer aufgeregten Diskussion, die abbrach, als Pearson mit dem Verwaltungsdirektor und David Coleman eintrat.
Kent O'Donnell hatte schon den Platz am Kopf des langen Nußbaumtisches eingenommen. Gil Bartletts Bart wippte lebhaft auf und ab, während er sich mit Roger Hilton, dem jungen Chirurgen, der vor einigen Wochen in das Three Counties Hospital eingetreten war, unterhielt. John McEwan, der Hals-, Nasen- und Ohrenspezialist, war in eine erhitzte Debatte mit Dingdong Bell und dem dicken Lewis Toynbee, dem Internisten, verbissen. Bill Rufus, den seine grelle gelb und grüne Krawatte aus der Menge heraushob, setzte sich gerade in der zweiten Reihe auf einen Stuhl. Unmittelbar vor ihm stand noch Dr. Harvey Chandler, der Leiter der inneren Abteilung, und studierte ein Blatt mit Notizen. Es waren auch verschiedene Assistenzärzte anwesend. Unter ihnen bemerkte O'Donnell McNeil von der Pathologie. Neben dem Verwaltungsdirektor saß Mrs. Straughan, die Küchenleiterin, die an der Sitzung auf ausdrückliche Aufforderung teilnahm. In ihrer Nähe saß Ernie Reubens, der anscheinend belustigt den wabbeln-

den, umfangreichen Busen der Küchenleiterin beobachtete. Nicht anwesend war die vertraute Erscheinung Charlie Dornbergers, der seine Absicht, sofort in den Ruhestand zu treten, bereits bekanntgegeben hatte.
Als O'Donnell zur Tür blickte, sah er Lucy Grainger, die gerade hereinkam. Sie begegnete seinem Blick und lächelte leicht. Lucys Anblick erinnerte ihn an die Entscheidung über seine persönliche Zukunft, die ihm noch bevorstand, wenn das, was jetzt vorlag, geklärt und geregelt war. Dann fiel ihm plötzlich auf, daß er seit heute vormittag nicht einmal an Denise gedacht hatte. Die Arbeit im Krankenhaus hatte keinen Gedanken an sie aufkommen lassen, und er wußte, daß es ihm jedenfalls in den nächsten beiden Tagen ebenso gehen würde. O'Donnell fragte sich, wie Denise sich verhalten würde, wenn sie den zweiten Platz hinter der Medizin einnehmen müsse. Würde sie Verständnis zeigen? So verständig sein wie Lucy etwa? So flüchtig der Gedanke auch war, es wurde ihm dabei unbehaglich, als ob er durch diesen Vergleich einen Verrat begehe. Im Augenblick zog er es vor, an die unmittelbar vorliegenden Dinge zu denken. Es war Zeit, die Sitzung zu eröffnen.
O'Donnell klopfte, um Ruhe zu gebieten, wartete geduldig, bis alle Gespräche verstummt und diejenigen, die noch standen, ihre Sitze eingenommen hatten. Mit ruhiger Stimme begann er: »Meine Damen und Herren! Ich glaube, allen von uns ist bekannt, daß Epidemien in Krankenhäusern nichts Seltenes sind und tatsächlich weit häufiger auftreten, als der größte Teil der Öffentlichkeit vermutet. In gewisser Weise kann man wohl sagen, daß Epidemien zu den ständigen Gefährdungen unseres Daseins gehören. Wenn man berücksichtigt, wie viele Krankheiten wir in diesen Mauern behandeln, ist es eigentlich überraschend, daß sie nicht häufiger auftreten.« Alle Augen im Raum waren auf ihn gerichtet. Er schwieg einen Augenblick und fuhr dann fort: »Ich habe nicht die Absicht, das, was geschehen ist, zu bagatellisieren, aber ich möchte, daß wir uns den Sinn für Proportionen erhalten. Dr. Chandler, vielleicht sind Sie so freundlich, uns über die Lage zu informieren.«
Während O'Donnell sich setzte, erhob sich der Leiter der inneren Abteilung von seinem Platz.
»Lassen Sie mich mit einer Zusammenfassung beginnen.« Harvey Chandler hielt sein Notizblatt in der Hand, und sein Blick schweifte theatralisch durch den Raum. Das macht Harvey Spaß, dachte O'Donnell, aber er sieht sich ja immer gern im Mittelpunkt. Der Häuptling der inneren Medizin fuhr fort: »Das Bild zeigt bisher zwei eindeutige Typhusfälle und vier Fälle mit Typhusverdacht. Alle Erkrankten sind Angestellte des Krankenhauses, und wir können uns glücklich schätzen, daß keine Patienten davon betroffen sind — jedenfalls noch nicht. Auf Grund der Zahl der Fälle ist Ihnen zweifellos so offensichtlich wie

mir, daß wir irgendwo in dem Krankenhaus einen Typhusträger haben müssen. Nun darf ich sagen, daß ich ebenso schockiert bin, wie es jeder sein muß, als ich erfuhr, daß Untersuchungen des Küchenpersonals nicht mehr durchgeführt wurden, seit ...«

Bei der Erwähnung des Küchenpersonals war O'Donnell aufgefahren. Jetzt unterbrach er so ruhig und höflich wie er konnte: »Entschuldigen Sie, Doktor.«

»Ja?« Chandlers Ton machte deutlich, daß er über die Unterbrechung ungehalten war.

Freundlich sagte O'Donnell: »Wir werden auf diesen Punkt gleich zu sprechen kommen, Harvey. Für den Augenblick möchte ich Sie bitten, nur die klinischen Aspekte darzulegen.«

Er konnte den Ärger des anderen spüren. Harvey Chandler, der praktisch in der Krankenhaushierarchie den gleichen Status wie O'Donnell einnahm, gefiel das ganz und gar nicht. Außerdem liebte Dr. Chandler es, lange Reden zu halten. Er stand in dem Ruf, sich niemals mit einem Wort zu begnügen, wenn man zwei oder drei verwenden konnte. Jetzt murmelte er: »Also gut, wenn Sie das so wünschen, aber ...«

Liebenswürdig, aber fest warf O'Donnell dazwischen: »Ich danke Ihnen.«

Chandler warf ihm einen Blick zu, der besagte: darüber werden wir uns später noch privat unterhalten. Dann fuhr er nach einem kaum wahrnehmbaren Zögern fort: »Zur Informierung jener, die mit Typhus nicht vertraut sind — und ich weiß wohl, daß es bei einigen der Fall sein wird, weil man Typhus heutzutage nicht mehr oft antrifft —, will ich die wichtigsten Symptome des Anfangsstadiums darlegen. Allgemein gesprochen, es tritt steigendes Fieber auf, mit Schüttelfrost und langsamem Puls. Die Blutzählungen sind niedrig, und natürlich treten die charakteristischen rötlichen Flecke auf. Außerdem wird der Patient neben all dem wahrscheinlich über dumpfe Kopfschmerzen, Appetitlosigkeit und allgemeines Unbehagen klagen. Manche Patienten werden sagen, daß sie tagsüber benommen und während der Nacht ruhelos sind. Ein weiterer Punkt besteht darin, auf Bronchitis zu achten, die recht häufig mit Typhus zusammen auftritt, und man kann auch Nasenbluten finden. Und selbstverständlich eine druckempfindliche geschwollene Milz.«

Damit setzte sich der Chef der inneren Abteilung. O'Donnell fragte: »Irgendwelche Fragen?«

Lucy Grainger sagte: »Ich nehme an, daß Typhusimpfungen angesetzt sind?«

»Ja, für alle Angestellten und Mitglieder des Ärztestabes und auch für die Patienten, deren Gesundheitszustand es zuläßt.«

»Welche Maßnahmen sind in der Küche vorgesehen?« Die Frage kam von Bill Rufus.
O'Donnell antwortete: »Wenn Sie erlauben, kommen wir noch darauf zu sprechen. Ist im Augenblick noch zum Medizinischen eine Frage?« Er sah sich um, überall Kopfschütteln. »Also gut. Hören wir jetzt die Pathologie.« Er verkündete ruhig: »Dr. Pearson.«
Bis zu diesem Augenblick waren im Hintergrund Geräusche zu hören gewesen. Unruhe, Rücken von Stühlen, gemurmelte Unterhaltung neben den Ausführungen der Sprecher. Aber jetzt herrschte völlige Stille, während sich die Blicke aller neugierig dem Platz in der Mitte des langen Tisches zuwandten, wo Joe Pearson saß. Seit er eingetreten war, hatte er kein Wort gesprochen, sondern schweigend vor sich hingestarrt. Zum erstenmal hatte er sich keine Zigarre angezündet, und das wirkte wie das Fehlen eines vertrauten Wahrzeichens. Selbst jetzt, als sein Name aufgerufen wurde, bewegte er sich nicht.
O'Donnell war schon im Begriff, den Pathologen noch einmal aufzurufen, als Pearson sich rührte. Der alte Mann schob seinen Stuhl zurück und stand auf.
Langsam wanderten seine Augen durch den Sitzungssaal, den ganzen Tisch entlang und wieder zu seinem Kopfende zurück. Während er O'Donnell gerade ansah, sagte Pearson: »Diese Epidemie hätte nicht auftreten dürfen. Es wäre auch nicht geschehen, wenn die Pathologie auf Versäumnisse bei den hygienischen Vorsichtsmaßregeln geachtet hätte. Für diese Nachlässigkeit ist meine Abteilung verantwortlich — und damit ich selbst.«
Wieder Schweigen. Es war wie ein historischer Augenblick. Viele Male hatte Joe Pearson in diesem Raum andere beschuldigt, Fehler begangen und Fehlurteile gefällt zu haben. Jetzt stand er vor ihnen und war Ankläger und Angeklagter zugleich.
O'Donnell fragte sich, ob er ihn unterbrechen solle. Er entschied sich dagegen. Wieder sah sich Pearson um. Dann sagte er langsam: »Nachdem festgestellt ist, wo ein Teil der Schuld liegt, müssen wir jetzt verhindern, daß sich die Epidemie weiter ausbreitet.« Er sah über den Tisch zu Harry Tomaselli hinüber. »Der Verwaltungsdirektor, die Abteilungsleiter und ich haben bestimmte Maßnahmen festgelegt, die sofort ergriffen werden müssen. Ich will sie Ihnen erläutern.«
Pearson schwieg. Als er weitersprach, klang seine Stimme fester. Es ist fast, dachte O'Donnell, als ob der alte Mann in diesem Augenblick einen Teil seiner Jahre abwerfe, als ob er ein Bild von dem bieten wolle, was er vor langer Zeit als junger Arzt einmal gewesen war: eindringlich, ernst, fähig. Der alte sarkastische Witz, seine Verachtung für die Hoheitsgebiete anderer, die sie alle in diesem Raum so gut

kennengelernt hatten, waren verschwunden. An ihrer Stelle standen Autorität und Wissen und die gerade Offenheit eines Mannes, der ohne zu fragen voraussetzt, daß er mit seinesgleichen spricht.

»Das unmittelbare Problem«, sagte Pearson, »besteht darin, die Infektionsquelle festzustellen. Auf Grund des Versäumnisses, das Küchenpersonal in den vergangenen sechs Monaten regelmäßig und vorschriftsmäßig zu überwachen, liegt es nahe, den Krankheitsträger im Bereich der Küche zu vermuten und dort mit der Suche zu beginnen. Aus diesem Grunde muß das gesamte Küchenpersonal untersucht werden, noch ehe die nächste Mahlzeit im Krankenhaus ausgegeben wird.« Aus seiner abgetragenen Wollweste zog er seine Uhr und legte sie vor sich auf den Tisch. »Es ist jetzt vierzehn Uhr fünfzehn. Das gibt uns zweidreiviertel Stunden. In dieser Zeit muß jeder Angestellte, der in irgendeiner Form mit der Vorbereitung und der Ausgabe der Mahlzeiten im Krankenhaus zu tun hat, gründlich untersucht werden. Dazu sind die Kliniken für ambulante Patienten vorgesehen. Meines Wissens wurden alle Internisten und angestellten Ärzte des Krankenhauses schon vor der Sitzung darüber unterrichtet.«

Er sah sich wieder nach allen Seiten um und bemerkte, daß die Betroffenen zustimmend nickten. »Also gut. Sobald wir hier fertig sind, wird Dr. Coleman« — Pearson sah zu Coleman — »Ihnen einen Raum zuteilen.«

Pearson deutete auf die Küchenleiterin und sagte: »Mrs. Straughan sorgt dafür, daß das betroffene Personal sich versammelt, und es wird sich in Gruppen von je zwölf in den Kliniken melden. Unsere Aufgabe ist, in der zur Verfügung stehenden Zeit fünfundneunzig Personen zu untersuchen.

Bei diesen Untersuchungen wollen Sie übrigens daran denken, daß der Typhusträger — und wir vermuten, daß es einen Träger gibt — wahrscheinlich keines der von Dr. Chandler beschriebenen Symptome aufweist. Worauf Sie insbesondere achten müssen, ist mangelhafte persönliche Sauberkeit. Und jeder, bei dem Sie Zweifel haben, muß vorläufig von der Arbeit suspendiert werden.«

Pearson hielt inne, als ob er nachdenke. Bisher hatte er noch nicht seine Notizen zu Rate gezogen. Nun sprach er weiter: »Natürlich ist uns allen bekannt, daß diese Untersuchung uns nicht die Lösung bringen wird. Vielleicht haben wir Glück und finden auf diese Weise die Person, nach der wir suchen. Aber das ist höchst unwahrscheinlich. Vermutlich wird der Hauptteil der Arbeit in den Labors vorgenommen werden, sobald Ihre Untersuchungen abgeschlossen sind. Allen Personen, die Sie untersuchen, muß gesagt werden, daß Stuhlkulturen erforderlich sind, und alle Stuhlproben müssen morgen früh im Labor des Kranken-

hauses sein.« Er zeigte den Anflug eines Lächelns. »Verstopfung wird als Entschuldigung nicht anerkannt, und falls heute schon jemand eine Probe liefert, werden wir sie natürlich dankbar annehmen.
Die Labors richten sich jetzt schon darauf ein, alle erforderlichen Kulturen anzusetzen. Natürlich werden wir ein paar Tage brauchen — mindestens zwei oder drei —, um alle die Proben zu untersuchen.«
Eine Stimme — O'Donnell hielt sie für die Gil Bartletts — sagte ruhig: »Fünfundneunzig Mann! Das gibt aber einen Haufen Scheiße.« Ein Gelächter lief um den Tisch.
Pearson drehte sich um. »Ja«, sagte er, »das gibt einen Haufen, aber wir werden unser Bestes tun.«
Damit setzte er sich.
Lucy hob die Hand, und O'Donnell nickte ihr zu. Sie fragte: »Wenn die Quelle der Infektion nicht sofort gefunden wird, bleibt die Krankenhausküche dann weiter in Betrieb, um die Patienten zu verpflegen?«
»Im Augenblick ja«, antwortete O'Donnell.
Der Verwaltungsdirektor fügte hinzu: »Mein Büro überprüft gerade die Möglichkeit, ob ein anderes Küchenunternehmen die Verpflegung übernehmen kann, falls es für notwendig erachtet werden sollte. Ich bezweifle allerdings, daß dazu hier in der Stadt die Möglichkeit besteht. Jedenfalls nicht so kurzfristig.«
Bill Rufus fragte: »Wie wird es mit Neuaufnahmen gehalten?«
»Verzeihen Sie«, antwortete O'Donnell, »ich hätte das erwähnen müssen. Bis auf weiteres nehmen wir keine neuen Patienten auf. Die Aufnahmeabteilung ist bereits informiert. Aber selbstverständlich hoffen wir, daß die Pathologie die Infektionsquelle schnell ausfindig machen kann. Und dann werden wir die Frage der Neuaufnahmen sofort überprüfen. Sonst noch etwas?«
Es lagen keine weiteren Fragen mehr vor. O'Donnell sah über den Tisch und fragte: »Dr. Coleman, haben Sie noch etwas hinzuzufügen?«
David Coleman schüttelte den Kopf. »Nein.«
O'Donnell schloß den Aktendeckel, der vor ihm lag. »Nun, meine Damen und Herren, ich schlage vor, wir gehen an die Arbeit.« Als dann mit den Stühlen gescharrt wurde und die allgemeine Unterhaltung begann, fragte er Pearson: »Joe, kann ich Sie einen Augenblick sprechen?«
Sie traten zusammen an ein Fenster, abseits von den anderen, die den Raum verließen. O'Donnell vergewisserte sich erst, daß kein anderer ihn hörte, ehe er ruhig sagte: »Joe, selbstverständlich behalten Sie die Leitung der Pathologie während dieser Epidemie bei. Aber es muß Ihnen völlig klar sein, daß sich an allem anderen damit nichts ändert.«
Pearson nickte langsam. »Ja«, sagte er, »das hatte ich mir schon gedacht.«

XXII

Wie ein General, der vor der Schlacht seine Streitkräfte mustert, sah Dr. Joseph Pearson sich in dem pathologischen Labor um.
Anwesend waren David Coleman, der Assistenzarzt der Pathologie Dr. McNeil, Carl Bannister und John Alexander. Pearson, Coleman und McNeil kamen unmittelbar von der Sitzung. Die beiden anderen hatten auf Grund voher erteilter Anweisungen das Labor ausgeräumt und alle nicht unmittelbar dringlichen Arbeiten beiseite gestellt.
Als Pearson seine Inspektion beendet hatte, wandte er sich an die vier. »Unser Problem«, verkündete er, »besteht in einer Detektivarbeit. Unsere Aufgabe ist, aus einem Kreis von rund fünfundneunzig Personen – dem Küchenpersonal – diejenige ausfindig zu machen, von der wir glauben, daß sie in unserem Krankenhaus Typhuserreger verbreitet. Weiter ist wichtig: wir müssen sie schnell finden. Je länger wir brauchen, desto schlimmer kann die Epidemie werden. Unsere Methode der Entdeckung besteht in Stuhlproben, von denen wir die ersten heute erhalten, den weitaus größten Teil aber erst morgen.«
Er wendete sich an Roger McNeil: »Dr. McNeil. Ihre Aufgabe in den nächsten Tagen besteht darin, alle Arbeit, die nicht unbedingt erforderlich ist, von dem Labor fernzuhalten. Überprüfen Sie alle eingehenden Anforderungen und entscheiden Sie, welchen Priorität zukommt und welche mindestens für ein oder zwei Tage zurückgestellt werden können. Die Untersuchungen, die Ihrer Meinung nach dringend sind, werden von Carl Bannister übernommen. Unterstützen Sie ihn dabei, so sehr Sie können, aber laden Sie ihm nicht mehr auf, als notwendig ist. Die übrige Zeit wird er mit an unserem Hauptprojekt arbeiten.«
Als McNeil nickte, fuhr Pearson fort: »Sie selbst müssen sich um alle pathologischen Befunde kümmern. Erledigen Sie alles, was dringend erscheint, und stellen Sie alles, was warten kann, zurück. Wenn Sie bei einer Diagnose nicht absolut sicher sind, wenden Sie sich an Dr. Coleman oder an mich.«
»Gut. Ich setzte mich sofort mit dem Büro in Verbindung.« McNeil ging hinaus.
Zu den anderen sagte Pearson: »Wir werden für jede Stuhlkultur eine besondere Schale verwenden. Ich will nicht riskieren, mehrere Kulturen zusammen anzusetzen, damit sie nicht ineinanderwachsen. Dadurch würden wir nur Zeit verlieren und müßten von vorn anfangen.« Er fragte Alexander: »Haben wir genügend mittelgroße Schalen vorrätig, um fast hundert Kulturen anzusetzen?«
John Alexander war blaß und seine Augen gerötet. Vor einer halben Stunde war er von Elizabeth zurückgekommen. Aber er antwortete so-

fort: »Nein, ich glaube, wir haben kaum mehr als zwei Dutzend. Das reicht normalerweise für ein paar Tage.«
Als er gesprochen hatte, erkannte er, daß seine Antwort auf diese Frage über die Laborarbeit mechanisch erfolgt war. Er fragte sich, was er gegenüber Dr. Pearson empfand, und kam zu dem Ergebnis, daß er seine Gefühle nicht definieren konnte. Eigentlich müßte er diesen alten Mann doch hassen, dessen Nachlässigkeit den Tod seines Sohnes verschuldet hatte, und später würde er es vielleicht tun. Aber jetzt empfand er nur dumpfen, tiefsitzenden Schmerz und Kummer. Vielleicht war es ganz gut, daß ihnen allen im Augenblick sehr viel Arbeit bevorstand. Wenigstens konnte er versuchen, darüber einen Teil zu vergessen.
»Ah so«, sagte Pearson. »Gut, dann arbeiten Sie im Spülraum mit, und bleiben Sie dort, bis alle erforderlichen Schalen bereitstehen. Wir müssen sie heute noch haben.«
»Ich gehe sofort.« Alexander folgte McNeil hinaus.
Jetzt überlegte Pearson laut: »Wir müssen fünfundneunzig Kulturen ansetzen. Sagen wir hundert. Nehmen wir an, daß fünfzig Prozent auf Laktose positiv reagieren, dann bleiben weitere fünfzig Prozent, die wir weiter untersuchen müssen.« Er sah Coleman fragend an.
»Ganz meine Meinung.« Coleman nickte.
»Also gut. Wir brauchen zehn Reagenzgläser mit Zuckerlösung für jede Kultur. Fünfzig Kulturen bedeuten also fünfhundert Unterkulturen.« Zu Bannister gewandt fragte Pearson: »Wieviel Reagenzgläser liegen bereit? Sauber und sterilisiert.«
Bannister überlegte: »Vielleicht zweihundert.«
»Sind Sie ganz sicher?« Pearson musterte ihn scharf.
Bannister errötete. Dann sagte er: »Auf jeden Fall hundertfünfzig.«
»Dann bestellen Sie noch dreihundertundfünfzig. Rufen Sie die Lieferfirma an, und sagen Sie denen, daß wir sie heute noch haben müssen. Auf jeden Fall! Sagen Sie auch gleich, daß der Papierkram nachkommt.« Pearson fuhr fort: »Wenn Sie das getan haben, fangen Sie damit an, die Gläser in Gruppen von je zehn vorzubereiten. Überprüfen Sie die Zuckerbestände. Vergessen Sie nicht, wir brauchen Glukose, Laktose, Dulcitol, Sukrose, Mannitol, Maltose, Xylose, Arabinose, Rhamnose und ein Glas für Indol-Bildung.«
Pearson hatte die verschiedenen Zuckersorten, ohne zu zögern, heruntergerasselt. Mit dem Anflug eines Lächelns sagte er zu Bannister: »Sie finden die Liste und die Tabelle für die Reaktionen von Salmonellatyphi auf Seite sechsundsechzig des Laboratoriumshandbuches. Und nun an die Arbeit.«
Hastig schlurfte Bannister zum Telefon.

Pearson wendete sich an David Coleman und fragte: »Habe ich irgend etwas vergessen?«
Coleman schüttelte den Kopf. Die Art, wie der alte Mann sich der Situation gewachsen zeigte, und seine Schnelligkeit und seine Gründlichkeit hatten Coleman überrascht und beeindruckt. »Nein«, antwortete er, »nicht daß ich wüßte.«
Einen Augenblick sah Pearson den jüngeren Mann an, ehe er sagte: »Dann lassen Sie uns Kaffee trinken gehen. Es ist für ein paar Tage vielleicht die letzte Möglichkeit.«

Nachdem Mike Seddons Vivian verlassen hatte, überfiel es sie, wie groß die Lücke war, die er hinterließ, und wie lang sich die nächsten Tage ohne ihn dahinziehen würden. Sie glaubte jedoch, es sei richtig gewesen, von Mike zu verlangen, sich für ein paar Tage von ihr fernzuhalten. Das gab ihnen beiden die Möglichkeit, sich zu beruhigen und klar über die Zukunft nachzudenken. Nicht, daß Vivian selbst Zeit zum Nachdenken brauchte. Sie war sich ihrer Gefühle völlig sicher, aber so war es Mike gegenüber fairer, oder etwa nicht? Zum erstenmal kam ihr der Gedanke, daß sie durch ihr Verhalten von Mike vielleicht verlangte, er solle seine Liebe für sie beweisen, während er ihre, ohne zu fragen, als selbstverständlich hinnahm.
Aber das war nicht ihre Absicht gewesen. Vivian fragte sich unbehaglich, ob Mike es so aufgefaßt habe, ob sie ihm mißtrauisch und nicht bereit erschienen sei, seine Zuneigung auf sein Wort hin zu glauben. Anscheinend hatte er es nicht getan – das stimmte. Aber wenn er darüber nachdachte, wie sie selbst jetzt, konnte er auf diesen Gedanken kommen. Sie überlegte, ob sie ihn anrufen oder ihm einen Brief schreiben solle, um ihm zu erklären, was sie wirklich beabsichtigte – festzustellen, ob sie sich ihrer selbst sicher sei. War sie sich wirklich absolut sicher? Auch jetzt? Manchmal war es schwer, klar zu denken. Man begann etwas, was man für richtig hielt, dann begann man sich zu fragen, ob ein anderer es nicht falsch verstehe, nach einem Hintersinn suche, an den man selbst nicht gedacht hatte. Wie konnte man nur sicher sein, was das beste war, bei allem ... überall ... immer ...?
Es klopfte leicht an die Tür, und Mrs. Loburton trat ein. Als Vivian sie sah, vergaß sie plötzlich, daß sie schon neunzehn war, erwachsen, in der Lage, für sich selbst zu entscheiden. Sie streckte ihre Arme aus. »Oh, Mutter«, seufzte sie, »ich weiß nicht, was ich tun soll.«

Die Untersuchung des Küchenpersonals war in vollem Gang. In einem kleinen Sprechzimmer – dem ersten einer Reihe gleichartiger Räume in der Abteilung für ambulante Patienten – beendete Dr. Harvey

Chandler die Untersuchung eines der Köche. »Gut«, sagte er, »Sie können sich anziehen.«
Zunächst war sich der Chef der inneren Abteilung nicht sicher gewesen, ob es mit seiner Würde vereinbar sei, selbst einige der Untersuchungen vorzunehmen. Aber schließlich hatte er sich dazu entschlossen. Sein Auftreten glich etwa dem eines Truppenkommandeurs, der sich moralisch verpflichtet fühlt, sich bei einer Landungsoperation an die Spitze seiner Soldaten zu stellen.
Dr. Chandler war geneigt, Dr. O'Donnell und Dr. Pearson ihre bisher führende Rolle zu verübeln. Gewiß, Dr. O'Donnell war Präsident des medizinischen Ausschusses und berechtigt, sich um das Gesamtwohl des Krankenhauses zu kümmern. Trotzdem, argumentierte Chandler, O'Donnell war nicht mehr als ein Chirurg und Typhus selbstverständlich eine Angelegenheit der inneren Medizin. In gewisser Weise fühlte sich der Chef der inneren Abteilung um eine Starrolle in der gegenwärtigen Krise beraubt. Insgeheim sah Dr. Chandler in sich selbst manchmal den Mann des Schicksals, aber die Gelegenheiten, das zu beweisen, ergaben sich nur zu selten. Jetzt, als eine derartige Gelegenheit vorlag, war ihm, wenn auch nicht gerade eine geringfügige, so doch zumindest eine zweitrangige Rolle zugewiesen worden. Er mußte allerdings zugeben, daß die von O'Donnell und Pearson getroffenen Anweisungen sich zu bewähren schienen, und zum mindesten verfolgten sie alle gemeinsam das Ziel, diesen beklagenswerten Typhusausbruch zu bekämpfen. Mit leicht gerunzelter Stirn gab er dem Koch, der sich jetzt angezogen hatte, seine Anweisungen: »Vergessen Sie nicht, besonders sorgfältig auf Hygiene zu achten, und halten Sie unbedingte Sauberkeit bei Ihrer Arbeit in der Küche ein.«
»Ja, Doktor.«
Als der Mann hinausging, trat Kent O'Donnell ein. »Nun«, fragte er, »wie läuft alles?«
Chandler war zunächst geneigt, hochmütig zu antworten. Dann dachte er, daß dazu vielleicht doch kein Anlaß vorliege, und von dem kleinen Fehler abgesehen, daß O'Donnell nach Chandlers Meinung sich manchmal etwas zu demokratisch gab, war er als Leiter des Ausschusses ein guter Mann und zweifellos erheblich viel besser als sein Vorgänger. Deshalb antwortete er recht liebenswürdig: »Ich habe schon seit einiger Zeit vergessen, zu zählen. Ich nehme an, wir werden fertig. Aber bisher hat sich noch nichts ergeben.«
»Gibt es neue Typhuskranke?« fragte O'Donnell. »Und wie steht es mit den vier Verdächtigen?«
»Es sind jetzt vier eindeutige Fälle«, antwortete Chandler, »und von den Verdächtigen können Sie zwei streichen.«

»Sind schwere Fälle darunter?«

»Ich glaube nicht. Dem Himmel sei Dank für die Antibiotika. Vor fünfzehn Jahren noch wäre die Situation sehr viel ernster gewesen.«

»Ja, zweifellos.« O'Donnell war klug genug, darauf zu verzichten, nach den Maßnahmen für die Isolierung der Erkrankten zu fragen. Bei all seiner Anmaßung konnte man sich bei Chandler immer darauf verlassen, daß er medizinisch die richtige Entscheidung traf.

»Zwei der Patienten sind Schwestern«, sagte Chandler. »Eine aus der Psychiatrie, die andere aus der Urologie. Die beiden anderen Fälle sind Männer, ein Arbeiter aus dem Generatorraum und ein Angestellter aus der Verwaltung.«

»Sie kommen also alle aus weit auseinandergelegenen Teilen des Krankenhauses«, sagte O'Donnell nachdenklich.

»Richtig. Sie haben nur einen gemeinsamen Berührungspunkt, nämlich die Krankenhausküche. Ich denke, wir sind fraglos auf der richtigen Spur.«

»Dann will ich Sie nicht länger aufhalten«, sagte O'Donnell. »Sie haben noch zwei Leute draußen warten, aber andere haben noch mehr, und wir verteilen die übrigen neu.«

»Gut«, antwortete Chandler. »Ich mache weiter, bis wir fertig sind. Es darf uns nichts aufhalten, gleichgültig, wie lange es dauert.« Er richtete sich auf seinem Stuhl etwas auf. Er hatte das Gefühl, daß seine Worte den richtigen markigen und mannhaften Ton hatten.

»Ausgezeichnet«, antwortete O'Donnell. »Ich überlasse alles Ihnen.«

Etwas pikiert über die beiläufige Reaktion bat der Chef der inneren Abteilung steif: »Bitten Sie die Schwester, den nächsten hereinzuschicken.«

»Aber gern.«

O'Donnell ging hinaus, und einen Augenblick später trat eine Küchenhelferin ein. Sie hielt eine Karte in der Hand. Chandler sagte: »Geben Sie das mir. Setzen Sie sich, bitte.« Er legte die Karte vor sich und nahm ein neues Krankenblatt.

»Ja, Sir«, sagte das Mädchen.

»Als erstes möchte ich Ihre bisherigen Krankheiten wissen, Ihre eigenen, aber auch die Ihrer Familie — soweit wir es zurückverfolgen können. Beginnen wir bei Ihren Eltern.«

Während das Mädchen auf seine eindringlichen Fragen antwortete, füllte Chandler das Formular mit schnell geschriebenen Notizen aus. Als er fertig war, lag, wie immer bei ihm, eine vorbildliche Krankengeschichte vor, die geeignet war, als Muster in jedes medizinische Lehrbuch aufgenommen zu werden. Einer der Gründe, weshalb Dr. Chandler es zum Chef der inneren Abteilung im Three Counties Hospital gebracht hatte, lag darin, daß er ein außerordentlich genauer und gewissenhafter Kliniker war.

Während Kent O'Donnell die beschlagnahmte Abteilung für ambulante Patienten verließ, erlaubte er sich zum erstenmal, aus einigem Abstand heraus über die Ereignisse dieses Tages nachzudenken. Es war jetzt Nachmittag, und seit dem Morgen war zu vieles geschehen, als daß er schon alle Auswirkungen der Ereignisse übersehen konnte.
Schnell und unerwartet hatte er zuerst von der falschen Diagnose über den Zustand des Kindes erfahren, und bald danach war dessen Tod eingetreten. Darauf erfolgten Charlie Dornbergers Rücktritt und Pearsons Entlassung und die Entdeckung, daß in dem Krankenhaus seit über sechs Monaten die elementarsten hygienischen Kontrollmaßnahmen vernachlässigt worden waren. Und nun die Typhusfälle mit der Drohung einer ernsten Epidemie, die wie ein rächendes Schwert über dem Three Counties Hospital hing.
So vieles war auf einmal zusammengekommen. Warum nur? Wie konnte das geschehen? War es ein plötzlich zutage getretenes Symptom für ein Leiden, das bisher unentdeckt das Krankenhaus gepackt hielt? Stand vielleicht noch mehr bevor? War es ein Vorzeichen für den bald bevorstehenden allgemeinen Verfall? Hatten sie sich alle der Überheblichkeit schuldig gemacht — die O'Donnell vielleicht sogar selbst verursacht hatte?
Er dachte: wir waren alle sicher, so sicher, daß das gegenwärtige Regime besser als das vorherige ist. Dafür hatten wir gearbeitet. Wir glaubten, wir seien schöpferisch und kämen weiter, wir errichteten einen Tempel des Heilens, einen Ort, wo Medizin verantwortungsbewußt gelehrt und praktiziert würde. Aber wir haben versagt, schimpflich und blind versagt, gerade durch unsere guten Absichten. Waren wir dumm und verblendet, hatten wir unsere Blicke nach den Wolken gerichtet, auf schillernde Ideale, während wir die klaren, irdischen Warnungen des Alltags nicht beachteten? Was haben wir hier geschaffen? O'Donnell prüfte sich. War es wirklich eine Stätte des Heilens? Oder haben wir in unserer Torheit ein blendendes Grabmal errichtet — einen hohlen, antiseptischen Schrein?
In diese bohrenden und quälenden Gedanken versunken ging O'Donnell mechanisch durch das Krankenhaus, ohne auf seinen Weg zu achten. Jetzt kam er zu seinem Büro und trat ein.
Er blieb am Fenster stehen und sah auf den Vorplatz des Krankenhauses hinunter. Wie immer kamen und gingen dort Menschen. Er sah einen humpelnden Mann, eine Frau stützte ihn. Sie gingen vorbei und verschwanden. Ein Wagen fuhr vor, ein Mann sprang heraus und half

einer Frau hinein. Eine Schwester erschien und reichte der Frau ein Baby. Die Türen wurden zugeschlagen, der Wagen fuhr an. Ein Junge an Krücken tauchte auf. Er bewegte sich schnell, schwang seinen Körper mit der Mühelosigkeit langer Übung. Ein alter Mann in einem langen Regenmantel hielt ihn an. Der Alte schien seinen Weg nicht zu wissen. Der Junge wies ihm die Richtung. Gemeinsam näherten sie sich dem Krankenhaus.

O'Donnell dachte: sie kommen als Bittende zu uns, voller Vertrauen. Sind wir dessen wert? Entschuldigen unsere Erfolge unsere Fehler? Können wir im Lauf der Zeit durch unsere Hingabe unsere Irrtümer wiedergutmachen? Werden sie uns je vergeben?

Nüchtern zog er die Folgerung. Nach dem heutigen Tag mußte vieles geändert werden, Lücken geschlossen — nicht nur die schon entdeckten, sondern andere, die sie durch eifriges Suchen noch aufdecken mußten. Sie mußten nach den schwachen Stellen tasten, bei sich selbst und in der Organisation des Krankenhauses. Sie mußten selbstkritischer sein, sich häufiger selbst überprüfen. Der heutige Tag, dachte er, soll ein helleuchtendes Mahnmal, ein Kreuz des Leidens, ein Zeichen für den neuen Anfang sein.

Es gab so vieles zu tun; viel Arbeit lag vor ihnen. Sie würden in der Pathologie anfangen, der schwachen Stelle, an der die Heimsuchung begonnen hatte. Aber sie mußten auch woanders neu ordnen. Da waren noch andere Abteilungen, von denen er vermutete, daß sie es dringend brauchten. Es lag jetzt endgültig fest, daß die Arbeit an dem Neubau im Frühjahr beginnen sollte, und beide Programme mußten miteinander verbunden werden. O'Donnell begann zu planen, sein Verstand arbeitete schnell.

Das Telefon klingelte.

Die Zentrale meldete: »Dr. O'Donnell, ein Ferngespräch für Sie.«

Es war Denise. Ihre Stimme hatte den gleichen gedeckten, weichen Klang, der ihn von Anfang an bezaubert hatte. Nach der Begrüßung sagte sie: »Kent, mein Lieber, ich möchte, daß du dieses Wochenende nach New York kommst. Ich habe für Freitag abend ein paar Leute eingeladen und möchte dich ihnen vorführen.«

Er zögerte nur einen Augenblick, ehe er antwortete: »Es tut mir furchtbar leid, Denise, aber das wird mir nicht möglich sein.«

»Du mußt aber kommen.« Ihre Stimme war eindringlich. »Ich habe die Einladungen verschickt und kann unmöglich wieder absagen.«

»Ich fürchte, du verstehst mich nicht.« Er spürte selbst, daß er mühsam die richtigen Worte suchen mußte. »Wir haben eine Epidemie hier. Ich kann nicht eher fort, als bis die Gefahr abgewendet ist, und muß dann wenigstens erst noch ein paar andere Dinge ordnen.«

»Aber du hattest versprochen, daß du kommst, Lieber, sobald ich dich rufe.« Ihr Ton verriet eine Andeutung von Ungeduld. Er überraschte sich bei dem Wunsch, bei Denise zu sein. Er war überzeugt, daß er es ihr dann verständlich machen könnte. Aber konnte er es wirklich?
Er antwortete: »Bedauerlicherweise konnte ich nicht voraussehen, was kam.«
»Aber du leitest doch das Krankenhaus. Bestimmt kannst du die Verantwortung für ein oder zwei Tage jemand anders übertragen.« Es war offensichtlich, daß Denise nicht verstehen wollte.
Er antwortete fest: »Ich fürchte, das geht nicht.«
Am anderen Ende der Leitung folgte ein Schweigen. Schließlich sagte Denise leichthin: »Ich habe dich gewarnt, Kent. Ich bin eine sehr besitzbewußte Person.«
Er begann: »Denise, Liebste...« Dann brach er ab.
»Ist das wirklich deine endgültige Antwort?« Die Stimme am Telefon klang noch sanft, fast zärtlich.
»Es geht nicht anders«, antwortete er, »es tut mir leid.« Er fügte hinzu: »Ich rufe dich an, Denise, sobald ich mich hier frei machen kann.«
»Ja«, antwortete sie, »tue das, Kent. Adieu.«
»Adieu«, antwortete er und legte nachdenklich den Hörer zurück.

Es war mitten am Vormittag, dem zweiten Tag seit dem Auftreten der Typhusfälle.
Wie Dr. Pearson vorausgesehen hatte, waren gestern zwar noch ein paar Stuhlproben im Labor eingetroffen, aber die große Masse erst in den letzten Stunden.
Die Proben befanden sich in kleinen Pappbehältern mit Deckeln. Sie standen in Reihen auf dem Mitteltisch des pathologischen Labors. Jede war bezeichnet, und Pearson, der auf einem Stuhl an einer Schmalseite des Tisches saß, teilte ihnen eine laufende Nummer des Labors zu und füllte die Untersuchungsformulare aus, auf denen die Untersuchungsergebnisse später eingetragen wurden.
Nachdem Pearson das Formular ausgefüllt hatte, reichte er die Probe an David Coleman und John Alexander weiter, die nebeneinander arbeiteten und in Schalen die Kulturen ansetzten.
Bannister bearbeitete allein an einem Seitentisch die anderen Anforderungen an das Labor, von denen McNeil, der jetzt an Pearsons Schreibtisch thronte, entschieden hatte, daß sie sofort erledigt werden mußten.
In dem Labor stank es.
Mit Ausnahme von David Coleman rauchten alle in dem Raum. Pearson stieß dicke Wolken Zigarrenrauch aus, um gegen den Geruch anzukämpfen, der aus den Behältern aufstieg, wenn die Deckel geöffnet

wurden. Er hatte Coleman stillschweigend eine Zigarre angeboten, und der junge Pathologe hatte sie für einige Zeit angezündet. Aber dann war ihm der Zigarrenrauch fast ebenso unangenehm wie die verpestete Luft, und er hatte sie wieder ausgehen lassen.
Der junge Krankenhausbote, Bannisters verschworener Feind, hatte seinen Spaß daran, wenn er die Stuhlproben ablieferte, und begleitete jede neue Partie mit einem neuen Witz. Beim erstenmal hatte er Bannister angesehen und verkündet: »Für das Zeug hier konnten Sie gar keinen besseren Platz finden.« Später sagte er zu Coleman: »Sechs neue Duftsorten für Sie, Doktor.« Jetzt stellte er eine Reihe Pappbehälter vor Pearson hin und fragte: »Nehmen Sie Ihre mit Zucker und Sahne, Sir?« Pearson grunzte nur und schrieb weiter.
John Alexander arbeitete methodisch, seine Gedanken auf die vorliegende Arbeit konzentriert. Mit den gleichen gewandten Bewegungen, die David Coleman aufgefallen waren, als er ihn das erstemal sah, griff er nach einem Behälter mit einer Probe und hob den Deckel ab. Er zog eine Kulturschale näher und übertrug mit einem Fettstift die Nummer von dem Deckel auf die Schale. Dann nahm er eine kleine Platinschleife, die an einem Holzgriff befestigt war, und sterilisierte sie durch Ausglühen in der Flamme eines Spiritusbrenners. Er fuhr mit der Schlinge durch die Stuhlprobe und übertrug eine kleine Menge in ein Reagenzglas mit steriler Salzlösung. Darauf wiederholte er den gleichen Prozeß und übertrug einen Tropfen der Lösung mit einer gleichmäßigen, sicheren Handbewegung auf die Kulturschale.
Anschließend beschriftete er das Reagenzglas mit der Salzlösung und stellte es auf einem Gestell ab. Die Petrischale mit dem Nährboden brachte er zu einem Brutkasten auf der anderen Seite des Labors. Dort blieb sie bis zum folgenden Tag, an dem in den Fällen, in denen es erforderlich war, die Unterkulturen angesetzt wurden. Es war ein umständliches Verfahren, das aber nicht beschleunigt werden konnte.
Als er sich umdrehte, stand David Coleman dicht hinter ihm. Impulsiv sagte Alexander leise, weil ihm bewußt war, daß auch Pearson sich im Raum befand: »Ich wollte Ihnen gern etwas sagen, Doktor.«
»Ja, bitte?« Coleman stellte eine weitere Kulturschale in den Brutkasten und schloß ihn wieder.
»Ich ... das heißt wir ... haben beschlossen, Ihrem Rat zu folgen. Ich will Medizin studieren.«
»Das freut mich.« Colemans Anteilnahme war echt. »Ich bin überzeugt, daß Sie es schaffen.«
»Was wird er schaffen?« fragte Pearson, der den Kopf gehoben hatte und sie aufmerksam beobachtete.
Coleman ging zu seinem Arbeitsplatz zurück, setzte sich und öffnete

eine neue Probe. In gleichgültigem Ton antwortete er: »John hat mir gerade mitgeteilt, daß er sich entschlossen hat, seine Aufnahme bei der medizinischen Fakultät zu beantragen. Ich hatte ihm dazu geraten.«
»Oh.« Pearson sah Alexander scharf an. Er fragte: »Wovon wollen Sie leben?«
»Meine Frau kann arbeiten, Doktor. Das ist eine Möglichkeit, und dann hoffe ich, daß ich außerhalb der Vorlesungen Laborarbeit bekommen kann. Das machen viele Medizinstudenten.« Alexander schwieg. Dann sah er zu Coleman hinüber und fügte hinzu: »Ich bilde mir nicht ein, daß es leicht werden wird, aber wir glauben, es sei der Mühe wert.«
»Ah so.« Pearson blies Rauch von sich. Jetzt legte er seine Zigarre hin. Es schien, als ob er noch etwas sagen wolle, zögerte aber, und schließlich fragte er: »Wie geht es Ihrer Frau?«
Still antwortete Alexander: »Sie wird sich erholen. Danke.«
Eine Weile herrschte Schweigen. Dann sagte Pearson langsam: »Ich wünschte, ich könnte Ihnen etwas sagen.« Er schwieg wieder. »Aber ich glaube nicht, daß Worte viel helfen würden.«
Alexander sah dem alten Mann in die Augen. »Nein, Dr. Pearson«, antwortete er, »das glaube ich auch nicht.«

Allein in ihrem Krankenzimmer hatte Vivian versucht, einen Roman zu lesen, den ihre Mutter ihr mitgebracht hatte. Aber ihr Verstand erfaßte die Worte nicht. Sie seufzte und legte das Buch fort. In diesem Augenblick wünschte sie verzweifelt, sie hätte Mike nicht das Versprechen abgenötigt, nicht zu ihr zu kommen. Sie fragte sich, ob sie nach ihm rufen solle. Ihr Blick fiel auf das Telefon. Wenn sie ihn anrief, würde er kommen, wahrscheinlich sofort. Hatte diese törichte Idee, sich für ein paar Tage nicht zu sehen, damit sie alles durchdenken konnte, wirklich einen Sinn? Schließlich liebten sie sich doch. Genügte das nicht? Sollte sie ihn anrufen? Sie streckte die Hand aus, zog sie aber im letzten Moment wieder zurück, weil ihre nüchterne Überlegung sich doch durchsetzte. Nein, sie wollte warten. Heute war schon der zweite Tag. Die anderen drei würden schnell vergehen. Dann würde sie Mike für sich haben — für immer und ewig.

Im Aufenthaltsraum für die Ärzte des Krankenhauses lag Mike Seddons tief in einem ledernen Sessel. Er hatte eine halbe Stunde dienstfrei. Er tat genau das, was Vivian ihm aufgetragen hatte: er stellte sich vor, wie ein Leben mit einer Frau sein mußte, die nur ein Bein hatte.

XXIII

Es war früher Nachmittag. Vier Tage waren vergangen, seit die ersten Typhusfälle im Three Counties Hospital aufgetreten waren.
Im Büro des Verwaltungsdirektors saßen schweigend und mit ernsten Gesichtern Orden Brown, der Ausschußvorsitzende, und Kent O'Donnell und hörten Harry Tomaselli zu, der telefonierte.
»Ja«, sagte der Verwaltungsdirektor jetzt, »ich verstehe.« Es folgte eine kurze Pause, dann fuhr er fort: »Für den Fall, daß das erforderlich ist, werden wir mit allen Vorbereitungen fertig sein. Um fünf Uhr also. Guten Tag.« Er legte den Hörer zurück.
»Nun?« fragte Orden Brown ungeduldig.
»Die städtische Gesundheitsbehörde gibt uns bis heute nachmittag um fünf Zeit«, entgegnete Tomaselli unbewegt. »Wenn wir bis dahin den Typhusträger nicht gefunden haben, werden wir gezwungen sein, die Küche zu schließen.«
»Aber sind die sich denn darüber klar, was das bedeutet?« O'Donnell war aufgesprungen, seine Stimme klang erregt. »Wissen die denn nicht, daß das praktisch der Schließung des Krankenhauses gleichkommt? Sie haben ihnen doch erklärt, daß wir von außerhalb die Verpflegung für nicht mehr als eine Handvoll Patienten bekommen können.«
Immer noch ruhig antwortete Tomaselli: »Das habe ich ihnen auseinandergesetzt, aber darauf wollen sie keine Rücksicht nehmen. Das Problem ist, daß die Gesundheitsbehörde ein Übergreifen der Epidemie auf die Stadt befürchtet.«
Orden Brown fragte: »Liegt noch nichts Neues aus der Pathologie vor?«
»Nein.« O'Donnell schüttelte den Kopf. »Sie arbeiten immer noch. Ich war vor einer halben Stunde unten.«
»Ich kann es nicht verstehen.« Der Ausschußvorsitzende war beunruhigter, als Kent O'Donnell ihn je gesehen hatte. »Vier Tage und zehn Typhusfälle direkt hier im Krankenhaus. Vier davon Patienten. Und wir haben immer noch nicht die Quelle gefunden.«
»Es steht außer Frage, daß es für das Labor eine schwere Aufgabe ist«, erklärte O'Donnell, »und ich bin überzeugt, daß sie dort keine Zeit vergeudet haben.«
»Niemand macht einen Vorwurf«, antwortete Orden Brown scharf. »Jedenfalls nicht in diesem Stadium. Aber wir müssen zu einem Ergebnis kommen.«
»Joe Pearson sagte mir, er rechne damit, daß sie bis morgen vormittag alle Kulturen überprüft haben. Wenn der Typhusträger sich unter dem Küchenpersonal befindet, haben sie ihn bis dahin entdeckt.« O'Donnell wandte sich an Tomasellli. »Können Sie die Gesundheitsbehörde nicht

überreden, wenigstens bis morgen mittag zu warten?«
Der Verwaltungsdirektor schüttelte verneinend den Kopf. »Das habe ich schon früher versucht. Sie haben uns schon vier Tage Zeit gelassen, und sie wollen nicht länger warten. Der Leiter des Gesundheitsamts war heute vormittag hier und kommt um fünf Uhr wieder. Wenn wir dann kein Ergebnis vorlegen können, müssen wir, fürchte ich, seiner Anordnung folgen.«
»Und was beabsichtigen Sie in der Zwischenzeit zu tun?« fragte Orden Brown.
»Meine Abteilung arbeitet schon den Plan aus.« Harry Tomasellis Stimme verriet jetzt den gleichen ungläubigen Ärger, der sie alle gepackt hatte. »Wir gehen dabei von der Annahme aus, daß wir das Krankenhaus schließen müssen.«
Wieder herrschte ein langes Schweigen, dann fragte der Verwaltungsdirektor: »Kent, können Sie um fünf Uhr hier sein, um den Leiter des Gesundheitsamtes mit mir zu empfangen?«
»Ja«, antwortete O'Donnell finster, »das kann ich wohl einrichten.«

Die Anspannung, mit der die drei Männer in dem Labor arbeiteten, war ebenso groß wie ihre Erschöpfung.
Dr. Joseph Pearson war zusammengefallen, seine Augen rot gerändert, und die Langsamkeit seiner Bewegungen verriet seine Müdigkeit. Während der letzten vier Tage und drei Nächte war er im Krankenhaus geblieben, hatte sich nur ein paar Stunden Schlaf auf einem Feldbett gegönnt, das in seinem Büro aufgestellt worden war. Er war seit zwei Tagen nicht rasiert, sein Anzug war zerknittert, sein Haar stand ihm wild um den Kopf. Nur am zweiten Tag war er ein paar Stunden nicht in der Pathologie anwesend gewesen. Niemand wußte, wohin er gegangen war, und Coleman war nicht in der Lage gewesen, ihn ausfindig zu machen, obwohl von dem Verwaltungsdirektor und Kent O'Donnell mehrfach nach Pearson gefragt wurde. Als er wieder erschien, hatte er für seine Abwesenheit keinerlei Erklärung abgegeben und sich wieder der Überwachung der Kulturen und Unterkulturen zugewendet, mit denen sie beschäftigt waren.
Jetzt fragte Pearson: »Wieviel haben wir fertig?«
Coleman sah in eine Liste. »Neunundachtzig«, antwortete er. »Damit bleiben noch fünf für morgen vormittag, die im Brutkasten stehen.«
David Coleman, der zwar frischer als der alte Pathologe erschien und dessen persönliche Erscheinung nicht die Zeichen äußerlicher Vernachlässigung zeigte wie Pearson, spürte trotzdem eine überwältigende Müdigkeit, die ihn sich fragen ließ, ob er so lange aushalten würde wie der alte Mann. Im Gegensatz zu Pearson hatte Coleman die drei Nächte

in seiner eigenen Wohnung geschlafen, wenn er das Labor auch erst lange nach Mitternacht verließ und schon gegen sechs Uhr morgens in das Krankenhaus zurückkehrte.

So früh das auch war, nur einmal war er vor John Alexander dagewesen, und auch in diesem Fall nur wenige Minuten. An den anderen Tagen hatte der junge Laborant wie von Anfang an schon vor einem der Labortische gestanden und wie eine genau eingestellte Maschine mit sicheren und sparsamen Bewegungen gearbeitet und die Ergebnisse aus jedem Test sorgfältig in sauberer, lesbarer Schrift niedergeschrieben. Nach den ersten Erklärungen am Anfang war es auch nicht mehr notwendig gewesen, ihm weitere Anweisungen zu geben. Es war so unverkennbar, daß Alexander seine Arbeit völlig beherrschte und wußte, was er tat, daß Dr. Pearson, nachdem er ihn kurz beobachtet und überprüft hatte, anerkennend nickte und ihn von da an ganz sich selbst überließ.

Pearson wandte sich von Coleman zu Alexander und fragte: »Wie weit sind wir mit den Unterkulturen?«

Alexander las von seinen Notizen ab: »Von neunundachtzig untersuchten Schalen sind zweiundvierzig für Unterkulturen bestimmt und zweihundertachtzig Unterkulturen angesetzt worden.«

Pearson rechnete im Kopf nach. Halb zu sich selbst sagte er: »Das bedeutet, daß noch weitere hundertvierzig Unterkulturen überprüft werden müssen und dazu noch die Partie von morgen.«

David Coleman sah zu John Alexander hinüber und fragte sich, was der junge Mann in diesem Augenblick empfinden mochte und ob seine Arbeitswut ihn wenigstens teilweise von seinem persönlichen Kummer ablenke. Vier Tage waren seit dem Tod des Babys der Alexanders vergangen. In dieser Zeit waren die ersten Anzeichen des Schocks und der Verzweiflung, die der junge Laborant gezeigt hatte, verschwunden, oder mindestens hatten sie nachgelassen. Coleman vermutete jedoch, daß John Alexanders Empfindungen erst von einer dünnen Schutzschicht verdeckt wurden, und als der junge Laborant ihm seine Absicht mitteilte, Medizin zu studieren, hatte er sie zu entdecken geglaubt. Dieser Plan war ein Thema, auf das David Coleman bisher nicht zurückgekommen war, aber er beabsichtigte es noch, und sobald die gegenwärtige Krise überwunden war, wollte er mit Alexander ausführlich darüber sprechen. Coleman konnte dem jungen Mann auf Grund seiner eigenen Erfahrungen in vieler Hinsicht raten und behilflich sein. Zweifellos fiel es Alexander, wie er selbst gesagt hatte, nicht leicht — besonders finanziell nicht —, eine bezahlte Stellung aufzugeben und noch einmal Student zu werden. Aber es gab gewisse Punkte und Fallgruben, auf die Coleman Alexander hinweisen konnte, um ihm zu helfen.

Das vierte Mitglied des ursprünglichen Laborteams, Carl Bannister, war zeitweise arbeitsunfähig. Der alte Laborant hatte drei Tage lang und den größten Teil der Nächte durchgearbeitet, die Routineaufgaben des Labors allein übernommen und den anderen geholfen, sobald er dazu Zeit fand. Heute morgen allerdings war seine Stimme so heiser und stand er offensichtlich so nahe dem völligen Zusammenbruch, daß David Coleman, ohne Pearson erst zu fragen, ihn nach Hause schickte. Bannister war dankbar und ohne Widerspruch gegangen.

Die Vorbereitungen der Stuhlkulturen waren ohne Unterbrechung weitergegangen, wie die Proben im Labor eintrafen. Am zweiten Tag waren die Proben, die am ersten Tag in den Brutkasten gestellt worden waren, zur weiteren Untersuchung bereit gewesen. Dr. Pearson hatte seine Streitkraft neu eingeteilt, damit die Arbeit ohne Unterbrechung weiterging. John Alexander und er selbst setzten die Unterkulturen an, während David Coleman weiter die neuankommenden Stuhlproben vorbereitete.

Die rosa Oberflächen der vorbereiteten Nährböden in den Schalen zeigten, als sie aus dem Brutkasten genommen wurden, kleine, feuchte Bakterienkolonien an den Stellen, wo am Tage vorher winzige Mengen menschlichen Kots aufgetragen worden waren. Da jede einzelne Stuhlprobe Millionen von Bakterien enthielt, bestand die erste Aufgabe darin, die Bakterienkolonien, die offensichtlich harmlos waren, von denen zu trennen, die weiter untersucht werden mußten.

Rosafarbene Bakterienkolonien wurden sofort ausgeschieden, da sie keinen Typhuserreger enthielten. Von den blassen Kolonien, die möglicherweise Thypusbazillen enthielten, wurden Proben für die Unterkulturen in Zuckerlösungen entnommen. Zu jeder ursprünglichen Kultur gehörten zehn Reagenzgläser mit verschiedenen Zuckerlösungen. Es waren diese Reagenzmittel, die nach einer weiteren Behandlung im Brutkasten schließlich zeigen würden, welche Stuhlproben die gefährlichen und ansteckenden Typhuserreger enthielten.

Heute, am vierten Tag, waren endlich die letzten Stuhlproben eingegangen. Sie stammten alle von Angestellten des Krankenhauses, die in irgendeiner Form mit dem Empfang, der Vorbereitung und der Ausgabe der Verpflegung zu tun hatten, und ihre Bearbeitung würde erst spät am nächsten Tag beendet werden. Im Augenblick waren die zweihundertachtzig Unterkulturen, von denen John Alexander gesprochen hatte, auf Gestellen im ganzen Laboratorium und im Brutkasten verteilt. Bei vielen war die endgültige Überprüfung schon abgeschlossen, aber bisher hatte noch keine die Person aufgedeckt — den vermuteten Typhusträger —, nach der sie Tag und Nacht angespannt und unermüdlich gesucht hatten.

Das Telefon klingelte, und Pearson, der dem Wandtelefon im Labor am

nächsten stand, antwortete. »Ja?« Er hörte zu, erwiderte dann: »Nein, noch nichts. Ich sage Ihnen noch einmal, ich rufe Sie an, sobald wir etwas finden.« Er legte den Hörer auf die Gabel zurück.
John Alexander beendete eine Eintragung in ein Untersuchungsformular. Dann gab er der ihn plötzlich überwältigenden Müdigkeit nach und ließ sich auf einen unbequemen Laborstuhl sinken. Er schloß einen Augenblick die Augen und genoß erleichtert die kurze Unterbrechung.
David Coleman neben ihm sagte: »Warum machen Sie nicht ein oder zwei Stunden Pause, John? Gehen Sie doch für eine Weile zu Ihrer Frau hinauf.«
Alexander stand wieder auf. Er wußte, wenn er zu lange sitzen blieb, würde er einschlafen. »Ich mache noch eine Serie fertig«, sagte er, »dann gehe ich vielleicht hinauf.«
Er nahm ein Gestell mit Unterkulturen aus dem Brutkasten, holte ein neues Formblatt und begann, die zehn Reagenzgläser mit Zuckerlösung auszurichten, die er überprüfen wollte. Als er auf die Laboruhr an der Wand sah, stellte er überrascht fest, daß schon wieder ein Tag zu Ende ging. Es war zehn Minuten vor fünf.

Kent O'Donnell legte den Hörer zurück. Auf Harry Tomasellis unausgesprochene Frage antwortete er: »Joe Pearson sagt, noch nichts Neues.«
In dem birkengetäfelten Arbeitszimmer des Verwaltungsdirektors herrschte Schweigen. Auf beiden Männern lag drückend das Bewußtsein, was es bedeutete, daß das Labor immer noch kein Ergebnis gemeldet hatte. Beiden war auch bewußt, daß sich rings um die Verwaltungsabteilung herum die Arbeit im Krankenhaus dem Stillstand näherte.
Am frühen Nachmittag war mit der Durchführung des Planes zur Schließung des Krankenhauses, der von Harry Tomaselli schon vor mehreren Tagen ausgearbeitet worden war und der jetzt durch die bevorstehende Stillegung der Küche in Kraft treten mußte, endgültig begonnen worden. Das Frühstück am nächsten Morgen würde für hundert Patienten, die normale Verpflegung erhielten, in zwei Restaurants, die gemeinsam diese Arbeit übernommen hatten, zubereitet und für die schwerkranken, nicht transportfähigen Patienten an das Krankenhaus geliefert werden. Von den übrigen Patienten wurden so viele wie möglich nach Hause entlassen, während der Rest, der noch unbedingt der Krankenhauspflege bedurfte, in andere Krankenhäuser in Burlington und der Umgebung verlegt wurde. Dort bereitete man sich jetzt darauf vor, diesen durch den Notstand erzwungenen Zustrom aus dem Three Counties Hospital aufzunehmen.
Vor einer Stunde hatte Harry Tomaselli die Anweisung gegeben, mit der Verlegung zu beginnen, von der er wußte, daß sie bis spät in die

Nacht dauern würde. Inzwischen hatte sich vor der Notaufnahmestation eine Anzahl Krankenwagen eingefunden, die telefonisch von allen Stellen, die welche zur Verfügung stellen konnten, herbeigerufen worden waren. In den Krankensälen und in den Zimmern der Privatpatienten bemühten sich Schwestern und Ärzte unermüdlich, um die Patienten aus ihren Betten auf Tragen und Rollstühlen unterzubringen, und bereiteten sie auf die unerwartete Verlegung vor. Zum erstenmal in seinem vierzigjährigen Bestehen wurden vor den Toren des Three Counties Hospitals Kranke und Verletzte abgewiesen.
Flüchtig klopfte es an die Tür, und Orden Brown trat in das Zimmer des Verwaltungsdirektors. Er hörte aufmerksam zu, während Harry Tomaselli berichtete, was in den vier Stunden seit ihrer letzten Begegnung geschehen war. Als Tomaselli geendet hatte, fragte der Ausschußvorsitzende: »Sind die Leute von der Gesundheitsbehörde schon hiergewesen?«
»Noch nicht«, antwortete Tomaselli. »Wir erwarten sie jeden Augenblick.«
Ruhig sagte Orden Brown: »Dann werde ich mit Ihnen warten, falls Sie nichts dagegen haben.«
Nach einer Pause wandte sich der Ausschußvorsitzende an O'Donnell. »Kent, es ist im Augenblick nicht wichtig, aber ich will es Ihnen sagen, da ich gerade daran denke. Eustace Swayne hat mich angerufen. Wenn das hier alles vorüber ist, möchte er, daß Sie ihn aufsuchen.«
Einen Augenblick lang war O'Donnell über die Herausforderung, die in dieser Vorladung lag, sprachlos. Er erkannte sofort, warum Eustace Swayne ihn sprechen wollte. Es konnte nur einen Grund haben: Trotz allem beabsichtigte der alte Mann, sein Geld und seinen Einfluß zu benutzen, um für seinen Freund Dr. Joseph Pearson zu intervenieren. Nach allem, was in den letzten Tagen geschehen war, erschien es unglaublich, daß es derartige Blindheit und Anmaßung geben konnte. Eine kochende Wut wallte in O'Donnell auf. Er explodierte: »Zum Teufel mit Eustace Swayne und all seinem Geld . . .«
»Darf ich Sie erinnern«, unterbrach Orden Brown eisig, »daß Sie von einem Mitglied des Krankenhausausschusses sprechen, das zumindest Anspruch auf Höflichkeit hat, auch wenn Sie anderer Meinung sein sollten als er.«
O'Donnell trat vor Orden Brown. Seine Augen funkelten. Also gut, dachte er, wenn es jetzt zur Auseinandersetzung kommt, mir soll es recht sein. Ich habe genug von Krankenhauspolitik. Von nun an und für immer.
Im gleichen Augenblick ertönte der Summer auf dem Schreibtisch des Verwaltungsdirektors. »Mr. Tomaselli«, sagte eine Mädchenstimme

über den Lautsprecher, »die Herren von der Gesundheitsbehörde sind gerade gekommen.«
Es war drei Minuten vor fünf.

Wie an dem Morgen vor sechs Wochen — dem Tag, an dem Kent O'Donnell, wie ihm plötzlich einfiel, die erste Warnung für den bevorstehenden Zerfall in dem Krankenhaus erhielt — schlug die Glocke der Erlöserkirche die volle Stunde, als die kleine Gruppe durch die Gänge des Three Counties Hospitals ging. Von O'Donnell geführt, bestand sie aus Orden Brown, Harry Tomaselli und Dr. Norbert Ford, dem Leiter des Gesundheitsamtes in Burlington. Hinter ihnen folgten Mrs. Straughan, die Küchenleiterin, die gerade zur Verwaltungsabteilung kam, als sie dort fortgingen, und der junge Assistent des Gesundheitsamtes, dessen Name O'Donnell bei der flüchtigen Vorstellung nicht richtig verstanden hatte.
Nachdem sein erster Ärger verflogen war, fühlte der Chef der Chirurgie sich erleichtert, daß die Auseinandersetzung zwischen ihm und Orden Brown, aus der ein ernstes Zerwürfnis hätte erwachsen können, rechtzeitig unterbrochen worden war. Er erkannte, daß sie alle einschließlich ihm selbst infolge der Ereignisse in den letzten Tagen ungewöhnlich reizbar waren, und schließlich hatte der Ausschußvorsitzende nicht mehr getan, als ihm eine Benachrichtigung übermittelt. O'Donnells wirklicher Gegner war Eustace Swayne, und er war schon fest entschlossen, dem alten Mann gegenüberzutreten, sobald die gegenwärtige Krise überwunden war. Bei dieser Gelegenheit beabsichtigte O'Donnell, wie Swayne die Unterhaltung auch führen würde, in knappen und unmißverständlichen Worten zu antworten, ungeachtet der Folgen, die sich daraus ergeben sollten.
Auf Kent O'Donnells Vorschlag hin befand sich die Gruppe auf dem Weg zur Pathologie. Er hatte dem Leiter des Gesundheitsamtes gesagt: »Sie sollen sich davon überzeugen, daß wir alles tun, was in unseren Kräften steht, um die Quelle der Infektion zu entdecken.«
Dr. Ford hatte zunächst abgelehnt: »Niemand hat angedeutet, daß das nicht geschieht, und ich bezweifle, daß ich Ihren Pathologen einen Rat geben kann«, hatte er geantwortet. Auf O'Donnells Drängen stimmte er schließlich doch zu, und jetzt gingen sie in das Souterrain zu den Labors hinunter.
John Alexander blickte auf, als die Gruppe eintrat, wandte sich dann wieder der Untersuchung zu, an der er gerade arbeitete. Pearson trat O'Donnell und Orden Brown entgegen, um sie zu begrüßen. Er wischte sich beide Hände an seinem verschmutzten Laborkittel ab. Auf einen Wink von Harry Tomaselli folgte ihm David Coleman.

O'Donnell stellte vor. Als Pearson und Dr. Norbert Ford sich die Hände reichten, fragte der Leiter des Gesundheitsamtes: »Sind Sie schon auf etwas gestoßen?«
»Noch nicht.« Pearson wies mit einer Handbewegung im Labor umher. »Wie Sie sehen, sind wir noch an der Arbeit.«
O'Donnell sagte: »Joe, Sie müssen es auch erfahren. Dr. Ford hat die Schließung unserer Küche angeordnet.«
»Heute noch?« Pearsons Ton war ungläubig.
Der Leiter des Gesundheitsamtes nickte ernst. »Ich fürchte, es läßt sich nicht vermeiden.«
»Aber das können Sie doch nicht. Das ist lächerlich.« Das war der alte, aggressive Pearson, sein kriegerischer Ton, mit Augen, die hinter der Maske der Erschöpfung funkelten. Er tobte weiter: »Aber Mann Gottes, wir werden die ganze Nacht arbeiten, und bis morgen mittag sind wir mit allen unseren Unterkulturen durch. Wenn es einen Träger gibt, haben wir ihn bis dahin aller Wahrscheinlichkeit nach entdeckt.«
»Es tut mir leid.« Der Gesundheitsbeamte schüttelte ablehnend den Kopf. »Wir dürfen das nicht riskieren.«
»Aber die Küche schließen bedeutet das Krankenhaus schließen«, wütete Pearson. »Sie werden doch bis morgen noch warten können, wenigstens noch so lange.«
»Ich fürchte nein.« Dr. Ford blieb höflich, aber unnachgiebig. »Außerdem liegt die Entscheidung nicht ausschließlich bei mir. Die Stadt kann sich nicht einfach der Gefahr einer verheerenden Epidemie aussetzen. Im Augenblick beschränken sich die Fälle auf Ihr Krankenhaus, aber sie können jeden Augenblick weiter um sich greifen. Das müssen wir berücksichtigen.«
Harry Tomaselli warf dazwischen: »Wir geben noch das Abendessen aus, Joe, und das ist die letzte Mahlzeit. Wir schicken alle Patienten nach Hause, die wir entlassen können, und verlegen die meisten in andere Krankenhäuser.«
Es herrschte Schweigen. Pearsons Gesichtsmuskeln arbeiteten. Seine tiefliegenden, rotgeränderten Augen schienen den Tränen nahe. Fast flüsternd sagte er: »Ich hätte nie geglaubt, den Tag zu erleben...«
Während sich die Gruppe abwandte, sagte O'Donnell still: »Offen gesagt, Joe, ich auch nicht.«
Sie hatten die Tür erreicht, als John Alexander ausrief: »Hier habe ich es!«
Wie auf einen Befehl drehte sich die Gruppe um. Pearson fragte scharf: »Was haben Sie entdeckt?«
»Eine eindeutige Typhusreaktion.« Alexander deutete auf die Reihe der Reagenzgläser mit den Zuckerlösungen, die er untersucht hatte.

»Lassen Sie mich sehen.« Pearson lief fast durch das Labor. Die anderen traten näher. Pearson betrachtete die Reihe Reagenzgläser. Seine Zunge fuhr nervös über die Lippen. Wenn Alexander recht hatte, war das der Augenblick, für den sie gearbeitet hatten. »Lesen Sie von der Tabelle ab«, befahl er.

Alexander nahm das Handbuch auf, in dem eine Tafel aufgeschlagen war. Es war die Tabelle der biochemischen Reaktionen von Bakterien in Zuckerlösungen. Er legte einen Finger auf die Spalte mit der Überschrift »Salmonella typhi« und war bereit, vorzulesen.

Pearson nahm das erste der zehn Reagenzgläser. Er rief auf: »Glukose.«

Alexander verglich auf der Liste und antwortete: »Säurebildung, aber kein Gas.«

Pearson nickte. Er stellte das Glas zurück und nahm das nächste. »Laktose.«

»Keine Säure, kein Gas«, las Alexander vor.

»Richtig.« Eine Pause. »Dulcitol.«

Wieder las Alexander: »Keine Säure, kein Gas.«

»Sukrose.«

»Keine Säure, kein Gas.« Wieder die richtige Reaktion für Typhusbazillen. Die Spannung in dem Raum wuchs.

Pearson nahm das nächste Glas. »Mannitol.«

»Säurebildung, aber kein Gas.«

»Richtig.« Die nächste: »Maltose.«

»Säure, aber kein Gas.«

Pearson nickte. Das waren sechs. Es blieben noch vier. Jetzt sagte er: »Xylose.«

Noch einmal las Alexander: »Säure, aber kein Gas.«

Sieben.

»Arabinose.«

John Alexander las: »Entweder Säure, aber kein Gas, oder gar keine Reaktion.«

Pearson verkündete: »Keine Reaktion.«

Acht. Noch zwei.

»Rhamnose.«

»Keine Reaktion.«

Pearson prüfte das Glas. Leise bestätigte er: »Keine Reaktion.«

Noch eine.

Von dem letzten Glas las Pearson ab: »Indol-Bildung.«

»Negativ«, antwortete Alexander und legte das Buch zurück.

Pearson wandte sich den anderen zu. Er sagte: »Es besteht keine Frage: Das ist der Typhusträger.«

»Wer ist es?« Der Verwaltungsdirektor fragte als erster.
Pearson drehte die Petrischale um. Er las die Nummer ab: »Zweiundsiebzig.«
David Coleman hatte schon nach einem Schreibheft gegriffen. Es enthielt die Liste des Personals in seiner eigenen Handschrift. Er gab bekannt: »Charlotte Burgess.«
»Ich kenne sie«, sagte Mrs. Straughan schnell. »Sie arbeitet an der Essenausgabe.«
Unwillkürlich sahen alle auf die Uhr. Es war sieben Minuten nach fünf.
Mrs. Straughan rief erschrocken: »Das Abendessen! Sie fangen gerade an, es auszugeben.«
»Schnell in die Kantine.« Noch ehe er ausgesprochen hatte, war Harry Tomaselli bereits an der Tür.

Im zweiten Stock des Krankenhauses trat die Oberschwester der Station mit gehetztem Ausdruck in Vivians Zimmer und warf dabei einen schnellen Blick auf die Zimmernummer.
»Ah ja, Sie sind Miss Loburton.« Sie sah auf ihre Notiztafel und machte mit ihrem Bleistift eine Notiz. »Sie werden in die West-Burlington-Klinik verlegt.«
Vivian fragte: »Wann denn, bitte?« Sie hatte schon früher am Nachmittag von der bevorstehenden Verlegung und ihren Gründen erfahren.
»Die Krankenwagen haben sehr viel zu tun«, antwortete die Oberschwester. »Ich vermute, es wird noch ein paar Stunden dauern. Wahrscheinlich gegen neun Uhr heute abend. Ihre Stationsschwester wird rechtzeitig kommen, um Ihnen zu helfen.«
»Danke«, antwortete Vivian.
Mit ihren Gedanken schon wieder bei ihrer Notiztafel, nickte die Oberschwester und ging hinaus. Jetzt war es Zeit, entschied Vivian, Mike zu rufen. Ihre fünf Tage der Trennung waren erst morgen vorüber, aber keiner von beiden hatte mit etwas Derartigem gerechnet. Außerdem bereute sie schon ihren ganzen Einfall mit der Trennungszeit. Sie sah jetzt ein, daß er eine dumme Idee und überflüssig war, und wünschte, sie sei nie darauf gekommen.
Sie streckte die Hand nach dem Telefon auf dem Nachttisch aus, und diesmal zögerte sie nicht. Als sich die Zentrale meldete, sagte Vivian: »Dr. Michael Seddons, bitte.«
»Einen Augenblick.«
Sie mußte ein paar Minuten warten, ehe sich die Zentrale wieder meldete. »Dr. Seddons ist nicht im Krankenhaus. Er ist mit einem der Krankenwagen unterwegs. Kann Ihnen ein anderer Arzt helfen?«

»Nein, danke«, antwortete Vivian. »Ich würde aber gern eine Nachricht für ihn hinterlassen.«
Die Zentrale fragte: »Betrifft es eine medizinische Angelegenheit?«
Sie zögerte. »Nein, eigentlich nicht.«
»Wir können jetzt nur dringende medizinische Benachrichtigungen übernehmen. Rufen Sie bitte später wieder an.« Es folgte ein Knacken, und die Leitung war tot. Langsam legte Vivian den Hörer zurück.
Von draußen auf dem Gang konnte sie Unruhe und erhobene Stimmen vernehmen. Sie spürte die allgemeine Aufregung. Ein scharfer Befehl wurde gegeben, dann folgte ein Klappern, als etwas zu Boden fiel, und jemand lachte. Es klang ganz alltäglich, und doch wünschte sie sich in diesem Augenblick, dabeizusein, an dem, was vorging, teilnehmen zu können. Dann fiel ihr Blick auf das Bett, auf den Punkt, wo ihr linkes Bein endete und die Decke unvermittelt flach abfiel. Zum erstenmal spürte Vivian eine plötzliche Angst und fühlte sich verzweifelt einsam.
»Oh, Mike«, flüsterte sie, »Mike, Liebling, wo du auch bist, bitte, komm bald zu mir.«

Schwester Penfield war im Begriff, die Kantine zu betreten, als sie die Gruppe erblickte, die hinter ihr herkam. Sie erkannte den Verwaltungsdirektor und den Chef der Chirurgie. Hinter ihnen bemühte sich die Küchenleiterin Mrs. Straughan mit heftig wallendem Busen, mit ihnen Schritt zu halten.
Harry Tomaselli verlangsamte sein Tempo, als sie durch den Eingang der Kantine traten. Er sagte zu Mrs. Straughan: »Es muß schnell und unauffällig gehen.«
Die Küchenleiterin nickte, und durch einen Nebeneingang betraten sie die Küche.
O'Donnell winkte Schwester Penfield. »Kommen Sie bitte mit. Ich möchte, daß Sie uns helfen.«
Was jetzt geschah, erfolgte schnell und präzise. Eben noch hatte eine Frau in mittlerem Alter am Schalter der Kantine Essen ausgegeben, und jetzt hatte Mrs. Straughan sie am Arm ergriffen und führte sie in ihr Büro im Hintergrund. O'Donnell sagte zu der verwirrten Frau: »Einen Augenblick, bitte«, und winkte Schwester Penfield zu, bei ihr zu bleiben.
»Nehmen Sie die Speisen, die sie ausgegeben hat«, wies er Mrs. Straughan an, »und verbrennen Sie sie. Holen Sie alles, was sie ausgegeben hat, soweit Sie können, zurück. Entfernen Sie alles Geschirr, das sie berührt haben kann, und kochen Sie es ab.«
Die Küchenleiterin ging zu den Ausgabeschaltern. Nach ein paar Minuten waren O'Donnells Anweisungen befolgt, und die Schlange der Kan-

tinenbesucher bewegte sich wieder weiter. Nur die paar Leute, die in unmittelbarer Nähe standen, hatten die Szene bemerkt.
In dem Büro im Hintergrund der Küche sagte O'Donnell zu der Frau: »Mrs. Burgess, Sie müssen sich als Patientin des Krankenhauses betrachten.« Freundlich fügte er hinzu: »Seien Sie nicht beunruhigt, wir werden Ihnen alles erklären.«
Zu Schwester Penfield sagte er: »Bringen Sie diese Patientin in die Isolierstation. Sie darf mit niemanden in Berührung kommen. Ich werde Dr. Chandler benachrichtigen, und er wird die Anweisungen für ihre Behandlung geben.«
Sanft führte Elaine Penfield die erschrockene Frau fort. Mrs. Straughan fragte neugierig: »Was geschieht jetzt mit mir, Dr. O'Donnell?«
»Sie wird gut versorgt werden«, antwortete O'Donnell. »Sie wird isoliert bleiben, und der Internist wird sie eine Zeitlang beobachten. Manchmal kann ein Typhusträger eine Gallenblasenentzündung haben, und in diesem Falle wird sie wahrscheinlich operiert werden.« Er fügte hinzu: »Natürlich erfolgen noch Nachuntersuchungen, auch bei allen anderen, die erkrankt sind. Dafür wird Harvey Chandler sorgen.«
Am Telefon im Büro der Küche sagte Harry Tomaselli einem seiner Untergebenen: »Sie haben richtig verstanden. Sagen Sie alles ab, und machen Sie alles rückgängig: die Verlegungen, die Entlassungen, die nicht sowieso erfolgt wären, die bestellten Mahlzeiten, alles. Und wenn Sie das getan haben, rufen Sie die Aufnahme an.« Der Verwaltungsdirektor lächelte über dem Schreibtisch O'Donnell breit zu. »Geben Sie bekannt, daß das Three Counties Hospital wieder Patienten aufnimmt.«
Tomaselli legte den Hörer zurück und nahm die Tasse Kaffee an, die die Küchenleiterin ihm aus ihrer Kaffeemaschine eingegossen hatte.
»Übrigens, Mrs. Straughan«, sagte er, »ich hatte noch keine Gelegenheit, es Ihnen mitzuteilen, aber Sie bekommen Ihre neuen Geschirrspülmaschinen. Der Ausschuß hat die Ausgabe genehmigt, und der Auftrag ist schon erteilt. Ich nehme an, daß der Einbau nächste Woche erfolgt.«
Die Küchenleiterin nickte. Offensichtlich hatte sie mit dieser Mitteilung gerechnet. Jetzt wendeten sich ihre Gedanken anderen Dingen zu. »Da ist noch etwas, das ich Ihnen gern zeigen möchte, da Sie gerade hier sind, Mr. T. Ich brauche mehr Kühlraum.« Sie sah den Verwaltungsdirektor streng an. »Ich hoffe, daß diesmal keine Epidemie notwendig ist, um zu beweisen, daß ich recht habe.«
Der Verwaltungsdirektor seufzte und stand auf. Er fragte O'Donnell: »Haben Sie heute auch noch Fragen an mich?«
»Heute nicht mehr«, antwortete O'Donnell, »aber morgen gibt es etwas Wichtiges zu erledigen, das ich selbst in die Hand nehmen werde.«
Er dachte dabei an Eustace Swayne.

XXIV

David Coleman hatte nicht gut geschlafen. Während der Nacht waren seine Gedanken ständig zum Three Counties Hospital, der pathologischen Abteilung und Dr. Joseph Pearson zurückgekehrt.

Nichts in den letzten Tagen hatte auch nur im geringsten Dr. Pearsons Schuld an dem Tod des Babys der Alexanders verringert. Seine Verantwortung war ebenso groß wie vor einer Woche. Coleman hatte auch seine Ansicht nicht revidiert, daß die Pathologie im Three Counties Hospital verlottert, in überholten Konzeptionen festgefahren und durch veraltete Methoden und Geräte, die schon längst hätten ersetzt werden müssen, hinter der Zeit zurückgeblieben sei.

Trotzdem hatte David Coleman in den vergangenen vier Tagen mit Unbehagen bemerkt, wie sich seine Empfindungen gegenüber Pearson veränderten und sein Urteil über ihn milder wurde. Vor einer Woche hatte er in Pearson einen fast senilen, unfähigen Mann gesehen, der sich zu lange an seine Stellung geklammert hatte. Seitdem war nichts Greifbares eingetreten, das diese Überzeugung ändern konnte. Welchen Grund gab es also, daß er jetzt Unbehagen darüber empfand?

Selbstverständlich war es richtig, daß der alte Mann dem Ausbruch des Typhus und den Folgen, die sich daraus ergaben, entschlossen entgegengetreten und die erforderlichen Maßnahmen mit einer Sachkenntnis und Fähigkeit angeordnet hatte, die Coleman selbst vielleicht nicht aufweisen konnte. Aber war das so überraschend? Schließlich fiel Pearsons Erfahrung ins Gewicht, und in Anbetracht der Bedeutung der vorliegenden Situation war es nur verständlich, daß Pearson sich ihr auch gewachsen zeigen wollte.

Aber sein eigenes Gesamtbild von Pearson war jetzt weniger klar, weniger fest. Vor einer Woche hatte er den alten Pathologen — welche Verdienste er sich auch in der Vergangenheit erworben hatte — als intellektuellen »Habenichts« klassifiziert. Jetzt war sich David Coleman seines Urteils nicht mehr sicher. Er fürchtete, daß er sich in Zukunft sehr vieler Dinge nicht mehr sicher sein würde.

Die Schlaflosigkeit hatte ihn früh ins Krankenhaus gebracht, und es war kurz nach acht, als er in die Pathologie eintrat. Roger McNeil, der Assistent, saß an Pearsons Schreibtisch.

»Guten Morgen«, sagte McNeil. »Sie sind der erste. Die anderen schlafen wahrscheinlich noch.«

David Coleman fragte: »Sind wir mit der anderen Arbeit sehr im Rückstand?«

»Es ist nicht so schlimm«, antwortete McNeil. »Es hat sich eine ganze Menge nicht dringender Dinge angesammelt, aber mit dem Wichtigen

bin ich auf dem laufenden geblieben.« Er fügte hinzu: »Seddons hat eine ganze Menge geholfen. Ich habe ihm geraten, bei der Pathologie zu bleiben, statt zur Chirurgie zurückzugehen.«
Ein anderer Gedanke hatte Coleman geplagt. Er fragte den Assistenten: »Diese Lernschwester, die mit der Amputation. Ist das Bein schon seziert worden?« Er hatte nicht vergessen, daß er in der Diagnose mit Pearson nicht übereingestimmt hatte.
»Nein.« McNeil suchte eine Krankengeschichte auf dem Schreibtisch heraus. »Vivian Loburton«, las er vor, »so heißt das Mädchen. Es war nicht dringend, darum stellte ich die Untersuchung zurück. Das Bein ist noch im Kühlschrank. Wollen Sie es selbst machen?«
»Ja«, antwortete Coleman, »ich habe die Absicht.«
Er nahm die Krankengeschichte und ging in das Zimmer, das an den Obduktionsraum grenzte. Aus dem Kühlschrank der Leichenkammer nahm er das Bein und begann die Gazeumhüllungen zu entfernen. Das Fleisch war kalt und weich, das Blut, wo das Glied in der Mitte des Oberschenkels abgetrennt worden war, geronnen. Er tastete nach dem Tumor und fand ihn sofort. Einen harten Klumpen an der Innenseite gerade unterhalb des Knies. Er nahm ein Messer und schnitt tief hinein. Sein Interesse wuchs bei dem, was er fand.
Der Diener nahm Kent O'Donnells Hut und Mantel entgegen, hängte beides in einen Schrank in der finsteren, vornehmen Halle. O'Donnell sah sich um und fragte sich verwundert, warum wohl jemand — reich oder nicht — in dieser Umgebung freiwillig lebte. Dann überlegte er, daß diese kahle Weitläufigkeit, diese schweren Deckenbalken und diese hohe Täfelung, diese Wände aus kaltem, behauenem Stein einem Mann wie Eustace Swayne vermutlich das Gefühl einer feudalen Macht verliehen und für ihn eine Brücke durch die Geschichte zu alten Zeiten und versunkenen Stätten bildete. O'Donnell fragte sich, was aus dem Haus werden würde, wenn der alte Mann starb. Höchstwahrscheinlich ein Museum oder eine Kunstgalerie, vielleicht würde es auch nur leerstehen und verfallen wie viele Häuser dieser Art. Daß jemand anders die Absicht haben könnte, darin zu leben, erschien ihm unvorstellbar. Es war ein Haus, bei dessen Anblick man sich sagen mußte, daß sein Eingang um fünf Uhr nachmittags abgeschlossen wurde und bis zum nächsten Morgen verschlossen blieb. Dann erinnerte er sich, daß Denise ihre Kindheit innerhalb dieser düsteren Wände verbracht haben mußte. Ob sie hier glücklich gewesen war? fragte er sich.
»Mr. Swayne ist heute etwas erschöpft, Sir. Er läßt fragen, ob Sie etwas dagegen haben, wenn er Sie in seinem Schlafzimmer empfängt.«
»Keineswegs«, antwortete O'Donnell. Ihm kam der Gedanke, daß das Schlafzimmer für das, was er zu sagen hatte, vielleicht der geeignetste

Ort war. Falls Eustace Swayne infolge der Unterhaltung einen Schlaganfall erlitt, war wenigstens gleich der richtige Platz da, um ihn hinzulegen. Er folgte dem Diener die breite, geschwungene Treppe hinauf und einen Korridor entlang. Ihre Schritte wurden durch dicke Läufer gedämpft. Der Diener klopfte leise an eine schwere, geschnitzte Tür, drückte auf die schmiedeeiserne Klinke und ließ O'Donnell in das geräumige Zimmer eintreten.

Zunächst konnte O'Donnell Eustace Swayne nicht sehen. Sein Blick wurde von einem massiven Kamin festgehalten, in dem ein Holzfeuer loderte. Die Wärme des Feuers traf ihn wie ein Schlag; der Raum war an dem an sich schon warmen Vormittag im späten August fast unerträglich warm. Dann erkannte er Swayne, von Kissen gestützt, in einem riesigen Bett mir vier Pfosten. Um seine Schultern lag ein Morgenmantel mit Monogramm. Als O'Donnell nähertrat, bemerkte er mit einem Schock, wie sehr der alte Mann seit ihrer ersten Begegnung – dem Abend mit Orden Brown und Denise – verfallen war.

»Ich danke Ihnen, daß Sie gekommen sind«, sagte Swayne. Auch seine Stimme klang schwächer als früher. Er bedeutete seinem Besucher, auf einem Stuhl neben dem Bett Platz zu nehmen.

Während O'Donnell sich setzte, sagte er: »Mir wurde mitgeteilt, daß Sie mich zu sehen wünschten.« In Gedanken revidierte er bereits einige seiner rückhaltslosen Erklärungen, die abzugeben er beabsichtigt hatte. Selbstverständlich konnte nichts seinen Standpunkt hinsichtlich Joe Pearson ändern, aber wenigstens konnte er dabei freundlich sein. O'Donnell wünschte nicht, mit einem kränkelnden alten Mann aneinanderzugeraten. Für eine harte Auseinandersetzung waren die Voraussetzungen zu ungleich.

»Joe Pearson ist bei mir gewesen«, sagte Swayne, »vor drei Tagen war es, glaube ich.«

Hier hatte sich Pearson also in den Stunden aufgehalten, als er vergeblich versucht hatte, ihn zu erreichen. »Ja«, antwortete O'Donnell. »Ich hatte erwartet, daß er zu Ihnen kommen würde.«

»Er teilte mir mit, daß er das Krankenhaus verläßt.« Die Stimme des alten Mannes klang erschöpft. Sie enthielt keine Andeutung der Anschuldigungen, die O'Donnell gegen sich erwartet hatte. Neugierig, was als nächstes kommen würde, antwortete er: »Ja, das ist richtig.«

Der alte Mann schwieg. Dann sagte er: »Wahrscheinlich gibt es Dinge, über die niemand Macht hat.« Jetzt war eine Spur Erbitterung zu erkennen, oder war es Resignation? Es war schwer zu entscheiden.

»Das gibt es, glaube ich«, antwortete O'Donnell vorsichtig.

»Als Joe Pearson zu mir kam«, sagte Swayne, »richtete er zwei Bitten an mich. Die erste war, daß an meine Spende für den Baufonds des

Krankenhauses keine Bedingung geknüpft werden solle. Ich habe dem zugestimmt.« Es folgte eine Pause. O'Donnell schwieg, während ihm die Bedeutung der Worte aufging. Der alte Mann fuhr fort: »Die zweite Bitte betraf etwas Persönliches. Sie haben einen Angestellten in dem Krankenhaus — er heißt Alexander, glaube ich.«
»Ja«, antwortete O'Donnell. »John Alexander, er ist Laborant.«
»Er hat ein Kind verloren.«
O'Donnell nickte.
»Joe Pearson bat mich, dem Jungen sein Medizinstudium zu bezahlen. Das kann ich natürlich — ganz mühelos. Für Geld gibt es wenigstens noch ein paar nützliche Verwendungszwecke.«
Swayne griff nach einem dicken Umschlag, der vor ihm auf der Decke gelegen hatte. »Ich habe meine Anwälte bereits angewiesen. Es wird ein Fonds zur Verfügung stehen. Er reicht für die Studienkosten und einen auskömmlichen Lebensunterhalt für ihn und seine Frau. Wenn er sich später entschließt, sich zu spezialisieren, steht auch dafür Geld zur Verfügung.« Der alte Mann schwieg, als ob das Sprechen ihn ermüde. Dann fuhr er fort: »Mir schwebt nun etwas Bleibenderes vor. Es wird später noch mehr junge Leute geben, die eine Förderung vielleicht ebenso verdienen. Ich möchte, daß der Fonds bestehenbleibt und von dem medizinischen Ausschuß des Three Counties Hospitals verwaltet wird. Daran knüpfe ich nur eine Bedingung.«
Eustace Swayne sah O'Donnell fest an. Herausfordernd sagte er: »Der Fonds wird den Namen ›Joseph-Pearson-Studienstiftung‹ tragen. Haben Sie dagegen etwas einzuwenden?«
Gerührt und beschämt antwortete O'Donnell: »Ganz im Gegenteil, Sir. Meiner Meinung nach wird das immer eine Ihrer größten Wohltaten bleiben.«

»Bitte, sag mir die Wahrheit, Mike«, sagte Vivian, »ich muß es wissen.«
Sie sahen sich an. Vivian in ihrem Krankenhausbett und Mike Seddons, der bedrückt und unsicher daneben stand.
Es war ihre erste Begegnung nach der Trennungszeit. Gestern abend, nachdem Vivians Verlegung rückgängig gemacht worden war, hatte sie ein zweites Mal versucht, Mike telefonisch zu erreichen, aber vergeblich. Heute morgen war er gekommen, ohne daß sie ihn gerufen hatte, wie sie es vor fünf Tagen vereinbart hatten. Jetzt versuchten ihre Augen, in seinem Gesicht zu lesen. Angst bedrückte sie, ihr Instinkt sagte ihr, was ihr Verstand zu erkennen sich weigerte.
»Vivian«, sagte Mike, und sie sah, wie er zitterte, »ich muß mit dir sprechen.«
Sie antwortete nicht, nur ihr fester Blick begegnete seinem. Seine Lippen

waren trocken. Er feuchtete sie mit der Zunge an. Er wußte, daß sein Gesicht gerötet war, spürte, wie sein Herz klopfte. Gewaltsam unterdrückte er den Wunsch, sich umzudrehen und fortzulaufen. Verkrampft stand er vor ihr, tastete zögernd nach Worten, die er nicht finden konnte.
»Ich glaube, ich weiß, was du sagen willst, Mike.« Vivians Stimme war tonlos, schien jede Empfindung verloren zu haben. »Du willst mich nicht mehr heiraten. Ich wäre eine Last für ich — wie ich jetzt bin.«
»Oh, Vivian, Liebling . . .«
»Nicht, Mike«, unterbrach sie ihn, »bitte nicht.«
Drängend flehte er: »Hör mich bitte an, Vivian. Hör mich zu Ende, so einfach ist es nicht . . .« Wieder versagten sich ihm die Worte.
Drei Tage lang hatte er nach den richtigen Worten und den richtigen Sätzen für diesen Augenblick gesucht, und wußte doch, wie er es auch ausdrückte, die Wirkung konnte immer nur die gleiche sein. Seit ihrer letzten Begegnung hatte Mike Seddons die tiefsten Klüfte seiner Seele und seines Gewissens durchforscht. Was er fand, hatte in ihm Abscheu und Verachtung für sich selbst hervorgerufen, aber er hatte die Wahrheit entdeckt. Er wußte mit Gewißheit, daß eine Ehe zwischen ihm und Vivian niemals glücklich sein konnte — nicht wegen ihrer Mängel, sondern wegen seiner eigenen.
In den Augenblicken forschender Selbstüberprüfung hatte er sich gezwungen, sich alle Situationen vorzustellen, die sie zusammen erleben mußten. In seiner Phantasie hatte er gesehen, wie sie zusammen einen belebten Raum betraten. Er jung, kraftvoll, unbehindert, aber Vivian an seinem Arm ging langsam, unbeholfen, vielleicht mit einem Stock, und so gut, wie es ein künstliches Bein erlaubte. Er hatte sich selbst in der Brandung tauchen oder fast nackt am Strand in der Sonne liegen sehen, während Vivian voll angezogen blieb und das alles nicht teilen konnte, weil die Prothese einen häßlichen Anblick bot und sie, wenn sie sie abnahm, ein groteskes, unbewegliches Monstrum sein mußte — ein Objekt des Mitleids oder abgewendeter Blicke.
Und mehr als das. Er überwand jede Hemmung und jeden instinktiven Anstand und hatte sich die sexuelle Seite vorgestellt. Er hatte sich ein Bild der Szene am Abend vor dem Zubettgehen gemacht. Würde Vivian ihr künstliches Bein selbst abschnallen, oder würde er ihr dabei helfen? Konnte die Intimität des Auskleidens eintreten, des Wissens, was anschließend kam? Und wie würden sie lieben? Mit dem Bein angeschnallt oder nicht? Wie mußte es sein, wenn es angeschnallt blieb? Der harte, unnachgiebige Kunststoff, der an seinen begehrenden Körper drückte. Und wenn es abgeschnallt war, wie würde sich der Stumpf unter ihm anfühlen? Konnte es Erfüllung geben in der Vereinigung mit einem Körper, der nicht länger ganz war?

Mike Seddons brach der Schweiß aus. Er war in die Tiefe eingedrungen und hatte seine geheimsten Empfindungen aufgedeckt.
Vivian sagte: »Du brauchst es nicht zu erklären, Mike.« Diesmal klang ihre Stimme gepreßt.
»Aber ich will es, ich muß es erklären. Es gibt so vieles, an das wir beide denken müssen.« Jetzt kamen die Worte schnell, überstürzten sich in dem Bemühen, sich Vivian verständlich zu machen, ihr die Qualen zu schildern, die er in Gedanken durchlitten hatte, ehe er zu ihr kam. Selbst in diesem Augenblick brauchte er ihr Verständnis.
Er begann wieder: »Verstehe mich doch, Vivian. Ich habe darüber nachgedacht, und es ist für dich besser...«
Er sah ihren musternden Blick. Es war ihm bisher nicht aufgefallen, wie fest und gerade er war. »Lüge mich bitte nicht an, Mike«, sagte sie, »ich glaube, du gehst besser.«
Er wußte, es war nutzlos. Jetzt wollte er nur noch von ihr fort, nicht mehr Vivians Augen sehen. Aber er zögerte noch. Er fragte: »Was wirst du tun?«
»Ich weiß es wirklich nicht. Ich habe tatsächlich noch nicht darüber nachgedacht.« Vivians Stimme klang fest, aber sie verriet die Mühe, die es sie kostete. »Vielleicht bleibe ich weiter Schwester, wenn sie mich haben wollen. Ich weiß natürlich nicht, ob ich wirklich geheilt bin, und wenn nicht, wie lange ich dann noch habe. So ist es doch, Mike?«
Verlegen und beschämt wendete er seine Augen ab.
Von der Tür sah er zum letztenmal zu ihr zurück. »Leb wohl, Vivian«, sagte er.
Sie versuchte zu antworten, aber das überforderte ihre Selbstbeherrschung.

Von der zweiten Etage ging Mike Seddons über die Treppe zur Pathologie hinunter. Er betrat den Obduktionsraum und fand im Nebenzimmer David Coleman, der ein Bein sezierte. Seddons blickte auf das Bein. Es war weiß und leblos, und dunkles Blut sickerte aus Colemans Messerschnitten. Einen Augenblick stellte er es sich voller Grauen von einem Nylonstrumpf bekleidet vor, mit einer hochhackigen Sandale. Dann folgte er einem entsetzlichen Zwang. Er trat näher und las den Namen auf der offenliegenden Krankengeschichte.
Als er das getan hatte, ging er schnell in den Gang hinaus und übergab sich.

»Ah, Dr. Coleman, kommen Sie bitte herein.«
Kent O'Donnell stand liebenswürdig von seinem Schreibtisch auf, als der junge Pathologe in sein Zimmer trat. David Coleman war gerade

dabeigewesen, nach der Sektion aufzuräumen, als ihn die Benachrichtigung des Chefs der Chirurgie erreicht hatte.

»Nehmen Sie bitte Platz.« O'Donnell hielt ihm sein graviertes, goldenes Zigarettenetui hin: »Zigarette?«

»Danke.« Coleman nahm eine Zigarette und das Feuer, das O'Donnell ihm anbot. Er lehnte sich erwartungsvoll in dem tiefen Ledersessel zurück. Sein Gefühl sagte ihm, daß er vor einem Wendepunkt in seinem Leben stand.

O'Donnell trat hinter dem Schreibtisch zum Fenster, blieb, den Rücken der Morgensonne hinter sich zugewendet, stehen. »Ich nehme an, Sie wissen schon, daß Dr. Pearson zurückgetreten ist«, begann er.

»Ja, ich habe es gehört«, antwortete Coleman ruhig und fuhr zu seiner eigenen Überraschung fort: »Es ist Ihnen natürlich bekannt, daß er sich in den letzten Tagen nicht geschont hat. Er war Tag und Nacht hier.«

»Ja, das weiß ich.« O'Donnell betrachtete das Ende seiner Zigarette. »Aber das ändert nichts an der Situation. Das ist Ihnen doch klar?«

Coleman wußte, daß der Chef der Chirurgie recht hatte. »Ja«, antwortete er, »das ist wohl richtig.«

»Joe hat den Wunsch ausgesprochen, sofort auszuscheiden«, fuhr O'Donnell fort. »Das bedeutet, daß bei uns sofort die Stelle des Direktors der Pathologie frei wird. Wollen Sie sie übernehmen?«

Eine Sekunde lang zögerte David Coleman. Das war das, was er suchte. Eine Abteilung für sich, die Freiheit, sie zu reorganisieren, die neuen Hilfsmittel der Wissenschaft heranzuziehen, gute Medizin zu praktizieren und die Pathologie den Beitrag leisten zu lassen, den sie bieten konnte. Das war der Gral, nach dem er strebte. Kent O'Donnell hatte ihn greifbar vor ihn hingestellt.

Dann überfiel ihn Angst. Plötzlich schreckte er vor der überwältigenden Verantwortung zurück, die er zu tragen hatte. Er erkannte, daß er keinen Vorgesetzten haben würde, der ihm Entscheidungen abnahm. Das endgültige Urteil – die letzte Diagnose – würde bei ihm liegen. War er dem gewachsen? War er dazu schon bereit? Er war noch jung. Wenn er wollte, konnte er noch einige Jahre an zweiter Stelle bleiben. Später würden sich ihm noch andere Möglichkeiten öffnen, viele im Laufe der Jahre. Dann wurde ihm bewußt, daß es hier kein Ausweichen gab, daß dieser Augenblick von der ersten Stunde seiner Ankunft im Three Counties Hospital an unaufhaltsam auf ihn zugekommen war.

»Ja«, sagte er, »wenn mir die Stellung angeboten wird, werde ich annehmen.«

»Ich kann Ihnen versichern, daß sie Ihnen angeboten werden wird.« O'Donnell lächelte. Er fragte: »Würden Sie mir eine Frage erlauben?«

»Gewiß, wenn ich sie beantworten kann.«

Der Chef der Chirurgie schwieg. Er suchte nach den richtigen Worten für die Frage, die er stellen wollte. Er spürte, daß das, was jetzt gesagt wurde, für sie beide wichtig war. Schließlich sagte er: »Würden Sie mir Ihre Einstellung erklären — gegenüber der Medizin und gegenüber unserem Krankenhaus?«

»Das ist schwer in Worte zu fassen«, antwortete Coleman.

»Wollen Sie es nicht versuchen?«

Coleman überlegte. Es gab Dinge, an die er glaubte. Aber selbst in seinen Gedanken hatte er nur selten versucht, sie zu formulieren. Jetzt war vielleicht die Zeit gekommen, um sie auszusprechen.

»Worauf es wirklich ankommt ist, glaube ich, daß alles — wir Ärzte, das Krankenhaus, die praktische Medizin — nur für einen Zweck existiert: für die Patienten — um Kranke zu heilen. Ich glaube, das vergessen wir manchmal. Mir scheint, wir versenken uns in die Medizin, verlieren uns in der Wissenschaft, streben nach besseren Krankenhäusern, vergessen darüber aber, daß es für alle diese Dinge nur eine Rechtfertigung gibt — Menschen. Menschen, die uns brauchen, die bei der Medizin Hilfe suchen.« Er schwieg. »Ich habe es sehr plump ausgedrückt.«

»Nein«, antwortete O'Donnell, »Sie haben es sehr gut ausgedrückt.« Er empfand Triumph und Hoffnung. Sein Instinkt hatte ihn nicht getäuscht: er hatte gut gewählt. Er sah voraus, daß sie beide, er als Chef der Chirurgie und Coleman als Direktor der Pathologie, gut zusammen paßten. Sie würden weiterstreben und aufbauen, und durch sie würde das Three Counties Hospital gedeihen. Nicht alles, was sie leisteten, würde vollkommen sein. Das gab es nicht. Es würden Mängel und Versager auftreten, aber wenigstens hätten sie die gleichen Ziele, folgten sie den gleichen Empfindungen. Sie mußten in engem Kontakt bleiben. Coleman war jünger als er, und es gab Gebiete, auf denen O'Donnell ihm durch seine größere Erfahrung helfen konnte. In den letzten Wochen hatte der Chef der Chirurgie selbst viel dazugelernt. Er hatte gelernt, daß Eifer ebenso unausweichlich zur Überheblichkeit führen konnte wie Gleichgültigkeit und daß man auf vielen Wegen auf Katastrophen stieß. Aber von nun an wollte er in jeder Richtung gegen Überheblichkeit kämpfen, und die Pathologie mit dem jungen Dr. Coleman an ihrer Spitze konnte dabei ein starker, rechter Arm sein. Ihm kam ein Gedanke. Er fragte: »Noch etwas. Was halten Sie von Joe Pearson und von der Art seines Ausscheidens?«

»Ich weiß es nicht«, antwortete David Coleman, »ich wollte, ich wüßte es.«

»Es ist gar nicht so schlecht, wenn man manchmal unsicher ist. Es behütet uns vor einer Erstarrung des Denkens.« O'Donnell lächelte. »Es

gibt bei Dr. Pearson einiges, das Sie meiner Meinung nach wissen sollten. Ich habe mich mit einigen der älteren Ärzte hier unterhalten. Sie berichteten mir über seine Tätigkeit hier, über die auch ich nicht viel wußte. Joe Pearson hat in den zweiunddreißig Jahren hier viel für das Krankenhaus getan, Dinge, die heute zum größten Teil vergessen sind und die Leute, wie Sie und ich, kaum Gelegenheit haben zu erfahren. Er hat die Blutbank eingerichtet, müssen Sie wissen. Heute erscheint es unverständlich, aber damals gab es eine ziemlich starke Opposition dagegen. Dann setzte er sich für die Bildung eines Gewebeausschusses ein. Man hat mir gesagt, daß eine ganze Reihe Ärzte ihn deswegen erbittert bekämpfte, aber er setzte den Ausschuß durch und trug damit viel dazu bei, den Standard der Chirurgie hier zu heben. Joe hat auch Forschungsarbeiten durchgeführt — über die Ursache und das Auftreten von Schilddrüsenkrebs. Der größte Teil seiner Arbeit hat heute allgemeine Anerkennung gefunden, aber nur wenige erinnern sich, daß sie von Joe Pearson stammt.«
»Davon wußte ich nichts«, sagte Coleman. »Danke, daß Sie es mir mitgeteilt haben.«
»Nun, Dinge dieser Art werden vergessen. Joe führte auch vieles Neue in den Labors ein — neue Tests, neue Geräte. Unglücklicherweise kam dann die Zeit, in der er das Neue vernachlässigte. Er ließ sich selbst treiben und fuhr sich in alten Geleisen fest. Das geschieht manchmal.«
Plötzlich dachte Coleman an seinen Vater, an seinen starken Verdacht, daß das sensibilisierte Blut, das das Kind der Alexanders tötete, von einer der Transfusionen stammte, die sein Vater vor Jahren angeordnet und gegeben hatte — gegeben hatte, ohne den Rh-Faktor festzustellen, obwohl die Gefahren damals schon bekannt waren.
»Ja«, bestätigte er, »das kommt wohl vor.«
Beide waren aufgestanden und zur Tür gegangen. Als sie hinaustraten, sagte O'Donnell leise: »Es ist für uns alle gut, wenn wir Mitgefühl haben? Man weiß nie, ab man es eines Tages nicht selbst braucht.«

Lucy Grainger sagte: »Sie sehen müde aus, Kent.«
Es war früh am Nachmittag, und Kent war im Hauptgang im Erdgeschoß stehengeblieben. Ohne daß er es bemerkte, war sie neben ihn getreten.
Liebe Lucy, dachte er — sie ist unverändert, warm und zartfühlend, ein schutzverheißender Hafen in einem wogenden Meer der Ungewißheit.
War es wirklich kaum eine Woche her, daß er erwogen hatte, Burlington zu verlassen und Denise zu heiraten? Im Augenblick schien das alles so fern zu liegen, ein sehnsüchtiges Zwischenspiel, das heute nichts mehr bedeutete. Hier gehörte er hin, an diesem Ort lag sein Schicksal, im Guten oder Bösen.

Er ergriff sie am Arm. »Lucy, wir müssen uns bald sehen. Es gibt so vieles zu besprechen.«
»Gern.« Sie lächelte voller Zuneigung. »Sie können mich für morgen zum Abendessen einladen.«
Nebeneinander gingen sie durch den Gang, und es gab ihm irgendwie Zuversicht, daß sie neben ihm war. Er betrachtete ihr Profil und erkannte mit Gewißheit, daß ihnen gemeinsam noch vieles Gute bevorstand. Vielleicht brauchte es Zeit, sich einander anzupassen. Aber schließlich, das wußte er, würden sie ihre gemeinsame Zukunft finden.
Lucy dachte: Träume werden doch wahr. Meiner auch vielleicht irgendwann bald.

In der Pathologie dämmerte es früh. Das kam daher, daß sie im Souterrain des Krankenhauses untergebracht war. Als David Coleman das Licht einschaltete, beschloß er, als eines seiner ersten Ziele durchzusetzen, daß die Abteilung bessere Räume erhielt. Die Tage, in denen die Pathologen automatisch in die abgelegenen Räume der Krankenhäuser verbannt wurden, waren vorüber. Licht und Luft waren für sie eine ebenso wichtige Voraussetzung wie für jeden anderen Zweig der Medizin. Er trat in die Pathologie und fand Pearson an seinem Schreibtisch. Der alte Mann leerte die Schubladen. Als Coleman eintrat, sah er auf.
»Komisch«, sagte er, »wieviel Müll sich in zweiunddreißig Jahren ansammelt.«
Einen Augenblick beobachtete David Coleman ihn. Dann sagte er: »Es tut mir leid.«
»Ihnen braucht nichts leid zu tun«, antwortete Pearson grob. Er schloß die letzte Schublade und schob Papiere in seine Aktentasche. »Ich habe gehört, Sie bekommen einen neuen Posten. Gratuliere.«
Coleman antwortete aufrichtig: »Ich wünschte, es wäre auf andere Weise zustande gekommen.«
»Zu spät, sich darum zu sorgen.« Pearson schnappte den Verschluß der Aktentasche zu und sah sich suchend um. »Das ist, glaube ich, alles. Wenn Sie noch etwas finden, können Sie es mir ja mit meiner Pension zuschicken lassen.«
»Ich möchte Ihnen noch etwas sagen«, begann Coleman.
»Was gibt es?«
Coleman wählte seine Worte überlegt. »Die Lernschwester, der das Bein amputiert wurde – ich habe das Bein heute morgen seziert. Sie hatten recht. Ich habe mich geirrt. Es war bösartig – ohne jeden Zweifel ein Osteosarkom.«
Der alte Mann schwieg. Dem Anschein nach, war er in Gedanken sehr weit fort.

»Ich bin froh, daß ich mich nicht geirrt habe«, sagte er dann langsam, »in diesem Fall wenigstens nicht...«
Er nahm seinen Mantel und ging zur Tür. Er schien im Begriff, hinauszugehen, drehte sich dann um. Fast schüchtern fragte er: »Haben Sie etwas dagegen, wenn ich Ihnen einen Rat gebe?«
Coleman schüttelte den Kopf. »Aber nein, bitte.«
»Sie sind jung«, sagte Pearson. »Sie sind voller Saft und Kraft. Das ist gut. Sie können auch etwas. Sie sind auf dem laufenden, wissen Dinge, von denen ich nie etwas gehört habe und die ich nie mehr lernen werde. Folgen Sie meinem Rat: versuchen Sie, so zu bleiben. Es wird schwer werden. Geben Sie sich darüber keiner Täuschung hin.« Er winkte zu dem Schreibtisch, den er gerade ausgeräumt hatte. »Sie werden in dem Stuhl da sitzen, und dann klingelt das Telefon, und es ist der Verwaltungsdirektor, der Ihnen wegen des Etats in den Ohren liegt. In der nächsten Minute kommt einer aus dem Labor und will kündigen. Und Sie müssen ihm das ausreden. Und die Ärzte kommen und wollen dies und jenes wissen.« Der alte Mann lächelte dünn. »Dann kommen die Vertreter, der Mann mit den unzerbrechlichen Reagenzgläsern und dann der mit dem Brenner, der nie ausgeht. Und kaum sind Sie mit dem fertig, kommt wieder einer und noch einer und noch einer. Und wenn der Tag vorbei ist, fragen Sie sich verwundert, wo er geblieben ist und was Sie geleistet, was Sie vollbracht haben.«
Pearson schwieg, und Coleman wartete. Er spürte, daß der alte Pathologe sich mit seinen Worten von einem Teil seiner Vergangenheit löste.
»Und so kann es am nächsten Tag gehen und am übernächsten und am Tag danach«, fuhr Pearson fort. »Bis Sie feststellen, daß ein Jahr vergangen ist und dann das nächste und dann noch eines. Und während Sie alles das tun, schicken Sie andere zu Kursen, um sich über die neuesten Entdeckungen in der Medizin zu unterrichten, weil Sie selbst sich nicht die Zeit nehmen können, fortzufahren. Und nach und nach hören Sie auf, zu forschen und nachzuforschen, und weil Ihre Arbeit so anstrengend ist, sind Sie abends müde, und Sie bringen nicht mehr die Energie auf, Fachliteratur zu lesen. Eines Tages stellen Sie plötzlich fest, daß alles, was Sie wissen, veraltet ist. Und dann ist der Punkt erreicht, an dem es zu spät ist, um das noch zu ändern.«
Von seinem Gefühl überwältigt, versagte ihm die Stimme. Pearson legte eine Hand auf Colemans Arm. Eindringlich fuhr er fort: »Hören Sie auf einen alten Mann, der das alles durchgemacht hat, der den Fehler beging, zurückzubleiben. Lassen Sie nicht zu, daß es Ihnen auch so geht. Schließen Sie sich in einen Schrank ein, wenn es sein muß. Halten Sie sich das Telefon vom Hals und die Ablage und die Papiere, und lesen und lernen Sie, und halten Sie Augen und Ohren auf, und bleiben Sie

auf dem laufenden. Dann kann man Ihnen nie etwas anhaben, wird nie von Ihnen sagen können: er ist fertig, überholt, von gestern. Denn Sie werden dann ebensoviel wissen wie die anderen und mehr, und Sie haben zu Ihrem Wissen Ihre Erfahrung . . .«

Pearson verstummte und wendete sich ab.

»Ich werde es nicht vergessen«, antwortete Coleman. Respektvoll fragte er: »Darf ich Sie bis zur Tür bringen?«

Sie stiegen die Treppe von der Pathologie hinauf. Auf dem Hauptgang des Krankenhauses setzte gerade das lebhafte Hin und Her des frühen Abends ein. Eine Schwester eilte mit einem Tablett an ihnen vorbei, ihre gestärkte Uniform rauschte. Sie traten zur Seite, um einem Rollstuhl Platz zu machen. Darin saß ein Mann in mittlerem Alter, ein Bein in einem Gipsverband, und hielt ein paar Krücken wie in ein Boot eingezogene Ruder. Lachend kamen drei Lernschwestern an ihnen vorbei. Eine Frau, die für einen Wohltätigkeitsverein arbeitete, schob einen Wagen mit Zeitschriften vor sich her. Ein Mann mit einem Blumenstrauß in der Hand ging zu den Fahrstühlen. Irgendwo, nicht sichtbar, weinte ein Kind. Es war die Krankenhauswelt. Ein lebender Organismus, ein Spiegel der großen Welt draußen.

Pearson sah sich um. Coleman dachte, zweiunddreißig Jahre, und vielleicht sieht er das alles zum letztenmal. Er fragte sich, wie wird es sein, wenn meine Zeit kommt? Werde ich mich in dreißig Jahren an diesen Augenblick erinnern? Werde ich es dann besser verstehen?

Durch den Lautsprecher im Gang rief eine Stimme aus: »Dr. David Coleman! Dr. David Coleman bitte zur chirurgischen Abteilung.«

»Es hat angefangen«, sagte Pearson. »Es wird ein Gefrierschnitt sein. Es ist besser, Sie gehen hinauf.« Er streckte seine Hand aus. »Viel Glück.«

Coleman fand es schwer, zu sprechen. »Danke«, sagte er nur.

Der alte Mann nickte und wendete sich ab.

»Gute Nacht, Dr. Pearson.« Das war eine der älteren Schwestern des Krankenhauses.

»Gute Nacht«, antwortete Pearson. Dann blieb er auf dem Weg hinaus unter einem Schild «Nicht rauchen» stehen, um sich eine Zigarre anzuzünden.

Harold Robbins

Die Wilden

Ullstein Buch 2885

Ihre Heimat ist das Waisenhaus. Ihr Spielplatz der Asphalt von New York. Mitten in der Großstadt bleiben sie Wilde; Ausgesetzte, deren einzige Überlebenschance der Kampf zu sein scheint.
Frankie Kane ist einer von ihnen. Rücksichtslosigkeit, Kühnheit und seine Intelligenz ebnen ihm den Weg an die Spitze eines Gangstersyndikats. Doch dann wird ihm die Liebe einer Frau zum Verhängnis.

ein Ullstein Buch

Jacqueline Susann

Die Liebesmaschine

Ullstein Buch 2966

Die Liebesmaschine — das ist die faszinierende und schockierende Geschichte der amerikanischen Unterhaltungsindustrie. Und es ist die Geschichte des brillanten, rücksichtslosen Robin Stone und der drei Frauen, die ihn lieben.
»Sex ist der Hauptbestandteil in Jacqueline Susanns Büchern. Denn sie ist selbst eine Liebesmaschine von Geburt an.«
London Daily Mirror

ein Ullstein Buch

Henri Troyat

Das Licht der Gerechten Tetralogie

Band 1:
Die Brüder vom Roten Mohn
Ullstein Buch 3172

Band 2:
Die Herrin von Kaschtanowska
Ullstein Buch 3173

Band 3:
Der Ruhm der Besiegten
Ullstein Buch 3174

Band 4:
Die Damen von Sibirien
Ullstein Buch 3175

Der in Moskau geborene Henri Troyat, Mitglied der Académie Française und Goncourt-Preisträger, gehört zu den erfolgreichsten und populärsten französischen Romanciers der Gegenwart. Mit seiner Tetralogie »Das Licht der Gerechten« steht er in der vordersten Reihe großer europäischer Erzähler.
Jeder der vier Bände ist ein in sich abgeschlossener selbständig zu lesender Roman.

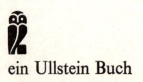

ein Ullstein Buch

Sarah Gainham

Die Nymphe

Ullstein Buch 3011

Die Nymphe ist das Mädchen Sydney, etwas zu mager, aber supersexy. Sie weckt Beschützerinstinkte in jedem Mann und manchmal auch in einer Frau. Als Aushilfskraft in einem Brüsseler Büro eingesetzt, verfällt einer nach dem anderen ihrer kindlich-naiv-verderbten Sinnlichkeit; schließlich sogar der millionenschwere Boß des Konzerns, der ihr Familie, Ansehen und Stellung opfert.

ein Ullstein Buch

Trudy Baker/ Rachel Jones

Kaffee, Tee oder mich?

Ullstein Buch 2874

»Wie im Fluge« vergeht dem Leser die Zeit bei dieser köstlichen inside-story, die das Stewardessen-Leben mit Offenheit und unbekümmerter Selbstironie schildert.
Trudy Baker und Rachel Jones erkennen schon bei ihrem Jungfernflug, daß vor allem männliche Passagiere von hübschen Stewardessen mehr erwarten als nur freundliches Lächeln...

ein Ullstein Buch

John
Galsworthy

Die
Forsyte Saga

Alle Romane ungekürzt
in neun Ullstein Büchern

Die Forsyte Saga 1
Der reiche Mann
Ullstein Buch 2969

Die Forsyte Saga 2
In Fesseln
Ullstein Buch 2970

Die Forsyte Saga 3
Zu vermieten
Ullstein Buch 2971

Die Forsyte Saga 4
Der weiße Affe
Ullstein Buch 2972

Die Forsyte Saga 5
Der silberne Löffel
Ullstein Buch 2973

Die Forsyte Saga 6
Schwanengesang
Ullstein Buch 2974

Die Forsyte Saga 7
Ein Mädchen wartet
Ullstein Buch 3127

Die Forsyte Saga 8
Blühende Wildnis
Ullstein Buch 3128

Die Forsyte Saga 9
Über den Strom
Ullstein Buch 3129

ein Ullstein Buch

Maud Sacquard de Belleroche

Geständnisse

Ullstein Buch 2892

»Geradezu vollkommene Frivolität und explosive Kraft« bescheinigt die Presse diesen »Erinnerungen einer Frau von vierzig Jahren«. Und Maud Sacquard de Belleroche selbst nennt ihre Geständnisse »die Reise um mich selbst, sozusagen mit achtzig Verführern«.
Was die schöne Baronin aus Paris in ihrem Buch erzählt, beinhaltet denn auch einiges mehr als der Leser normalerweise von einem Erinnerungsbuch erwartet.

ein Ullstein Buch